AF552060

J.-P. Barral und A. Croibier

Manipulation peripherer Nerven

Jean-Pierre Barral und Alain Croibier

Manipulation peripherer Nerven

Osteopathische Diagnostik und Therapie

2. Auflage

Übersetzt von: Gudrun Meddeb, Wien

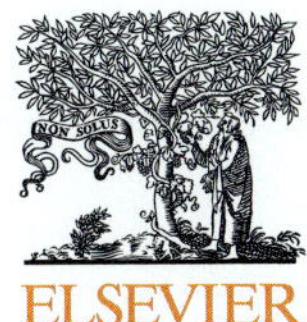

ELSEVIER

Elsevier GmbH, Bernhard-Wicki-Str. 5, 80636 München, Deutschland
Wir freuen uns über Ihr Feedback und Ihre Anregungen an kundendienst@elsevier.com

Titel der Originalausgabe
Manipulations des nerfs périphériques.

ISBN: 978-2-294-72132-8

This translation of Manipulations des nerfs périphériques, 2nd edition by Jean-Pierre Barral and Alain Croibier was undertaken by Elsevier GmbH and is published by arrangement with Elsevier Masson SAS.

Diese Übersetzung von Manipulations des nerfs périphériques, 2. Auflage, von Jean-Pierre Barral und Alain Croibier wird durch die Elsevier GmbH ausgeführt und in Absprache mit Elsevier Masson SAS veröffentlicht.

Manipulation peripherer Nerven, 2. Auflage, von Jean-Pierre Barral und Alain Croibier

ISBN 978-3-437-55003-4
eISBN 978-3-437-05431-0

2. Auflage 2024

Wichtiger Hinweis
Die Übersetzung wurde von der Elsevier GmbH eigenverantwortlich ausgeführt. Ärzte/Praktiker und Forscher müssen sich bei der Bewertung und Anwendung aller hier beschriebenen Informationen, Methoden, Wirkstoffe oder Experimente stets auf ihre eigenen Erfahrungen und Kenntnisse verlassen. Bedingt durch den schnellen Wissenszuwachs insbesondere in den medizinischen Wissenschaften sollte eine unabhängige Überprüfung von Diagnosen und Arzneimitteldosierungen erfolgen. Im größtmöglichen Umfang des Gesetzes wird von Elsevier, den Autoren, Redakteuren oder Beitragenden keinerlei Haftung in Bezug auf die Übersetzung oder für jegliche Verletzung und/oder Schäden an Personen oder Eigentum, im Rahmen von Produkthaftung, Fahrlässigkeit oder anderweitig, übernommen. Dies gilt gleichermaßen für jegliche Anwendung oder Bedienung der in diesem Werk aufgeführten Methoden, Produkte, Anweisungen oder Konzepte.

Für die Vollständigkeit und Auswahl der aufgeführten Medikamente übernimmt der Verlag keine Gewähr.
Geschützte Warennamen (Warenzeichen) werden in der Regel besonders kenntlich gemacht (®). Aus dem Fehlen eines solchen Hinweises kann jedoch nicht automatisch geschlossen werden, dass es sich um einen freien Warennamen handelt. Hinweise zu Diagnose und Therapie können sich von den in Deutschland üblichen Standards unterscheiden. Achtung: Die bei den genannten Arzneimitteln angegebenen Dosierungen und Anwendungshinweise können von der deutschen Zulassung abweichen.

Bibliografische Information der Deutschen Nationalbibliothek
Die Deutsche Nationalbibliothek verzeichnet diese Publikation in der Deutschen Nationalbibliografie; detaillierte bibliografische Daten sind im Internet über https://www.dnb.de abrufbar.

24 25 26 27 28 5 4 3 2 1

In ihren Veröffentlichungen verfolgt die Elsevier GmbH das Ziel, genderneutrale Formulierungen für Personengruppen zu verwenden. Um jedoch den Textfluss nicht zu stören sowie die gestalterische Freiheit nicht einzuschränken, wurden bisweilen Kompromisse eingegangen. Selbstverständlich sind **immer alle Geschlechter** gemeint.

Planung: Laura Eichhorn, München
Projektmanagement: Annekathrin Sichling, München
Redaktion: Michaela Mohr/Michael Kraft, mimo-booxx|textwerk. – Büro für Verlagsdienstleistungen, Augsburg
Rechteklärung: Andrea Ispan, München
Herstellung: Steffen Zimmermann, publishing support, München
Satz: STRAIVE, Puducherry/Indien
Druck und Bindung: Drukarnia Dimograf Sp. z o. o., Bielsko-Biała/Polen
Fotos: Totem Studio/Pierre-François Couderc, www.totemstudio.com; Zeichnungen: Éléonore Lamoglia, http://eleonorelamoglia.wordpress.com
Umschlaggestaltung: SpieszDesign, Neu-Ulm
Titelfotografie: Éléonore Lamoglia/Frankreich

Aktuelle Informationen finden Sie im Internet unter www.elsevier.de

Vorwort zur zweiten Auflage

Die erste Ausgabe dieses Buches liegt mehr als zehn Jahre zurück. Sie erfreute sich bei unseren Kollegen und allen Manualtherapeuten großer Beliebtheit, ist aber mittlerweile vergriffen.

Gemeinsam mit dem Elsevier Verlag nahmen wir die vorliegende Neuauflage zum Anlass, die neue Version sowohl auf Ebene des Textes also auch der Abbildungen und Fotos vollständig zu überarbeiten.

Die Übersetzung des Buches in zahlreiche Sprachen machte uns zudem auf einige Verbesserungsmöglichkeiten aufmerksam. Aus diesem Grund haben wir in dieser Neuauflage die neue internationale Nomenklatur übernommen und damit die anatomische Terminologie auf den neuesten Stand gebracht.

Um dem Leser die Arbeit zu erleichtern und im Bemühen um mehr Präzision, sahen wir uns auch veranlasst, neue Fotos, diesmal in Farbe und in Nahaufnahme, anzufertigen.

Zudem haben wir einige Abbildungen überarbeitet und damit ihre Lesbarkeit verbessert, und neue Abbildungen hinzugefügt.

Die vorliegende Auflage enthält auch ein neues Kapitel über den N. pudendus, in dem wir unsere Erfahrungen bei der Manipulation des Urogenitalapparats eingebracht haben. Die Manipulation des N. pudendus ist bei der Behandlung von Schmerzen und Dysfunktionen der Beckenregion von großer Bedeutung.

Es ist immer wieder eine große Herausforderung, ein Buch zu schreiben bzw. zu überarbeiten. Es war unsere Freundschaft und der Enthusiasmus, der uns seit Beginn unserer Tätigkeit leitet, die uns dabei unterstützten. Unser Ziel war und ist es, einen kleinen Beitrag zur Weiterentwicklung der Osteopathie zu leisten.

Jean-Pierre Barral DO MRO(F) and Alain Croibier DO MRO(F)
Camargue, September 2013

Fehler gefunden?

https://else4.de/978-3-437-55003-4

An unsere Inhalte haben wir sehr hohe Ansprüche. Trotz aller Sorgfalt kann es jedoch passieren, dass sich ein Fehler einschleicht oder fachlich-inhaltliche Aktualisierungen notwendig geworden sind.

Sobald ein relevanter Fehler entdeckt wird, stellen wir eine Korrektur zur Verfügung. Mit diesem QR-Code gelingt der schnelle Zugriff.

Wir sind dankbar für jeden Hinweis, der uns hilft, dieses Werk zu verbessern. Bitte richten Sie Ihre Anregungen, Lob und Kritik an folgende E-Mail-Adresse: kundendienst@elsevier.com

Inhaltsverzeichnis

Einleitung

Die meisten von uns kennen Erzählungen über Bader und Heiler, die ihren Patienten einen Nerv einrenkten oder zurechtrückten. Auch wenn uns diese Begriffe heute etwas lächerlich erscheinen, sollten wir doch auch anerkennen, dass Patienten in früheren Zeiten durch diese Heiler tatsächlich von so manchem Leiden befreit wurden.

Der Körper hat viele Möglichkeiten zur Kommunikation. Er kommuniziert in seinem Inneren und mit der ihn umgebenden Welt. Alle Systeme des Körpers empfangen und senden Signale. Körperflüssigkeiten, Bindegewebe, Muskeln, Organe, Fettgewebe, alle Zellen verfügen über die Fähigkeit der Kommunikation.

Was sind die Vektoren dieser Kommunikation, die es diesem Netzwerk ermöglichen, im Bruchteil einer Sekunde schnell auf einen Notfall oder Gefahren zu reagieren oder die Homöostase aufrechtzuerhalten?

Das endokrine System ist schnell, doch bei Weitem nicht so schnell wie das Nervensystem, das sowohl elektrische als auch chemische Signale verwendet.

Mit einer Geschwindigkeit von 200 km/h überträgt das Nervensystem Millionen oder Milliarden von Informationen an das Gehirn. Manche Physiologen gehen davon aus, dass das Gehirn mindestens 10 Milliarden Informationen pro Sekunde aufnimmt, die alle analysiert werden und je nach Bedarf entweder ruhend gestellt oder aktiviert werden. Keine dieser Informationen wird je vergessen …

Eines der Grundprinzipien der Osteopathie besagt, dass alles in allem enthalten ist und dass kein einziger Teil des Körpers vernachlässigt werden sollte. Daher mutet es seltsam an, dass die Nerven, die doch eine so wichtige und komplexe Funktion erfüllen, nicht in breiterem Umfang erforscht wurden und dass man nicht versucht hat – zumindest auf empirischer Ebene – die verschiedenen Botschaften, die sie aufnehmen, zu harmonisieren.

Wir verwenden bereits seit vielen Jahren Techniken zur Manipulation der Nerven und haben zahlreiche Erfahrungen und Beobachtungen gemacht, die es uns ermöglichten, die positiven Wirkungen dieser Techniken zu überprüfen. Bereits 1997 haben wir in der französischen Originalausgabe unseres Buches „Trauma – ein osteopathischer Ansatz (deutsche Ausgabe 2003) einige Techniken zur Behandlung der Nerven und vor allem der Nervenwurzeln vorgestellt. Es dauerte viele Jahre bis wir die Manipulationen der peripheren Nerven, die wir in diesem Buch präsentieren, entwickelt und perfektioniert hatten.

Nerven vermitteln Informationen, die ihnen vom Körper übertragen wurden. Sie verfügen über ihr eigenes sensibles System und über eigene Nerven, die **Nervi nervorum.** Letztere können propriozeptive Zentren – also jene zentralen Punkte, die wir mit allen Manipulationen erreichen wollen – destabilisieren.

Unserer Überzeugung nach ist es vor allem das propriozeptive System, das die Selbstheilungskräfte des Körpers lenkt.

Nerven können selbst mechanische Probleme haben, was sich nicht nur auf die Informationen auswirkt, die sie übertragen, sondern auch auf ihr sensibles System. Da Nerven kontinuierlich intrinsischen und extrinsischen Belastungen ausgesetzt sind, müssen wir lernen, diese zu erkennen und die intra- und extraneuralen Spannungen zu lösen.

Manche Regionen des Körpers reagieren besonders stark auf unsere Stimuli. Das gilt auch für Nerven. Gleichzeitig sind es vor allem genau umgrenzte Zonen und spezielle Punkte – dort wo die Nerven leiden – an denen unsere Techniken besonders effizient sind.

In den verschiedenen Kapiteln des vorliegenden Buches befassen wir uns mit der Anatomie, Physiologie und Pathophysiologie, mit verschiedenen

Symptomen, mit Kontraindikationen und beschreiben für jeden Nerv einzeln spezifische Manipulationstechniken.

Ein medizinisches Lehrbuch kann leicht langweilig und trocken werden, wir haben uns bemüht, das vorliegende Werk so leicht verständlich und benutzerfreundlich wie möglich zu gestalten. Neben den zahlreichen Abbildungen und einfachen Textabschnitten, bieten wir jenen, die sich intensiver mit dem Thema beschäftigen wollen, auch komplexere Zeichnungen und Textpassagen. Unser größtes Anliegen ist es, dass die in diesem Buch enthaltenen Informationen in den Händen unserer Leser ankommen: Die Osteopathie ist eine manuelle Kunst und es sind unsere Hände, mit denen wir die Leiden unserer Patienten beseitigen oder lindern.

In diesem Buch konzentrieren wir uns auf die peripheren Nerven der Extremitäten und des Halses, die Hirnnerven und die Nerven im Bereich des Thorax werden in einem anderen Buch beschrieben.

Die Osteopathie ist eine holistische Disziplin, deren Kenntnisse und therapeutische Möglichkeiten über die Jahre immer umfangreicher wurden, ohne dass dadurch die ursprünglichen Konzepte und Prinzipien aufgegeben wurden. Am Anfang stand der Bewegungsapparat mit seinen Knochen und Gelenken, zu denen mit der Zeit das myofasziale, das kraniosakrale, das viszerale und nun das neurale System hinzukamen.

Die peripheren Nerven sind äußerst edle Elemente des Körpers und verdienen deshalb unsere ganze Aufmerksamkeit und Achtung. Sie bilden das Grundgerüst, über das in unserem Körper Informationen weitergeleitet werden.

Für diese Reise entlang der Nerven unseres Körpers wünschen wir allen Lesern viel Erfolg!

I Theorie

KAPITEL

1 Anatomie und Physiologie des peripheren Nervensystems

Für die Darstellung von Anatomie und Histologie des Nervensystems wurde in diesem Kapitel aus didaktischen Gründen die klassische Unterteilung in zentrales und peripheres Nervensystem gewählt.

- Das **Zentralnervensystem** umfasst die Nervenstrukturen des Gehirns und des Rückenmarks, die sich im Inneren des knöchernen Schädels bzw. des Rückenmarkkanals befinden.
- Das periphere Nervensystem entspricht allen übrigen Nervenstrukturen des Körpers.

Diese Unterteilung mag in vielfacher Hinsicht willkürlich erscheinen, sie trägt jedoch zur Klarheit der nachfolgenden Ausführungen bei.

1.1 Die verschiedenen Arten von Nerven

Das periphere Nervensystem (➤ Abb. 1.1) verbindet alles Gewebe und Organe mit dem Zentralnervensystem. Aus anatomischer und funktioneller Sicht lassen sich aufgrund von Struktur, Verteilung und Funktion zwei Gruppen von Nerven unterscheiden.

- Die **zerebrospinalen Nerven** stellen die Verbindung zur Außenwelt (soziale Beziehungen) her und unterliegen der bewussten und willkürlichen Kontrolle. Sie steuern die Skelettmuskulatur (gestreifte Muskeln) und vermitteln verschiedene Arten von Empfindungen. Sie gehören zum **somatischen Nervensystem.** Man unterscheidet:
  - die **Hirnnerven,** 12 paarige Nerven, die ihren Ursprung im Gehirn haben und das Kranium durch Öffnungen an der Schädelbasis verlassen. Sie innervieren vor allem den Schädel und die viszeralen Organe von Hals und Rumpf.
  - die **Spinalnerven**, 31 paarige Nerven, die im Rückenmark beginnen. Sie verlassen den Rückenmarkkanal durch die Foramina intervertebralia und innervieren die Rumpfwände und die Extremitäten.
- Die **sympathischen Nerven** steuern unabhängig von Bewusstsein und Willen die Funktionen im Inneren des Organismus (Neurovegetativum). Sie gehören zum **autonomen Nervensystem.** Man unterscheidet:
  - die als Einzelstrukturen erkennbaren **sympathischen Nerven** für die inneren Organe, die Gefäße und die Drüsen des Rumpfs, die zum funktionellen Gleichgewicht beitragen.
  - die **sympathischen Fasern,** die die zerebrospinalen Nerven begleiten und sich auf alle Körperstrukturen verteilen (Gefäße, Muskeln, Knochen, Bänder, Haut, Haare, Schweiß-, Talgdrüsen usw.).

1.2 Spinalnerven

1.2.1 Allgemeines

Die Rückenmark- oder Spinalnerven (Nn. spinales) verfügen über definierte motorische und sensible Versorgungsgebiete (➤ Abb. 1.2). Die 31 Nervenpaare bestehen aus:

- 8 zervikalen Spinalnervenpaaren (Nn. cervicales),
- 12 thorakalen Spinalnervenpaaren (Nn. thoracales),
- 5 lumbalen Spinalnervenpaaren (Nn. lumbales),
- 5 sakralen Spinalnervenpaaren (Nn. sacrales),
- 1 kokzygealen Spinalnervenpaar (N. coccygeus).

Der erste Zervikalnerv verlässt den Rückenmarkkanal zwischen Okziput und Atlas, der achte Zervikalnerv zwischen C7 und Th1. Bis zum 7. Zervikalnerven tragen die Nerven den Namen und die Zahl des unterhalb ihrer Austrittsstelle liegenden Wirbels. Ab dem 1. Thorakalnerv tragen sie die Nummer des oberhalb liegenden Wirbels, damit wird verständlich, warum es ein achtes Zervikalnervenpaar gibt.

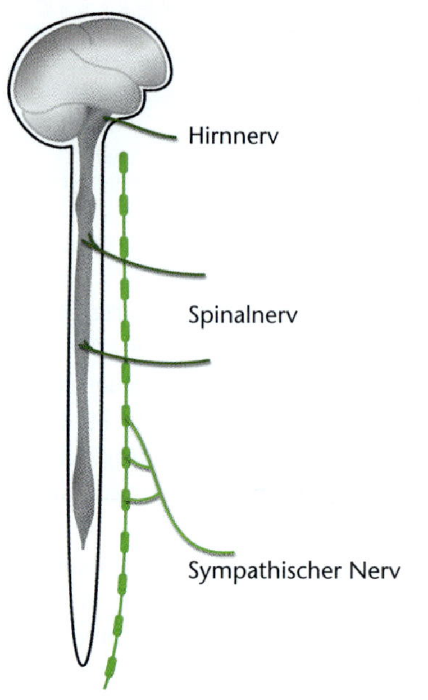

Abb. 1.1 Das periphere Nervensystem (nach Lazorthes)

Die Spinalnerven unterscheiden sich auch durch ihren Durchmesser. Am dicksten sind die Nerven, die die Extremitäten versorgen. Hierzu gehören:

- die unteren Zervikalnerven und der erste Thorakalnerv für die oberen Extremitäten.
- die unteren Lumbalnerven und die oberen Sakralnerven für die unteren Extremitäten. Die Thorakalnerven haben mit Ausnahme des ersten Thorakalnervenpaars, das dicker ist, alle den gleichen Durchmesser. Der N. coccygeus ist der dünnste Nerv.

1.2.2 Typischer Aufbau eines Spinalnervs

Schematisch betrachtet, kann der Spinalnerv in vier Abschnitte unterteilt werden (➤ Abb. 1.3).

Nervenwurzeln

Man unterscheidet zwischen einer anterioren und einer posterioren Nervenwurzel:

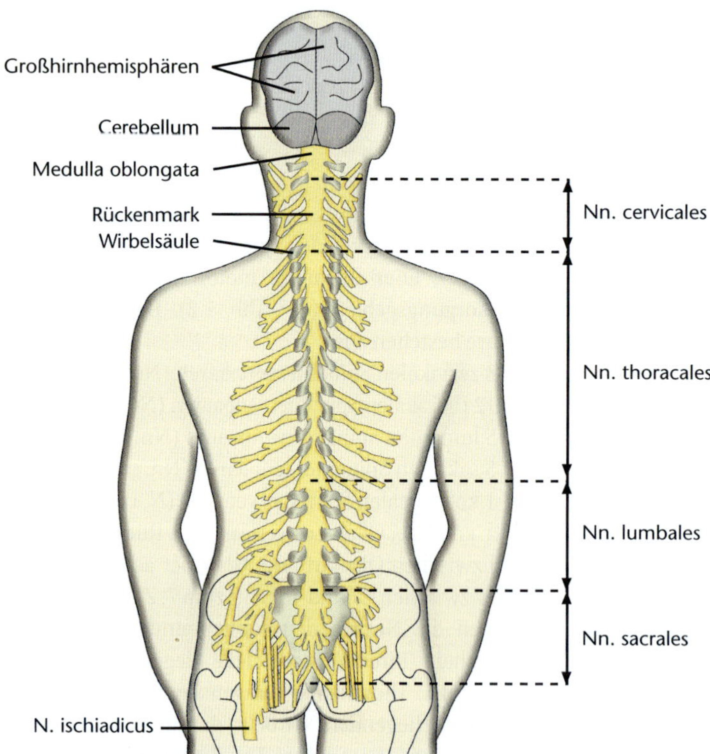

Abb. 1.2 Organisation des peripheren Nervensystems

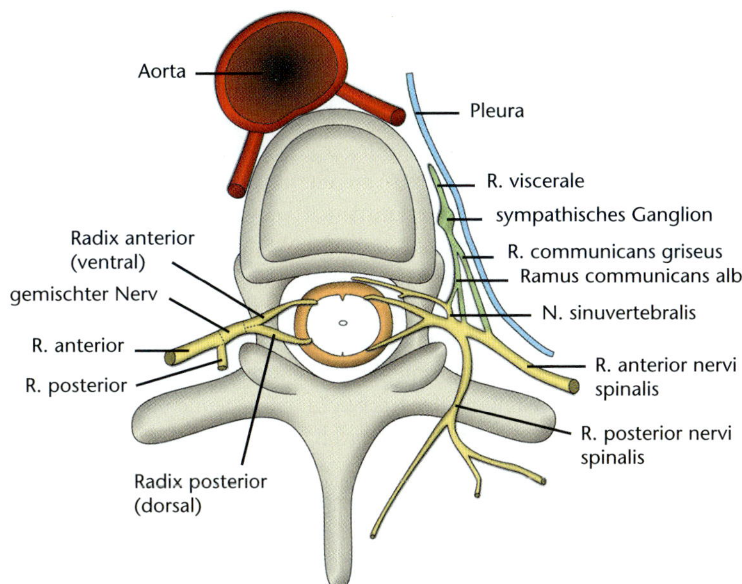

Abb. 1.3 Der Spinalnerv – seine Wurzeln und Äste (nach Lazorthes)

- Die sensible **Radix posterior/Radix dorsalis,** die größere Nervenwurzel, entspringt im Sulcus lateralis posterior des Rückenmarks und nimmt einen vertikalen Verlauf. In ihr ist das ovale Ganglion spinale eingeschaltet.
- Die motorische **Radix anterior/Radix ventralis** ist die kleinere Nervenwurzel. Sie entspringt über mehrere kleinere etagenförmig angeordnete Wurzeln (Fila radicularia) im Sulcus lateralis anterior des Rückenmarks.

Gemischter Spinalnerv

Radix posterior und Radix anterior verbinden sich auf Höhe des Foramen intervertebrale zu einem gemischten Spinalnerv, der sensible, motorische und autonome Anteile enthält. Dieser Nerv teilt sich nach seinem Austritt aus dem Spinalkanal in einen terminalen R. posterior (R. dorsalis) und einen R. anterior (R. ventralis).

R. posterior (R. dorsalis)

Der relativ feine Ast des Spinalnervs verteilt sich in den Muskeln, Gelenken, Bändern und der Haut im posterioren Anteil des Rumpfs.

R. anterior (R. ventralis)

Dieser dickere Ast zieht durch die Brustwand und innerviert die dort liegende Muskulatur. Er endet als Rr. perforantes laterales und anteriores, die die Haut und die anterolateralen Teile des Rumpfs innervieren.

Der R. anterior gibt zudem zwei Äste ab:

- **R. communicans,** der den R. anterior mit dem nächstliegenden sympathischen Ganglion verbindet. Pro Nerv gibt es zwischen einem und vier Rr. communicantes. Jeder Nerv wird somit mit einem oder zwei sympathischen Ganglien verbunden.
- **R. meningeus nervi spinalis,** der aus zwei Nervenwurzeln entsteht, eine stammt aus dem Spinalnerv, die andere aus dem R. communicans. Dieser R. recurrens führt in den Spinalkanal zurück und innerviert die Rückenmarkhäute, die Wirbel und die Disci intervertebrales.

Zusammenfassung

Radix posterior und **Radix anterior** vereinen sich zu einem **gemischten Spinalnerv,** der über das Foramen intervertebrale aus dem Spinalkanal austritt. Kurz nach dieser Verbindung, teilt sich der gemischte Nerv in drei gemischte Äste:

- **R. posterior** für die Haut und die Muskeln auf der posterioren Rumpfseite,
- **R. anterior** für die Haut und die Muskeln auf der anterioren Rumpfseite (einschließlich der Muskeln der Extremitäten),
- **Rr. communicantes** zu den Ganglien des autonomen Nervensystems.

Der R. meningeus nervi spinalis wird durch zwei Nervenwurzeln gebildet, von denen eine aus dem gemischten Nerv stammt und die andere aus dem R. communicans.

1.2.3 Plexus

Die Wurzeln und der gemischte Nerv haben in allen Segmenten die gleiche Anordnung, während die terminalen Äste des Nervs aufgrund der Entwicklung des Myotoms Änderungen unterworfen sind.

Die Rr. posteriores bewahren insgesamt ihren typischen Aufbau, da sich der posteriore Teil der Myotome wenig verändert. Die Rr. anteriores unterliegen, mit Ausnahme der Äste im thorakalen Abschnitt, die ihre primitive metamerische Anordnung beibehalten, größeren Veränderungen.

Der anteriore Anteil der Myotome bildet die Extremitäten, er nimmt die Nerven mit, die sich kreuzen, teilen, anastomieren und **Plexus** bilden. Die aus den Plexus austretenden Äste haben mit den ursprünglichen segmentalen Nerven wenig gemein.

Bestimmte Plexus entstehen aus der einfachen Teilung der Nerven in aufsteigende und absteigende Äste, die mit benachbarten Ästen anastomieren. Diese Organisation findet man im **Plexus cervicalis** und im **Plexus coccygeum** (➤ Abb. 1.4).

Andere Äste entstehen aus der Verbindung von Nervenästen zu gemeinsamen Nervenstämmen. Diese Organisation betrifft den **Plexus brachialis,** den **Plexus lumbalis** und den **Plexus sacralis** (➤ Abb. 1.5).

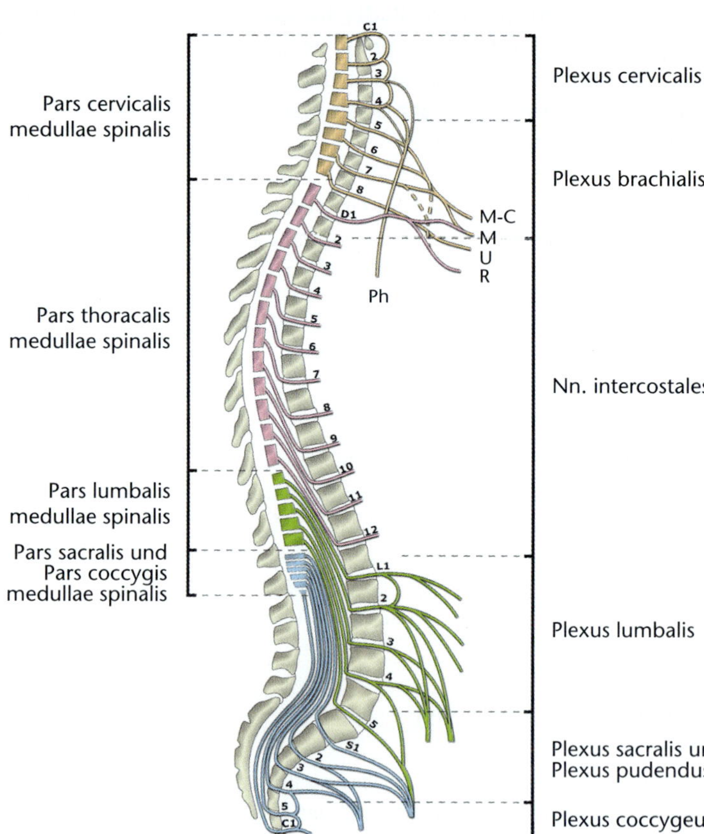

Abb. 1.4 Organisation der Plexus (nach Lazorthes)

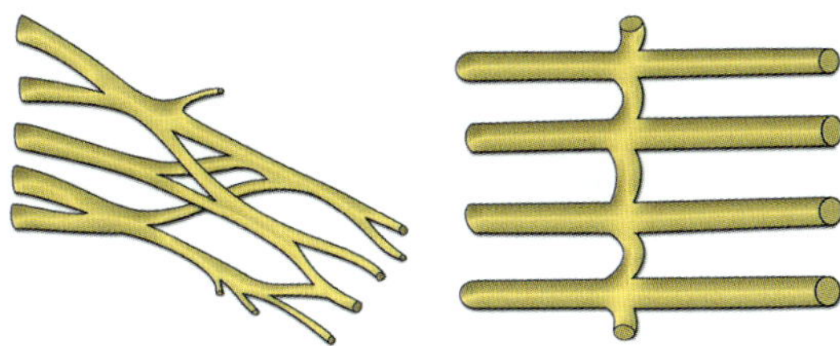

Abb. 1.5 Unterschiedliche Arten von Nervenplexus

Nervengeflechte entwickeln sich vor allem an den proximalen Enden der Extremitäten. Phylogenetisch entstehen und verschwinden die Plexus mit den Gliedmaßen (Amphibien und bestimmte Reptilien).

Aufgrund dieser speziellen Anordnung lassen sich im Verlauf der Spinalnerven mehrere Segmente unterscheiden (➤ Abb. 1.6), die wie folgt bezeichnet werden:

- Radix
- Funiculus (entspricht dem Bereich der Nervenwurzel, der durch das Foramen intervertebrale zieht)
- Plexus
- Truncus

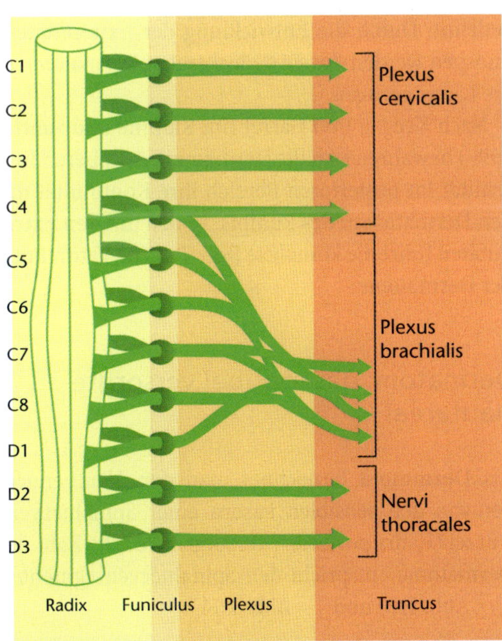

Abb. 1.6 Segmente des Spinalnervs

In der Pathologie spricht man deshalb von Radikulitis, Funikulitis, Plexitis bzw. von radikulären, funikulären, plexulären, trunkulären Syndromen.

1.3 Verteilung der Nervenfasern

Obwohl das Rückenmark ein langer kontinuierlicher und nicht segmentierter Zylinder ist, führt der Austritt der 31 Nervenpaare, die jeweils einer bestimmten Körperregion zugeordnet werden können, zu einer Segmentierung.

Auf den ersten Blick sehen die Spinalnerven alle sehr ähnlich aus. Tatsächlich kommt es bei der Anordnung und der Verteilung dieser Nerven zu zahlreichen Abweichungen vom streng segmentalen Muster, wie man es bei den niederen Wirbeltieren beobachten kann. Diese Veränderungen lassen sich teilweise aus der Embryogenese erklären.

1.3.1 Embryologie des peripheren Nervensystems

Entwicklung der Innervation des Rumpfs

Der Rumpf des Embryos wird zunächst in übereinander angeordnete Segmente unterteilt, die als **Somiten** oder **Metamere** bezeichnet werden (➤ Abb. 1.7) Jeder Somit besteht aus Ektoderm, Mesoderm und Endoderm.

Das Rückenmark behält seine embryonale Anordnung teilweise bei, es besteht aus 31 Segmenten oder **Myelomeren.** Zu beiden Seiten jedes Myelomers zweigt lateral ein Spinalnerv ab, der aus der Verbindung von Radix anterior und Radix posterior entsteht. Damit haben die Nerven einen segmentalen Ursprung und eine segmentale Aufteilung.

Diese primitive metamerische Anordnung bleibt nur in der Thorakalregion erhalten. In den anderen Körperregionen und insbesondere in den Extremitäten wird sie völlig verändert. Die Dermatome und Myotome kreuzen sich, die Nerven verschlingen sich und verbinden sich zu Plexus.

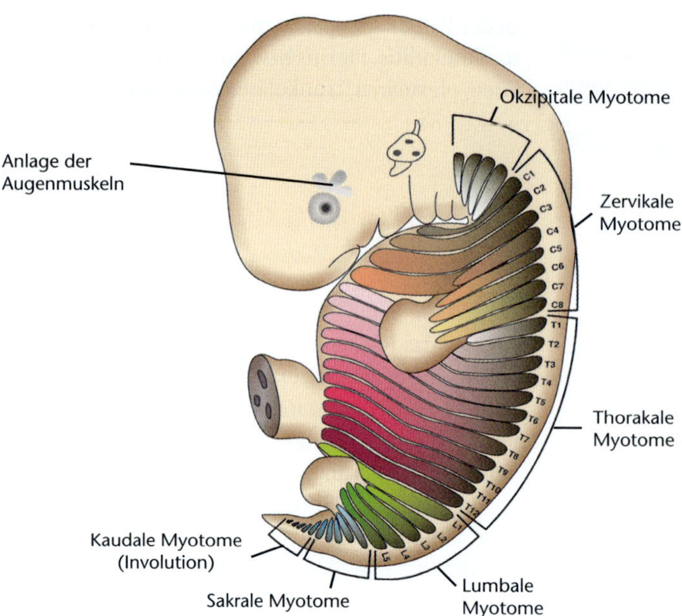

Abb. 1.7 Segmentale Anordnung des Embryos
Darstellung der Regionen, in denen die Myotome aus den ursprünglichen Somiten entstehen (nach Patten)

Entwicklung der Extremitäteninnervation

Die Innervation der Extremitäten ist aufgrund embryonaler und konstitutioneller Faktoren komplex. Diese sehr frühzeitig entstehende Innervation beginnt mit der Ausbildung der Extremitätenknospen.

Innervation der Muskeln

Ab der 5. Embryonalwoche wachsen die Nerven aus den Extremitätenknospen, die aus den von benachbarten Spinalnerven gebildeten Plexus hervorgehen. Die Muskelanlagen der Extremitäten nehmen bei ihrer Entwicklung die Nerven mit (➤ Abb. 1.8).

Durch die Ausbildung der Knochenanlagen teilt sich die große Vormuskelmasse in zwei Extremitätenknospen. Diese gliedern sich jeweils in

- eine posteriore Gruppe für die Extensorenmuskulatur und
- eine anteriore Gruppe für die Flexorenmuskulatur.

Diese Differenzierung führt zur Zweiteilung der Nerven in einen posterioren und einen anterioren Ast.

Innervation der Haut

Beim Embryo erfolgt die radikuläre Innervation der Haut in segmentalen Bändern oder Dermatomen (➤ Abb. 1.9). Die Haut des Rumpfs, die der Extremitätenknospe entspricht, wird wie eine Gummihülle gedehnt. Durch die Entwicklung der Extremitätenknospen werden die sie bedeckenden Dermatome in die Länge gezogen.

Nach Keegan und Garret (in: Kamine und Santini 1997) bewahren sich die Dermatome der oberen Extremität im posterioren Bereich ihre Kontinuität mit den Dermatomen des Rumpfs. In den unteren Extremitäten führt die komplexe Rotation zur Verdrehung der Dermatome.

Dermatom: das sensibel versorgte Hautareal

Als **Dermatom** bezeichnet man den Hautbereich, der von den sensiblen Fasern einer Spinalnervenwurzel (Radix posterior) versorgt wird. Die Zahl der Dermatome entspricht den Spinalnervensegmenten (➤ Abb. 1.10 und ➤ Abb. 1.11).

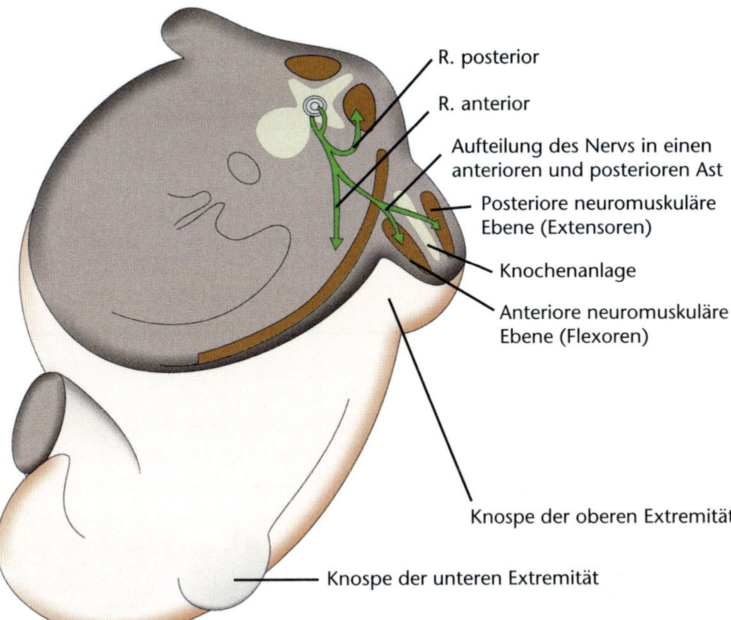

Abb. 1.8 Entwicklung der Spinalnerven. Bild eines Embryos in der 6. Woche (nach Tuchmann-Duplessis und Haegel)

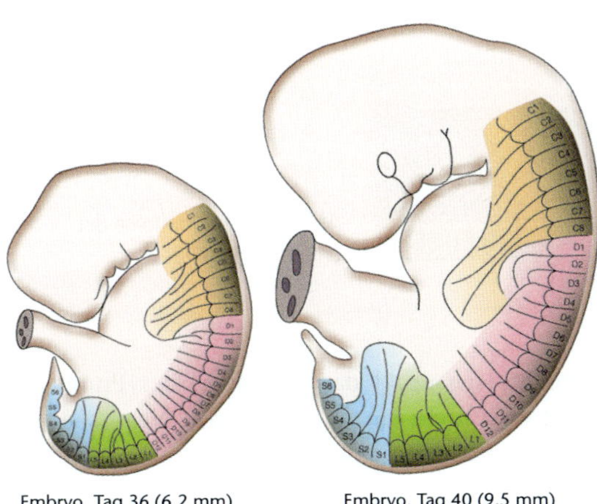

Abb. 1.9 Migration der Dermatome der Extremitäten (nach Lazorthes)

Am Rumpf zeigen sich die radikulären Innervationsgebiete der Haut (Hautprojektionen) in der Form transversaler Bänder. Im Bereich der Extremitäten bilden sie längs verlaufende Bänder, die an die metamerische Gliederung und die ontogenetische Evolution erinnern.

Dabei entstehen einige nennenswerte sekundäre Veränderungen:

- Im Bereich der Rr. posteriores dehnen sich die Dermatome stärker in die Länge aus. Die Hautinnervationsgebiete des 2. und 3. Zervikalnervs (C1 fehlt) erstrecken sich bis zum Trigeminusbereich am Scheitel, die lumbalen Gebiete bis zum Gesäß.
- Im Bereich der Rr. anteriores erfolgt die Dehnung mehr in die Breite. An den Extremitäten reichen die Dermatome der Außen- und Innenseiten bis an eine neutrale Linie heran, dadurch entsteht ein Spalt, der als **Achsenlinie** oder **axiale Hautspaltlinie** bezeichnet wird. Auf jeder Extremität findet man eine **anteriore** und eine **posteriore Achsenlinie.** Am Rumpf grenzen die Dermatome C4 und Th2 aufgrund der Verteilung der Dermatome C5 bis Th1 in den oberen Extremitäten aneinander. Aus den gleichen Gründen grenzen in der unteren Extremität die Dermatome L2 und S2 im Beckenbereich aneinander.

Die radikulären Innervationsgebiete überlappen sich (➤ Abb. 1.12). Es ist daher unmöglich, sie in

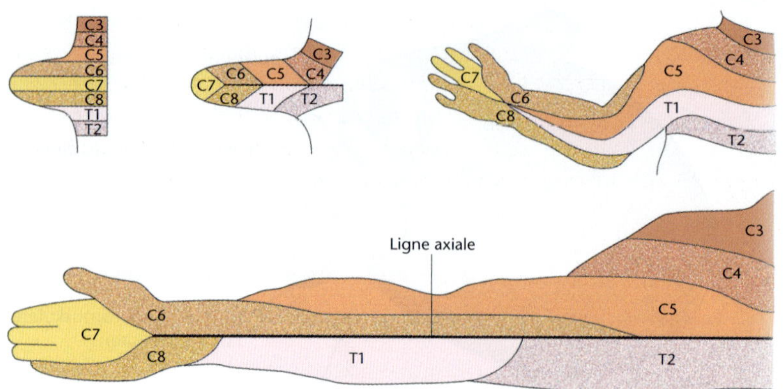

Abb. 1.10 Dermatome der oberen Extremität

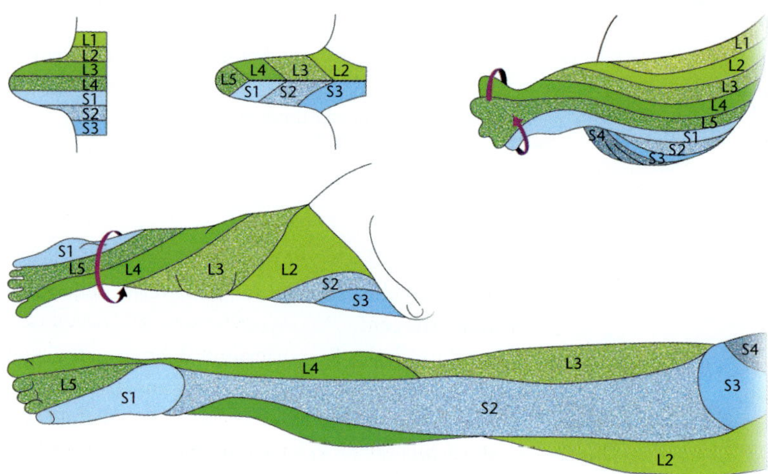

Abb. 1.11 Dermatome der unteren Extremität

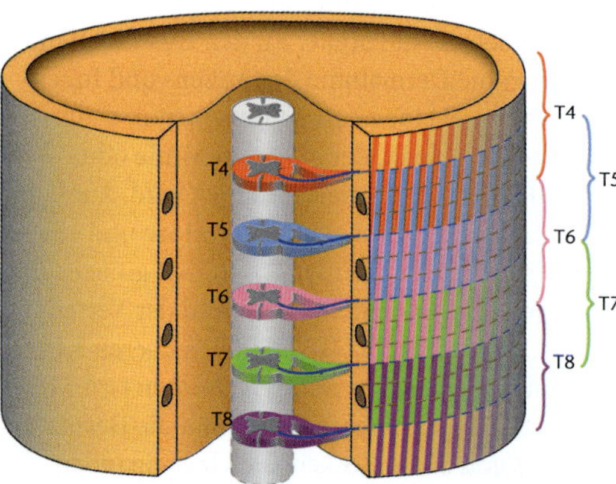

Abb. 1.12 Überlappung der radikulären Innervationsgebiete (nach Lazorthes)

Zeichnungen exakt darzustellen. Jeder Punkt der Haut wird nicht nur durch „seinen" Nerv, sondern häufig auch durch zwei benachbarte Nerven versorgt.

Man unterscheidet zwischen dem **Autonomiegebiet** (Hautareal, das ausschließlich von einem bestimmten Nerv innerviert wird; eine Schädigung des Nervs führt typischerweise zu einem Ausfall der Sensibilität in seinem Autonomiegebiet) und dem **Maximalgebiet** (maximale Ausdehnung eines Dermatoms, das durch einen Nerv aus einem Segment versorgt wird, es ist exakter, da es auf experimentellen bzw. klinischen Beobachtungen basiert; ➤ Abb. 1.13).

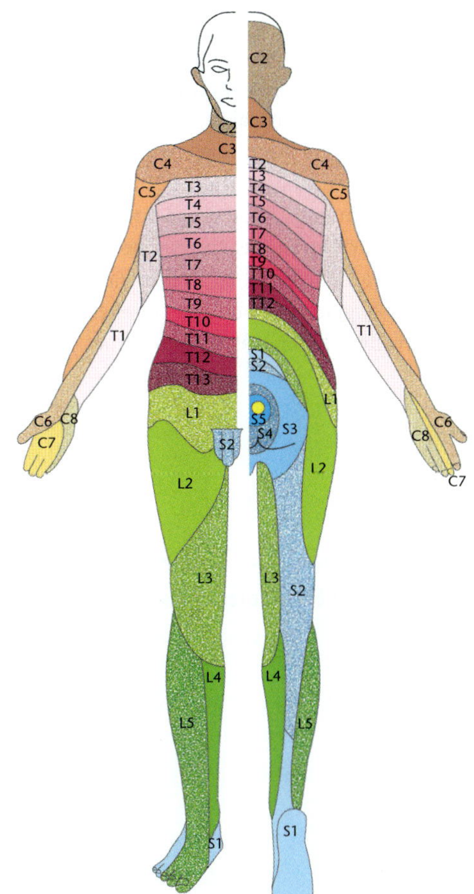

Abb. 1.13 Topografie der radikulären Innervation auf der Vorder- und Rückseite des Rumpfs

1.3.2 Myotom: das motorisch versorgte Areal

Die motorische Verteilung ist weniger schematisch. Der aus der motorischen Wurzel (Radix anterior) stammende segmentale Nerv innerviert, über die Plexus und die peripheren Nerven, eine bestimmte Anzahl von Muskeln, die aus dem gleichen Myotom stammen.

Die Nervenfasern eines segmentalen Nervs breiten sich in mehreren peripheren Nerven aus und innervieren mehrere Muskeln. Von wenigen Ausnahmen abgesehen, besitzt jeder Muskel mehrere Myotome und wird daher von mehreren segmentalen Nerven innerviert.

Die Schädigung einer anterioren Nervenwurzel lähmt nicht alle Muskeln, die sie versorgt, benachbarte Nerven können den Ausfall ausgleichen. Allerdings kann die motorische Innervation nicht so gut durch andere Nerven ersetzt werden, wie das bei der sensiblen Innervation der Fall ist.

1.3.3 Autonome (vegetativ) versorgte Areal

Die peripheren Nerven geben in ihrem gesamten Verlauf sympathische Fasern ab:

- an die Gefäße (Gefäßnerven),
- an das Skelett (Nerven für Diaphysen oder Epiphysen),
- an die Gelenke (Gelenknerven).

Diese Nerven sind entweder motorische Nerven, die zu den Gefäßwänden ziehen, oder sensible Nerven, die die Tiefensensibilität der Gefäße, Knochen und Gelenke vermitteln. Die Schädigung bestimmter Spinalnerven und ihrer neurovegetativen Komponente erklärt Phänomene wie vasomotorische Störungen (Zyanose), Verkalkungen (schmerzhafte Osteoporose) und Fibrosen in periartikulären Geweben (Ankylose).

Diese Probleme treten häufiger im kaudalen Bereich der Extremitäten auf und zeigen sich vor allem nach der Schädigung von Nerven, die besonders viele autonome Fasern aufweisen, wie der N. medianus oder der N. tibialis.

1.4 Nervenfasern und Nervenscheiden

1.4.1 Neuron

Das Nervengewebe besteht aus zwei Arten von Zellen, die aus dem embryonalen Ektoderm stammen:

- **Neuronen,** die die eigentlichen Nervenzellen bilden und
- **Gliazellen,** die unverzichtbaren Stütz- und Hüllzellen.

Neuronen bilden die eigentliche Funktionseinheit des Nervensystems. Sie erfüllen zahlreiche Aufgaben, sie empfangen, übertragen und koordinieren die Informationen aus anderen Zellen und stellen ihre eigene Steuerung (Selbstregulation) sicher.

Morphologie

Im Vergleich zu anderen Zellen haben Neuronen (➤ Abb. 1.14) im Allgemeinen einen großen Zellkörper, dessen Durchmesser zwischen 4 und 135 µ variiert. Die Form des Zellkörpers ändert sich je nach Anzahl und Ausrichtung der Zellfortsätze.

Neuronen besitzen einen Zellkörper (**Soma** oder **Perikaryon**) und zwei Arten von Fortsätzen:

Dendriten, afferente Strukturen, die den Nervenimpuls in zentripetaler Richtung zum Zellkörper leiten und durch ihre Verästelung zur Vergrößerung der Zelloberfläche beitragen,

Axone, efferente Strukturen, die den Nervenimpuls vom Zellkörper in zentrifugaler Richtung zu den Endpunkten der Zelle übertragen. Axone verzweigen sich zu Axonkollateralen und enden in knopfförmigen Verdickungen. Diese Endknöpfchen **(boutons terminaux)** sind in Kontakt mit Effektorzellen oder anderen Neuronen. Endknöpfchen bilden mit der Membran der benachbarten Zelle eine Synapse, über die der Nervenimpuls weitergeleitet wird.

Das **Perikaryon** ist das trophische Zentrum der Zelle, das die Zelle ernährt. Zellfortsätze, die vom Perikaryon abgetrennt werden, degenerieren, dies wird als **Waller-Degeneration** bezeichnet.

Einteilungen

Morphologische Einteilung

Neuronen (➤ Abb. 1.15, ➤ Abb. 1.16) werden ja nach Anzahl und Form ihrer Fortsätze eingeteilt.

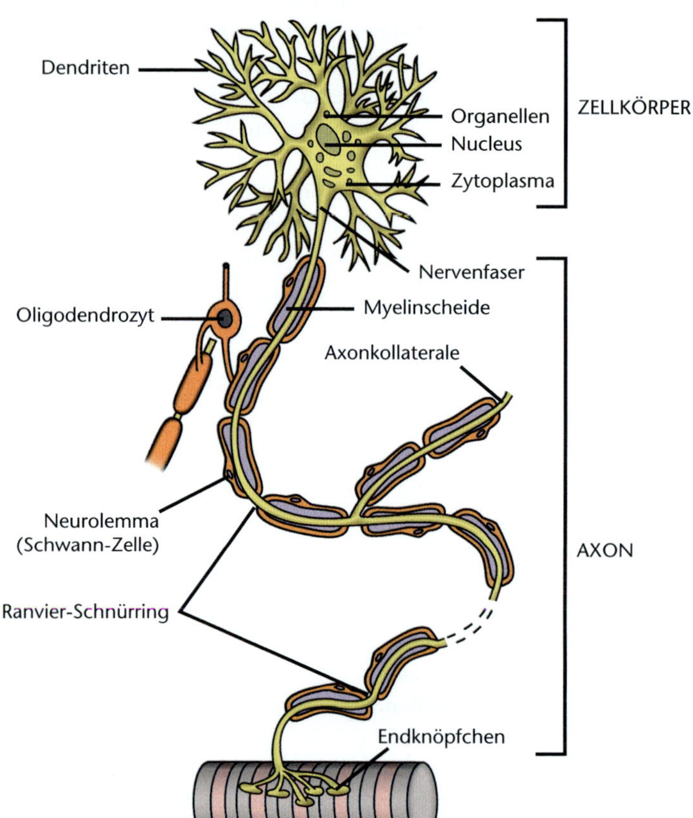

Abb. 1.14 Schematisierte Darstellung eines Neurons (nach Kamina und Santini)

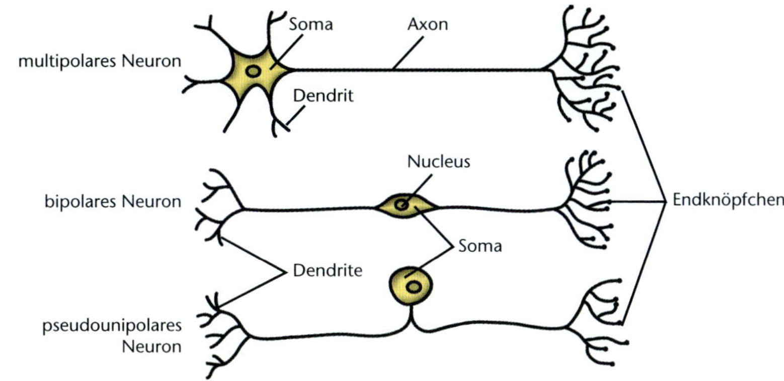

Abb. 1.15 Die verschiedenen Arten von Nervenzellen

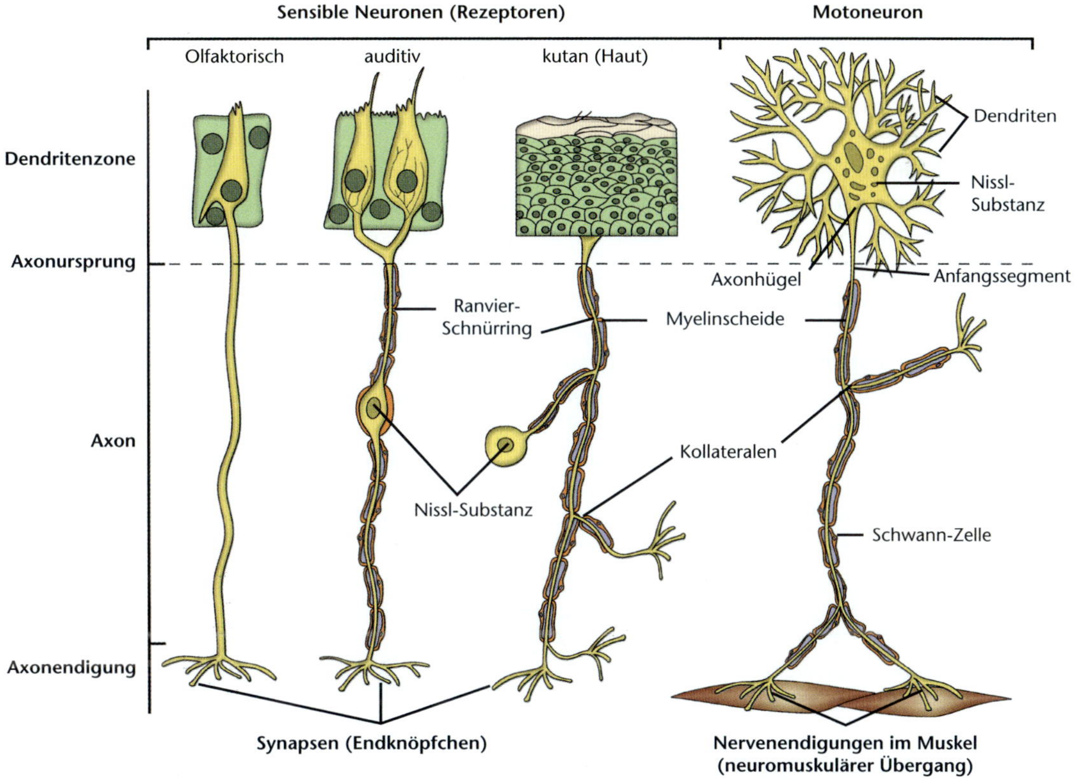

Abb. 1.16 Morphologische Unterschiede bei Nervenzellen (nach Tritsch et al.)

- Multipolare Neuronen bilden die größte Gruppe der Nervenzellen. Sie besitzen mehrere Dendriten, entwickeln sich von einem polygonalen Zellkörper aus und besitzen ein einziges Axon. Zu dieser Gruppe zählen Motoneuronen, Neuronen des autonomen Nervensystems, Interneuronen, Pyramidalzellen der Großhirnrinde oder Purkinje-Zellen der Kleinhirnrinde.
- Bipolare Neuronen verfügen über zwei Fortsätze an den entgegengesetzten Enden (Polen) ihres runden oder ovalen Zellkörpers. Ein Fortsatz übernimmt die Rolle des Dendriten und steht über die Synapsen mit anderen Neuronen in Kontakt, der andere hat die Rolle des Axons und leitet Signale aus der Zelle weiter. Diese Art von Nervenzellen findet man vor allem in Sinnes-

organen, etwa im Ganglion cochleare und im Ganglion vestibulare des N. vestibulocochlearis, im N. olfactorius und in der Retina.
- Pseudounipolare Neuronen verfügen über einen großen rundlichen Zellkörper und besitzen nur einen Fortsatz, der sich kurz nachdem er das Perikaryon verlassen hat, in zwei Äste teilt. Die meisten dieser Nervenzellen befinden sich in den Spinalganglien der Radix posterior und in den sensiblen Ganglien der Hirnnerven V, VII, IX und X.

Neurochemische Einteilung

Neuronen lassen sich auch nach der Art des von ihnen sezernierten chemischen Botenstoffs einteilen. Unterschieden werden:
- cholinerge Nervenzellen, deren Neurotransmitter das Acetylcholin ist,
- adrenerge, noradrenerge und dopaminerge Nervenzellen mit Katecholaminen als Neurotransmitter,
- serotonerge Nervenzellen.

Neuronengruppen mit demselben chemischen Botenstoff werden **Systeme** genannt. So spricht man z. B. vom **cholinergen** oder **dopaminergen System.** Nervenimpulse können sowohl zu Neuronen desselben als auch zu Neuronen eines anderen Neurotransmittersystems übertragen werden.

Eigenschaften

In einer Nervenzelle sind zwei Eigenschaften des Protoplasmas besonders stark entwickelt:
- die **Erregbarkeit:** Fähigkeit, auf chemische oder physikalische Reize durch die Aussendung eines Impulses, auch Aktionspotenzial genannt, zu reagieren.
- die **Leitfähigkeit:** Eigenschaft, einen derartigen Impuls von einem Ort an einen anderen weiterzuleiten.

Da beide Eigenschaften sehr hoch entwickelt sind, tragen sie gemeinsam mit der Formvielfalt dazu bei, dass sich Neuronen sehr stark von anderen Zellarten unterscheiden.

1.4.2 Periphere Nervenfaser

Terminologische Anmerkung: Häufig wird zwischen dem Neuron, der Nervenzelle, und den Fortsätzen, den Nervenfasern, unterschieden (➤ Abb. 1.17). Sie sind jedoch integrierende Bestandteile des Neurons. Der Begriff Nervenfasern wird meist für die Dendriten und für lange Axone verwendet.

Die peripheren Nerven bestehen aus Bündeln von Nervenfasern, die von Bindegewebe umhüllt werden. Bei den einzelnen Nervenfasern handelt es sich um eine hochorganisierte Struktur der Nervenzelle.

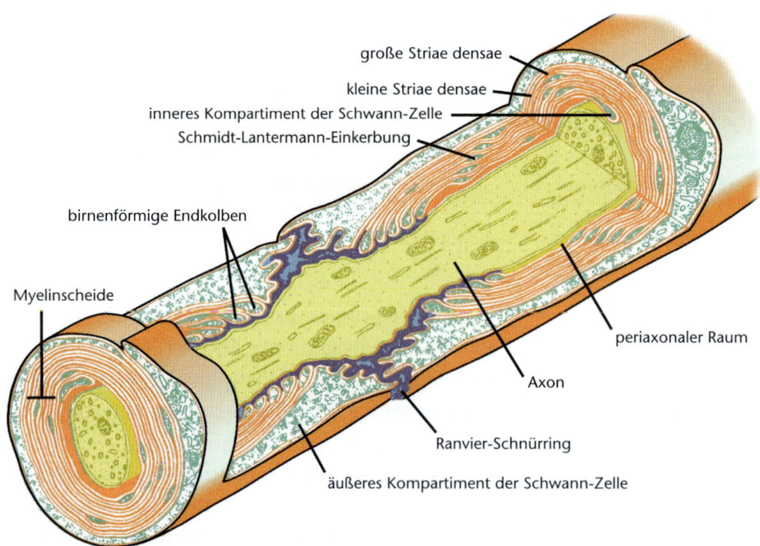

Abb. 1.17 Dreidimensionales Schema einer Nervenfaser (nach Maillet)

Jede Nervenfaser besteht aus einem Fortsatz und der Schwann-Scheide.

Der Zellkörper des Neurons liegt

- bei motorischen Fasern im Vorderhorn des Rückenmarks,
- bei sensiblen Fasern im Spinalganglion,
- bei autonomen Fasern im sympathischen Grenzstrangganglion.

Da die Zellfortsätze eine beachtliche Länge erreichen können, sind sie oft auch sehr verletzlich.

1.4.3 Nervenscheiden

Fortsätze werden auf ihrer gesamten Länge – mit Ausnahme des Anfangs- und gelegentlich des Endabschnitts – von Schwann-Zellen umgeben, die sich bereits in der Fetalphase um die peripheren Nerven legen.

Diese Zellen bilden eine Myelinscheide um die peripheren Nerven (markhaltige Nervenfasern), durch die Nervenimpulse schneller weitergeleitet werden können. Damit kann zwischen unmyelinisierten (marklosen) Fasern mit einer langsamen Nervenleitungsgeschwindigkeit und myelinisierten (markhaltigen) Fasern, deren Nervenleitgeschwindigkeit mit dem Durchmesser zunimmt, unterschieden werden.

Schwann-Scheide

Die Schwann-Zellen bilden die Schwann-Scheide – auch Neurolemma genannt –, die die Axone peripherer Nerven umgibt. Zwischen benachbarten Schwann-Zellen kommt es zur Unterbrechung der Myelinschicht, dort entstehen Knoten, die als **Ranvier-Schnürringe** (Ranvier'sche Knoten) bezeichnet werden, an denen ein Ionenaustausch stattfindet.

Eine einzige Schwann-Zelle kann mehrere unmyelinisierte Nervenfasern umhüllen und isolieren. Wenn sie jedoch eine Myelinscheide bildet, wird sie von der einzelnen Nervenfaser annektiert, deren Myelinscheide sie bildet.

Myelinscheide

Myelin ist ein Lipoprotein, das zu 70 % aus Lipiden (Cholesterin, Phospholipide, Glykolipide) und zu 30 % aus Proteinen besteht. Es bildet eine isolierende Hülle um bestimmte Nervenfasern, die als **myclinisierte Nervenfasern** bezeichnet werden.

Durch die Phospholipide erhält die Myelinscheide ihren lamellenartigen und spiralförmigen Aufbau. Die Schwann-Zelle wächst rotierend um die Nervenfaser und erzeugt damit die spiralförmige Umhüllung des Mesaxons, dabei bildet jede Spirale eine Myelinlamelle. Die Myelinscheide (➤ Abb. 1.18) entsteht durch die Anhaftung des internen und externen Blattes der Plasmamembran der Schwann-Zelle.

Die Myelinscheide wird nach den Arealen der einzelnen Schwann-Zellen in Segmente unterteilt. Zwischen jeweils zwei Segmenten besteht eine Einschnürung, der Ranvier-Schnürring, der die Kontaktzonen zwischen zwei aufeinander⅟ folgenden Schwann-Zellen kennzeichnet.

Das Myelin weist kleine Schlitze oder Risse auf, die sich bis zum Axon fortsetzen und als **Schmidt-Lantermann-Einkerbungen** bezeichnet werden und trichterförmige Lücken oder Spalten in der Myelinscheide bilden.

Das Myelin ermöglicht eine schnelle Ausbreitung des Nervenimpulses, es spart dabei Energie und Raum.

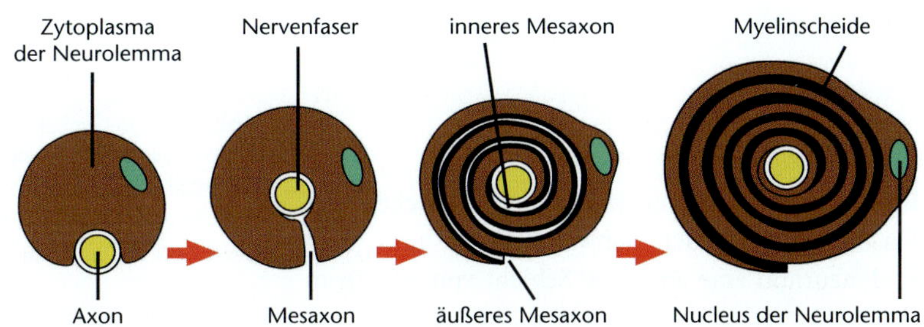

Abb. 1.18 Bildung der Myelinscheide durch die spiralförmige Umwickelung der Nervenfasern durch die Schwann-Zellen

Neuronen kommunizieren miteinander oder mit den Effektorzellen über elektrische Signale, Aktionspotenziale, die sich entlang ihres Axons ausbreiten. Die Myelinscheide verfügt aufgrund ihrer Struktur und ihrer Zusammensetzung über einen viel höheren elektrischen Widerstand als die Axonmembran.

Wird die Axonmembran an einem Ranvier-Schnürring depolarisiert, kann das dort entstehende Aktionspotenzial die benachbarte mit Myelin überzogene Zone nicht direkt erreichen, sondern „hüpft" von Schnürring zu Schnürring. Diese als saltatorische Erregungsleitung bezeichnete Erregungsleitung ist viel schneller als die kontinuierliche Erregungsleitung.

Das Myelin ist auch ein guter Isolator für den Ionenaustausch und hat für das Nervensystem der Wirbeltiere drei Hauptvorteile:

- Es ermöglicht eine schnelle und zuverlässige Übertragung der Nervenimpulse über lange Distanzen.
- Es spart Energie, da der Ionenaustausch nur im Bereich der Ranvier-Schnürringe erfolgt.
- Es ist raumsparend, da ein myelinisiertes Axon den Nervenimpuls ungefähr zehn Mal schneller weiterleitet als ein unmyelinisiertes Axon mit gleichem Querschnitt. Bei gleicher Leitgeschwindigkeit besetzt ein myelinisiertes Axon ungefähr $^1/_{100}$ des Volumens eines unmyelinisierten Axons.

Wie groß wären unser Gehirn und unser Rückenmark, wenn das Zentralnervensystem (ZNS) nicht myelinisiert wäre!

Im ZNS sind es die Oligodendrozyten, eine andere Form von Gliazellen, die die Schwamm-Zellen bei der Isolierung der Nervenfasern und der Bildung der Myelinscheide ersetzen. Im Gegensatz zum peripheren Nervensystem kann ein Oligodendrozyt mehrere Nervenfasern myelinisieren.

1.4.4 Endoneuralscheide

Im peripheren Nervensystem liegt zwischen der Plasmamembran der Schwann-Zellen und dem Endoneurium eine amorphe Schicht von 10–20 nm (100–200 Å), die man als Basalmembran betrachten kann. Sie überbrückt die Ranvier-Schnürringe der Nervenfaser und ist möglicherweise an ihrer Funktion beteiligt.

1.4.5 Nervenfasern

Morphologische Unterschiede

Nervenfasern lassen sich nach ihrem Durchmesser (inklusive Myelinschicht) einteilen.

Die erste Unterteilung beruht auf der Unterscheidung zwischen myelinisierten und unmyelinisierten Fasern.

- Die **myelinisierten Fasern** verfügen über eine mehr oder weniger dicke Myelinscheide. Bei diesen Nervenfasern wird jede Schwann-Zelle von dem Axon annektiert, das es umhüllt und sich differenziert, um ein Segment der Myelinscheide zu bilden. Im ZNS treten die Oligodendrozyten an die Stelle der Schwann-Zellen.
- Die **unmyelinisierten Fasern** sind nicht alle identisch. Sie besitzen keine Myelinscheide, verfügen aber im Allgemeinen über eine Schwann-Scheide, wobei jede Schwann-Zelle mehrere Axone umgeben kann. Damit werden mehrere Nervenfasern von ein und derselben Schwann-Zelle umhüllt (➤ Abb. 1.19).

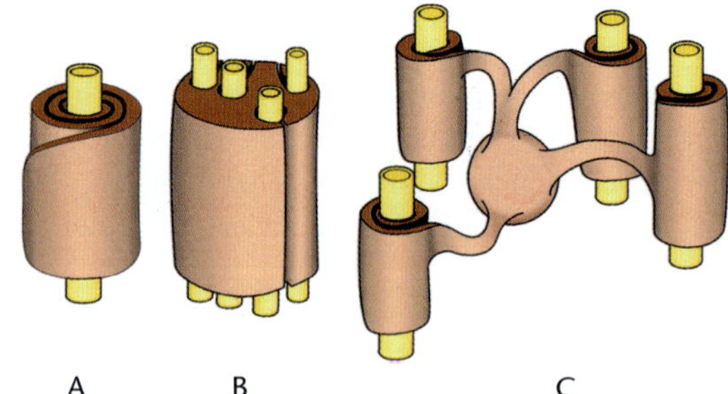

Abb. 1.19 Nervenhüllen (Neuroglia)
a Myelinisierte Faser umgeben von einer Schwann-Scheide, **b** Bündel unmyelinisierter Fasern umgeben von einer Schwann-Scheide, **c** ZNS-Fasern umhüllt von Ausläufern eines Oligodendrozyten (nach Louis)

Systematisierung

In den Nerven verlaufen drei Arten von Fasern (➤ Abb. 1.20), die sich durch die Art der fortgeleiteten Nervenimpulse unterscheiden.

- **Efferente Fasern** übertragen motorische Nervenimpulse vom Zentralnervensystem zu den gestreiften Skelettmuskeln und steuern die willkürlichen Bewegungen. Bei den Spinalnerven liegt der Zellkörper des Ursprungsneurons in der grauen Substanz des Vorderhorns des Rückenmarks. Bei den Hirnnerven liegen sie in den motorischen Kernen des Hirnstamms.
- **Afferente Nervenfasern** leiten sensible Reize, die von Rezeptoren in der Haut (Exterozeptoren) oder in der Tiefe (Propriozeptoren) ausgehen, zum ZNS. Ihre Perikaryen befinden sich im Streckenverlauf der sensiblen Hinterwurzel und in den Ganglien der Hirn- oder Spinalnerven. Sie scheinen, je nach Faserdicke, unterschiedliche Funktionen zu erfüllen: die dünnsten Fasern übertragen schmerzhafte somästhetische Reize, die mittleren Fasern Wärmeempfindungen und die dicksten propriozeptive und taktile Reize.
- **Sympathische Fasern** innervieren die glatten Muskeln der Gefäße, der Organe und die Haare, steuern die Drüsensekretion, die Funktion der Organe und den Ernährungszustand (Trophik) der Gewebe. Die sympathischen Neuronen liegen im Rückenmark (präganglionäres Neuron) und im sympathischen Ganglion (ganglionäres Neuron). Der zentripetale Impuls aus den Organ- oder Gefäßwänden (interozeptive Sensibilität oder Interozeption) verläuft über das sympathische System.

Anmerkung zur Natur der Fasern

Fälschlicherweise werden in zahlreichen Anatomiebüchern die für die Muskulatur bestimmten Nerven als motorische Nerven bezeichnet. Jeder Muskel muss jedoch sowohl von motorischen als auch von sensiblen Fasern versorgt werden, um das Gehirn über den Spannungszustand der Muskelfasern oder Sehnen zu informieren. Das koordinierte Zusammenspiel von Agonisten und Antagonisten setzt eine Innervation durch sensible Nerven voraus. Jeder

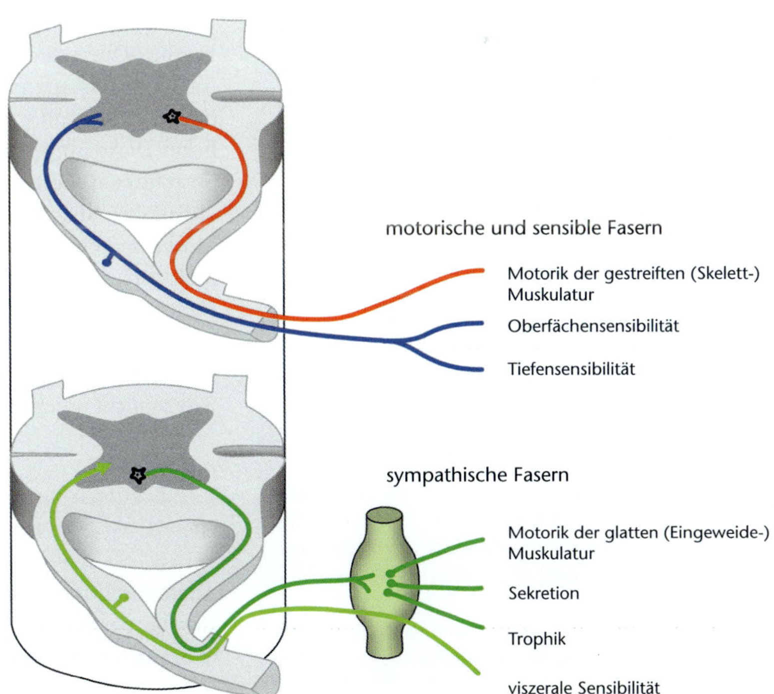

Abb. 1.20 Systematisierung der Nervenfasern (nach Lazortes)

Nerv verfügt somit zwingend über eine bestimmte Anzahl an sensiblen Fasern, kein Nerv ist nur rein motorisch!

Die verschiedenen Nervenfasern

Das Studium der Morphologie und der Physiologie der Nervenfasern ermöglichte es Erlanger und Gasser (1937) die Nervenfasern in drei Fasertypen A, B und C einzuteilen:

- Typ A umfasst die myelinisierten Nervenfasern des zerebrospinalen Nervensystems.
- Typ B besteht aus den myelinisierten Fasern des autonomen Nervensystems.
- Typ C betrifft die unmyelinisierten Fasern der hinteren Nervenwurzeln (Radix posterior) und des sympathischen Systems.

Typ A wurde von Erlanger und Gasser 1938 aufgrund der Größe der Nervenfasern weiter in α, β, γ und δ unterteilt. Typ C wurde weiter in C_S-sympathische Fasern und C_{RP}-Fasern der Radix posterior unterteilt (Gasser 1950).

Die **motorischen Fasern** haben einen Durchmesser zwischen 2 und 20 µ und sind alle myelinisiert. Sie gehören zu zwei Untergruppen der Typ-A-Fasern:

- 70 % sind Aα-Fasern, dicke, schnell leitende Fasern (Durchmesser: 12–20 µ, Leitgeschwindigkeit: 70–120 m/s), die die extrafusalen Muskelfasern innervieren.
- 30 % sind Aγ-Fasern, dünne, langsam leitende Fasern (Durchmesser: 2–8 µ, Leitgeschwindigkeit: 7–40 m/s), die die Muskelspindeln innervieren.

Die **sensiblen peripheren Nervenfasern** leiten exterozeptive Wahrnehmungen von der Körperoberfläche (über Hautäste) oder propriozeptive Informationen aus der Tiefe (über Muskel- oder Gelenkäste) und können, müssen aber nicht myelinisiert sein.

- 20 % sind dicke, myelinisierte Fasern. Sie kommen von spezifischen peripheren Rezeptoren und übertragen propriozeptive (Dehnungs- oder Druckreize) bzw. exterozeptive Signale (Berührungs- oder Wärmereize).
- 80 % sind dünn, Fasern mit größerem Durchmesser sind myelinisiert, Fasern mit kleinerem Durchmesser unmyelinisiert. Sie übermitteln Schmerzempfindungen und verlaufen in den Haut-, Muskel- und Gelenkästen der peripheren Nerven. Sie gehen aus freien Nervenendigungen hervor.

Sympathische Fasern sind präganglionär myelinisiert und postganglionär unmyelinisiert. Postganglionäre sympathische Fasern ziehen entweder zu Hautanhangsgebilden (mit Hautästen) oder zu Gefäßstrukturen (mit tiefen Nerven).

Insgesamt liegt die Faserdicke peripherer Nerven einschließlich der Nervenscheide zwischen 0,25 und 20 µ.

Erlanger und Gasser (1937) konnten nachweisen, dass die Leitgeschwindigkeit von Hautnerven in linearer Beziehung zur Faserdicke steht (➤ Tab. 1.1). Lloyd and Chang (1950) kamen bei ihren Untersuchungen von Muskelnerven zu ähnlichen Ergebnissen. Sie präsentierten überdies eine sehr ähnliche Einteilung der Nervenfasern, die alle morphologischen und physiologischen Parameter berücksichtigt.

1.5 Peripherer Nervenstamm

Nervenfasern existieren nicht isoliert, sondern verbinden sich zu Nervenfaserbündeln (Faszikel), aus mehreren dieser Nervenfaserbündeln entsteht wiederum ein Nervenstamm. Die Faserbündel werden durch Bindegewebe zusammengehalten, das somit an der Zusammensetzung der Nerven beteiligt ist (➤ Abb. 1.21).

1.5.1 Faszikel

Nervenfasern verbinden sich zu einer funktionellen histologischen Grundeinheit, dem Nervenfaserbündel oder Faszikel. Unter dem Mikroskop ist im Faszikel-Querschnitt eine Anhäufung myelinisierter und unmyelinisierter Nervenfasern zu erkennen, die durch eine Bindegewebsschicht von unterschiedlicher Dicke umgeben und damit von benachbarten Strukturen isoliert wird.

Faszikel, die Muskeln innervieren, werden als Muskelnerven bezeichnet und enthalten sowohl motorische als auch sensible Fasern. Faszikel der Hautnerven enthalten ausschließlich sensible Fasern. Histologisch kann man in einem für einen Muskel bestimmten Faszikel die motorischen und sensiblen Fasern nicht unterscheiden.

1.5.2 Bindegewebsstruktur der peripheren Nerven

Anatomisch-topografisch unterteilt man das Bindegewebe peripherer Nerven in Endoneurium, Perineurium und Epineurium (➤ Abb. 1.22).

Tab. 1.1 Einteilung verschiedenen Nervenfasern

Gasser u. Erlanger		Myelinisierte Fasern					Unmyelinisierte Fasern
		A				B	C
		α	B	γ	δ		
Durchmesser [µ]*		12–20	5–12	2–10	2–7	<3	0,25–1,5
Geschwindigkeit [m/s]		70–120	30–70	10–45	12–30	3–14	0,4–2
System		Nervensystem für das Soma				Sympathikus u. Parasympathikus	Essenziell sympathisch
Funktionen	ASE	α-Motoneuronen		γ-Motoneuronen		Präganglionäre Fasern des ANS	Postganglionäre Fasern des ANS
	ASA	Tiefensensibilität (Propriozeption), Muskelspindel u. Golgi-Sehnenorgan	Berührungs-, Druck- u. Vibrationssensibilität (Exterozeption)		Berührungs-, Temperatur- u. schnelle Schmerzsensiblität Viszerale u. vaskuläre Sensibilität		Viszerale Sensibilität (Interozeption), langsame Nozizeption, Temperatursensibilität
Lloyd und Chang		I	II		III		IV
		Ia u. Ib					

* einschließlich der Myelinscheide, sofern vorhanden
ASA = allgemeine somatische Afferenz, ASE = allgemeine somatische Efferenz (adaptiert nach verschiedenen Quellen)

Endoneurium

Das Endoneurium bildet das zwischen den Faszikeln liegende (intrafaszikuläre) Bindegewebe.

Struktur

Das Endoneurium fasst eine bestimmte Anzahl von Nervenfasern zu **primären Faszikeln** zusammen.

Es besteht aus lockerem Bindegewebe, das sich aus abgeflachten Fibroblasten, homogener Grundsubstanz und darin in Längsrichtung des Faszikels eingestreuten 30–50 nm dicken Kollagenfibrillen zusammensetzt.

Zwischen dem endoneuralen Kollagen und der Basalmembran der die Nervenfaser umhüllenden Schwann-Zellen besteht ein enger Kontakt. Entlang der unmyelinisierten Axone konnten echte von Schwann-Zellen umgebene „Kollagentaschen" beobachtet werden.

Feine Kollagenpakete lassen sich üblicherweise im Inneren der die Schwann-Zellen umgebenden Basalmembran beobachten. Das Endoneurium bildet ein Kontinuum mit dem Bindegewebe des Perineuriums. Es umhüllt die großen und kleinen Faserpakete im Inneren des peripheren Nervenstamms.

Neben den mit ihnen verbundenen Gliastrukturen wird jede Nervenfaser von einer Stützscheide umhüllt. Diese besteht aus Bindegewebe, das sich aus sehr feinen Retikulinfasern zusammensetzt und als Key-Retzius-Scheide bezeichnet wird.

1

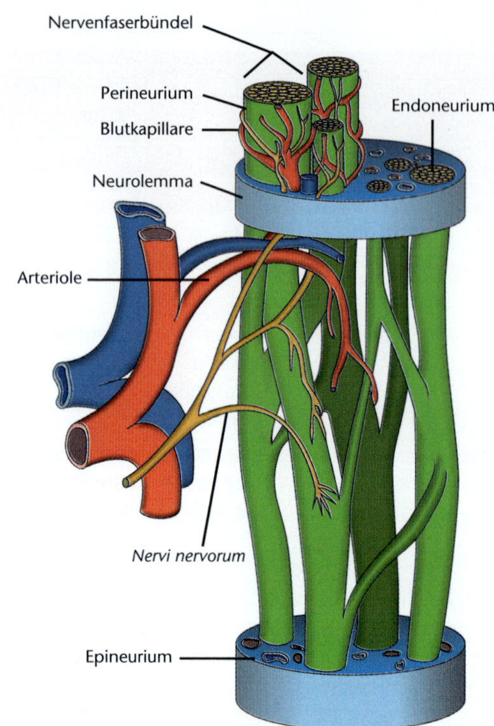

Abb. 1.21 Aufbau eines peripheren Nervs (nach Gauthier-Lafaye)

Im endoneuralen Bindegewebe findet man auch Bündel an Mikrofilamenten mit einem Durchmesser von 10 mm, Mastzellen und Fibroblasten. Zwischen den Nervenzellen des Endoneurium verlaufen Kapillaren.

Funktion

Das röhrenförmige Endoneurium bildet eine dehnbare, elastische Struktur aus dichtem Kollagengewebe, das der Ernährung und dem Schutz der Nervenfasern dient.

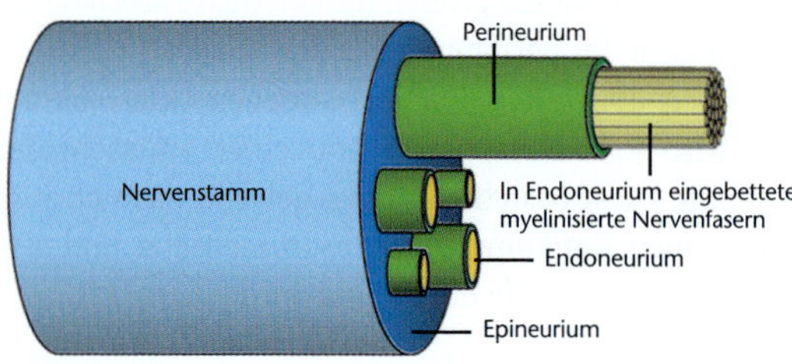

Abb. 1.22 Schematische Unterteilung des Bindegewebes peripherer Nerven

Das **Endoneurium** umschließt den Endoneuralraum, es spielt eine wichtige Rolle für den Flüssigkeitsdruck und bildet somit ein konstantes Umfeld für die Nervenfaser. Es sorgt für einen leicht positiven Druck im Inneren des Endoneuralraums.

Da im Endoneurium keine Lymphkanäle nachgewiesen werden konnten, können die Nervenleitung und der axoplasmatische Fluss durch Druck nicht beeinflusst werden.

Die Kollagenfibrillen haben im Wesentlichen eine Längsausrichtung, ein Beweis dafür, dass das Endoneurium die Axone gegen Zugkräfte schützt.

Die oberflächlichen Nerven verfügen über mehr Bindegewebe als die tiefen Nerven.

In den Hautnerven ist der Anteil an Endoneurium am größten, vermutlich weil sie nahe der Körperoberfläche mehr Schutz brauchen.

Perineurium

Das Perineurium bildet das **perifaszikuläre Bindegewebe.**

Struktur

Es umkleidet als dünne mehrlagige Schicht mehrere primäre Faszikel und fasst sie zu sekundären Faszikeln zusammen.

Die äußere Schicht des Perineuriums bildet konzentrische Lagen von Bindegewebe mit dicken Kollagenwülsten. Diese bestehen aus groben, miteinander verdrillten Fasern, die überwiegend längs und ganz selten ringförmig angeordnet sind. Auch einige Fibroblasten und Makrophagen sind darin enthalten.

Das perineurale Gewebe ist ein besonderes Gewebe, dessen Zusammensetzung aus Fibroblasten und glatten Lamellen an das Mesothelium erinnert.

Das Perineurium umfasst meist sieben bis acht Lagen dicht gepackter Fibroblasten und Kollagenfasern mit einem Durchmesser zwischen 40 und 80 nm. Die durchschnittliche Dicke des Perineuriums beträgt 1 µm (➤ Abb. 1.23).

Funktion

Das Perineurium dient als

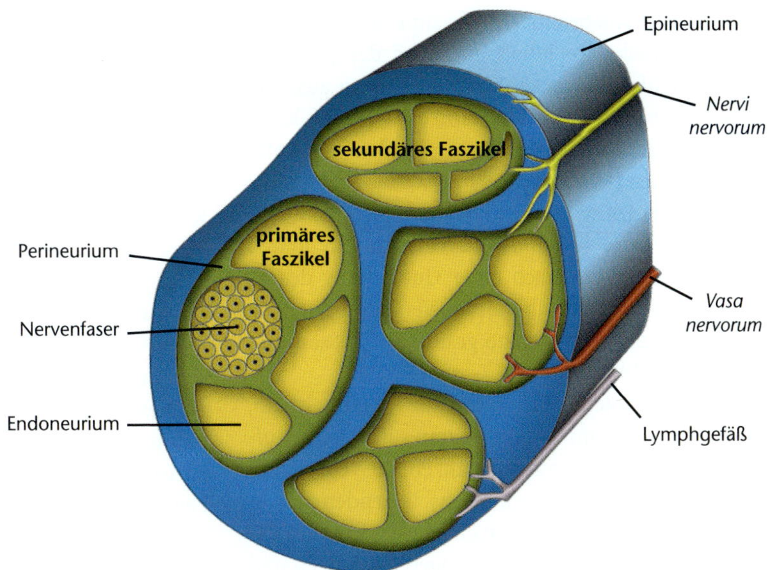

Abb. 1.23 Dreidimensionale schematische Darstellung der Bindegewebssepten in einem Nervenstamm

- Diffusionsbarriere, die verhindert, dass bestimmte Substanzen in den intrafaszikulären Raum eindringen,
- Schutz für den Inhalt des Endoneuriums,
- mechanische Barriere gegenüber von außen einwirkenden Kräften.

Die Funktion des Perineuriums als Diffusionsbarriere ist noch nicht vollständig geklärt. Allerdings lassen verschiedene Studien die Vermutung zu, dass das Perineurium die Diffusion unterschiedlicher Substanzen, darunter auch Proteine verhindert (Martin 1964; Olsson 1968). Das Perineurium grenzt den Endoneuralraum vom Epineurium ab.

Einige Forscher vermuten, dass das perineurale Gewebe aus der Pia mater und der Arachnoidea stammt, alle peripheren Nerven umhüllt, die Nervenfasern bis an ihr Ende begleitet und die Kapsel ihres Endorgans bildet.

Dieses Konzept der Gewebekontinuität steht im Einklang mit der Tatsache, dass die Nerven der Cauda equina beim Menschen von einer aus Pia mater und Endoneurium bestehenden Scheide umgeben werden. Dies würde bedeuten, dass die Squamazellen des perineuralen Epitheliums als Stoffwechsel- und Diffusionsbarriere der peripheren Nerven dienen. Zudem könnte das Perineurium auch eine wichtige Rolle bei Degenerations- und Regenerationsprozessen verletzter peripherer Nerven spielen.

Pathophysiologie

Der Aufbau aus Kollagen und kleinen Mengen an Elastin lässt vermuten, dass das Perineurium strukturell Zugkräften besser widerstehen kann. Die meisten Kollagenfasern verlaufen parallel zu den Nervenfasern.

Daneben gibt es auch Bündel aus zirkulär und schräg verlaufenden Nervenfasern, die den Nerv dort, wo er in einem spitzen Winkel verläuft – wie etwa der N. ulnaris am Ellenbogen –, vor Verdrehungen schützen.

Bei Versuchen, in denen die Zugbelastung peripherer Nerven getestet wird, reißt das Perineurium erst, wenn der intrafaszikuläre Druck auf zwischen 300 und 750 mmHg erhöht wird. Damit ist es das Bindegewebe, das als Letztes reißt. Dies beweist, dass es ein sehr widerstandsfähiges und robustes Gewebe ist, das eine mechanische Schutzfunktion hat und die Drücke zwischen den Nervenfasern und dem Epineurium ausgleicht.

Das Perineurium wird bei der chirurgischen Verbindung durchtrennter Nervenenden verwendet und bildet die einzige Struktur, die ausreichend fest ist, um eine interfaszikuläre Naht herzustellen.

Das Perineurium ist ein festes Gewebe, das sich bei mechanischen Traumata als erstaunlich widerstandsfähig erweist.

Wird das Perineurium jedoch unterbrochen, tritt der intrafaszikuläre Inhalt aufgrund des positiven intrafaszikulären Drucks durch die Läsion aus. Um dieses perineurale „Fenster" kann es zu einer fokalen Demyelinisierung der darunterliegenden Nervenfasern kommen (Lundborg 1980).

Eine Verletzung des Perineuriums kann die Permeabilität lange beeinflussen. Versuche an Ratten haben gezeigt, dass nach einer Quetschung des N. ischiadicus die Permeabilität im Verletzungsbereich für mindestens vier Monate gestört ist (Olsson und Kristensson 1973).

Dringen Proteine ins Innere des Faszikels ein, können sie sich im Endoneurium ausbreiten. Aufgrund der Diffusion von Substanzen, die von den im Umkreis des Verletzungsbereichs liegenden Geweben produziert werden, kann einen Nervenläsion das Umfeld der Nervenfasern auf längere Distanzen und manchmal auch über längere Zeiträume verändern.

Die Ruptur dieses Bindegewebes führt zur Degeneration der darunterliegenden Nervenfasern (Spenser, in: Bonnel und Mansat 1989).

Die perineurale Barriere kann sich auch einer längeren Ischämie (ca. 24 Stunden lang) widersetzen.

Ein intaktes Perineurium bildet eine effiziente Diffusionsbarriere gegenüber Substanzen, die außerhalb und innerhalb des Faszikels verwendet werden (Lundborg et al. 1973).

Das Perineurium spielt zudem eine wichtige Rolle für das elektromagnetische Umfeld des Nervs.

Epineurium

Das Epineurium bildet das interfaszikuläre Bindegewebe.

Struktur

Mehrere durch das Epineurium – Fortsetzung der Dura mater in der Peripherie – zusammengehaltene sekundäre Nervenbündel bilden einen peripheren Nerv.

Das Epineurium liegt zwischen den sekundären Faszikeln und bildet ebenfalls eine Bindegewebsscheide, die den Stamm aller peripheren Nerven umhüllt.

Funktionell betrachtet, erfüllt das Epineurium zwei Aufgaben:

- Es trennt die einzelnen Faszikel (internes Epineurium) voneinander und
- bildet eine klar definierte Scheide um die Faszikel (externes Epineurium).

Es ist ein sehr lockeres Gewebe, mit ziemlich langen Kollagenfasern (60–110 mm im Durchmesser). Die Kollagenbündel verlaufen v. a. entlang der Längsachse der Nervenstämme, manchmal auch schräg zu diesen. Zudem konnten einige längs gerichtete elastische Fasern identifiziert werden, die nahe des Perineuriums verlaufen. Fibroblasten mit Ausläufern sind im Epineurium verteilt.

Diese dichte Kollagenschicht bildet ein Kontinuum mit der Dura mater der Hirn- und Spinalnerven. Sie ist fibrös und erhöht damit die Widerstandsfähigkeit der peripheren Nervenstämme.

Die Blutgefäße verlaufen im externen Teil des Epineuriums. Fibroblasten und einige Mastzellen sind zwischen den Kollagenfasern eingelagert.

Funktion

Diese externe Schicht des umhüllenden Bindegewebes umgibt, schützt und polstert die Faszikel aus.

Das Epineurium ist

- eine **Stützstruktur für die Gefäße,** sie enthält die **Vasa nervorum.** In diesem interfaszikulären Bindegewebe verlaufen die meisten Gefäße. Die axialen Gefäße der peripheren Nerven stammen aus den großen, nahe an den Nervenstämmen verlaufenden Arterien, die den peripheren Nerv mit Nährstoffen versorgen. Sie dringen in das Epineurium ein und bilden mehrere Äste. Die kleinsten Arterien verlaufen im Perineurium der Nervenstämme in kranialer oder kaudaler Richtung.
- eine **Stützstruktur für die Nerven,** es enthält die **Nervi nervorum,** also die sensiblen und sympathischen Nervenfasern, die aus den Nervenfasern bzw. den perivaskulären Plexus stammen und über das Epineurium, das Perineurium und das Endoneurium verteilt werden.
- eine **Bewegungsstruktur.** Das interne Epineurium erleichtert das Gleiten zwischen den Faszikeln. Damit kann sich der Nerv an die Bewegung anpassen, v. a., wenn der periphere Nerv bei der Bewegung einer Arms oder Beins einen spitzen Winkel beschreiben muss.

Besonderheit

Der Inhalt des Epineuriums variiert je nach Nerven und Person. In Bereichen, wo Nervenstämme Gelenke kreuzen, oder in Kanälen wie dem Karpaltunnel ist z. B. mehr Epineurium vorhanden. Das Epineurium bildet eine vom umliegenden Fasziengewebe klar zu unterscheidende Scheide.

Damit kann der Nervenstamm gegenüber den umliegenden Geweben eine große Anzahl an Bewegungen ausführen, wobei das Bewegungsausmaß je nach Segment und Lokalisierung des Nervenstamms variiert.

An bestimmten Stellen entlang des Nervenstamms ist das Epineurium mit den umliegenden Geweben verankert.

Mesoneurium

Struktur

Als Mesoneurium bezeichnet man das areoläre lockere Bindegewebe, das den Stamm der peripheren Nerven umgibt. Es trägt seinen Namen aufgrund seiner Ähnlichkeit mit dem Mesenterium des Dünndarms (Smith 1966). Van Beek und Kleinert (in: Bennelt und Mansat 1989) schlagen für dieses Gewebe den Namen **Adventita** vor, da der Nerv, im Gegensatz zum Darm kein echtes Meso besitzt.

Funktion

Über das Mesoneurium dringen die Blutgefäße in den Nerv ein.

Das Gewebe ermöglicht das **Gleiten der peripheren Nerven innerhalb der umgebenden Gewebe** und gibt ihnen die Möglichkeit, sich wie ein Akkordeon aufzufalten.

Sunderland (1968) erkannte, dass der Stamm der peripheren Nerven von einer nicht spezialisierten Faszie umhüllt wird, die dem Nerv ein lockeres Umfeld bildet, das seine Gleitfähigkeit erhöht.

Lundborg (1980) bezeichnet es als lockeres Bindegewebe und merkt dabei an, dass die Bewegungen der Nerven nicht immer nur Gleitbewegungen sind.

Nach Sunderland kann sich der Nerv bei einer Injektion gegenüber dem Druckpunkt nach lateral verschieben. Betrachtet man das Nervensystem aus mechanischer Sicht, ist das Mesoneurium eine wichtige Struktur, auch wenn seine Rolle noch nicht vollständig geklärt ist. Wenn der Nerv tatsächlich innerhalb des Mesoneuriums nach lateral gleitet, so gibt es wahrscheinlich Anhaftungspunkte im Inneren des Mesoneuriums und zwischen dem Mesoneurium und den benachbarten Strukturen.

1.5.3 Die bindegewebige Zusammensetzung des Nervs

Das peri- und interfaszikuläre Bindegewebe bildet einen wesentlichen Anteil des Nervengewebes, der durch das kaum zu quantifizierende intrafaszikuläre Bindegewebe noch erhöht wird.

An den kleinen Wurzeln des Rückenmarks gibt es kein Bindegewebe. Erst wenn der Spinalnerv das Foramen intervertebrale verlässt, wird er von Bindegewebe umhüllt. Wie das Bindegewebe in den verschiedenen Segmenten verteilt wird, hängt von der Anzahl der Faszikel ab. Im Bereich der anterioren Spinalnerven des Plexus brachialis liegt sein Anteil bei durchschnittlich 54 %, auf Ebene der primären Stämme liegt er bei durchschnittlich 57 %, auf Höhe der sekundären Stämme bei durchschnittlich 66 %.

Bonnel und Mansat (1989) studierten den Anteil des Bindegewebes in den verschiedenen Nerven der oberen Extremität und kamen zu folgendem Ergebnis: Der N. axillaris besitzt den größten Anteil an Bindegewebe (ca. 90 %), gefolgt von N. radialis (ca. 75 %), N. ulnaris (ca. 60 %) und N. medianus (ca. 50 %).

Es ist anzunehmen, dass der Bindegewebsanteil den Grad der mechanischen Beanspruchung der verschiedenen Nervenstämme widerspiegelt.

OSTEOPATHISCHE RELEVANZ

Je größer die mechanische Beanspruchung eines Nervs, umso größer der Anteil des Bindegewebes.
Fixierungen peripherer Nerven können durch osteopathische Behandlungen, die das intraneurale Bindegewebe beeinflussen, gelöst werden, da mechanische Belastungen Spuren in diesem Gewebe hinterlassen und zum Verlust der Dehnbarkeit führen.

1

1.6 Vaskularisation des Nervs

Die große Variabilität des vaskulären Systems und das Verteilungsmuster der Vasa nervorum machen eine genaue Systematisierung schwierig. Aktuell konzentriert sich die Forschung auf die Mikrozirkulation und ihre pathophysiologischen Veränderungen.

1.6.1 Allgemeine Struktur

Studien zur Anatomie der Vaskularisation der peripheren Nerven sind mit zahlreichen Hindernissen konfrontiert.

- Oftmals lässt sich nicht genau feststellen, durch welche Arterien die Nervengefäße gespeist werden. Zudem sind die oft sehr feinen Arteriolen aufgrund von Injektionsfehlern oder, weil Leichen von älteren Personen verwendet wurden, nur schwer zu identifizieren.
- Zahlreiche Anastomosen erschweren die Interpretation der Anatomie dieser Gefäße. Die genaue Rolle der Arterien als Stützstrukturen der intrinsischen längs gerichteten Gefäßnetze konnte noch nicht endgültig geklärt werden.
- Diese Unklarheiten spiegeln sich auch in den verschiedenen Beschreibungen der Arterien wider. Begriffe wie direkte oder indirekte Arterie beziehen sich somit manchmal auf den Beginn und damit auf die Hauptachse der Extremität (Ramage 1927), manchmal auf das Ende der Arterie und den Nerv, den sie versorgt (Sunderland 1968).

Einen guten Anhaltspunkt zum Verständnis der Rolle der Vasa nervorum liefert die embryologische Entwicklung. Jeder Nerv ist anfänglich eng mit einem Gefäßplexus verbunden, der für seine segmentale Vaskularisation sorgt.

Im Laufe der Organogenese kann die Versorgung der Extremität oder eines Extremitätenabschnitts zu einem Gefäß umgeleitet werden, das sich erst später entwickelt und das die arterielle Versorgung übernimmt, wobei die ursprünglichen Gefäße weiter bestehen bleiben,

- etwa in der Form einer längs gerichteten epineuralen Anastomose, die von Aa. nutritiae versorgt wird oder
- einer Begleitarterie (A. comitans).

1.6.2 Nervenarterien

Einteilung

Tonkoff (1898) unterscheidet zwischen

- **Aa. nutritiae**, die vorrangig den Nerv versorgen, und
- **Aa. comitantes**, die den Nerv begleiten und Äste abgeben.

Einige Arterien dienen ausschließlich der Vaskularisation eines Nervs, andere sind gemischte Arterien. Ein und dieselbe Arterie kann im Übrigen sowohl und je nach Person, ernährend (A. nutritia) und begleitend (A. comitans) sein.

Ursprung der Arterien

Die für die Nerven bestimmten Arterien gehen aus den dem Nerv am nächsten liegenden Arterienstämmen hervor. Ein Nervensegment kann durch eine oder mehrere Quellen versorgt werden:

- Sind die Nerven Teil eines Gefäßnervenbündels, entstammt die Vasa nervorum meist direkt der Hauptarterie.
- Im Allgemeinen erhält ein Nerv jedoch nacheinander aus mehreren benachbarten Gefäßen Zufluss.

Jede Arterie teilt sich in einen aufsteigenden und einen absteigenden Ast und anschließend in mehrere epineurale Äste. Diese epineuralen Arteriolen bilden zahlreiche Anastomosen.

Kleine Arteriolen aus diesem Netzwerk durchbohren das Perineurium und bilden im Endoneurium eine arteriokapilläre Struktur, die sich entlang den Faszikeln ausrichtet. Im Endoneurium beobachtet man nur Kapillaren und Venolen.

Ähnlich wie bei der Blut-Hirn-Schranke gibt es im Bereich der Blut-Nerven-Schranke Kapillaren und Tight Junctions zwischen den perineuralen Zellen.

Anzahl der Arterien

Die Zahl der Nervenarteriolen ist sehr variabel, nicht symmetrisch und kann, da viele der Arteriolen sehr fein sind, nicht genau bestimmt werden.

Die Anzahl der Arterien und ihr Durchmesser sind nicht proportional zur Größe des Nervs. Auch gibt es keinen klaren Bezug zwischen der Anzahl und der Größe der versorgenden Gefäße.

Einfluss auf die Blutzufuhr haben lediglich topografische Faktoren. In besonders gut durchbluteten Gebieten im Bereich der Gelenke oder im subkutanen Gewebe gibt es mehr und oft auch größere Vasa nervorum.

Verteilung

In aller Regel gibt es im Nervenbindegewebe longitudinale Anastomosenarkarden.

Die Arteriolen sind fast immer geschlängelt und manchmal auch verdreht, insbesondere am Ursprung der Nerven. Dieser Umstand lässt vermuten, dass Nervenstämme dehnbar sind, was auch durch experimentelle Studien bestätigt wurde.

Die Aa. nutritiae versorgen in variablen Abständen diese Arkade. Sie verlaufen im Mesoneurium, wo sie einen geschwungenen oder kurvenförmigen Verlauf nehmen und dem Nerv damit eine gewisse Mobilität verleihen.

Neben diesem Grundschema beobachtet man gewisse Variationen in der Anordnung und der Richtung der Arterien und Nerven.

Parallel zum Nerv verlaufende Ursprungsarterie

Zwei Anordnungen sind möglich:

- Transversale oder schräg verlaufende Nervenarterien teilen sich in einen aufsteigenden und einen absteigenden Ast auf (➤ Abb. 1.24),
- längs verlaufende Arterien, die den Nerv begleiten und einen oder mehrere Äste an den Nerv abgeben (➤ Abb. 1.24).

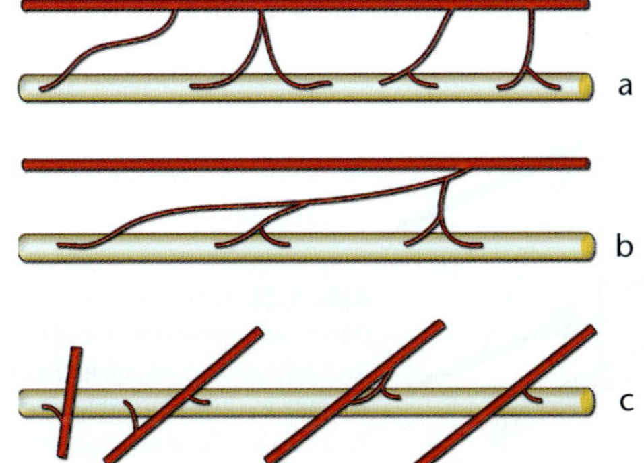

Abb. 1.24 Anordnung und Verteilung der Gefäße und Nerven (nach Lebreton-Bonnel)

Den Nerv kreuzende Ursprungsarterie

Die für den Nerv bestimmten Äste können am Kreuzungspunkt, oberhalb oder unterhalb als R. recurrens abgehen (➤ Abb. 1.24).

Intrinsische Vaskularisation

Lundborg widmete sich in zahlreichen Arbeiten der intrinsischen Vaskularisation der Nerven (➤ Abb. 1.25), deren wesentliche Punkte im Folgenden wiedergegeben werden.

Im Epineurium gibt es eine große Anzahl an meist in Längsrichtung angeordneten Arteriolen und Venolen, die zahlreiche Anastomosen sowie arteriovenöse Shunts bilden. Die Aa. nutritiae dringen in den Nerv ein und können entweder direkt in die längs verlaufenden epi- oder perineuralen Arkaden einmünden oder sich über schräg oder transversal verlaufende Querverbindungen verbinden.

Im Perineurium scheinen größere Arteriolen über lange Distanzen zu verlaufen, die trotz der zahlreichen Verästelungen ihre Größe beibehalten, da sie in regelmäßigen Abständen miteinander bzw. mit den epi- oder endoneuralen Plexus verbunden sind.

Im endoneuralen Bindegewebe werden die Plexus aus längs, quer oder schräg verlaufenden Kapillargefäßen gebildet und über u-förmige Anastomosen, die mit dem perineuralen Plexus über zahlreiche Anastomosen kommunizieren, miteinander verbunden. **Unter normalen Bedingungen scheint das Blut nicht nur in eine Richtung zu fließen, sondern kann seine Flussrichtung in einem Gefäß ändern. Das ändert sich im Fall einer Abschnürung des Nervs.**

Erst bei Nervenverletzungen füllen sich normalerweise leer bleibende Teile des Kapillarbetts. So werden Nerven durch eine umfangreiche endoneurale Blutversorgung sehr wirkungsvoll vor Ischämien geschützt.

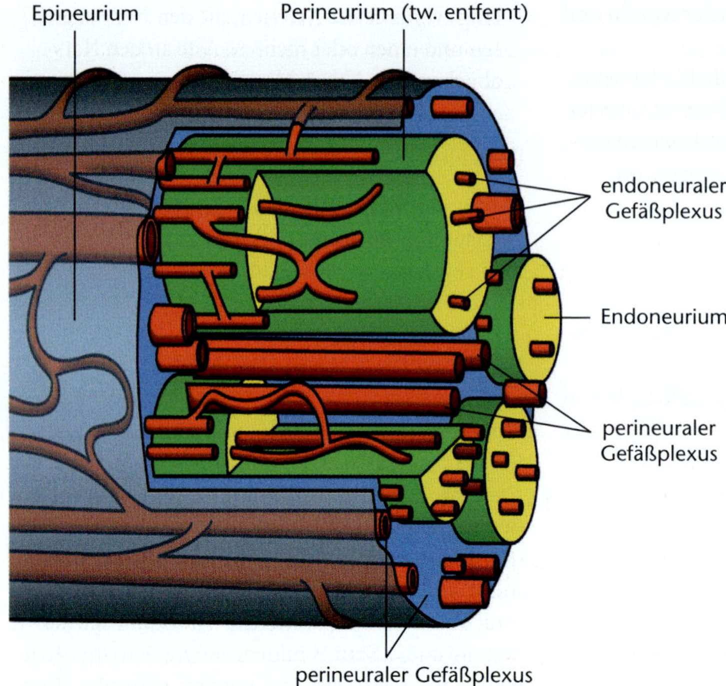

Abb. 1.25 Schematische Darstellung des intraneuralen Gefäßsystems. Zwei Faszikel wurden teilweise durchtrennt, um das Gefäßbett im Inneren eines Faszikels sichtbar zu machen. Das die einzelnen Faszikel umgebende perineurale Blatt wurde teilweise entfernt. Der epineurale Gefäßplexus steht in direkter Verbindung mit dem perineuralen und dem endoneuralen Plexus. Die anastomierten Gefäße verlaufen oft schräg durch das Perineurium. Meist sind die Kapillaren des Endoneuriums in Längsrichtung angeordnet, manchmal verlaufen sie jedoch leicht schräg oder sogar im rechten Winkel zur Nervenachse. Oft sind auch doppelte u-förmige Schlingen zu beobachten (nach Lundborg 1975)

1.6.3 Nervenvenen

Venen- und Arterienplexus verlaufen im Epineurium parallel zueinander. Wobei die epineuralen Venenplexus ein dichteres Netzwerk bilden (Quenu und Lejars 1892, 1894; ➤ Abb. 1.26).

Ableitende Venen begleiten die Aa. nutritiae im Mesoneurium gewöhnlich im Verhältnis 1:1. Allerdings gibt es auch Abweichungen von diesem Grundmuster:

- Eine Arterie kann allein durch das Mesoneurium ziehen oder
- von zwei Venen begleitet werden.

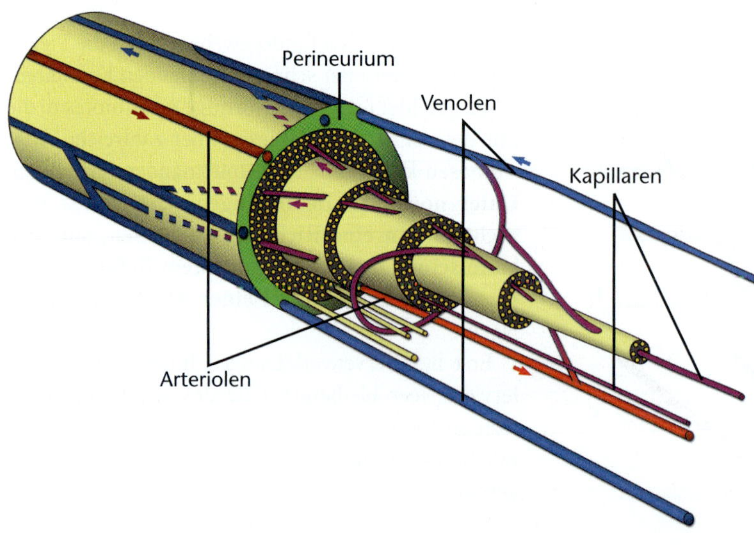

Abb. 1.26 Schematische Darstellung der mikrovaskulären Architektur eines einzelnen Faszikels wie es unter dem Mikroskop im lebenden Gewebe erscheint. Die Pfeile zeigen die Richtung des Blutflusses an (nach Lundborg und Brånemark 1968)

Zahlenmäßig überwiegen im Allgemeinen die Venolen.

Venen fließen unabhängig von der Lage des Nervs immer zu tiefen Gefäßen. Meist handelt es sich um Muskelvenen oder Vasa vasorum, die in die Begleitvenen der Arterie in der Adventitia der entsprechenden Arterie münden. Diese Anordnung begünstigt die Drainage des venösen Bluts (neuromuskuläres System nach Quenu und Lejars), die durch die Muskelkontraktion und das Pulsieren der Arterien aktiv unterstützt wird.

OSTEOPATHISCHE RELEVANZ

Osteopathische Manipulationen richten sich in erster Linie an das intraneurale Bindegewebe. Aus den eben beschriebenen Zusammenhängen lässt sich jedoch auch ableiten, dass sie auch zur Harmonisierung des arteriovenösen Systems der Nerven beitragen.

1.7 Innervation des Nervs

Sappey (1867) gehörte zu den ersten, der Beobachtungen zur intrinsischen Innervation von Nerven durch Untersuchungen am N. opticus publizierte. Seither befassten sich nur wenige Studien mit der Verteilung und der Art der Nervenfasern in den Bindegeweben der peripheren Nerven. Dieses Teilgebiet der Neurologie ist bis heute kaum erforscht. Auch in der Literatur über die peripheren Nerven äußern sich nur wenige Autoren zu dieser Innervation oder räumen ihr mögliche klinische Auswirkungen ein.

1.7.1 Die verschiedenen den Nerv versorgenden Nerven

Hromada (1963) liefert in seinen Arbeiten eine sehr detaillierte Beschreibung der doppelten Innervation des Nerven- bzw. Gefäßbindegewebes (> Abb. 1.27).

Das Bindegewebe der peripheren Nerven, der Nervenwurzeln und des autonomen Nervensystems wird durch die Nervi nervorum, Verzweigungen lokaler Axone, intrinsisch versorgt.

Zusätzlich besteht eine vasomotorische Innervation durch Nervenfasern, die von außen im Bereich der perivaskulären Plexus zu den Nerven vordringen.

Im Epi-, Peri- und Endoneurium wurden freie Nervenendigungen festgestellt.

Zusätzlich finden sich im Epi- und Perineurium auch Nervenendigungen mit Kapseln, die den Pacini-Körperchen ähneln.

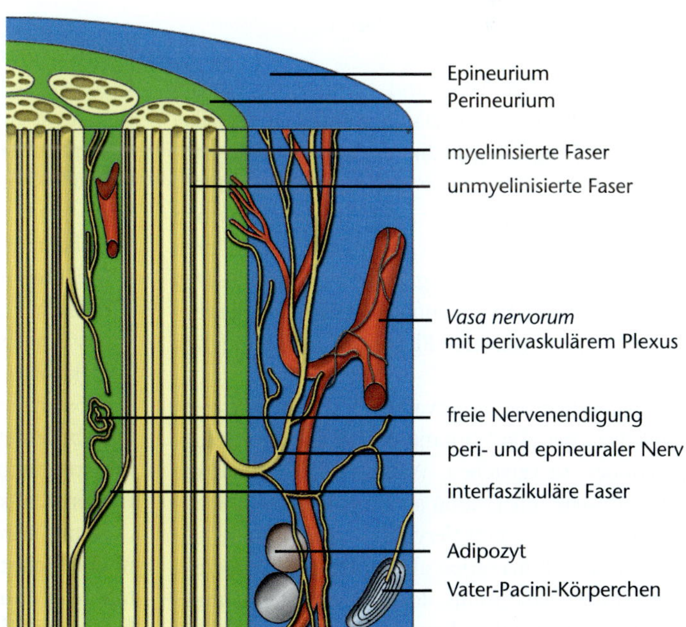

Abb. 1.27 Epineurale und perineurale Nerven (nach Hromada)

Nervi nervorum

Nach Thomas (1963) können die Nervi nervorum die Ursache der bei diabetischen Neuropathien und entzündlichen Polyneuropathien auftretenden Schmerzen sein.

Sunderland (1968) vertritt die Auffassung, dass der durch lokalen Druck auf einen Nerv entstehende Schmerz durch die Nervi nervorum verursacht wird.

Beve und Licht (1995) konnten mit immunhistochemischen Markern nachweisen, dass die Nervi nervorum nozizeptive Nervenendigungen haben. Das unterscheidet sie von den Nervenfasern, die im Inneren der Bindegewebsscheiden zu den Blutgefäßen führen.

Nozizeptive Nervenendigungen in peripheren Nerven reagieren sensibler auf Dehnung als auf Druck.

Es wird vermutet, dass es zwischen den Nervi nervorum und den primären Neuronen der peripheren Nerven eine besondere Beziehung gibt. Schmerzen im perineuralen Bindegewebe werden schwächer wahrgenommen, wenn die primären Neuronen aktiviert sind, während umgekehrt bei ruhenden primären Neuronen die Schmerzleitung verstärkt wird. Dies erklärt, warum sich Schmerzen in Ruhe verschlimmern können.

Sympathische Nervenfasern

Die Blutgefäße im Peri- und Epineurium werden sympathisch innerviert. Damit werden im Faszikel konstante Umgebungsbedingungen erhalten. Hromada konnte außerdem feststellen, dass das Bindegewebe der Hinterwurzeln und der sympathischen Ganglien von Nervenfasern versorgt wird, deren Zellkörper sich in den Ganglien selbst befinden. Den anderen Teil der Innervation übernehmen Nervenfasern aus perivaskulären Plexus, die in die Ganglien eindringen.

Das Studien der Innervation des Nervensystems trägt dazu bei, die Wirkung osteopathischer Manipulationen zu verstehen. Wahrscheinlich spielt die sympathische Innervation auch bei negativen Spannungsphänomenen im Nervensystem eine Rolle.

Dass diese Innervation als perfekt funktionierender Schutzmechanismus des Nervensystems anzusehen ist, steht außer Frage. Sie kann das Gehirn vor der Gefahr der Reizübertragung warnen. Als Auslöser käme eine mechanisch-funktionelle oder chemisch-physikalische Störung der Nervenleitung infrage.

1.8 Axonaler Transport

1.8.1 Finalität des Nervensystems

Bei höher entwickelten Tieren erfolgt die interzelluläre Verbindung über das Nervensystem. Es bildet ein schnelles Informationssystem zwischen den verschiedenen Zellen und trägt damit zum Funktionieren des Gesamtorganismus bei. Zellen, die sensibler sind, werden als Rezeptoren bezeichnet. Sie sind spezialisiert auf

- die Veränderungen in der Umgebung, z. B. auf visuelle, auditive, olfaktorische, taktile, propriozeptive, thermische usw. Reize, sowie
- die Reaktionen des Körpers auf Informationen von außen, die von Effektorzellen (in Muskeln, Drüsen usw.) empfangen werden.

1.8.2 Physiologie

Der Nervenimpuls, der durchschnittlich mit einer Geschwindigkeit von 50 m/s übertragen wird, lässt sich nicht mit elektrischem Strom vergleichen, da er durch aufeinanderfolgende Depolarisationen von einem Ranvier-Schnürring zum nächsten fortgeleitet wird.

Dabei müssen zwei Bedingungen erfüllt werden:

- Die Integrität des Axons muss gegeben sein, damit die Information transportiert werden kann und
- das Umgebungsmilieu muss ausreichend Elektrolyte und zur Repolarisation erforderliche Substanzen enthalten.

Dies bedeutet, dass Nerven ein gut vaskularisiertes und trophisches Umfeld brauchen, um optimal funktionieren zu können.

Damit wird aber auch klar, dass starke mechanische Belastungen – Kompression bzw. kurzfristige oder anhaltende Dehnung – die Nervenleitung behindern oder einschränken können.

Die Geschwindigkeit, mit der der Impuls weitergeleitet wird, ist ein guter Gradmesser für die Nervenfunktion. Sie kann mittels Elektromyografie gemessen werden, bei der mithilfe von Elektroden Potenzialschwankungen (Ableitungen) gemessen werden. Der Vergleich mit der gesunden Seite oder mit Referenzwerten ermöglicht es, die Läsion zu diagnostizieren und den genauen Ort der Läsion und ihren Schweregrad zu bestimmen. Mit Elektromyografie kann auch der zeitliche Verlauf dokumentiert werden.

1.8.3 Axonaler Transport

Das Neuron muss Dendriten und Axone selbst erhalten. Zu diesem Zweck werden die Makromoleküle in der Zellmembran und die die Biosynthese der Neurotransmitter steuernden Enzyme ständig erneuert.

Axone, die beim Menschen eine Länge von mehr als einen Meter haben können, sind nicht in der Lage, ihre makromolekularen Bausteine selbst zu erzeugen. Mit radioaktiven Markern gelang es, diese Ströme, ihre Geschwindigkeit und die transportierten Moleküle zu untersuchen und festzustellen, dass die axonalen Makromoleküle fast ausschließlich aus dem Zellkörper des Neurons stammen. Damit hängen Integrität und Funktion des Axons von einem in beide Richtungen erfolgenden molekularen Transport ab. Der Transport makromolekularer Komponenten vom Neuron zu den kaudalen Enden des Axons wird als **anterograder** oder **zentrifugaler axonaler Transport** bezeichnet. Der Rücktransport axonaler Substanzen wird als **retrograder** oder **zentripetaler axonaler Transport** bezeichnet.

Diese axonalen Flüsse von Molekülen tragen auch zur Erhaltung der durch Gliazellen gebildeten Myelinscheide bei. Sie sind an den trophischen Interaktionen zwischen prä- und postsynaptischen Elementen beteiligt.

Anterograder (zentrifugaler) axonaler Transport

Man unterscheidet zwei Arten von anterogradem axonalem Transport:

- Der **langsame anterograde axonale Transport** transportiert die Mehrheit der axonalen Proteine (80 %), protoplasmische und aus dem fibrillären Zytoskelett stammenden Elemente und hat eine durchschnittliche Geschwindigkeit zwischen 1 und 10 mm/Tag. Der Mechanismus hinter dem langsamen axonalen Transport ist noch nicht vollständig geklärt, sicher ist, dass es sich dabei nicht um einen einfachen Diffusionsprozess handelt.
- Der **schnelle anterograde axonale Transport** transportiert Bestandteile der Axonalmembran des präsynaptischen Membransystems und sichert seine Erneuerung. Er transportiert die Vorläufersubstanzen der Neurotransmitter. Der schnelle axonale Transport wird über Neurotubuli und das Motorprotein **Kinesin** sichergestellt. Seine Geschwindigkeit beträgt zwischen 20 und 40 cm/Tag.

Der anterograde axonale Transport ist ein essenzieller Bestandteil der synaptischen Übertragung. Er transportiert nicht die Neurotransmitter selbst (Acetylcholin, Monoamin, GABA usw.), sondern die Enzyme, die ihre Biosynthese in den Endigungen kontrollieren, dort, wo der Neurotransmitter sofort eingesetzt werden kann.

Retrograder (zentripetaler) axonaler Transport

Der retrograde axonale Transport erfolgt mit einer Geschwindigkeit zwischen 15 und 25 cm/Tag. Er wird durch die Neurotubuli und das Motorprotein **Dynein** kontrolliert und stellt die Kommunikation zwischen den Nervenendigungen und dem Zellkörper her.

Dabei wird eine große Anzahl von verbrauchten Makromolekülen von den Nervenendigungen zum Zellkörper des Neurons zurückgebracht, wo diese Makromoleküle abgebaut, recycliert und in neue Makromoleküle integriert werden.

Über diesen Mechanismus werden der Nervenwachstumsfaktor **(nerve growth factor),** aber auch bestimmte neurotrope Viren (Herpes simplex, Tollwut, Poliomyelitis) oder Toxine (Tetanustoxin) transportiert.

Dank dieses bidirektionalen molekularen Transports können sich das Neuron und seine Fortsätze in bemerkenswerter Art auf ihre qualitativen und quantitativen Bedürfnisse anpassen.

1.8.4 Rolle des axonalen Transports bei der Aufrechterhaltung der Myelinscheide

In den myelinisierten Nerven des peripheren Nervensystems wird die Myelinscheide durch die Schwann-Zellen gebildet. Diese Membranschichten enthalten spezifische Proteine und verschiedene Phospholipide.

Es konnte nachgewiesen werden, dass ein beachtlicher Teil des aus dem Axon stammenden Cholins (Vorläufersubstanz des Acetylcholins) während des schnellen axonalen Transports auf die Schwann-Zellen übertragen wird.

Damit haben Axone Einfluss auf die Trophik der myelinproduzierenden Schwann-Zellen und folglich auf die Aufrechterhaltung der Integrität der Myelinscheide.

Störungen des axonalen Transports wirken sich somit unweigerlich auf die Myelinscheide aus.

Letztlich beeinträchtigt jede (mechanische, toxische, metabolische usw.) Veränderung des Molekülaustauschs zwischen Zellkörper und Axon ein essenzielles dynamisches Gleichgewicht. Über diese Veränderungen können bestimmte Aspekte peripherer Neuropathien besser verstanden und erklärt werden.

KAPITEL 2 Mechanisch-funktionelle Schädigung peripherer Nerven

Nerven bilden den exponiertesten Teil des Nervensystems und sind für Läsionen durch direkte oder indirekte Traumata besonders anfällig. Bevor wir auf die mechanisch-funktionellen Schädigungen eingehen, werfen wir einen Blick auf die mechanischen Eigenschaften der Nerven.

2.1 Mechanische Eigenschaften des Nervs

2.1.1 Mechanischer Widerstand

Zum besseren Verständnis der traumatischen Funktionsstörungen sollte man sich mit der Reiß-, Zug- und Druckfestigkeit der Nerven befassen.

Einige dieser Eigenschaften wurden in Laborexperimenten genau untersucht.

Unter Zug zeigen sich die Nerven besonders belastbar: bei einer Zugkraft von 9–26 kg verlängert sich der N. ulnaris z. B. um 8–20 %, bevor er reißt. Dies bedeutet, dass sich ein 1 m langer Nerv um 8–20 cm verlängert, bevor er tatsächlich reißt. Dies erklärt die Reißfestigkeit von Nerven bei bestimmten Verletzungen und unterstreicht, wie wichtig die Dehnbarkeit bei Nerven ist.

2.1.2 Viskoelastizität

Nerven verfügen über eine gewisse Viskoelastizität und stehen damit ständig unter erheblicher innerer Spannung. Wird ein Nerv durchtrennt, verkürzen sich die Nervenstümpfe aufgrund der Gewebeelastizität um mehrere Millimeter. Bei reparativen Eingriffen muss der Operateur erhebliche Kraft aufwenden, um beide Nervenenden wieder zusammenzuführen. Hat sich im Verletzungsbereich bereits ein Hämatom gebildet, ist ein noch größerer Kraftaufwand erforderlich.

Dank dieser Elastizität kann sich der Nerv der Gelenkbewegung ohne Funktionsverlust anpassen. Der Verlust dieser Elastizität und der Alterungsprozess der für die Aufrechterhaltung der Elastizität unverzichtbaren Strukturen (insbesondere des Kollagens) erklären gewisse, im höheren Alter auftretende Engpasssyndrome.

Einige Autoren befassten sich mit den Auswirkungen von Zugbelastungen auf die Nervenleitung und die Vaskularisation des Nervs (Miyamoto 1986). Besonders interessant sind in diesem Zusammenhang die an Ratten durchgeführten Experimente. Sie zeigen, dass

- sich bei einer Längsdehnung des Nervs von bis zu 5 %, die Durchblutung nicht verändert,
- zwischen 5 und10 % Dehnung der Blutfluss deutlich abnimmt und
- über 10 % Dehnung irreversible Schädigungen des Nervs entstehen.

Andere Autoren konnten nachweisen, dass die Nervenleitung bis kurz vor dem Zerreißen der Nervenfaser aufrechterhalten bleibt.

2.2 Einteilung der Nervenverletzung

Man unterscheidet zwei Systeme zur Einteilung von traumatischen Nervenverletzungen. Das erste von Seddon (1972) beschriebene System unterscheidet drei Arten von Läsionen. Das zweite etwas umfassendere von Sunderland (1968) beschriebene System unterscheidet fünf Schädigungsgrade.

Beide Einteilungen beschreiben die gleichen klinisch anatomischen Gegebenheiten, ohne jedoch vollkommen deckungsgleich zu sein. Da jede dieser Einteilungen auf ihre Weise interessant ist, konnten oder wollten wir uns nicht für eine entscheiden.

2.2.1 Seddon-Klassifikation

Neurapraxie

2

Die Neurapraxie ist eine Form der Nervenläsion, die weder die Hüllstrukturen noch die Kontinuität des Nervs verletzt. Vielmehr handelt es sich um eine vorübergehende Funktionsstörung, die meist innerhalb weniger Tage oder Wochen wieder vorüber ist.

Osteopathische Techniken können die vollständige Ausheilung beschleunigen.

Axonotmesis

Unter diesem Begriff versteht man die Durchtrennung des Axons und seiner Myelinscheide infolge einer Nervenquetschung, während die Hüllstrukturen (Endoneurium, Perineurium, Epineurium) unversehrt bleiben. Diese Unterbrechung der Nervenleitung führt distal des Läsionsorts zur sogenannten Waller-Degeneration, die Anzeichen von Denervierung aufweisen kann. Durch die Regeneration des Axons kommt es zur Spontanheilung, wobei das Nervenwachstum zwischen 1 und 3 mm/Tag beträgt.

Die Wirkung einer osteopathischen Behandlung könnte zum Teil auf dem axonalen Transport beruhen, denn sie fördert wahrscheinlich die Diffusion des Nervenwachstumsfaktors, der die Aussprossung der Axone unterstützt.

Neurotmesis

Nervenläsion mit weitgehender Durchtrennung der Axone und Nervenhüllen (bis zum Kontinuitätsverlust). Keine Spontanheilung möglich.

Diese Art von Läsion übersteigt die Möglichkeiten einer osteopathischen Behandlung und erfordert einen chirurgischen Eingriff.

2.2.2 Sunderland-Klassifikation

Sunderland (1968) unterteilt Nervenläsionen in fünf Schweregrade:

- Grad 1: Leitungsblock, Axone intakt, entspricht der Neurapraxie nach Seddon
- Grad 2: Axonotmesis mit intaktem Endoneurium, Perineurium und Epineurium
- Grad 3: Axonotmesis mit unterbrochenem Endoneurium bei intaktem Perineurium und Epineurium
- Grad 4: Axonotmesis mit unterbrochenem Endoneurium und Perineurium bei intaktem Epineurium
- Grad 5: völlige Kontinuitätsunterbrechung einschließlich des Epineuriums, entspricht der Neurotmesis nach Seddon

Da es zahlreiche Ursachen für Nervenläsionen gibt und die Traumatisierung des Gewebes meist nicht überall gleich ist, kommen am häufigsten Mischformen mit unterschiedlichen Schweregraden vor.

Bei kompletter Nervendurchtrennung oder schweren intraneuralen Schädigungen liegt eine Neurotmesis vor. Gelegentlich kann ein Nerv trotz Funktionsverlust noch anatomisch normal aussehen, z. B. wenn das Epineurium intakt geblieben ist und nur die Kontinuität der endoneuralen Hüllen unterbrochen wurde.

2.2.3 Vergleich der beiden Klassifikationen

➤ Tab. 2.1 zeigt die Übereinstimmungen zwischen den beiden Klassifikationssystemen.

2.3 Traumatische Läsionen

Nicht myelinisierte, im Wesentlichen sympathische Nervenfasern sind weniger verletzungsanfällig als die zahlreicheren myelinisierten Fasern. Dieser Umstand lässt sich teilweise auf den größeren Durchmesser zurückführen, dickere Fasern sind verletzlicher als dünnere. Eine weitere Erklärung liefert der komplexere Aufbau: Bei myelinisierten Nervenfasern

Tab. 2.1 Übereinstimmungen zwischen der Seddon-Klassifikation und der Sunderland-Klassifikation

Klassifikation		Sunderland				
		1. Grad	2. Grad	3. Grad	4. Grad	5. Grad
Seddon	Neurapraxie	x				
	Axonotmesis		x	x		
	Neurotmesis				x	x

kann sowohl die Markscheide als auch die gesamte Nervenfaser betroffen sein.

Traumatische Nervenläsionen haben oft weitreichende Folgen und können zur Demyelinisierung und/oder zur Unterbrechung der axonalen Kontinuität führen.

2.3.1 Demyelinisierung

Schon leichte Traumata wie z. B. eine indirekte Nervenkompression können lokale Schäden hervorrufen, die ausschließlich die Schwann-Zellen und die Myelinscheiden betreffen. Wird das Myelin zerstört, spricht man von Demyelinisierung. Bildet sich daraufhin um das „nackte" Axon eine neue Markscheide aus, spricht man von Remyelinisierung.

Eine Demyelinisierung geht auf Ebene der Nervenfasern mit einer Blockade der Reizleitung (Verlangsamung oder Unterbrechung) einher.

Im Zuge der Remyelinisierung löst sich diese Blockade allmählich auf. Der Reparaturvorgang läuft vergleichsweise schnell ab, sodass sich nach wenigen Wochen im gesamten Nervengebiet eine funktionelle Besserung abzeichnet.

2.3.2 Unterbrechung der axonalen Kontinuität

Schwere Traumata an peripheren Nerven haben im Allgemeinen eine Ruptur des Axons zur Folge. Dabei wird die axonale Kontinuität unterbrochen und der distale Anteil des Nervs degeneriert. Die Regeneration des Nervs hängt von folgenden Faktoren ab:

- Regeneratives Aussprossen der Axone,
- Fortschreiten der Regeneration in distaler Richtung,
- Wiederherstellung der Funktion der distalen Synapsen.

Wenn die Endoneuralscheiden und das die Nerven umhüllende Bindegewebe intakt sind (Läsion 2. Grades nach Sunderland), ist die Prognose gut. Entscheidend für die Besserung ist der Abstand zwischen Läsionsstelle und Synapse.

Wenn das perineurale Gewebe geschädigt wurde, kommt es im Allgemeinen nur zu einer unvollständigen (Defekt-)Heilung. Manchmal können im Zuge der Regeneration neu gebildete Axone auch die falsche Richtung einschlagen und ihr Ziel verpassen.

2.4 Läsionen durch Kompression

In den durch Kompression verursachten strukturellen und funktionellen Veränderungen des Nervs spiegelt sich der anatomische Aufbau des Nervs wider.

Periphere Nerven bestehen aus Faserbündeln, die von Bindegewebe umhüllt und durch Bindegewebe getrennt werden. Die Zwischenräume und das relativ lockere Bindegewebe zwischen den Faszikeln bieten einen gewissen Schutz. Zudem schützen die oberflächennahen Fasern die tiefen Fasern. Die Art und der Umfang der Nervenläsion werden durch die Art, die Intensität und die Dauer der Kompression bestimmt.

2.4.1 Auswirkungen auf die Schwann-Zellen

Die Schwann-Zellen der myelinisierten Fasern reagieren besonders sensibel auf Druck. Anfänglich stülpt sich die Myelinschicht nach innen und dichtet die Ranvier-Schnürringe ab. Dieses Phänomen wird wahrscheinlich durch eine längs gerichtete Verschiebung des Myelins verursacht, die das Ergebnis eines Druckgradienten zwischen dem komprimierten Bereich und dem angrenzenden Bereich des Nervs ist. Diese Änderungen erstrecken sich über mindestens 1 mm zu beiden Seiten der Ranvier-Schnürringe.

Bei anhaltender Kompression kann im gesamten Bereich zwischen zwei Ranvier-Schnürringen die Myelinscheide ausgedünnt werden oder gänzlich verschwinden. Die Myelinscheide der distalen Segmente bleibt intakt.

Sobald die Kompression aufgehoben ist, werden die demyelinisierten Segmente repariert. Während der Remyelinisierung entstehen Myelinsegmente unterschiedlicher Länge, die sich oft vom Originalmodell unterscheiden.

Nach experimentell erzeugten mehrfachen Demyelinisierungen kommt es aufgrund der Reorganisation der Schwann-Zellen bei der Remyelinisierung zu hypertrophen Veränderungen.

2.4.2 Auswirkungen der Kompression auf die Axone

Kompressionen des Nervs betreffen in erster Linie die Myelinscheide. Bei sehr schweren axonalen Läsionen kann es allerdings auch zu einer Waller-Degeneration jenseits der Läsionsstelle kommen.

Dabei stellt man im proximalen Anteil eine Vergrößerung des Axons und eine Anhäufung von Zellorganellen und Enzymen fest. Wahrscheinlich handelt es sich dabei um eine Stauung des axonalen zentrifugalen Transports.

Daneben können auch axonale Erweiterungen durch die Störung des zentripetalen axonalen Transports entstehen. Während der Kompression werden die Grenzen der Widerstandsfähigkeit der axonalen Membran gegenüber Dehnung und Zerrung überschritten. Der erhöhte Druck führt zur Ruptur des peripheren Anteils der Fasern. Erfolgt die Verletzung nahe der Nervenzelle, besteht die Gefahr einer retrograden Veränderung, die die Nervenzelle zerstört.

Wird ein Nerv komprimiert, handelt es sich nicht um eine Läsion nach dem Prinzip „alles oder nichts". Tatsächlich können in den Faszikeln sämtliche Schweregrade (Neurapraxie, Axonotmesis und Neurotmesis) auftreten. Eine reine Neurapraxie oder Axonotmesis ist eher die Ausnahme. Nervenläsionen aufgrund von Kompression sind meist gemischte Läsionen.

2.5 Engpass- oder Kompressionssyndrom

Im klinischen Alltag zeigt sich, dass durch ein Karpaltunnelsyndrom entstehende Schmerzen besonders wirkungsvoll mit osteopathischen Techniken behandelt werden können. Manchmal lassen sich sogar in therapieresistenten Fällen oder wenn ein chirurgischer Eingriff die einzige Lösung zu sein scheint, noch erstaunliche Erfolge erzielen. Andererseits hatten wir auch Patienten mit motorischen Defiziten und mäßigen Schmerzen, die nicht so gut auf unsere Behandlung ansprachen.

Dabei sollte man bedenken, dass ein Engpasssyndrom nicht plötzlich auftaucht, sondern dass es sich um einen Prozess handelt, der sich mit mehr oder weniger hoher Geschwindigkeit und Intensität entwickelt.

Bei diesem Syndrom handelt es sich um eine durch Druck bzw. Kompression ausgelöste Neuropathie mit unterschiedlichen Ursachen, die sich mehr oder weniger auf bestimmte Arten von Nervenfasern auswirkt. Um entscheiden zu können, ob eine osteopathische Behandlung sinnvoll ist, ist es wichtig den Läsionsprozess zu kennen. Anhand funktioneller und elektrophysiologischer Kriterien lässt sich herausfinden, bei welchen Patienten eine andere Art der Therapie nötig ist.

2.5.1 Definition

Bei Engpasssyndromen (Kompressionssyndromen) kommt es an anatomischen Engstellen durch mechanischen Druck zu Reizungen des peripheren Nervs. In den meisten Fällen handelt es sich dabei um feste, unelastische kanalähnliche Strukturen. Echte „Risikogebiete", in denen Nerven komprimiert, eingeklemmt oder überdehnt werden können, sind z. B.

- Tunnel bzw. Kanäle aus Knorpel- oder Bindegewebe, Aponeurosen oder Muskelfaszien,
- Ring- oder knopflochförmige Lücken in Aponeurosen oder Faszien, die den Nerv einklemmen,
- Verdickungen oder sonstige Veränderungen (Fibrosen, Sklerosen, Retraktionen, Adhäsionen, Narben),
- Knochen, durch deren anatomische Struktur Nerven gedehnt, komprimiert oder in die Länge gezogen werden,

- Richtungsänderungen im Nervenverlauf mit mehr oder weniger spitzen Winkeln.

Auch muskuläre Veränderungen können Engpässe entstehen lassen, z. B. ein Wechsel der Faserrichtung, Hypertrophie des Bindegewebes oder der Anstieg des Gewebedrucks in osteofaszialen oder faszialen Logen, die ein Kompartmentsyndrom entstehen lassen.

2.5.2 Ätiologie

Beschwerden treten oft auf nach

- funktioneller Hyperaktivität, die zur Entzündung des Nervs an der Engstelle führt und durch Ruhigstellen verbessert wird,
- Überbeanspruchung einer Extremität,
- Überlastung durch berufliche oder sportliche Aktivitäten. Tatsächlich können ständig wiederholte Handgriffe oder Bewegungen ähnlich wie Mikrotraumata auf Dauer eine Nervenreizung hervorrufen. Betroffen sind vor allem Nerven an anatomischen Engstellen, in der Nähe eines Knochens oder nahe der Körperoberfläche.

Auch durch mechanische und metabolische Faktoren kann die Entstehung eines Kompressionssyndroms gefördert werden, z. B. durch

- morphologische Veränderungen eines Kanals (Kallus, Osteophyten- oder Ödembildung usw.),
- strukturelle oder funktionelle Veränderungen, die den Nerv aus der Ferne beeinträchtigen (Zervikalarthrose, Vergrößerung der Apophysen, vertebrale Dysfunktion, Thoracic-outlet-Syndrom usw.),
- Funktionsstörungen bestimmter Organe wie Leber, Niere und Pankreas.

Zu erwähnen sind auch systemische Faktoren, die das periphere Nervensystem schädigen und an den Engstellen besonders verletzlich machen. Zu diesen Faktoren zählen:

- Diabetes: begünstigt die Entstehung eines Karpaltunnelsyndrom.
- Sexualhormone: scheinen ebenfalls bestimmte Engpasssyndrome zu begünstigen. So kommt es in der Schwangerschaft, nach der Geburt und in der Perimenopause oft zu Karpaltunnelsyndromen. Die Stillperiode scheint bei dieser Art von Symptomen ebenfalls eine Rolle zu spielen, wobei sowohl hormonelle Faktoren als auch das lange Verharren in einer bestimmten Position beim Stillen die Schmerzen auslösen können.
- Nierenversagen und Langzeitdialyse: erhöhen die Empfindlichkeit der Nerven.
- Iatrogene Ursachen (Antidepressiva, Anxiolytika, Neuroleptika, blutdrucksenkende Medikamente usw.).

2.5.3 Pathogenese

Die Pathophysiologie der Engpasssyndrome ist vielschichtig und kann von einer direkten Nerven(faser)kompression bis hin zu Ischämie reichen (➤ Abb. 2.1). Durch die Nervenkompression wird ein Teufelskreis aus primärer Ischämie, Transsudation, intraneuralem Druckanstieg, vermindertem venösem und lymphatischem Abfluss, Nervenödem, weiterem intraneuralem Druckanstieg, Unterbrechung der arteriellen Blutzufuhr, sekundärer Ischämie und Nervenverletzung in Gang gesetzt.

Wenn bei chronischer Nervenreizung ein Ödem im Endoneurium zurückbleibt, werden vermehrt Fibroblasten gebildet, die eine Fibrosierung mit Narbenbildung bewirken.

Dieser Prozess führt entweder zum Leitungsblock oder zur Degeneration des Nervs.

Leitungsblock

An erster Stelle steht eine durch die Nervenkompression verursachte Demyelinisierung des entsprechenden Segments. Diese Gewebeschädigung führt zu einer funktionellen Unterbrechung der Reizleitung im Bereich der Kompression, die als Leitungsblock bezeichnet wird. Bei den elektrophysiologischen Untersuchungen zeigt sich in diesem Fall eine verlangsamte Nervenleitung. Diese Läsionen sind meist reversibel. Falls die lokale Demyelinisierung weiter besteht, kommt es jedoch distal zur sekundären Degeneration des Nervs.

Degeneration

Starke und/oder lang andauernde Kompression führt zu einer axonalen Degeneration. Dabei handelt es sich um die Waller-Degeneration des distalen

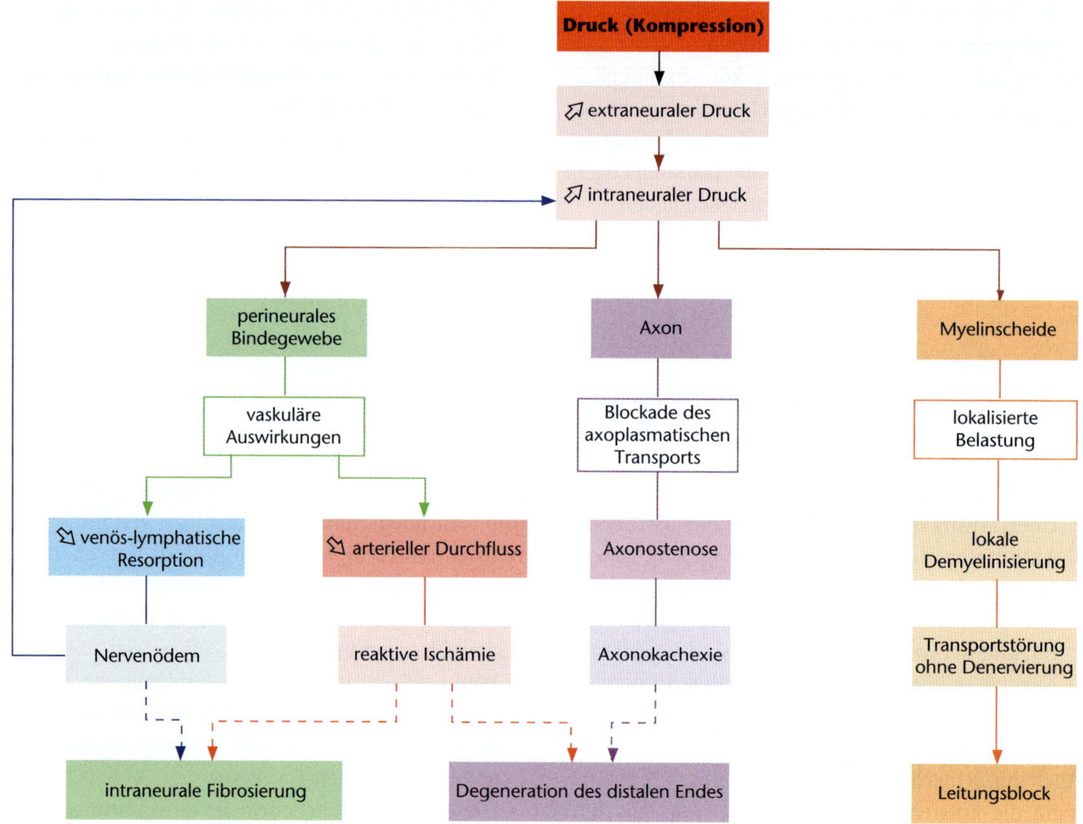

Abb. 2.1 Pathophysiologische Konsequenzen der peripheren Nervenkompression

Nervenendes. In der Elektromyografie wird dabei die Unterbrechung der Nervenleitung diagnostiziert. Eine reaktive Ischämie im Kompressionsbereich, die den biochemischen Transport im Axoplasma unterbindet, kann die Symptome der distalen Degeneration verstärken und die neuromuskuläre Übertragung beeinträchtigen. Derartige Nervenschäden sind manchmal teilweise oder komplett irreversibel.

Läsionen der Nervenfasern

Die hier in Betracht gezogenen Nervenkompressionen sind subakuter oder chronischer Natur (➤ Abb. 2.2).

Aus praktischen Gründen sollten dabei verschiedene Formen von Nervenschädigungen unterschieden werden. Im Allgemeinen entwickeln sich Engpasssyndrome im Laufe eines langwierigen Prozesses der axonalen Verschlechterung von der Neurapraxie zur Axonotmesis.

Die Neurapraxie wird in zwei Gruppen unterteilt:

- Die **Neurapraxie vom Typ I** oder „Nervenerschütterung" kommt aufgrund ihres akuten Charakters bei Engpasssyndromen nur selten vor. Die anatomischen Läsionen sind diskret, verursachen jedoch im Allgemeinen einen lokalen Leitungsblock ohne Denervierungszeichen. Die Elektrostimulation des Nervs proximal der Läsionsstelle ist wirkungslos. Die Nervenleitgeschwindigkeit ist ober- und unterhalb der Läsionszone normal. Die spontane Heilung erfolgt schnell innerhalb weniger Tage bis weniger Wochen.
- Die **Neurapraxie vom Typ II** tritt bei chronischen Kompressionen oder Einengungen des Nervs auf. Sie zeichnet sich durch eine lokale segmentale Demyelinisierung von kurzer Dauer aus. Sie führt entweder zur Axon-Degeneration oder zur spon-

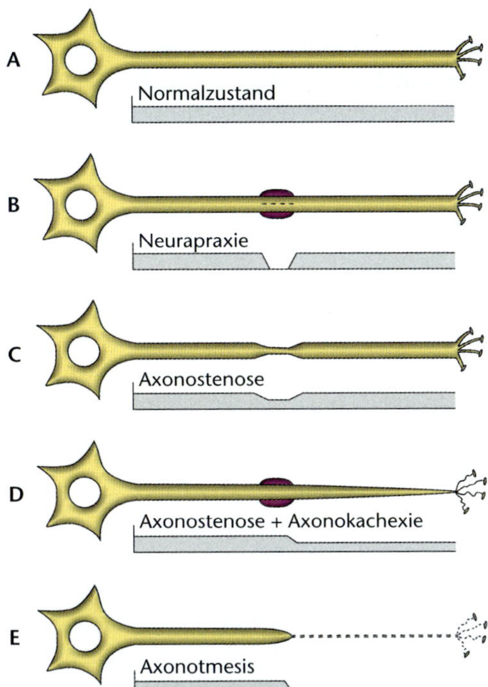

Abb. 2.2 Nervenfaserläsionen. Die Leitgeschwindigkeiten werden unterhalb der einzelnen Nerven angegeben (nach De Bisschop)

tanen Heilung innerhalb von 3 oder 4 Monaten.
Im letzteren Fall wird die Nervenleitung durch den Leitungsblock verlangsamt.

Bei einer **Axonostenose** nimmt die Faserdicke aufgrund einer Myelinschädigung lokal begrenzt ab. Erregbarkeit und Leitgeschwindigkeit des Nervs sind im Kompressionsbereich herabgesetzt, weiter distal jedoch normal.

Bei der **Axonokachexie** führt die chronische Nervenkompression zu einer Verminderung des Axondurchmessers und folglich zu einer lokalen Verminderung der Erregbarkeit und der Nervenleitgeschwindigkeit. Wenn diese Kompression länger andauert, wird das Axoplasma entlang des gesamten distalen Teils des Neurons erschöpft. Eine gleichzeitige Verringerung der Erregbarkeit und der distalen Nervenleitgeschwindigkeit sind typisch für die Axonokachexie. Sie entspricht einer Verringerung der Axongröße im gesamten distalen Segment mit Abnahme der Erregbarkeit und der Nervenleitgeschwindigkeit entlang des gesamten Verlaufs.

Bei der **Axonotmesis** handelt es sich um eine Kontinuitätsunterbrechung des Axons mit Waller-Degeneration. Der Nerv ist nicht mehr erregbar und die Elektromyografie lässt Anzeichen einer Denervierung erkennen. Solche Schäden sind meist die Folge einer starken und lang anhaltenden Kompression.

Diese verschiedenen Nervenläsionen können gleichzeitig in einem Nerv auftreten. Sie können sich von einer Nervenfaser zur anderen unterscheiden. Man muss daher genau angeben, ob bei einer Nervenläsion nur ein Teil oder sämtliche Nervenfasern betroffen sind (➤ Abb. 2.3).

2.5.4 Klinik des Engpasssyndroms

Symptomatologie

Die anfängliche Symptomatik nimmt schrittweise zu. Die Symptome werden von mehreren Faktoren gesteuert, typisch sind:

- Zeitpunkt der Beschwerden.
- Auftreten der Schmerzen in Ruhezustand.
- Nächtliche Zunahme der Schmerzen, wobei der Patient oft zur gleichen Uhrzeit aus dem Schlaf erwacht.
- Besserung durch bestimmte Bewegungen und Positionen. Bei einem Karpaltunnelsyndrom hilft es z. B., die Hand zu schütteln, aus dem Bett hängen zu lassen oder in den Nacken zu legen.

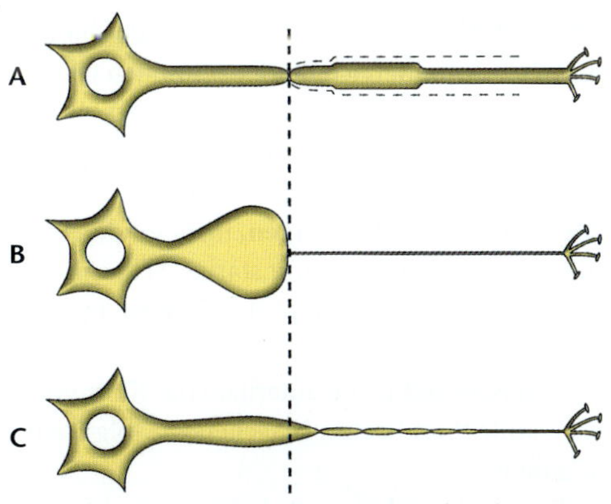

Abb. 2.3 Läsionen innerhalb eines Nervenkanals: **A** Axonostenose, **B** Axonostenose + Axonokachexie, **C** allmähliche Erholung nach Druckentlastung (nach de Bisschop)

- Tagesrhythmus: Schmerzen treten zunächst nur nachts, später auch tagsüber auf und behindern die Alltagsaktivitäten.

Abhängig von der Druckstelle und je nachdem, ob motorische oder sensible Faszikel betroffen sind, können die Symptome ganz unterschiedlich ausfallen.

Akute Formen sind schmerzhaft und an typischen Funktionsausfällen leicht zu erkennen.

Bei chronischen Formen, zumindest jenen bei denen die gemischten Nerven betroffen sind, sind die ersten Anzeichen Schmerzen und Parästhesien, da die sensiblen Fasern sehr frühzeitig reagieren. Die Analyse des Schmerzmusters und die Bedingungen ihres Auftretens (Tageszeit, Position) ermöglichen die Diagnose. Muskelschwäche und Muskelschwund (Amyotrophie) treten erst zu einem späteren Zeitpunkt auf.

Semiologie

Die klinischen Zeichen lassen sich topografisch dem Ausbreitungsort der jeweiligen Nerven zuordnen. Die Ausstrahlung erfolgt in der Regel unterhalb der Engstelle, sie kann jedoch auch vor der Engstelle auftreten.

Zusätzlich kann es auch zu motorischen Störungen unterhalb der Kompression des betreffenden Nervs kommen. Differenzialdiagnostisch ist eine Nervenstammläsion von einem Nervenwurzelsyndrom zu unterscheiden. Nachstehend einige typische Anzeichen.

Der Prozess führt zu:

- **Dysästhesien** im Versorgungsgebiet des betroffenen Nervs. Im Bereich der Extremitäten treten sie oft als Akroparästhesien in Erscheinung. Auslöser ist oft eine mittelstarke, reversible Reizung schnell leitender, dicker, lemniskaler Fasern.
- **Vasomotorische Störungen,** insbesondere beim Karpaltunnelsyndrom, mit starker Schweißbildung und ödematösen Schwellungen in den Händen.
- **Muskelschwäche,** die unterhalb der Kompression auftritt und deren Ursachen wie folgt sein können:
  - Degeneration bzw. verminderte Anzahl der motorischen Einheiten,
  - mangelnde Synchronisation der Leitgeschwindigkeiten einzelner Nervenfasern.
- **Amyotrophie** und **Parese** in ausgeprägteren Fällen.
- Später auch **trophische Störungen.**

Hoffmann-Tinel-Zeichen: auf leichte Schläge mit dem Reflexhammer (Perkussion) reagiert der Nerv distal der Engstelle wie „elektrisiert".

Druck auf die geschädigte Stelle löst Schmerzen und die vom Patienten geschilderten Beschwerden aus.

In jedem Fall sollte man sich überzeugen, ob motorische Störungen ebenso gut mit dem Versorgungsgebiet der jeweiligen Nerven vereinbar sind wie die sensiblen. Daher sollte man den Ernährungszustand (Trophik) der Muskeln beurteilen, Funktionstest durchführen und die Sehnenreflexe prüfen.

Klinisch können meist drei Stadien unterschieden werden:

- In Stadium I (leichte Form) ist die Prognose gut. Die klinische Untersuchung ergibt einen Normalbefund. Die Beschwerden beschränken sich auf subjektive Missempfindungen (Dys- und Parästhesien) ohne motorische Ausfälle.
- In Stadium II (mittelschwere Form) sind neben subjektiven auch leichtere sensible Störungen nachweisbar. Motorische Störungen zeigen sich meist nur unter Belastung. Hier ist eine neurologische Abklärung erforderlich, zumal eine osteopathische Behandlung umso besser helfen kann, je früher sie beginnt.
- In Stadium III (schwere Form) sind die motorischen Ausfälle offensichtlich. Hinzu kommt oft noch eine Muskelatrophie. Auch in diesem Fall ist eine neurologische Untersuchung unumgänglich. Im Allgemeinen besteht nur eine mäßige Aussicht auf Heilung.

Klassische Lokalisation von Engpasssyndromen

Obere Extremität

- N. suprascapularis: in der Incisura scapulae
- N. radialis:
  - im Sulcus nervi radialis unter dem Caput laterale des M. triceps brachii
  - im Sulcus bicipitalis lateralis
- N. medianus:
  - am Ellenbogen (unter dem Struthers-Ligament)

- Durchtritt durch M. pronator teres und durch Unterarmbeuger
- im Karpaltunnel
- N. ulnaris:
  - am Ellenbogen (Sulcus nervi ulnaris)
  - im Bereich des Arcus tendineus musculi flexoris carpi ulnaris zwischen Caput humerale und Caput ulnare des M. flexor carpi ulnaris (Kubitaltunnelsyndrom)
  - am Handgelenk im Canalis ulnaris (Guyon-Loge)
- Interdigitalnerven: Fingerkompressionssyndrom

Untere Extremität

- N. iliohypogastricus: Austritt aus dem Leistenkanal (Faszie des M. transversus abdominis)
- N. cutaneus femoris: zwischen äußerem Leistenband und Spina iliaca anterior superior
- N. saphenus: Austritt aus dem Hunter-Kanal (Canalis femoralis)
- N. fibularis communis: am Fibulaköpfchen
- N. tibialis: Arcus tendineus musculi solei
- N. tibialis: Canalis malleolaris
- Zwischenzehennerven: Mittelfußknochen (Morton-Neuralgie)

Am Rumpf

- N. pudendus: im Alcock-Kanal (Pudendusneuralgie)
- Interkostalnerven: durch Rippenkallusbildung oder Fibrosierung der Interkostalmuskeln

2.5.5 Elektrophysiologische Untersuchung

Wie oben angeführt, erfordern einige klinische Formen eine neurologische Befundung, die durch eine elektrophysiologische Untersuchung ergänzt werden kann.

Durch die Elektromyografie kann eine Diagnose erstellt, der Ort der Kompression bestimmt und, auf der Grundlage des „axonalen" oder „myelinischen" Charakters der Läsion eine Prognose erstellt werden. Die Elektrophysiologie ermöglicht die Verlaufskontrolle und hilft bei der Auswahl der Behandlungsmethoden.

Diese Untersuchungen basieren auf der Elektromyografie und der Messung der Nervenleitgeschwindigkeit der motorischen und sensiblen Nerven. Durch diese sehr wichtigen Untersuchungen können folgende Störungen diagnostiziert werden:

- Isolierter Leitungsblock, der durch eine einfache Schädigung der Myelinschicht ohne axonale Läsion gekennzeichnet ist. Die Heilung ist möglich und osteopathische Manipulationen können dem Patienten helfen.
- Schädigung der Myelinschicht und axonale Degeneration, die je nach dem Kompressionsgrad unterschiedlich schwerwiegend sein kann. Die Lösung der Kompression mittels eines Eingriffs mit oder ohne Neurolyse begünstigt die Heilung und scheint die beste Behandlung zu sein. Die Heilung erfolgt je nach Läsionsniveau, wobei das Axon mit einer Geschwindigkeit von ungefähr 1 mm/Tag nachwächst.

2.5.6 Weitere komplementäre Untersuchungen

- Eine röntgenologische Untersuchung und ein Blutbild können ebenfalls notwendig sein. Die Blutuntersuchung ermöglicht es z. B. Diabetes auszuschließen oder zu erkennen. Familiäre Vorbelastungen bei Engpasssyndromen stellen oft eine angeborene Schwäche des Nervengewebes dar.
- Belastungstests sind vor allem bei Nerven interessant, die durch Faszien oder durch Muskeln verlaufen.

2.5.7 Anmerkung

Unabhängig von der gewählten Behandlungsform stellt das Verschwinden der Schmerzsymptomatik nicht unbedingt eine Verbesserung dar. Schmerzen können auch verschwinden, weil bestimmte sensible Nervenfasern zerstört wurden. Aus diesem Grund sind in den Stadien II und III elektrophysiologische Untersuchungen gerechtfertigt. Diese können den Verlauf der Schädigung verfolgen und die Effizienz der Behandlung beurteilen.

2

Das Fortbestehen der Schmerzen weist auf den Übergang von einem entzündlichen zu einem chronischen Stadium hin.

In der Medizin werden bei Engpasssyndromen zur Diagnose und Behandlung oft Infiltrationen verwendet. Allerdings sind sie nicht völlig harmlos.

Kortikoide können auch iatrogene Wirkungen mit manchmal schweren Folgen haben, wie etwa

- Fibrose,
- Gewichtszunahme,
- Sehnenruptur,
- Beginn von Diabetes,
- Verminderung der Immunabwehr.

Manuelle Behandlungsmethoden können in den Stadien I und II zum Einsatz gebracht werden.

Chirurgische Eingriffe sind umso effizienter je zeitnaher sie durchgeführt werden. Der manipulative Ansatz darf nicht nützliche Zeit verschwenden und den chirurgischen Eingriff hinauszögern.

Bei der chirurgischen Behandlung wird der Knochen-, Knorpel- oder Bandkanal geöffnet und die zur Kompression beitragenden Elemente entfernt sowie die den Nerv umgebende Fibrose gelöst.

Die Prognose ist vom Zeitpunkt des Eingriffs, der weder zu früh noch zu spät durchgeführt werden sollte, abhängig. Auch in dieser Hinsicht ist die elektrophysiologische Untersuchung von großem Nutzen.

Wenn die Dekompression zum richtigen Zeitpunkt durchgeführt wird, sind die Ergebnisse schnell positiv. Die Prognose hängt vom ursprünglichen Läsionsstadium ab. Eine zum richtigen Zeitpunkt durchgeführte Dekompression ermöglicht eine schnelle Heilung, die mit den sensiblen Fasern beginnt.

Sir Henry Head schrieb diesbezüglich "Pain is the cry of the nerve deprived of its blood supply" (Schmerz ist der Schrei des Nervs, dem seine Blutzufuhr entzogen wurde). Der Schmerz, der durch die Ischämie entsteht, verschwindet im Allgemeinen sehr schnell.

Die Wiederherstellung der motorischen Innervation erfolgt langsamer und dauert mitunter Wochen oder sogar Monate.

Die Beurteilung des Verlaufs eines Engpasssyndroms kann sich nicht ausschließlich auf die Verminderung der Schmerzen stützen. Vor allem wenn die sensomotorischen Zeichen von einer Amyotrophie begleitet werden, ist höchste Vorsicht geboten.

KAPITEL

3 Funktionelle Pathologie des peripheren Nervensystems

Die genauen Auswirkungen einer osteopathischen Behandlung auf das Nervengewebe und seine Hüllstrukturen sind schwierig zu erklären. Unsere Forschungsarbeiten lassen verschiedene Interpretationsmöglichkeiten zu, mit deren Hilfe wir bestimmte, zum Teil überraschende Ergebnisse besser verstehen und erklären können. Dabei zeichnet sich immer deutlicher ab, dass es so etwas wie eine **funktionelle Pathologie** der Nerven gibt, ein Konzept, zu dem es in der medizinischen Literatur kaum Angaben gibt.

3.1 Funktionelle Neuropathologie

3.1.1 Nosologie

Unter dem Begriff „Trauma" versteht man im Allgemeinen eine schwere Verletzung. In einem unserer Bücher konnten wir aufzeigen, dass dieser Begriff verschiedene Arten von Kräften unterschiedlicher Intensität, die von außen auf den Körper einwirken, umfassen kann.

Im Bewegungsapparat führt ein Trauma nicht notwendigerweise zu einer auf Röntgenbildern erkennbaren Fraktur oder Luxation. Trotzdem leiden viele Patienten, die aus medizinischer Sicht als „völlig gesund" gelten, und haben das Gefühl nach dem Trauma nicht mehr dieselben zu sein.

Gleiches gilt auch für das Nervensystem insgesamt und für das periphere Nervensystem im Besonderen. Ein Trauma verursacht nicht immer oder unmittelbar ein eindeutiges klinisches Krankheitsbild, sondern kann ein breites Spektrum unterschiedlicher Störungen hervorrufen. Da die Symptome jedoch oft unbeständig sind und in bildgebenden Verfahren oder durch konventionelle Untersuchungsmethoden nicht nachweisbar sind, werden sie häufig übersehen.

Die meisten funktionellen Läsionen entstehen als Folge neurotroper Erkrankungen, wie etwa Herpes zoster, oder aufgrund von Haltungsstörungen die meist posttraumatischen Ursprungs sind.

Sie entstehen, weil das Nervensystem verschiedenen Formen mechanischer Energie ausgesetzt wird, wie etwa Reibung, Kompression oder Dehnung.

Ein Trauma muss nicht schwer sein, um eine Läsion zu erzeugen. Oft genügt ein ständig wiederkehrendes Mikrotrauma, eine unphysiologische Bewegung, eine harmlose Verstauchung, eine schlechte Körperhaltung oder eine Muskelkontraktion, um eine Läsion zu erzeugen.

3.1.2 Pathophysiologie

Pathologische Prozesse können auf intra- und extraneuraler Ebene stattfinden.

Intraneurale Störungen betreffen Traumafolgen, die sich auf die Strukturelemente des Nervs auswirken:

- die leitenden Nervenstrukturen, die durch Demyelinisierung, Neurinome, Hypoxie bestimmter Nervenfasern geschädigt werden,
- die Bindegewebsstrukturen, die durch epineurale Narben, perifaszikuläre Ödeme, Fibrosen, Entzündungen der Arachnoidea oder Irritationen der Dura mater verursacht werden.

Diese Unterscheidung ist sehr theoretisch, da meist Mischformen auftreten.

Extraneurale Störungen betreffen das „Nervenbett" oder eine funktionelle Schnittstelle des Nervengewebes. In diesen Bereich fallen Hämatome im Umfeld des Nervs oder im Epiduralraum, Fixierungen des Epineuriums, pathologische Fixierungen der Dura mater im Rückenmarkkanal oder Schwellungen von Knochen oder Muskeln, die den Nervenstamm komprimieren.

Intra- und extraneurale Funktionsstörungen treten oft gemeinsam auf. Sie sind eng miteinander verbunden und bilden unserer Meinung nach die **Dysfunktion** oder die **neurale Fixierung.** Nach dieser Art Fixierung suchen wir, um sie mit manuellen Techniken zu behandeln oder zumindest ihre negativen Folgen zu verringern.

Interessant ist, dass solche Funktionsstörungen auch in der chirurgischen Literatur in Betracht gezogen werden. Seddon (1972) erwähnt „Kontrakturen" des Nervensystems, an denen sowohl das Bindegewebe als auch das eigentliche Nervengewebe beteiligt sein kann. Er betrachtet sie als funktionelle Folgen einer neuralen Fibrose.

3.2 Die Rolle des Bindegewebes

50–90 % der gesamten Zellmasse peripherer Nerven bestehen aus Bindegewebe und bildet somit einen wichtigen Grundbaustein peripherer Nerven.

Aus anatomischen Untersuchungen lässt sich ableiten, dass die Nervenfaser (das Axon) die funktionelle Einheit und der Faszikel die anatomische Einheit des peripheren Nervs darstellen. Der Faszikel wird durch das Perineurium begrenzt und ist in relativ lockeres Bindegewebe eingebettet. Der Nerv sollte als ein Ganzes betrachtet werden, das all diese Elemente umfasst.

Alle Nervenfasern sind von Kollagenfasern umgeben, die ihnen eine schützende und nährende Umgebung bieten und eine nicht zu vernachlässigende Rolle für die Haut- und Tiefensensibilität (Somästhesie) und die Propriozeption spielen.

3.2.1 Trophik

Die perineuralen Bindegewebe haben eine trophische Aufgabe:

- Sie unterstützen die Vaskularisation und den Austausch und sorgen damit für die Ernährung der Nerven.
- Sie fördern nach Verletzungen die Narbenbildung und die axonale Regeneration.

3.2.2 Mechanischer Schutz

Das Bindegewebe ist für die mechanische Einheit des Nervs unerlässlich:

- Es bildet eine mechanische Barriere, die das Nerveninnere vor äußeren Kräften schützt.
- Es erhöht die Zugfestigkeit der Nerven.
- Es sorgt dafür, dass der Druck auf dem Endoneuralrohr konstant bleibt.
- Es hat eine dämpfende Wirkung. Periphere Nerven haben einen hohen Fettanteil, der einen schützenden „Polster" bildet. Der N. ischiadicus führt im Gesäßbereich mehr Fett als in anderen Bereichen seines Verlaufs. Möglicherweise wird man bei Gewichtsverlust durch die Verringerung der Fettpolster anfälliger für druckbedingte Neuropathien.
- Das Bindegewebe verteilt die Belastungen innerhalb der Nervenfaserbündel, die nicht einheitlich aufgebaut sind und sich im Nervenverlauf auch verändern (➤ Abb. 3.1). Diese Variabilität der Nervenfaserbündel lässt im Inneren des Nervenstamms plexusartige Strukturen entstehen.

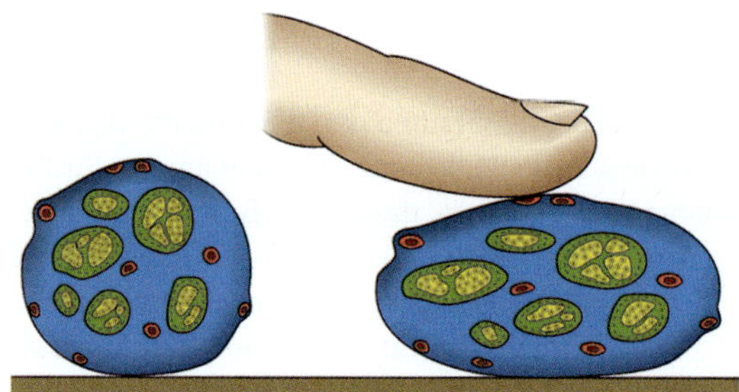

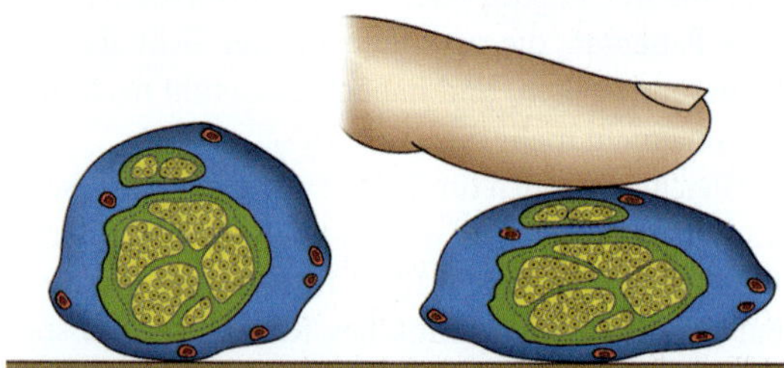

Abb. 3.1 Verteilung der auf den Nerv einwirkenden Belastungen durch die Zusammensetzung der Nervenfaserbündel (nach Butler)

3.2.3 Biochemischer Schutz

Bindegewebssepten dienen als Diffusionsbarriere und tragen dazu bei, dass bestimmte Substanzen nicht in die unmittelbare Nähe der Nervenfasern gelangen. Sie schaffen damit ein positives Umfeld für die Nervenfasern.

Die Gliazellen ermöglichen nach der Reizübertragung die Rückkehr zum Ruhepotenzial. Nachdem der Impuls über die Synapse weitergeleitet wurde, muss der Neurotransmitter neutralisiert werden, damit es nicht zu unerwünschten Membranpolarisationen kommt.

Möglicherweise erfüllt die Zunahme von Kaliumionen im Extrazellularraum nach der Reizübertragung die gleiche Funktion. Allgemein wird heute angenommen, dass die Gliazellen überschüssige Kaliumionen in den Extrazellularraum pumpen und damit das Ionengleichgewicht aufrechterhalten. Vermutlich sind sie auch am Abbau und der Wiederaufnahme der Neurotransmitter beteiligt.

3.2.4 „Informative" Rolle

Das Bindegewebe peripherer Nerven ist stark innerviert. Welche Rolle die Nervi nervorum in diesem Zusammenhang spielen, war lange Zeit unklar.

Der Zustand der Nerven wird kontinuierlich – auf mechanischer, metabolischer und trophischer Ebene – überwacht. Bei der Weitergabe der Informationen an das Rückenmark und das Gehirn übernehmen die Nervi nervorum eine entscheidende Rolle.

Nerven sind besonders edle anatomische Strukturen, deren Unversehrtheit zu den prioritären Aufgaben des Körpers zählt.

Jede Gefahr, jede Irritation, jede Verringerung der Blutzufuhr oder jede Belastung des Nervs versetzt das gesamte Nervensystem unverzüglich in einen Alarmzustand. Nervenschmerzen lösen verschiedenste körperliche Reaktionen aus, mit denen versucht wird, die Krise zu bewältigen. Zu diesen Reaktionen gehören z. B. die Erweiterung oder die Verengung von Gefäßen (vasomotorische Reaktion), Schonhaltung oder die Suche nach Schmerzlinderung.

Wenn nur einige Fasern gefährdet werden, sind die Botschaften ans ZNS nicht ganz so eindeutig. Oft reagiert lediglich der betreffende Metamer auf die Botschaft. Damit kann es wie bei viszeralen Reizzuständen reflektorisch zu vertebralen Dysfunktionen kommen. Das ist der einzig mögliche Anpassungsmechanismus, um bereits irritierte Nerven nicht noch stärker zu belasten. Nähere Informationen hierzu liefern die nachfolgenden Abschnitte über Propriozeption und Nozizeption.

3.3 Trophik und Stoffwechsel peripherer Nerven

3.3.1 Stoffwechselbedarf

Während die Zellen des ZNS äußerst empfindlich auf Sauerstoffmangel reagieren, sind die Nervenfasern peripherer Nerven gegenüber Ischämie besonders widerstandsfähig.

Die Nerven ertragen längere Ischämie- oder Hypoxiephasen, wobei sie meist vorübergehende funktionellen Veränderungen erfahren (Lundborg 1970).

Hält die Ischämie zu lange an, drohen jedoch schwere Nervenschäden, die sich durch dauerhafte Störungen der Sensibilität oder der Motorik äußern. Anoxie hat eine verheerende Wirkung auf das Endothel der endoneuralen Gefäße.

Diese Besonderheit peripherer Nerven lässt sich zum großen Teil dadurch erklären, dass die Nervenfasern sowohl vom Zellkörper der Neuronen als auch durch neuronale Kapillargefäße versorgt werden.

Das lockere Bindegewebe des Epineuriums schützt nicht nur die Nervenfaserbündel, sondern auch die intraneurale Mikrovaskularisation.

Das Perineurium, das jeden Faszikel umhüllt, schafft für die Axone eine Umgebung, deren Eigenschaften der Blut-Hirn-Schranke ähneln.

3.3.2 Intraneurale Mikrovaskularisation

Aufbau

Zahlreiche Forschungsprojekte und Studien befassen sich mit der Architektur der intraneuralen Mikrovaskularisation, dem System aus winzigen Gefäßen im

Inneren des Nervs. Der Nerv wird in seinem gesamten Verlauf von einer variablen Anzahl regionaler Blutgefäße (Aa. nutritiae) versorgt, die in regelmäßigen Abständen in den Nerv eindringen.

Diese Gefäße sind Äste in unmittelbarer Nähe des Nervs verlaufender Arterien und Venen sowie kleinerer Muskel- und Periostgefäße. Da sie meist spiralförmig sind oder in Schlangenlinien verlaufen, verfügen diese sogenannten extrinsischen Gefäße über eine beträchtliche Längenreserve, sodass sie sich gut an die wechselnden Positionen der Nerven anpassen können (➤ Abb. 3.2).

In unmittelbarer Nähe der Nerven sind sie oft in ein Mesoneurium eingebettet, wobei die Anordnung dieser regionalen Gefäße je nach Nerv und individuell sehr unterschiedlich ist. Manchmal erhält ein Nerv über weite Strecken keinen Zufluss aus einem größeren Versorgungsgefäß.

Organisation

Von außen in die Nerven eindringende Gefäße verbinden sich mit dem längs verlaufenden Gefäßnetzwerk in den verschiedenen Schichten des Nervs (intrinsisches System).

Im Epineurium verzweigen sich die Aa. nutritiae meist in je einen auf- und absteigenden Ast. Dadurch entstehen überwiegend längs orientierte, gut entwickelte Gefäßnetze (Plexus), von denen aus mehrere Anastomosen quer verlaufen oder in tiefere Schichten ziehen.

Der epidurale Plexus steht in enger Beziehung zum perineuralen Gefäßplexus, der über ein reich verzweigtes Kapillarnetz aus längs verlaufenden Arteriolen und Venolen verfügt.

Der perineurale Plexus steht auch mit dem Endoneurium und dem intrafaszikulären Kapillarbett in Verbindung, das den Nerv auf seiner gesamten Länge begleitet und hauptsächlich aus Kapillargefäßen besteht. Diese verlaufen vor allem parallel zur Nervenachse, manchmal aber auch schräg oder rechtwinkelig zur Achse.

Häufig lassen sich u-förmige Anastomosen beobachten. Die meisten In-vivo-Untersuchungen zur intraneuralen Mikrozirkulation bestätigen, dass sich in allen Nervenschichten zwischen den Gefäßen Anastomosen ausbilden.

In keinem einzigen Nervensegment fließt das Blut in einer festgelegten Richtung. Oft ändert sich seine Richtung, wenn neue Anastomosen in das Hauptgefäß einmünden.

Rolle der Gefäßanastomosen

Das intraneurale Gefäßbett ist gut entwickelt und besitzt in den verschiedenen Schichten des Nervs ausgedehnte Gefäßplexus.

Interessant sind die Kollateralanastomosen zwischen den verschiedenen Nervenschichten und die längs verlaufenden Anastomosen zwischen den verschiedenen Nervensegmenten. Diese Anastomosen erhalten eine kontinuierliche Blutversorgung auf mikrovaskulärer

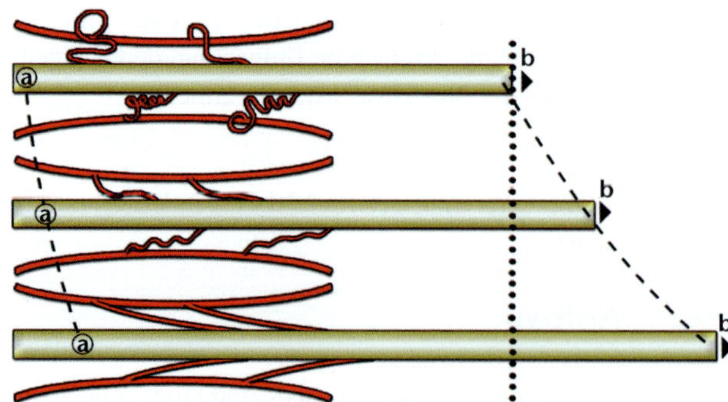

Abb. 3.2 Form der extrinsischen Gefäße nach Dehnung des Nervs. Regionale Gefäße sind spiralförmig oder gewellt (oben). Wird der Nerv unter Zug gebracht, werden die Gefäße gedehnt, was den Blutfluss im Inneren des Gefäßes behindern kann (Lundborg 1970).

Ebene sogar dann aufrecht, wenn die Blutzufuhr durch eine Läsion lokal eingeschränkt wird.

Blut-Nerven-Schranke

Bei mehreren Arten hat sich im endoneuralen – im Gegensatz zum epineuralen – Gefäßendothel eine Blut-Nerven-Schranke (hämoneurale Barriere) ausgebildet, die funktionell der Blut-Hirn-Schranke des Zentralnervensystems entspricht (➤ Abb. 3.3).

Ihre Aufgabe ist es, ein günstiges endoneurales Umfeld aufrechtzuerhalten. Die Barriere isoliert die für die Reizleitung verantwortlichen Strukturen von den Flüssigkeiten und Stoffwechselprodukten der umliegenden Gewebe.

Das jeden Faszikel umgebende Perineurium verfügt über eine besondere Permeabilität.

Normalerweise werden die Umgebungsbedingungen im endoneuralen Raum von Perineurium und Kapillarendothel gemeinsam kontrolliert. Wird eine dieser beiden Barrieren beeinträchtigt, kann sich das Umgebungsmilieu des Endoneuriums sehr schnell ändern und in der Folge die Nervenfunktion beeinflussen.

Histopathologie

Im Epineurium verlaufen vor allem längs gerichtete Venolen. Erste Anzeichen einer Gewebeläsion lassen sich auf der Ebene dieser Gefäße beobachten. Der Blutfluss ist erkennbar verlangsamt, Granulozyten lagern sich entlang der Gefäßwand an und bilden Mikrothromben, die die Gefahr einer Mikroembolie erhöhen.

Wenn ein Nerv geschädigt, durchtrennt oder abgedrückt wird, ändert sich in den intraneuralen Gefäßen nahe der Läsion die Fließrichtung. Nach dem Trauma kann der Blutfluss plötzlich zum Stillstand kommen und mit langsam ansteigender Geschwindigkeit in die entgegengesetzte Richtung weiterfließen.

Mikroskopische Studien an lebenden Geweben haben gezeigt, dass immer nur Teile des intraneuralen Gefäßbetts genutzt werden und andere brachliegen. Im Endoneuralraum sind häufig leere Kapillaren zu beobachten, die an ihrem Endothelüberzug erkennbar sind.

OSTEOPATHISCHE RELEVANZ

Diese Kapillargefäße nehmen, sobald man den Nerv leicht mobilisiert, ihre Funktion wieder auf. Unsere Mobilisationstechniken nutzen diese Eigenschaft und wirken sowohl mechanisch als auch zirkulatorisch.

Die intraneuralen Gefäße werden durch den Sympathikus innerviert. Im Tierversuch an Kaninchen zeigte sich, dass die Stimulation des lumbalen Grenzstrangs eine starke Gefäßreaktion im Bereich des N. tibialis anterior erzeugt, die sich durch einen verringerten Blutfluss, durch Verengung der Arteriolen und, in bestimmten Regionen, durch einen völligen Stillstand des Blutflusses auszeichnete. Mithilfe

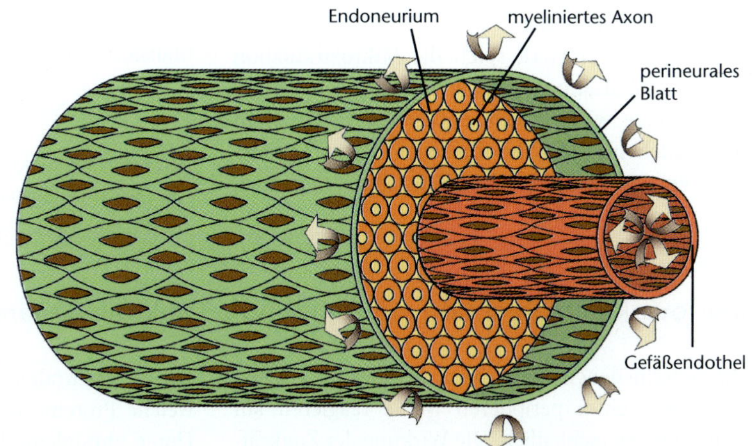

Abb. 3.3 Schutzbarriere peripherer Nerven. Schematische Darstellung eines einzelnen Faszikels mit perineuraler Hülle und zentralem endoneuralem Kapillargefäß. Kapillarendothel und Perineurium fungieren als Barriere. Sie schirmen die reizleitenden Strukturen im Faszikel gegen Flüssigkeiten und Stoffwechselprodukte aus den umliegenden Geweben ab und erhalten so eine günstige endoneurale Umgebung aufrecht. Die Wirkmechanismen sind durch gebogene Pfeile dargestellt.

der Fluoreszenzmikroskopie konnten adrenerge Nervenendigungen in den intraneuralen Gefäßen nachgewiesen werden (Falk et al. 1962). Über die sympathische Innervation lassen sich wahrscheinlich auch die durch unsere Techniken hervorgerufenen schnellen Verbesserungen erklären.

3.3.3 Auswirkungen von Traumata auf die Gefäßversorgung peripherer Nerven

Die Nervenfasern sind gut geschützt, sodass ein Trauma am Nervenstamm die Nervenfunktion nicht notwendigerweise beeinflusst.

Allerdings kann ein leichtes Trauma sehr wohl die Mikrozirkulation verletzen und zur Bildung eines Ödems und einer Mikroblutung führen, die in der Folge eine winzige Narbe im Bereich des Epineuriums entstehen lassen.

Ein schwereres Trauma kann eine ähnliche Verletzung im Inneren des gleichen Faszikels verursachen und eine viel schwerere Verletzung bewirken. Ein Ödem im Inneren des Nervenfaserbündels führt zu Veränderungen in dem das Endoneurium umgebenden Milieu, wodurch der Blutfluss in den Kapillargefäßen des Endoneuriums gefährdet werden kann.

Eine länger andauernde Anoxie kann die Nervenfasern schädigen, vor allem, wenn diese Fasern bereits durch das initiale Trauma verletzt wurden. Alle Nervenläsionen wirken sich immer auch auf die vaskuläre Komponente des Nervs aus. Das Verständnis von Struktur und Funktion der Vasa nervorum ist von größter Bedeutung.

Wie bereits erörtert, spielt die Mikrozirkulation bei der Mobilisation oder der Dehnung peripherer Nerven eine wichtige Rolle. Die Mikrozirkulation sollte auch bei den verschiedenen Kompressionsläsionen und insbesondere bei Engpasssyndromen berücksichtigt werden.

Mikrovaskuläre Reaktion auf Dehnung

Die verschiedenen mehr oder weniger elastischen Strukturen eines peripheren Nervs reagieren auf Dehnung unterschiedlich. Die Wirkung der Zugkräfte hängt von Faktoren wie Art und Stärke der Verformung, Dauer und Topografie des Nervs ab.

Auch die anatomische Umgebung ist wichtig. Ein von Weichgeweben umgebener Nerv ist gegenüber Dehnung weniger verletzlich als ein Nerv, der an einem Knochenvorsprung oder in Gelenknähe verläuft.

OSTEOPATHISCHE RELEVANZ

Die Dehnung eines Nervs kann seine intraneurale Durchblutung unterbrechen. Dies bedeutet aber auch, dass osteopathische Techniken die intraneurale Zirkulation beeinflussen können.

Unter diesen Umständen wird die Versorgung des Nervs, schon lange bevor erste Anzeichen einer Ruptur der Bindegewebshüllen sichtbar werden, gefährdet. Die mechanische Spannung beeinträchtigt sowohl das intraneurale Gefäßsystem als auch die den Nerv begleitenden Gefäße.

Regionale Gefäße sind normalerweise spiralförmig bzw. gewellt. Sie können sich somit gut an wechselnde Positionen anpassen, ohne abgeknickt oder gedehnt zu werden. Wird jedoch die Grenze ihrer Anpassungsfähigkeit überschritten, verengt sich ihr Lumen und der Blutfluss wird verlangsamt oder vollständig unterbrochen. Auch wenn der Durchmesser der Gefäße verkleinert wird, kann der intraneurale mikrovaskuläre Fluss verringert werden.

Studien an lebenden Geweben (Lundborg und Rydevik 1973) zeigten, dass erste Mikrozirkulationsstörungen bereits bei einer Längenzunahme von 8 % auftreten.

Bei einer Dehnung von 15 % kommt es zur Unterbrechung des Blutflusses, der sich jedoch wieder normalisiert, sobald die Zugspannung gelöst wird.

OSTEOPATHISCHE RELEVANZ

Osteopathische Manipulationen können helfen, die mechanische Zugspannung an Nerven zu verringern, und tragen damit zur Verbesserung der Mikrozirkulation bei.

Mikrovaskuläre Permeabilität

Die endoneuralen Blutgefäße kontrollieren, ob und welche Proteine in den Endoneuralraum gelangen. Unter physiologischen Bedingungen ist die Menge der Proteine, die tatsächlich in den Endoneuralraum einfließt, gering oder gleich null, wodurch die Bildung endoneuraler Ödeme verringert wird. Diese spezielle Permeabilität erklärt sich durch die Adhäsion der Endothelzellen dieser Gefäße.

Verändert sich die Gefäß-Nerven-Schranke, können sich Ödeme bilden und im Endoneuralraum ausbreiten.

Die Zunahme der mikrovaskulären Permeabilität und die Bildung eines proteinreichen Exsudats zählen zu den Faktoren, die frühzeitig zu Veränderungen in allen Gefäßen führen.

Intraneurale Ödeme

Ein durch ein Trauma entstehendes intraneurales Ödem verändert zunächst das normale endoneurale Umgebungsmilieu und kann in weiterer Folge auch die Nervenfunktionen beeinflussen.

Die endoneuralen Blutgefäße sind von einem extrazellulären Raum umgeben. Nährstoffe müssen, um in die Nervenfasern zu gelangen, zunächst die Gefäßwände durchqueren, dann in den extrazellulären Raum eindringen und schließlich die Basalmembran der Schwann-Zellen überwinden.

Dieser fein abgestimmte Mechanismus wird durch ein Ödem nachhaltig gestört. Längerfristig kommt es zur Einwanderung von Fibroblasten und zur Bildung einer Narbe im Endoneurium.

Klinisch und experimentell lässt sich durch mäßig starken länger anhaltenden Druck auf ein Nervensegment proximal und distal der Kompressionsstelle eine Schwellung erzeugen.

Manipulationen am Nerv scheinen intraneurale Ödeme günstig zu beeinflussen.

Intraneurale Fibrosen

Wird ein Nervenstamm verletzt, tritt an der verletzten Stelle albuminhaltiges Exsudat aus, das sich in den folgenden Tagen rasch in den Endoneuralraum ausbreitet.

Ist das Perineurium intakt, kann das endoneurale Ödem nicht aus dem Faszikel abfließen, da die perineurale Barriere in beiden Richtungen funktioniert.

Da der Endoneuralraum keine Lymphgefäße besitzt, kann das Ödem nicht abgeleitet werden und verteilt sich im Inneren des Faszikels. Dadurch erhöht sich der intravaskuläre Druck, was zur Verringerung des Blutflusses in den Kapillargefäßen führen kann.

Eine lang anhaltende intrafaszikuläre Anoxie kann die Nervenfasern schädigen. Ein länger bestehendes Ödem verursacht eine endoneurale Fibrose und führt zur Bildung einer intrafaszikulären Narbe (➤ Abb. 3.4).

Wir vermuten, dass Fibrosen und Narben den meisten Fixierungen in einem Gewebe zugrunde liegen, denen wir in der Klinik begegnen. Bei Fixierungen oder sonstigen Bewegungseinschränkungen kann Dehnung die Elastizität und Dehnbarkeit des Gewebes verbessern.

Wenn das Ödem auf das Epineurium beschränkt bleibt und das Perineurium intakt ist, kann das Exsudat nicht in den Endoneuralraum eindringen. Bleibt das Ödem über längere Zeit bestehen, kommt es zur

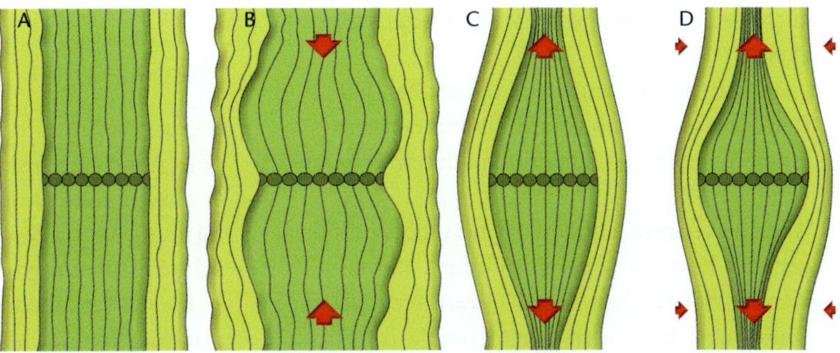

Abb. 3.4 Auswirkungen der Präsenz einer nicht elastischen Struktur im Inneren des Nervs (nach Breig)

Entwicklung einer epineuralen Narbe und zu einer sekundären Einschnürung des Faszikels.

3.4 Mechanik des Nervengewebes

Der Aufbau des Nervensystems dient vor allem seiner wichtigsten Aufgabe, der Reizleitung. Es wird dabei von einer sehr anpassungsfähigen anatomischen Struktur unterstützt, die sich kontinuierlich mit den Bewegungen des Körpers arrangieren muss. Auf der Grundlage des osteopathischen Prinzips über die Wechselwirkung von **Struktur und Funktion,** glauben wir, dass sich ein Ungleichgewicht in einem dieser beiden Elemente auf das andere auswirkt.

3

3.4.1 Mechanische Eigenschaften

Einzigartigkeit des Nervensystems

Das Nervensystem bildet eine untrennbare Einheit. Für die meisten seiner Funktionen ist die Unterteilung zwischen peripherem und zentralem Nervensystem völlig unerheblich.

Das Nervensystem ist ein **anatomisch-physiologisches Kontinuum**:

- Die Bindegewebe, aus denen das Nervensystem besteht, bilden ein perfektes Kontinuum. Auch wenn diese Gewebe unterschiedliche Namen tragen, sind das periphere und das zentrale Nervensystem hinsichtlich ihrer Organisation gleich.
- Zellkörper und Zellfortsätze bilden eine Einheit, auch wenn sie sich über viele Zentimeter erstrecken.
- Neuronen sind miteinander verschaltet. Jeder Reiz kann innerhalb von Millisekunden von einem Ende des Systems zum anderen weitergeleitet werden.
- Auch biochemisch bilden das periphere und das zentrale Nervensystem eine Einheit. Sie verwenden die gleichen Neurotransmitter. Auch der zentripetale und zentrifugale axonale Transport trägt zu dieser Einheit bei. Es scheint, dass keine andere Struktur im Körper einen so hohen Grad an Konnektivität und Komplexität aufweist.
- Aus mechanischer Sicht sind beide Anteile des Nervensystems voneinander abhängig. Ein Teil, der auf das periphere Nervensystem einwirkenden Belastungen wird auf das ZNS übertragen und umgekehrt.

Elastizität des Nervengewebes

Nervengewebe und ihre Hüllen verhalten sich mechanisch betrachtet wie viskoelastische Elemente. Interessant ist vor allem das mechanische Verhalten elastischer Strukturen, obwohl darüber noch relativ wenig bekannt ist. Breig (1978) zeigte durch seine Arbeiten zahlreiche Besonderheiten auf, die mit der Elastizität des Nervengewebes verbunden sind.

Mobilität des Nervengewebes

Nerven werden durch Körperbewegungen auf vielfache Weise beansprucht. Fälschlicherweise nimmt man an, dass das Nervensystem den Belastungen des Bewegungsapparats nicht unterliegt. Tatsächlich werden die Neuraxis und die peripheren Nerven erheblichen mechanischen Kräften, Bewegungen und Verformungen ausgesetzt und leiten trotz dieser wechselnden Bedingungen die Erregung bzw. die Reize weiter.

Das Nervengewebe kann sich auf zwei Arten an Bewegung anpassen:

- indem es an anatomischen Strukturen in seiner Umgebung entlanggleitet oder
- die Form seiner Strukturen verändert, sich also den Umständen entsprechend zusammenzieht, faltet oder dehnt.

Viskoelastizität

Werden bestimmte Materialien einer Belastung ausgesetzt, reagieren sie mit unmittelbarer Verformung, der, wenn die Belastung anhält, eine verzögerte Verformung folgt. Dieses Verhalten wird als **viskoelastische Verformung** bezeichnet.

Dieses Verhalten ist charakteristisch für Polymere und Elastomere, bei denen das elastische Strecken und Abgleiten der Molekülketten viskös ist.

In der Biomechanik reagieren viele Bindegewebe auf diese Art und Weise. Das Nervengewebe besitzt aufgrund seiner Architektur ebenfalls eine beachtliche Viskoelastizität.

Dieses visköse Verhalten lässt sich mit einem Stoßdämpfer oder einer Feder, deren Verformungen umkehrbar sind, vergleichen.

Prinzip von Saint-Venant

Zugkräfte übertragen sich in elastischen Strukturen nach einem physikalischen Prinzip, das als **Prinzip nach Saint-Venant** bezeichnet wird (➤ Abb. 3.5).

Das Prinzip ist noch nicht vollständig geklärt. Es besagt, dass wenn auf einen Punkt am Rand eines elastischen Zylinders eine axiale Zugkraft ausgeübt wird, die Wand des Zylinders nur in einem begrenzten Bereich gedehnt wird.

Zu beiden Seiten der Zuglinie nimmt die Amplitude der Verformung, einer parabolischen Kurve folgend, ab. Somit wird die deformierende Kraft offenbar nicht gleichmäßig über dem Rand des Zylinders verteilt.

Im Gegensatz dazu lässt sich unterhalb des Rands des Zylinders, in einem Abstand, der maximal dem zweifachen Durchmesser des Zylinders entspricht, feststellen, dass sich alle auf dem Umfang befindlichen Punkte gleichmäßig verschieben. Dieser Effekt bleibt gleich, unabhängig von der Elastizität des Materials, aus dem der Zylinder hergestellt wurde.

OSTEOPATHISCHE RELEVANZ

Das Prinzip nach Saint-Venant lässt sich auch auf die Nervenscheiden und die Dura mater anwenden. Es erklärt, wieso sich eine Behandlung an einem Punkt der Dura mater auch auf weiter entfernte Zonen auf den gesamten Umfang auswirkt. Das Gleiche gilt auch für Nerven, sodass wir aufgrund dieses Prinzips auf scheinbar nicht zugängliche Zonen einwirken können.

Längsspannung und Druck

Verhältnis zwischen axialer Spannung und Druck

Aus dem Studium der Verformung eines elastischen Zylinders lässt sich ableiten, wie sich ein im Inneren des Zylinders liegender Hohlraum verformt (➤ Abb. 3.6) Dieses mechanische Verhalten lässt sich auf das Rückenmark übertragen, das z. B. während der Flexion der Wirbelsäule einem axialen Zug ausgesetzt ist.

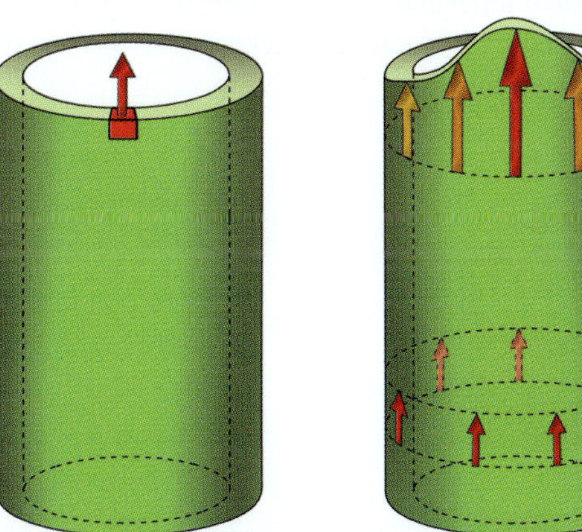

Abb. 3.5 Prinzip nach Saint-Venant. Wirkt eine axiale Zugkraft auf einen Punkt am Rand eines elastischen Zylinders ein, wird nur ein begrenzter Abschnitt der Zylinderwand gedehnt. In einem Abstand unterhalb des Rands des Zylinders, der maximal dem zweifachen Durchmesser des Zylinders entspricht, wird die Zugkraft hingegen gleichmäßig auf den ganzen Umfang des Zylinders verteilt.

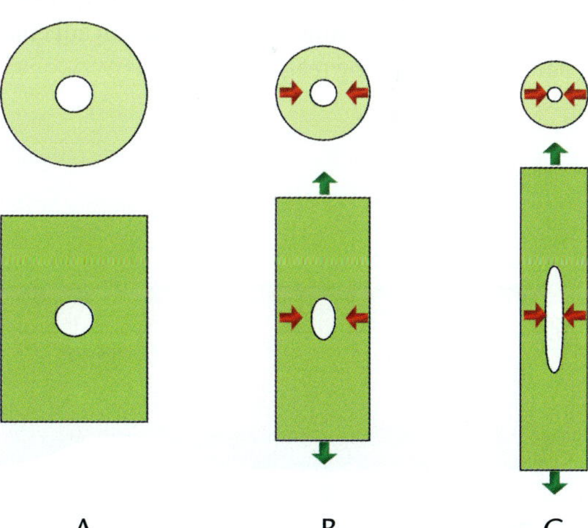

Abb. 3.6 Mechanisches Modell der Verformung eines Hohlraums in einem elastischen Zylinder. Dieses Verhalten lässt sich auf das Rückenmark anwenden, das bei Flexion der Wirbelsäule einem axialen Zug unterworfen wird (nach Breig). Obere Reihe: Querschnitt. Untere Reihe: Längsschnitt. Grüne Pfeile: Krafteinwirkung. Rote Pfeile: Richtung der Materialverformung. **A:** ohne Krafteinwirkung. **B und C:** Der Hohlraum wird in Richtung der Krafteinwirkung gedehnt, sein Durchmesser verringert sich.

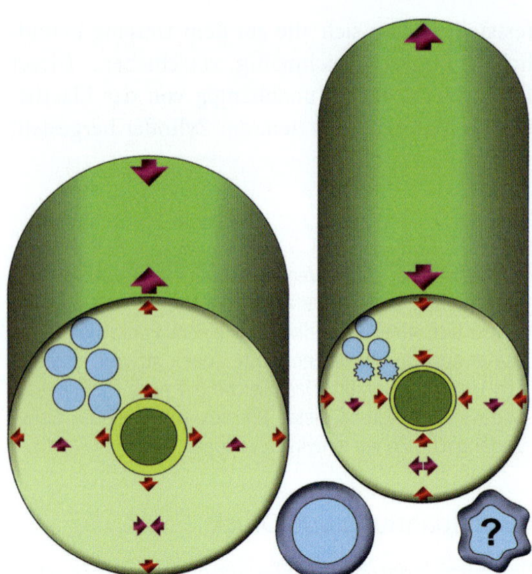

Abb. 3.7 Wirkung des axialen Drucks und des axialen Zugs auf einen elastischen Zylinder und auf dessen zentralen Hohlraum, der einen starren Stab enthält (nach Breig).

Ein elastisches Rohr, das einen starren Zylinder enthält, weist das gleiche mechanische Verhalten auf (➤ Abb. 3.7). So lässt sich z. B. das Verhalten der perineuralen Scheiden vorhersagen und auch erklären, wie die darin befindlichen Nervenfasern auf eine axiale Krafteinwirkung reagieren.

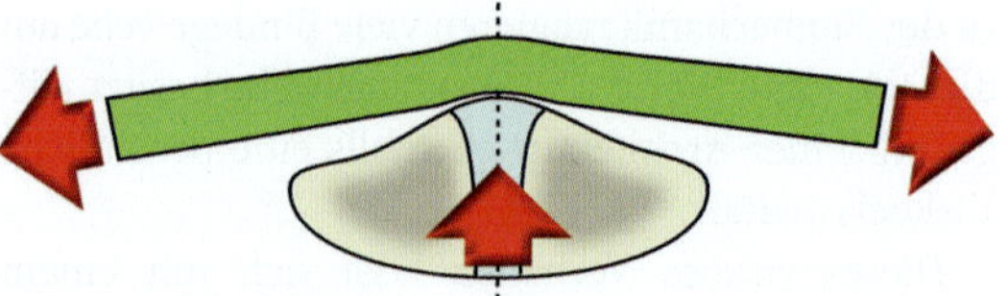

Abb. 3.8 Spannung und Kompression in einer elastischen Struktur, die auf eine andere Struktur drückt (nach Butler)

Verhältnis zwischen Kompression und Spannung

Jede Kompressionsbelastung, wie z. B. ein Einklemmen, erhöht den Druck im Inneren der Nerven (➤ Abb. 3.8).

Wird die Längsspannung eines bereits zusammengedrückten oder eingeklemmten Nervs weiter erhöht, erhöht sich auch die Druckbelastung im Nerv.

Dies zeigt, dass intraneuraler Druck und Längsspannung in Bezug stehen. Damit wirkt sich jede Veränderung des einen Faktors zwangsläufig auf den anderen aus.

Verformung der Axone und ihrer Hülle

Jede Nervenfaser kann sich auch individuell an Zugspannung anpassen. Die Myelinsegmente verleihen dem Axon einen gewissen Spielraum, sodass es sich um einige Grade dehnen kann.

Für die Anpassungsfähigkeit der Nervenfasern an Längenveränderungen sprechen auch die **Schmidt-Lantermann-Einkerbungen,** quer zur Faserrichtung verlaufende Lücken oder Spalten in der Myelinscheide (➤ Abb. 3.9).

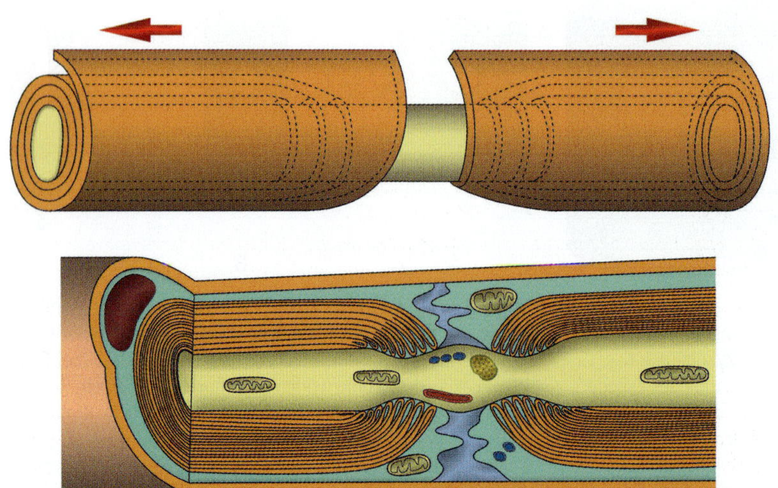

Abb. 3.9 Mechanischer Spielraum der Myelinsegmente

Interessant ist, dass der Nerv nach einem zu starken Zug nicht am Ranvier-Schnürring reißt. Die Schwachstelle liegt ober- bzw. unterhalb und befindet sich genau in dem Bereich, wo die Axone den geringsten Durchmesser haben und vom Myelinsegment am stärksten umschlossen werden.

3.4.2 Mechanische Eigenschaften peripherer Nerven

Mobilität des peripheren Nervs

Zu den markantesten Eigenschaften peripherer Nerven zählt aus biomechanischer Sicht ihre große Mobilität, die es ihnen ermöglicht, sich mit oder auch unabhängig von benachbarten Strukturen zu bewegen. Je nach Grundspannung und Vorspannung kann der Nerv gegenüber seinem anatomischen Umfeld gleiten oder sich in seinem Inneren an die Bewegung anpassen.

Anatomisches Umfeld des Nervs

Aufgrund seiner Kontinuität und seiner Länge wird der periphere Nerv geschützt, indem er sich allein oder unter dem Einfluss seines anatomischen Umfelds bewegt.

So wird der N. ischiadicus beim Lasègue-Test unterschiedlich stark belastet oder verschoben, je nachdem ob sich das Fußgelenk in Neutralposition oder in Dorsalflexion befindet.

Anpassung des Nervs an Bewegung

Der Nerv kann sich Bewegungen, die zur Längenzunahme führen, entweder durch Spannung oder Bewegung anpassen.

- **Spannung** entsteht, wenn der Nerv verlängert wird. Die axiale Längsspannung (➤ Abb. 3.10) erhöht den intraneuralen Druck durch den geänderten Nervenquerschnitt. Dabei nimmt der Druck proportional zur Verkleinerung der Querschnittsfläche zu.
- **Bewegung** kann auf zwei Arten erfolgen: durch eine globale Bewegung des Nervs in seinem anatomischen Umfeld oder durch eine intraneurale Bewegung zwischen den neurologischen und bindegewebigen Komponenten des Nervs.

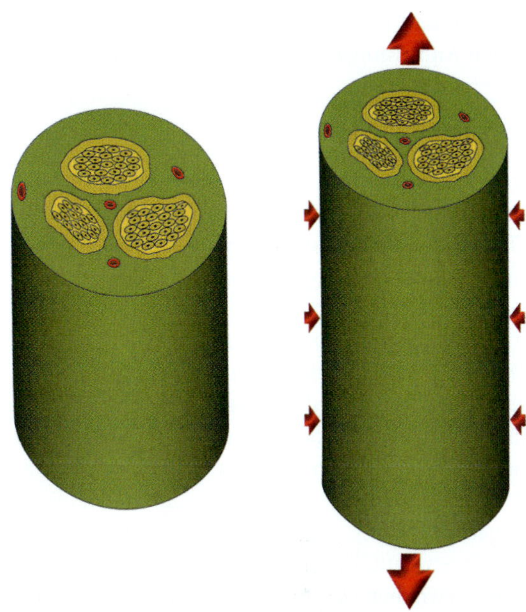

Abb. 3.10 Längsspannung eines Nervs. Der intraneurale Druck erhöht sich proportional zur Verringerung der Querschnittsfläche (nach Butler)

  - Die **globale Bewegung** bezieht sich auf die Bewegung des Nervs in Bezug auf die anatomischen Strukturen, mit denen er in Beziehung steht. Die Gleitbewegung des N. ulnaris im Canalis ulnaris oder des N. medianus im Medianustunnel sind gute Beispiele für diese Art der Bewegung. Ein weiteres Beispiel wäre der Rückenmarks-Dura-Komplex und seine Beweglichkeit im Spinalkanal.
  - Die **intraneurale Bewegung** ist die Bewegung zwischen den Nervengeweben und den Bindegeweben. Sie zeigt, dass sich Nervenstrukturen fließend anpassen können, um sich bei Dehnung zu schützen. Ein Beispiel hierfür ist das Gehirn, das in Bezug auf seine Hülle, die Dura mater cranialis, ebenso verschieblich ist wie das Rückenmark in Bezug auf die Dura mater spinalis. Nervenfasern können sich im Endoneurium zusammenfalten bzw. entfalten. Die Nervenfaserbündel innerhalb eines Nervs oder einer Nervenwurzel können sich auch gegeneinander verschieben.

Fibrose und Ödeme beeinträchtigen die intrinsischen Anpassungsmechanismen des Nervs.

Intraneuraler Druck

Im Inneren jedes Nervenstamms herrscht ein bestimmter Druck, der intraneurale Druck (IND). Dieser Druck kann durch innere oder äußere mechanische Kräfte beeinflusst werden.

Intrinsischer intraneuraler Druck

3

Dieser Druck entspricht dem Integral aller intrazellulären Drücke jedes Axons, erhöht durch den intravaskulären Druck in den Vasa nervorum und moduliert durch den von den verschiedenen Bindegewebsschichten ausgeübten intrafaszikulären Druck.

Wie erwähnt, besteht eine wechselseitige Abhängigkeit zwischen Druck und Längszunahme des Nervenstamms. Der intraneurale Druck wird also durch Zug- und Druckkräfte verändert, die auf die Hauptachse des Nervs einwirken.

Bei Dehnung wird der Nerv in Längsrichtung unter Zug gesetzt und der intrinsische intraneurale Druck im beanspruchten Segment erhöht.

Wird der Nerv in Längsrichtung komprimiert, etwa durch eine Verkürzung, nimmt der intrinsische intraneurale Druck im betroffenen Segment ab (➤ Abb. 3.11).

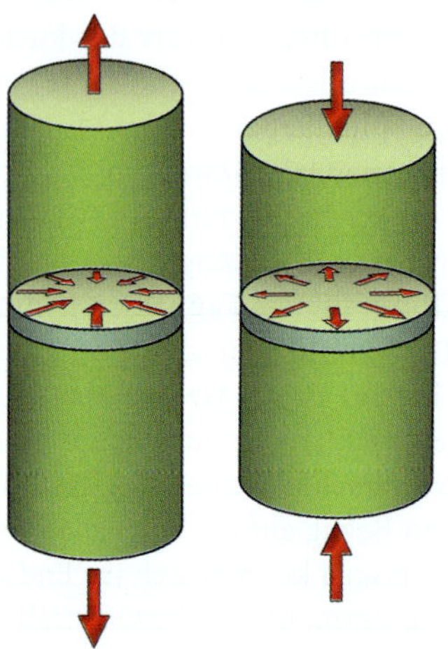

Abb. 3.11 Modell eines elastischen Zylinders: Reaktion auf längs gerichtete Zug- und Kompressionskräfte. Der Druck im Inneren des Zylinders verändert sich proportional zur Veränderung des Querschnitts.

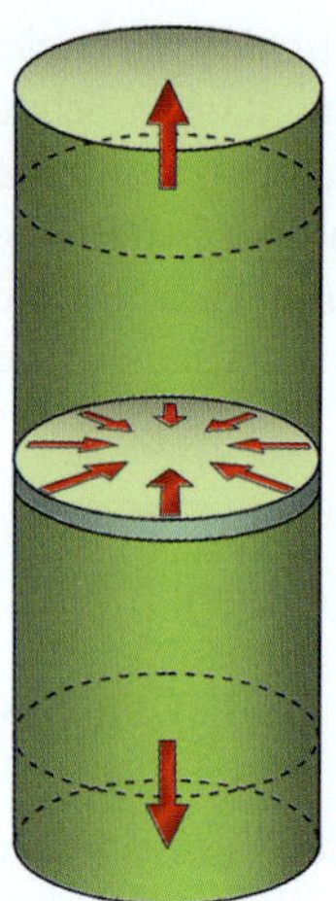

Abb. 3.12 Veränderung des intrinsischen intraneuralen Drucks durch eine in Längsrichtung erzeugte Spannung auf einen viskoelastischen Zylinder.

Verhältnis zwischen axialer Spannung und Druck: Die permanente Spannung, der der Nerv ausgesetzt ist, ist ein wichtiger Faktor für das Entstehen und die Veränderungen des intrinsischen intraneuralen Drucks.

Die Viskoelastizität des Nervs erzeugt eine längs verlaufende zentrifugale oder distale Spannung. Jede Veränderung ihrer Intensität verändert den intrinsischen intraneuralen Druck (➤ Abb. 3.12).

Extrinsischer intraneuraler Druck

Der Nerv und seine verschiedenen Hüllen sind dem Druck der umliegenden Gewebe ausgesetzt. Erhöht sich der von außen einwirkende Druck in einem lokalen Bereich, steigt der intraneurale Druck. Konzentriert sich der von außen einwirkende Druck auf einen Punkt, kann der intraneurale Druck beträchtlich ansteigen. An den Stellen, an denen der Durchmesser des Nervs am stärksten reduziert ist, entsteht die Form einer Sanduhr (➤ Abb. 3.13).

Derartige Druckveränderungen wirken sich negativ auf den Nerv und die Reizleitung aus. Die Auswirkungen von Kompressionen auf den Nerv wurden bereits erörtert. Wird dabei die Myelinscheide betroffen, kann ein Leitungsblock entstehen. Der lokale Druckanstieg kann auch zu Kompressionssyndromen des peripheren Nervs oder des Rückenmarks führen.

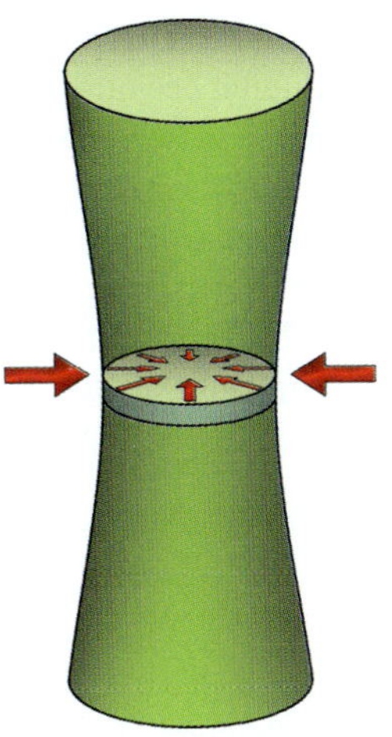

Abb. 3.13 Modell eines elastischen Zylinders, der mechanischem Druck von außen ausgesetzt wird.

OSTEOPATHISCHE RELEVANZ

An der Stelle, an der der Durchmesser am geringsten ist, fühlt sich der Nerv oft verhärtet, unelastisch und empfindlich an, typische Merkmale einer neuralen Fixierung, die man rechtzeitig erkennen und behandeln sollte.

Spannungspunkte

Die Auswirkungen der Bewegung verschiedener Körperteile auf das Nervengewebe wurden in zahlreichen Studien untersucht. Ein anschauliches Beispiel für den praktischen Nutzen dieser Erkenntnisse ist das Lasègue-Zeichen.

Unter mechanischen Gesichtspunkten besteht ein peripherer Nerv aus einer Aneinanderreihung mehr oder weniger flexibler Segmente. Dabei sind manche Zonen des Nervs sehr dehnbar, während andere den Nerv fest im umliegenden Gewebe verankern und für stabile Lagebeziehungen sorgen.

Wenn sich ein oder mehrere Körperteile bewegen, müssen sich die Nerven nicht notwendigerweise in die gleiche Richtung bewegen.

Manche Teile des Nervs bewegen sich gegenüber den umliegenden anatomischen Strukturen nicht oder nur sehr wenig. Interessant ist, dass sich an diesen Punkten, die den Nerv umgebenden Strukturen ziemlich stark bewegen können, dabei folgt der Nerv den Bewegungen, ohne seine anatomische Lagebeziehung zu verändern.

Diese Punkte, die von Butler als **Spannungspunkte** bezeichnet werden, sind für die Anpassungsfähigkeit des Nervensystems an Bewegung wahrscheinlich typisch. Die Spannungspunkte sind ein für ein gutes Verhältnis zwischen Struktur und Funktion unerlässliches Element. Störungen an diesen Spannungspunkten sind der Ausgangspunkt einer lokalen Sensibilisierung des Nervensystems.

Oft liegen diese Spannungspunkte in Bereichen, in denen häufig klinische Symptome auftreten: C6, Th6 und L4, Kniekehle, Ellenbeuge oder Karpaltunnel.

Biomechanische Rolle von Nervenplexus und Faszikeln

An vielen Stellen des peripheren Nervensystems gibt es Verzweigungen und Nervengeflechte. Anatomisch und histologisch dienen diese Strukturen dazu, die unterschiedlichen sensiblen, motorischen und autonomen Fasern zu Nervenstämmen zu verbinden.

Aus mechanischer Sicht lässt die Form dieser Verzweigungen und Plexus vermuten, dass sie sich auch gut zur Verteilung unterschiedlicher Kräfte eignen. So lässt sich beim Plexus brachialis (➤ Abb. 3.14) erkennen, dass sein vernetztes Nervengewebe dazu beiträgt, eine mechanische Überlastung einzelner Nervenwurzeln zu vermeiden. Damit verteilen sich die bei Armbewegungen auftretenden Kräfte auf den gesamten Plexus statt auf einzelne Nerven. Da die Spannungen verteilt werden, verringert sich die Spannung auf einzelne Zervikalnervenwurzeln.

Eine ähnliche Rolle dürfte auch die Anordnung der Nervenfasern im Inneren eines Nervenstamms

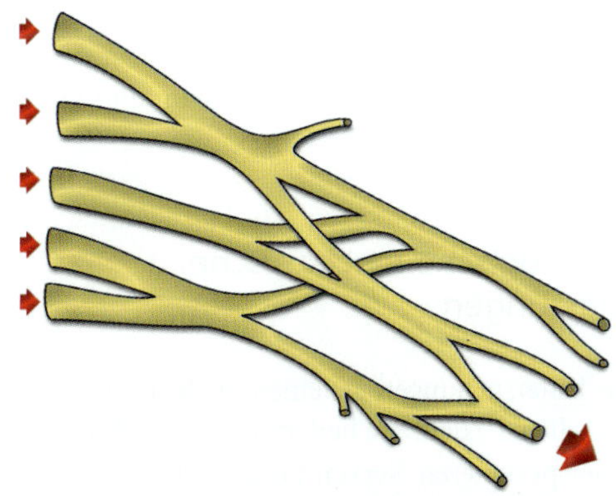

Abb. 3.14 Plexus brachialis als „Kraftverteiler". Die auf einen Truncus einwirkende Spannung wird auf den gesamten Plexus verteilt.

spielen. Ihre Bündelung zu Faszikeln hat für die einzelnen Nervenfasern den Vorteil, dass sich einwirkende Kräfte innerhalb eines Nervenstamms besser verteilen.

Permanente distale Längsspannung

Durch das langjährige Palpieren von Nerven haben wir festgestellt, dass Nerven unter einer permanenten Längsspannung stehen. Es scheint, als würde sich das distale Ende ständig nach distal bewegen wollen.

Bisher haben wir für dieses Phänomen noch keine echte Erklärung gefunden. Vielleicht handelt es sich um ein Relikt der Organogenese? Nerven entwickeln sich in der Embryonalzeit durch zentrifugales Aussprossen. Es könnte also sein, dass sie diese „expansionistische" Neigung auch später beibehalten. Es erinnert auch an die Motilität bestimmter Organe, deren Bewegungen den gleichen Achsen wie in der Organogenese folgen.

Wird ein Nerv durchtrennt, verliert er diese Eigenschaft und zieht sich automatisch zusammen, was wahrscheinlich mit den verschiedenen intraneuralen Bindegewebshüllen zu tun hat.

Es hat ein bisschen den Anschein, als wäre das Phänomen der permanenten distalen Längsspannung eine Art Turgor-Effekt, der sich mehr in der Länge als in der Breite der Nerven bemerkbar macht. Dieses Phänomen erinnert an den „Luftrüssel", einen Scherzartikel, bei dem sich durch Einblasen von Luft ein Papierzylinder entrollt. Das verdeutlicht, wie sich ein „gekrümmter" Hohlraum durch Druck von innen verändern und in Längsrichtung ausdehnen kann.

Ein physiologisch gut funktionierender Nerv braucht diese permanente Längsspannung, um gut funktionieren zu können.

Pathologische mechanische Belastungen

Alle Untersuchungen scheinen zu belegen, dass es beachtlicher Zugkräfte bedarf, bevor die Bindegewebe der peripheren Nerven tatsächlich reißen. Allerdings lassen sich bereits vor der tatsächlichen Ruptur Schädigungen im Gewebe erkennen. Traumata können sich in vielfältiger Weise auf das Bindegewebe peripherer Nerven auswirken, ohne dass dadurch die anatomische Kontinuität beeinträchtigt wird.

Epineurales Gewebe wird z. B. sehr leicht geschädigt. Zudem ist es ein sehr reaktives Gewebe. Reibung kann im Epineurium ein Ödem entstehen lassen, das einen **Leitungsblock** verursacht.

Bei Zerrungen oder Verstauchungen wird das epineurale Gewebe sehr häufig überdehnt, wodurch sich sowohl akute als auch residuelle Schmerzen erklären lassen.

Fibrose

Die Fibrose stellt bei vielen Verletzungen das letzte Stadium der Wundheilung dar. Das Stützgewebe peripherer Nerven ist sehr empfindlich und reagiert viel stärker als beispielsweise Sehnen. Bindegewebszellen reagieren auf Verletzungen, indem sie sich vermehren und Kollagen bilden. Wachstum und Proliferation des Bindegewebes werden durch gute Durchblutung noch zusätzlich gefördert. Das Epineurium verfügt über ein umfassendes Netz an Lymphkapillaren, die über Lymphkanäle drainiert werden, die die Arterien des Nervenstamms begleiten.

Multilokuläres Engpasssyndrom (Double-Crush-Syndrom)

In der Fachliteratur über Engpasssyndrome werden oft entfernte Symptome beschrieben, die in Lokalisation und Intensität variieren und mit dem Syndrom selbst mehr oder weniger verbunden sind.

Das Konzept des Double-Crush-Syndroms wurde 1973 von Upton und McComas vorgestellt. In Untersuchungen an 115 Patienten, die an einem Engpasssyndrom an der oberen Extremität litten, stellten sie bei 81 Patienten klinisch bzw. elektrophysiologisch nachweisbare Zeichen einer Nervenläsion im HWS-Bereich fest.

Die beiden Forscher vermuteten daher, dass sich mehrere kleinere Belastungen im Verlauf des peripheren Nervs summieren können und distal davon ein Engpasssyndrom auslösen oder begünstigen können. Als mögliche Ursache gaben sie eine Veränderung des axonalen Transports an. Unsere eigene klinische Erfahrung scheint diese Auffassung zu bestätigen. Patienten mit Engpasssyndromen haben oft auch noch an anderen Stellen Fixierungen, manchmal sogar an der Nervenwurzel oder einem Plexus, an dem der Nerv anhängt. Um pathogene neurale Spannungen zu lösen, sollte man zunächst diese Bereiche, in denen erfahrungsgemäß keine Symptome auftreten, behandeln und dann das direkt von der Engpassproblematik betroffene Nervengebiet.

3.4.3 Mechanisches Gleichgewicht des Nervensystems

Ein allgemeines Prinzip des Körpers besagt, dass jede Gewebespannung durch eine entsprechende Gegenspannung ausgeglichen werden muss. Diese Symmetrie entsteht in den drei Ebenen des Raums.

Wenn es nicht gelingt, das gestörte Gleichgewicht auszubalancieren, kommt es zu Haltungsfehlern wie Skoliose oder Deformierungen an den Füßen. Ein mechanisches Ungleichgewicht kann aber auch, manchmal sogar in weiter entfernten Körperregionen, eine sich krisenhaft zuspitzende Schmerzempfindlichkeit (Hyperalgesie) verursachen.

Nervensystem und Meningen

Das Nervensystem lässt sich nicht losgelöst von den Meningen betrachten. Einen Beweis dafür liefern die Arbeiten von Breig, in denen unwiderlegbar nachgewiesen werden konnte, dass sich das Nervensystem in seiner Gesamtheit und die mechanischen Spannungen der Dura mater gegenseitig ausgleichen.

Spannungsausgleich der Dura mater in Längsrichtung

In unserem **Buch Trauma – ein osteopathischer Ansatz** (deutsche Ausgabe 2003) haben wir uns eingehend mit dem Gleichgewicht entlang der Dura mater befasst. Dieses Gleichgewicht entsteht vor allem durch den Ausgleich der mechanischen Spannungen zwischen dem Lig. sacrodurale, dem Filum terminale, der Cauda equina und dem Tentorium cerebelli.

Die längs gerichtete Zugkraft trägt zum epiduralen „Vakuum“ bei, welches es dem Rückenmark ermöglicht, den Spinalkanal maximal auszufüllen. Es handelt sich also um eine Art Turgor-Effekt.

Diese grundlegende mechanische Eigenschaft verhindert, dass das Rückenmark durch die Bewegungen der Wirbelsäule geschädigt wird.

Spannungsausgleich der Dura mater in transversaler Richtung

Genauso wichtig wie der Spannungsausgleich in Längsrichtung ist der Ausgleich zwischen Nervenwurzeln und peripheren Nerven.

Durch ein harmonisches Spannungsgleichgewicht zwischen Nervenwurzeln, Perineurium und Bindegewebe kann die Überbeanspruchung der Nerven an ihren Austrittstellen aus dem Rückenmark verhindert werden. Beeinträchtigungen dieses Gleichgewichts hätten verheerende Auswirkungen auf die Funktionen von Rückenmark und Nervenwurzeln.

Auch an der Nervenwurzel eines peripheren Nervs auftretende Spannungen müssen durch Spannungen auf der kontralateralen Seite präzise ausbalanciert werden.

Es wurde bereits erwähnt, dass periphere Nerven wegen ihrer zentrifugalen Dauerspannung von der Achse des Rückenmarks aus nach distal streben.

Wenn ein Nerv durchtrennt wird, zieht er sich unter dem Einfluss seiner eigenen Bindegewebs- und Nervenfasern, vermutlich aber auch durch die dominante, von der Gegenseite ausgeübten Spannung, zusammen. Dieses feine Gleichgewicht wird über die Dura mater und das Perineurium übertragen.

Dies erklärt auch, warum neurale Fixierungen manchmal von der anderen Seite aus behandelt werden müssen. Bei einer Zervikobrachialgie oder einer Ischialgie kann es in manchen Fällen sinnvoll sein, zuerst die Wurzeln und Nerven auf der gegenüberliegenden Seite zu lösen.

3.5 Neurophysiologie

3.5.1 Neuronale Matrix

Neuriten

Neuriten sind Fortsätze der Nervenzellen, die als Axone oder Dendriten aus dem Zellkörper (Soma) des Neurons entstehen. Dieser Begriff hat den Vorteil, dass man ihn verwenden kann, ohne sich (wie bei Axonen oder Dendriten) auf die Richtung der Reizleitung in den Nervenfasern festlegen zu müssen.

Zellmembran

Die Zellmembran bildet die äußere Begrenzung der Nervenzelle, die das Zytoplasma (alle Elemente im Inneren der Zelle mit Ausnahme des Zellkerns) vom extrazellulären Raum trennt. Sie besteht aus zwei Lagen von Phospholipiden (Doppellipidmembran), durch die das innere Milieu der Zelle aufrechterhalten bleibt und das Eindringen bestimmter Substanzen in die Zelle verhindert wird.

Die Erregbarkeit dieser Membran verleiht Neuronen die bemerkenswerte Fähigkeit, Nervenimpulse weiterzuleiten oder zu übertragen.

Zytosol

Als Zytosol wird die im Inneren der Nervenzelle befindliche wässrige Flüssigkeit bezeichnet, die den flüssigen Anteil des Zytoplasmas bildet und eine hohe Kaliumkonzentration aufweist.

Im Zytosol des Zellkörpers gibt es Strukturen, die von einer Membran umgeben werden und als Organellen bezeichnet werden. Diese Organellen findet man auch in allen tierischen Zellen (Kern, Mitochondrien, endoplasmatisches Retikulum, Golgi-Apparat, Ribosomen).

Das Zytosol der Neuriten besitzt keine Organellen. Daher finden alle Synthesen und Stoffwechselvorgänge im Zellkörper statt. Der Austausch zwischen Neuriten und Zellkörper findet über den axonalen Transport statt.

Zytoskelett

Das Zellgerüst oder Zytoskelett verleiht dem Neuron seine charakteristische Form. Es besteht aus Mikrotubuli, Mikrofilamenten und Neurofilamenten.

Das Zytoskelett ist nicht statisch, sondern verfügt über eine gewisse Flexibilität. Seine Zusammensetzung wird ständig neu reguliert, sodass es permanent zu Änderungen in der Form des Neurons kommt. Diese Tatsache widerspricht dem gängigen Bild des Nervensystems als starre Struktur.

Mikrotubuli

Mikrotubuli sind große Elemente mit einem Durchmesser von 20 nm, die hauptsächlich entlang der Axone und Dendriten liegen.

Ein Mikrotubulus kann mit einem starren, dickwandigen hohlen Rohr verglichen werden, dessen Wand aus Filamenten eines Polymers eines speziellen Proteins, Tubulin genannt, besteht.

Im Inneren der Nervenzellen steuern unterschiedliche Signale kontinuierlich die Polymerisation und Depolymerisation der Mikrotubuli. Dies bedeutet, dass Neuriten über eine große Plastizität verfügen und dass die Form der Nervenzellen je nach Umgebungsbedingungen beliebig geändert werden kann.

Die Form des Neurons wird daher immer an seine histologische und mechanische Umgebung angepasst.

Mikrofilamente

Mikrofilamente sind kleine Elemente mit einem Durchmesser von 5 nm, die im gesamten Neuron vorhanden sind und in Axonen und Dendriten besonders zahlreich vorkommen.

Es handelt sich um kleine Fasernetzwerke aus Aktin, Polymeren eines anderen Proteins. Aktin ist in sämtlichen Zellen vertreten und z. B. an der Muskelkontraktion beteiligt.

In Neuronen spielt das reichlich vorhandene Aktin bei Formänderungen der Nervenzelle und ihrer Fortsätze eine Rolle.

So wie die Mikrotubuli verändern sich auch die Mikrofilamente ständig. Dieser Polymerisations- und Depolymerisationsprozess wird durch Signale aus dem Inneren der Nervenzelle gesteuert.

Die Mikrofilamente sind durch feine Proteinfasern an der Zellmembran der Nervenzellen befestigt und überziehen ihre Innenseite wie ein Spinnennetz.

Neurofilamente

Mit einem Durchmesser von 10 nm sind Neurofilamente – verglichen mit Mikrotubuli und Mikrofilamenten – mittelgroß.

Neurofilamente bestehen aus langen Proteinketten mit zahlreichen Untereinheiten, die wie Spiralfedern zusammengerollt sind und die Neurofilamente mechanisch stabil machen.

Auswirkungen von Druck auf die Nervenzelle

Der intraneurale Druck unterliegt, wie beschrieben, gewissen Schwankungen, die sich auch auf das Innere des Axons oder des Neurons auswirken. Zytoskelett und Zytoplasma werden also mechanischen Belastungen endogenen Ursprungs (Nerv und Nervenhüllen) und exogenen Ursprungs (anatomische Umgebung des Nervs) ausgesetzt.

Auswirkungen auf die Zellmembran

Wie sich Druck auf die Zellmembran auswirkt, zeigt sich, wie bereits erörtert, z. B. bei einem Kompressionssyndrom. Ganz allgemein, beeinträchtigt zu starker Druck die Leitungsfunktion des Nervs. Die Kompression beeinflusst die Durchlässigkeit der Membran und verlangsamt die Nervenleitung.

Auswirkungen auf das Neuroplasma

Jeder Druckanstieg außerhalb eines Neuriten hat Auswirkungen auf sein Protoplasma. Störungen des axonalen Transports helfen uns zu verstehen, welche Auswirkungen mechanische Störungen im Umfeld der Nervenfasern haben.

Da Axone und Dendriten keine Ribosomen enthalten, ist keine Proteinsynthese möglich. Proteine und Neurotransmitter werden ausschließlich im Zellkörper des Neurons synthetisiert und von dort bis an die Enden der Neuriten transportiert.

Wird dieser Transport verlangsamt, hat dies Auswirkungen auf die Physiologie des Neurons und kann sowohl die Nervenleitung als auch die Ernährung der Neuronen beeinträchtigen.

Auswirkungen auf das Zytoskelett

Die von Breig (1978) durchgeführten Experimente und seine mechanischen Modelle lassen uns die Histologie und die Mechanik von Neuronen besser verstehen. Sie zeigen, wie senkrecht zur Achse eines Neuriten ausgeübter Druck im Inneren Zugkräfte erzeugen kann, die sich auf die Elemente des Zytoskeletts auswirken (> Abb. 3.15).

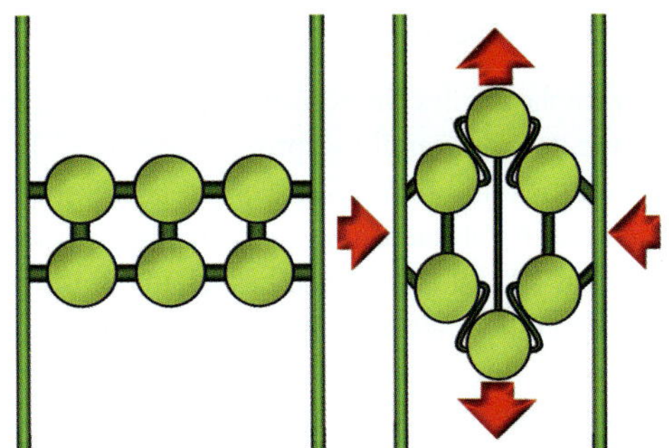

Abb. 3.15 Durch Druck auf einen Festkörper erzeugte Spannung. Die Spannung verläuft im rechten Winkel zur Krafteinwirkung.

Die in einem nicht komprimierbaren Körper durch Kompression erzeugten Kräfte können in einem einfachen mechanischen Modell veranschaulicht werden:

Zwei Reihen glatter Kugeln werden parallel zwischen zwei Platten angeordnet. Zu Beginn haben alle Kugeln den gleichen Abstand. Sie sind durch kleine Gummibänder (gleicher Länge und Dicke) miteinander verbunden und die äußeren Kugeln sind mit einem Gummiband an den Platten befestigt.

Werden die Platten gegeneinandergepresst, rücken die Kugeln zunächst enger zusammen. Hält der Druck weiter an, wird die ursprüngliche Anordnung durchbrochen. Die mittleren Kugeln versuchen, über die seitlichen hinweg zu rollen, und zwar entweder in dieselbe oder in verschiedene Richtungen.

Während sich die mittleren Kugeln in unterschiedliche Richtungen verschieben, werden die sie verbindenden Gummibänder enorm gestrafft. Dabei dehnen sich die mittleren Gummibänder stärker als die seitlichen.

Das Modell veranschaulicht zum einen, wie sich nicht komprimierbare Elemente in einem festen Körper unter Druck neu anordnen, und zum anderen, dass die Zugspannung, die dabei erzeugt wird, senkrecht zur Ebene der Kompression steht.

Durch das Hinzufügen weiterer Kugelreihen, könnte man ein dreidimensionales Kraftfeld darstellen (nach Breig)

Zusammenfassung

Das Protoplasma des Neurons befindet sich in einem permanenten Umwandlungsprozess. Während Flüssigkeiten hin- und herfließen, sorgen Formveränderungen durch Polymerisation und Depolymerisation dafür, dass sich die Neuronen besser an die inneren und äußeren Bedingungen anpassen können.

Zu den Störungen auf der Flüssigkeitsebene kommen mechanische Störungen, die eine fibrilläre Komponente hinzufügen.

Veränderungen des mechanischen Umfelds des Neuriten haben Auswirkungen auf (➤ Abb. 3.16):

- die Erregbarkeit der Membran (Membranpotenzial) und die Reizleitung,
- den axonalen Transport: Störungen verschlechtern die Flüssigkeitsverteilung im Inneren des Neurons und den metabolischen Austausch zwischen Zellkörper und Neuriten,
- die Elemente des Zytoskeletts: durch erhöhte Zugspannung an den Fibrillen kann es zu Änderungen in der intraneuronalen Proteinstruktur kommen.

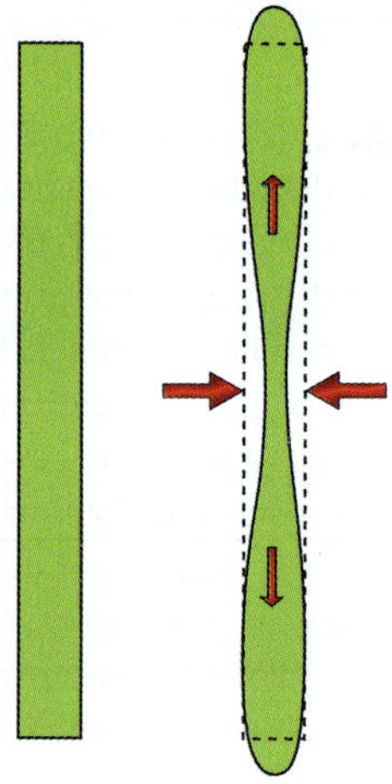

Abb. 3.16 Durch die Abklemmung eines Neuriten im Inneren entstehende Belastungen
Links: Neurit im Normalzustand
Rechts: eingeklemmter Neurit (große Pfeile). Die viskoelastischen Strukturen des Zytoplasmas und des Zytoskeletts reagieren auf diese Belastung:

- Die flüssigen Bestandteile fließen zu den freien Enden des Zylinders und wölben dadurch die Axonmembranen vor.
- Die Fasern des Zytoskeletts absorbieren die durch den Druck entstandene Spannung (kleine Pfeile) und verformen sich entlang der Hauptachse des Zylinders.

OSTEOPATHISCHE RELEVANZ

Osteopathische Manipulationen von Nerven beeinflussen den intraneuralen Druck und können sich auf die Zellmembran und das Zytoplasma auswirken.
Die Behandlung wirkt noch längere Zeit nach:

- Sie beeinflusst die Polymerisations-Depolymerisations-Prozesse des Zytoskeletts, verändert die Struktur der Mikrofibrillen und erleichtert die Anpassung des Neuriten an die neuen Druckverhältnisse.
- Sie fördert den Flüssigkeitsstrom im Inneren der Nervenzelle und der Zellfortsätze.
- Sie gleicht den Druck an der Membranoberfläche aus und beeinflusst damit die Erregbarkeit und die Nervenleitung.

3.5.2 Propriozeption

SPECT-Untersuchungen

Mithilfe der Single-Photon-Emissions-Computertomografie (SPECT) konnten wir aufzeigen, dass Techniken auf Geweben, die ihre Mobilität verloren haben, zu zahlreichen Veränderungen auf zerebraler Ebene führen.

So konnte beobachtet werden, dass sich bestimmte periphere Manipulationen auf zentraler Ebene, im Bereich des Thalamus und Teilen des limbischen und paralimbischen Systems, auswirken. Auch das Kleinhirn reagiert relativ konstant auf die Behandlung. Dies kann nur damit erklärt werden, dass Manipulationen peripherer Nerven und ihrer Hüllstrukturen eine propriozeptive Wirkung haben.

In diesem Abschnitt befassen wir uns mit der Propriozeption und dem Kleinhirn, die wichtige Schnittstellen für die funktionellen Pathologien des peripheren Nervs zu sein scheinen.

Propriozeption und propriozeptive Bahnen

Ohne inneres Bild unseres eigenen Körpers könnten wir weder wahrnehmen noch handeln. Beim Aufbau dieses inneren Bildes spielen die Muskeln eine entscheidende Rolle: Sie funktionieren gewissermaßen wie Sinnesorgane.

Der Begriff des Körperschemas bringt ein Gefühl von Vertrautheit zum Ausdruck: das Gefühl in seinem Körper zu Hause zu sein, ihn zu kennen, ihn räumlich einordnen zu können oder einfach mit ihm und durch ihn zu existieren.

Definition

Propriozeption (Tiefensensibilität) bezeichnet die Fähigkeit, den eigenen Körper im Raum und die Stellung der Gliedmaßen in Bezug zum Körper wahrnehmen zu können. Damit sind wir auch in der Lage, den beim Ausführen einer Bewegung zu überwindenden Widerstand richtig einzuschätzen. Die Propriozeption bezieht sich auf drei Sinnesqualitäten: Stellungssinn, Bewegungssinn und Kraftsinn.

- Der Stellungssinn informiert über die Gelenkstellung und damit über die Position der Gliedmaßen zueinander und zum Körper.
- Der Bewegungssinn vermittelt das Gefühl für Geschwindigkeit, Richtung und Amplitude. Die Wahrnehmungsschwelle für diese drei Parameter ist in proximalen Gelenken (Schulter) schwächer entwickelt als in distalen Gelenken (Hand).
- Der Kraftsinn entspricht dem Drucksinn (Dehnung der Haut und Druck, der durch einen getragenen Gegenstand ausgeübt wird). Dabei lässt sich nur schwer unterscheiden, ob diese Eindrücke von den Mechanorezeptoren der Haut oder von Propriozeptoren ausgehen.

Die bei der Propriozeption verwendeten Rezeptoren sind die in Muskeln, Sehnen und Gelenken angesiedelten Mechanorezeptoren.

Rezeptoren

Die Rezeptoren der gestreiften Muskulatur sind die Muskelspindeln (Fusi neuromusculares). Sie werden von einer spindelförmigen Hülle aus fasrigem Bindegewebe umhüllt. An den Enden liegen die Hüllen eng an und in der Mitte wölben sie sich über eine mit Gel gefüllte Kapsel. Diese Kapsel enthält und schützt den mittleren Teil von 4 bis 15 kleinen, sehr speziellen Muskelfasern, die als intrafusale Muskelfasern bezeichnet werden. Sie sind im Muskelbauch parallel zu den extrafusalen Muskelfasern angeordnet.

Die Muskelspindeln kontrollieren den Muskeltonus und reagieren auf die Dehnung des Muskels. Sie bilden die Basis für den myotatischen Reflex.

Die Rezeptoren in den Sehnen werden als Golgi-Sehnenorgane bezeichnet. Sie befinden sich an den Muskel-Sehnen-Übergängen und bestehen aus Bündeln von Kollagenfasern, die von einer spindelförmigen Bindegewebskapsel umgeben sind. Diese Kollagenfasern setzen an einem Ende der Sehnenspindel in der Sehnenfaszie bzw. Aponeurose an und sind am anderen Ende mit etwa 5 bis 25 Muskelfasern unterschiedlicher motorischer Einheiten verbunden.

Das hoch entwickelte dynamische System der Golgi-Sehnenorgane meldet Änderungen in der Muskelkontraktion an das Zentralnervensystem. Dabei bildet die aktive Muskelkontraktion den auslösenden Reiz.

Die Mechanorezeptoren der Gelenke sind die Ruffini-Körperchen für die Gelenkkapsel und die Golgi-Rezeptoren für die Bänder der Gelenke.

Bei diesen Gelenkrezeptoren handelt es sich um phasisch-tonische Rezeptoren, d. h. sie sind dynamisch und statisch, da sie sowohl über Gelenkbewegungen als auch über die Gelenkposition informieren.

Leitungsbahnen

Man unterscheidet zwischen bewussten und unbewussten propriozeptiven Empfindungen (➤ Abb. 3.17). Diese Unterscheidung, die auf physiologischen und klinischen Daten beruht, scheint auch durch die Anatomie bestätigt zu werden.

- Afferente Informationen, die in das Bewusstsein eindringen, vermitteln Informationen über die räumliche Position einer Extremität und werden bis zur Großhirnrinde weitergeleitet.
- Die meisten Informationen, die Muskel- oder Gelenkbewegungen betreffen, erreichen nicht die Bewusstseinsebene, sondern enden im Kleinhirn. Diese Bewegungen werden durch einen Feedback-Mechanismus reguliert.

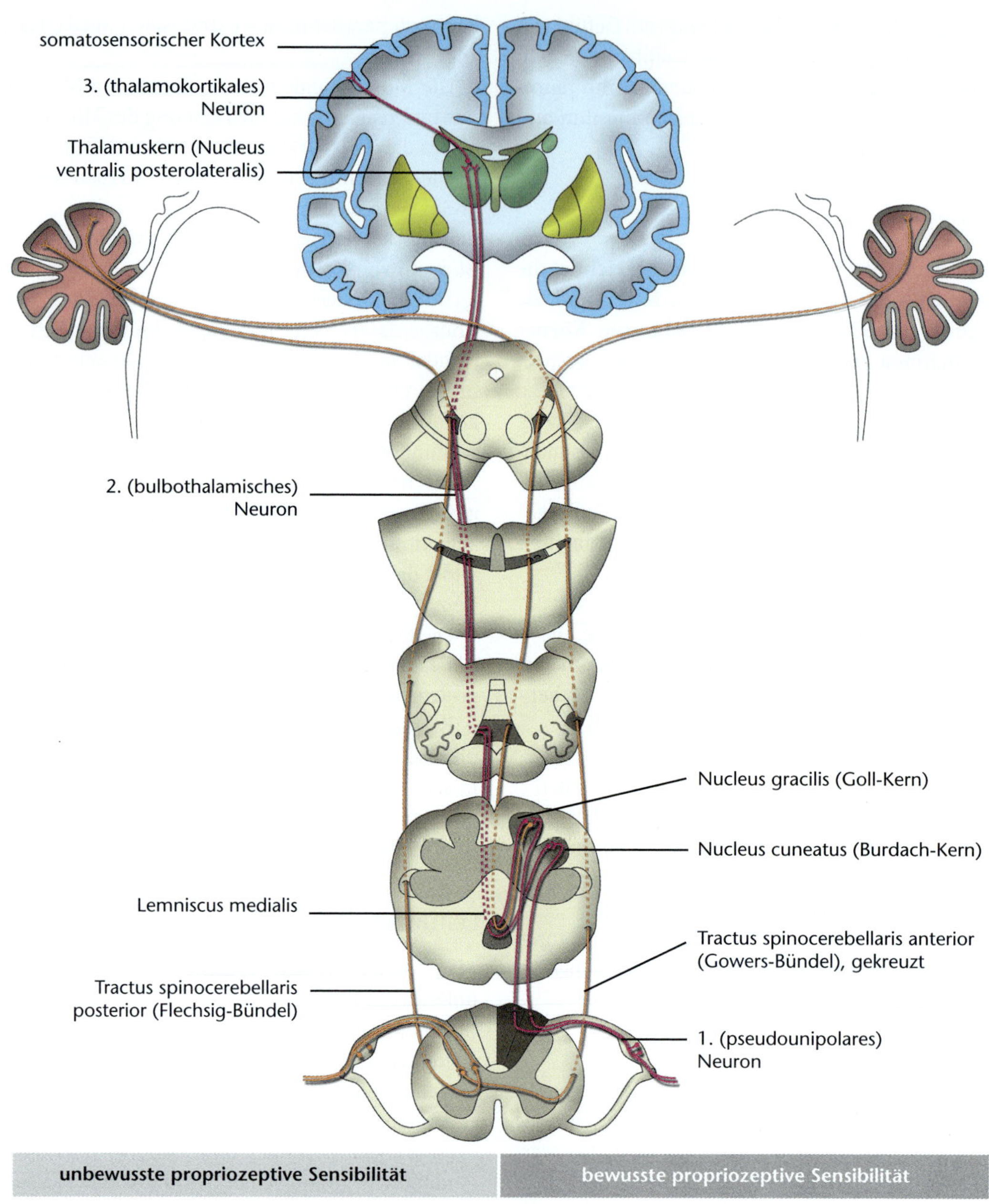

Abb. 3.17 Propriozeptive Bahnen (adaptiert auf der Grundlage diverser Quellen).

Bewusste propriozeptive Sensibilität

Die bewusste Propriozeption wird über die Hinterstrangbahnen nach Umschaltungen in deren Kernen an den Thalamus und von dort an den sensorischen Kortex weitergeleitet.

Die Hinterstrangbahnen leiten die Signale der epikritischen Sensibilität (diskriminatorische Wahrnehmung von Druck, Berührung und Vibration und der bewussten Wahrnehmung des Stellungssinns) weiter und umfassen vom Rezeptor bis zur Großhirnrinde drei Neuronen.

- Das erste Neuron ist die pseudounipolare Nervenzelle im Spinalganglion. Nach Eintritt ihres Axons durch die Hinterwurzel in das Rückenmark zieht dieses im ipsilateralen Hinterstrang als Tractus spinobulbaris aufwärts bis zur Medulla oblongata (Ncl. cuneatus, Ncl. gracilis), wo die Umschaltung zum zweiten Neuron erfolgt. Diese Fasern des Hinterstrangs leiten die Tiefensensibilität, werden sie zerstört, kommt es zum Tabes dorsalis.
- Das zweite Neuron kreuzt im Lemniscus medialis zur Gegenseite und erreicht den Thalamus. Dort erfolgt die Umschaltung auf das dritte Neuron.
- Das dritte Neuron erreicht über thalamokortikale Projektionen den somatosensorischen Kortex (Gyrus postcentralis).

Unbewusste propriozeptive Sensibilität

Hierbei handelt es sich um die wichtigste und komplexeste propriozeptive Bahn, über die Informationen aus Muskeln, Sehnen und Gelenken auf drei Wegen zum Kleinhirn geleitet werden.

- Die erste Bahn stellt eine Duplikation der bewussten propriozeptiven Information dar, die über die Nuclei gracilis und cuneatus an den homolateralen Cortex cerebelli weitergeleitet wird und über die Fibrae arcuatae posteriores und externi ins Kleinhirn gelangen.
- In der zweiten und dritten Bahn hat das 1. Neuron zunächst den gleichen Verlauf. Die Fasern ziehen durch die Hinterwurzel zum Hinterhorn des Rückenmarks, ab diesem Punkt sind zwei Verläufe möglich:
  - Obere Extremität: Nach der Umschaltung im Nucleus vestibularis superior (Bechterew-Kern) werden Fasern der Nervenzellen über den Tractus spinocerebellaris anterior (Gowers-Bündel) zum Kleinhirn geführt. Die Fasern verlaufen im vorderen Anteil des kontralateralen Seitenstrangs des Rückenmarks, steigen zum Pedunculus cerebellaris superior auf, kreuzen die Mittellinie und ziehen zur ipsilateralen Kleinhirnhemisphäre.
  - Untere Extremität und Rumpf: Nach der Umschaltung im Nucleus dorsalis (Clarke-Säule) werden die Fasern über den Tractus spinocerebellaris posterior (Flechsig-Bündel) direkt über den Pedunculus cerebellaris inferior zur ipsilateralen Kleinhirnhälfte geführt.

Beide Bahnen enden im Paleocerebellum. Ihre physiologische Besonderheit besteht darin, dass sie unbewusste propriozeptive Eindrücke vermittelt. Die Projektion dieser Fasern erfolgt auf Ebene der ipsilateralen Kleinhirnrinde.

Bei Menschen besteht der Nucleus dorsalis nur zwischen C8 und L3. Infolgedessen leitet der Tractus spinocerebellaris posterior nur propriozeptive Informationen aus den unteren zwei Dritteln des Körpers weiter.

Kleinhirn

Das Cerebellum befindet sich in der Fossa cranii posterior auf der Rückseite des Hirnstamms (➤ Abb. 3.18). Es hat über die Pedunculi cerebellaris inferior, medius und superior Verbindung zu Medulla oblongata, Pons und Mesencephalon.

Das Kleinhirn besteht aus folgenden Strukturen:

- einem wurmförmigen Mittellappen: Vermis cerebelli,
- zwei großen Seitenlappen: Lobus cerebelli anterior und posterior, Kleinhirnhemisphären,
- einem kleinen, quer verlaufenden Vorderlappen: Lobus flocculonodularis.

Die Oberfläche des Kleinhirns wird durch Furchen in zehn Lappen (➤ Abb. 3.19) unterteilt, die den zerebralen Hirnwindungen entsprechen. Aufgrund der an der Oberfläche liegenden Furchen werden 85 % des Kleinhirns verdeckt. Das Schnittbild des Kleinhirns ähnelt einem Blumenkohl.

Das Nervengewebe des Kleinhirns besteht aus:

- einer peripheren grauen Substanz, die stark gefaltet ist und als Kleinhirnrinde (Cortex cerebelli) bezeichnet wird,
- einer tief gelegenen weißen Substanz,
- den Basalganglien (Nuclei basales).

Aufgrund der sehr hohen Dichte seines Kortex enthält das Kleinhirn, das etwa 11 % des Gesamtvolumens des Gehirns umfasst, **mehr als 50 % der Zellkörper der Neuronen des Gehirns.**

Es gibt drei gut abgrenzbare Bereiche im Kleinhirn, die unterschiedliche Funktionen erfüllen:

- Im anterioren Teil liegt der älteste Teil des Kleinhirns, das **Archicerebellum,** das die kaudalen

3

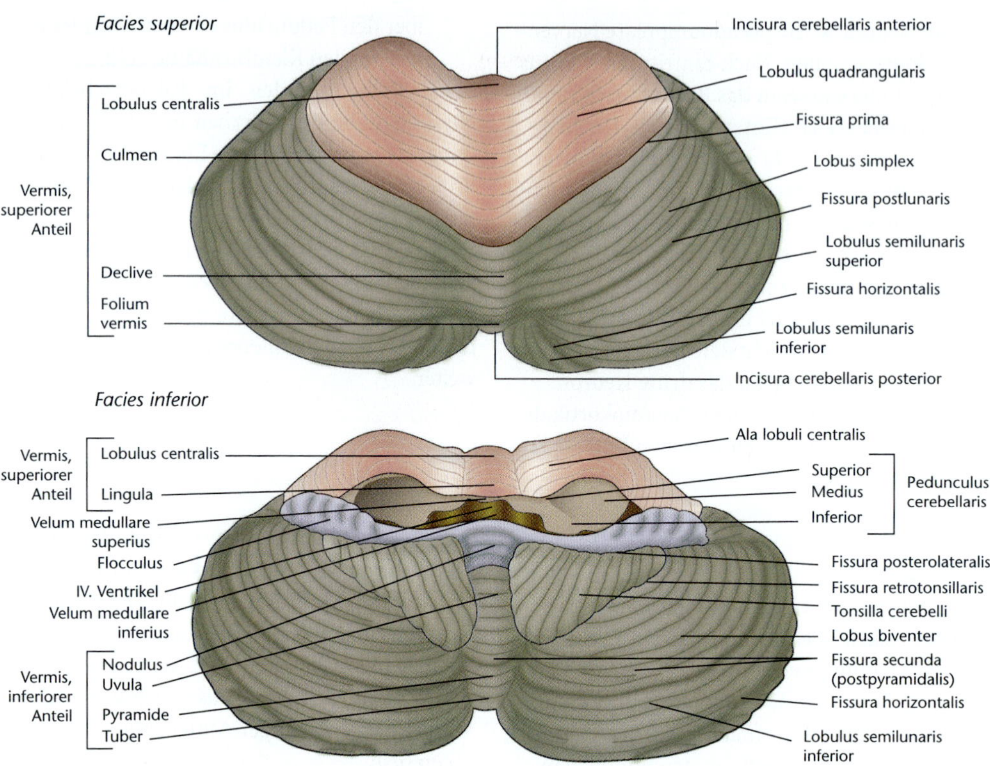

Abb. 3.18 Kleinhirn (Cerebellum; nach Netter)

Anteile des Kleinhirnwurms (Vermis cerebelli) und den Lobus flocculonodularis umfasst. Es ist an der Aufrechterhaltung des Gleichgewichts beteiligt ist.

- In der Mitte befindet sich das **Paleocerebellum,** das den Muskeltonus steuert und reguliert.
- Im posterioren Teil liegt das **Neocerebellum,** das die Muskelaktivitäten bei willkürlichen Bewegungen koordiniert.

Funktion

Das Kleinhirn ist das Nervenzentrum, das für die Steuerung und Regulierung der motorischen Aktivität verantwortlich ist. Im weitesten Sinne könnte man es als die Steuerungszentrale der motorischen Funktionen betrachten. Es empfängt Informationen aus allen Teilen des Rückenmarks und des Gehirns.

Es verarbeitet diese Informationen zu **chronologisch** und **somatotopisch** (räumlich-zeitliche Organisation) strukturierten Bewegungsprogrammen.

Diese Funktionen kann das Kleinhirn aber nur ausüben, wenn es fortlaufend über den Zustand des Bewegungsapparats informiert wird. Daher erhält es aus unterschiedlichen Regionen Informationen über die Körperhaltung und die Bewegung:

- Von Propriozeptoren bzw. über propriozeptive Leitungsbahnen: Informationen über die räumliche Position des Körpers und die Beweglichkeit der Extremitäten
- Vom Vestibularapparat: Informationen zur Kopfhaltung und seiner Position im Raum
- Vom Cortex: Informationen über geplante oder gerade ablaufende Bewegungen

Das Kleinhirn reagiert auf propriozeptive oder vestibuläre Information nicht mit direkten zerebello-spinalen oder zerebello-nukleären Reflexbögen, sondern unter Zwischenschaltung unspezifischer Hirnstammstrukturen, die zur Pyramidenbahn gehören.

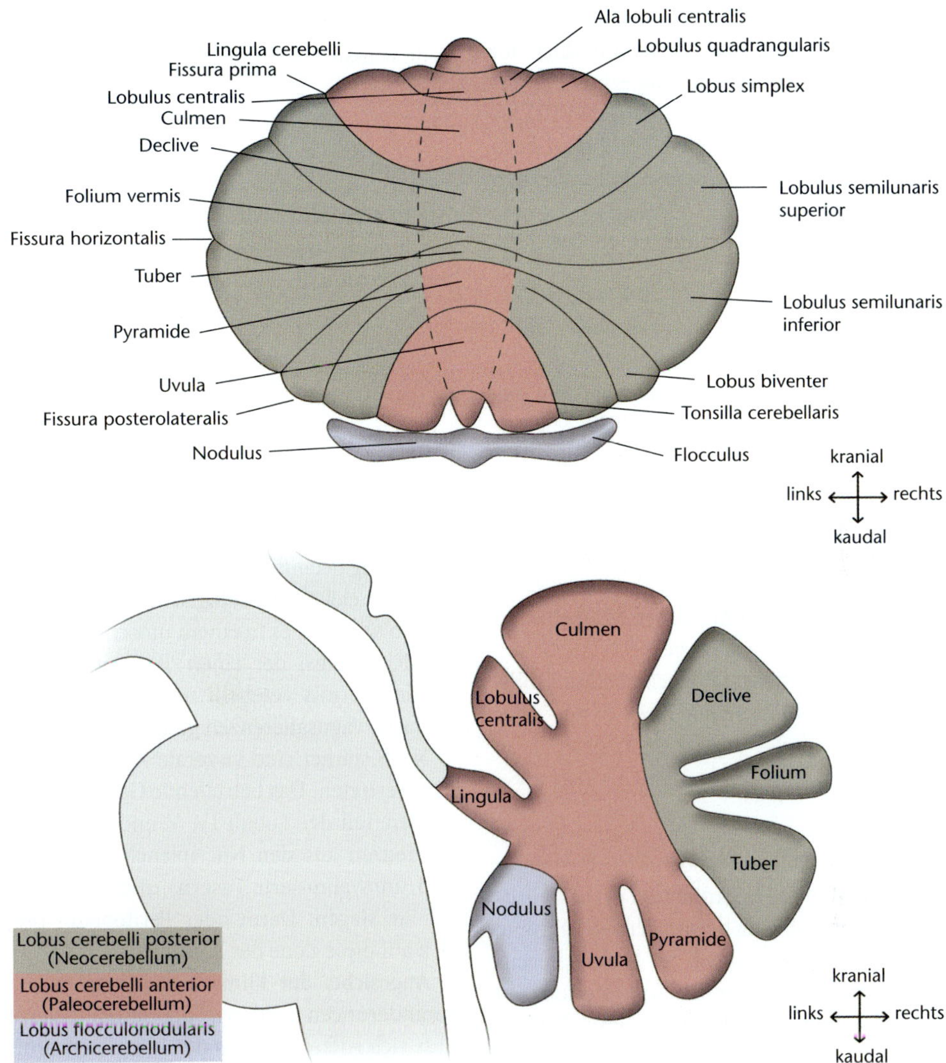

Abb. 3.19 Kleinhirnlappen (Lobuli cerebelli)

Sämtliche afferente und efferente Impulse seiner Schaltkreise müssen die Pedunculi cerebellares superior, medius und inferior durchlaufen.

Anders als das Großhirn wird das Kleinhirn nicht durch eine zentrale Furche (Fissura longitudinalis cerebri), sondern durch den Vermis cerebelli in zwei Hemisphären geteilt. Funktionell steuert der Vermis cerebelli die Skelettmuskulatur des Rumpfes, während die Kleinhirnhemisphären die Arm- und Beinmuskulatur kontrollieren.

Jede Kleinhirnhemisphäre kontrolliert die auf der gleichen Seite liegende Körperhälfte. Daher ist bei halbseitigen Kleinhirnläsionen, im Gegensatz zu Läsionen des Großhirns, immer die homolaterale Körperseite betroffen.

Archicerebellum

Dieser in den lateralen Anteilen des Kleinhirns liegende Bereich kontrolliert das Gleichgewicht. Der periphere Nervenimpuls beginnt im Vestibularapparat des Innenohrs, der aus den Bogengängen, Sacculus und Utriculus besteht und hochempfindlich auf Veränderungen der Kopfhaltung reagiert. Die Informationen werden vom N. vestibularis (HN VIII) bis zu dem im Hirnstamm liegenden Vestibulariskern geleitet und erreichen über diese Schaltstelle den Lobus flocculonodularis.

Läsionen in diesem Bereich führen zu Gleichgewichtsstörungen.

Paleocerebellum

Es bildet den Körper des Kleinhirns, von dem aus der für die aufrechte Haltung erforderliche Muskeltonus reguliert wird. Um zu verhindern, dass der Körper unter dem Einfluss der Schwerkraft zu einer Seite kippt, bewirken aus den Muskeln, Sehnen und Gelenken (unbewusste Tiefensensibilität) kommende Impulse unter Einbindung des Paleocerebellums eine Kontraktion der antagonistischen Muskeln und stellen das Gleichgewicht wieder her.

Läsionen im Bereich des Paleocerebellums führen zu Störungen des Muskeltonus, zu Hyper- oder Hypotonus.

Neocerebellum

Das Neocerebellum bildet die beiden Kleinhirnhemisphären und sorgt für die Koordination der willkürlichen Bewegungen. Will man bewusst eine bestimmte Bewegung ausführen, entsendet der Gyrus precentralis des Frontallappens nur einen zielgerichteten Befehl zur Durchführung der Bewegung. Welche begleitenden Bewegungsabläufe und Positionsänderungen diese Bewegung erfordert, entzieht sich der willentlichen Kontrolle. Diese Abläufe werden durch das Kleinhirn gesteuert, das auf die Schaltkreise einwirkt, die die Großhirnrinde mit dem Rückenmark verbinden und damit eine harmonische Bewegung sicherstellen.

Der Ausgangspunkt dieser Schaltkreise befindet sich im Bereich der temporalen oder frontalen Großhirnrinde.

Läsionen in diesen komplexen Schaltkreisen führen zu Störungen wie:

- Hypermetrie (unangemessen große Bewegungen),
- Intentionstremor,
- Adiadochokinese (Unfähigkeit, rasch alternierende willkürliche Bewegungen koordiniert auszuführen).

Nervenzentren und Interozeption

Als Interozeption wird die aus dem Körperinneren stammende und über das autonome Nervensystem vermittelte Sensibilität bezeichnet. Viszerale Reize werden aber nicht nur zu unterschiedlichen Gehirnregionen (Thalamus, Gyrus postcentralis usw.) geleitet, sondern überraschenderweise auch zum Kleinhirn. Daher lässt sich annehmen, dass das Kleinhirn auch eine nicht zu unterschätzende Rolle bei der Propriozeption spielt. Wie unsere SPECT-Untersuchungen gezeigt haben, lässt sich durch gezielte viszerale Manipulationen die Aktivität des Kleinhirns nachhaltig beeinflussen!

Durch elektrophysiologische Befunde (Mei 1998) wissen wir, dass es in einem umschriebenen Bereich des Kleinhirns, der einen Teil der Lobuli V und VI des Vermis cerebelli und der Pars intermedia umfasst, Vagusafferenzen gibt.

Noch stärker sind viszerale Afferenzen im Kleinhirn vertreten. Das betreffende Gebiet umfasst einen großen Teil der Lobuli IV, V und VI. Verschiedene Afferenzen aus den Nn. splanchnici (myelinisierte und unmyelinisierte Fasern) und Mechanorezeptoren in Magen, Darm oder Peritoneum projizieren sich auf diese Zone des Kleinhirns.

Angesichts der klinisch festgestellten Haltungsveränderungen sind wir der festen Überzeugung, dass sich Afferenzen aus den Nervi nervorum in die gleichen Bereiche des Kleinhirns projizieren wie viszerale Afferenzen.

Zeitmessung

Das Kleinhirn befindet sich parallel zu zwei großen Nervenbahnen von denen

- die eine Sinneseindrücke zum Gehirn leitet, wo sie analysiert werden, und
- die andere Befehle des Gehirns zu den Muskeln überträgt.

Damit erhält das Kleinhirn Kopien der sensorischen Informationen und der motorischen Befehle. Außerdem empfängt es Informationen aus zahlreichen kortikalen Arealen bzw. aus den unmittelbar darunterliegenden Regionen. Das Kleinhirn integriert und moduliert große Mengen an Informationen, die auf den ersten Blick sehr unterschiedlich erscheinen.

Alle vom Kleinhirn durchgeführten Vorgänge verfügen über einen gemeinsamen Nenner, der auf der genauen Zeitmessung beruht. Man könnte das Kleinhirn mit einer Uhr vergleichen. Sein Zeitmesssystem benutzt das Kleinhirn im Rahmen seiner Kontrollfunktion dazu, Abläufe zu ordnen bzw. zeitlich zu strukturieren.

Aufgrund dieser Besonderheit ist das Kleinhirn an vielen Lernprozessen beteiligt. Auf sensorischer Ebene wird z. B. die Geschwindigkeit berechnet, mit der Gegenstände oder Körpersegmente ihre Position ändern. Zur Koordination von Bewegungen werden auf motorischer Ebene die Befehle an einzelne Körperabschnitte in die richtige Reihenfolge gebracht.

Übrigens hat man das Kleinhirn bereits mit einem Netzwerk lernfähiger Neuronen, sogenannten Perzeptonen, verglichen. Es könnte daher in mehrfacher Weise in Lern- und Gedächtnisvorgänge eingreifen.

Allgemein gesagt, ist das Kleinhirn am Erwerb neuer motorischer Fähigkeiten und an deren Anpassung an veränderte Umgebungsbedingungen (motorische Lernfähigkeit) beteiligt.

Auf pathologischer Ebene können kognitive oder mentale Vorgänge unstrukturiert erscheinen, wenn eine Läsion des Kleinhirns vorliegt. Die Entdeckung, dass Störungen des Kleinhirns die „höheren" Zentren beeinträchtigen können, stand lange Zeit im Widerspruch zur klassischen Rolle des Kleinhirns.

Heute weiß man, dass Sprache, Aufmerksamkeit, Gedächtnis oder Emotionen von der Zeitmesserfunktion des Kleinhirns beeinflusst werden. Bei autistischen Kindern, die an Entwicklungsstörungen des Nervensystems leiden, konnten Verzögerungen in der kognitiven Entwicklung teilweise mit einer unzureichenden Entwicklung bestimmter Kleinhirnregionen in Verbindung gebracht werden.

Wir haben festgestellt, dass Traumata im Bereich des Kleinhirns Auswirkungen auf das Kurzzeitgedächtnis und auf die Erinnerung an das Unfallgeschehen haben. Osteopathische Techniken für die Dura mater und die Nerven haben einen erkennbaren positiven Einfluss auf diese Gedächtnisstörungen.

3.5.3 Nozizeption und Schmerz

Definition

Bestimmte Sinnesrezeptoren im Körper besitzen eine so hohe Reizschwelle, dass sie nur durch Läsionen stimuliert werden. Diese schädigenden Reize sprechen die Nozizeptoren an, deren Aktivität eine besonders bewusst wahrgenommene Empfindung hervorruft: den Schmerz. Aus physiologischer Sicht muss zwischen Schmerz und Nozizeption unterschieden werden.

Schmerz

Schmerzen sind unangenehme Empfindungen und Emotionen, die mit tatsächlich bestehenden oder potenziellen Läsionen assoziiert werden. Der Schmerz hängt sowohl von einer Empfindung, der Wahrnehmung eines algogenen Reizes als auch von einer affektiven Erfahrung ab, d. h. einem Gefühl des Unwohlseins, das individuell unterschiedliche Reaktionen erzeugt.

- Akuter Schmerz lehrt uns, gefährliche Situationen zu vermeiden. Es ist vor allem ein Alarmsignal, das Schutzreflexe auslöst. Er hilft uns, schädliche Reize, wie Verbrennungen zu meiden oder Körperteile, die zu großen Spannungen ausgesetzt sind, zu entspannen.
- Chronischer Schmerz betrifft Schmerzen, die länger als 3 bis 6 Monate andauern. Meist handelt es sich um ein Syndrom, das mit einer fortschreitenden Pathologie oder mit den Folgen einer Erkrankung verbunden ist.

Nozizeption

Nozizeption ist der sensorische Vorgang, der einen Nervenimpuls auslöst, der Schmerz verursacht.

Nozizeptoren können hoch aktiviert sein, ohne dass Schmerzen auftreten. Umgekehrt können trotz geringer Stimulation der Nozizeptoren die Schmerzen sehr intensiv sein.

Es ist bekannt, dass bei starken Gefühlen, akutem Stress oder einfach durch hohe Konzentration Schmerzempfindungen unterdrückt werden können. Jeder von uns hat sich, ohne es zu merken, schon einmal in den Finger geschnitten, weil er sich auf andere Dinge konzentriert hat.

Nozizeptoren

Körperliche Empfindungen hängen sowohl von den Mechanorezeptoren als auch von der Aktivität der Nozizeptoren ab. Meist handelt es sich dabei um freie Endigungen von nicht myelinisierten Nervenfasern. Sie machen auf eine lokale Gewebeschädigung oder eine Gefährdung der körperlichen Unversehrtheit aufmerksam.

Aktiviert werden die Nozizeptoren durch Reize, die Veränderungen in den Geweben verursachen können. Dazu gehören z. B. starke mechanische Belastungen, extreme Temperaturen, Sauerstoffmangel oder Kontakt mit toxischen Substanzen. Viele endogene Substanzen wie Histamin, Bradykinin, Prostaglandin oder Serotonin können die Erregungsschwelle von Nozizeptoren aktivieren oder beeinflussen.

Man unterscheidet vier Arten von Nozizeptoren:

- **Mechanische Nozizeptoren** reagieren auf mechanische Belastungen wie Stiche, Quetschungen, Zug- oder Druckbelastungen. Sie bleiben so lange unverändert erregt, solange die Stimulation anhält. Die Reizleitung erfolgt hauptsächlich über die afferenten Aδ-Fasern.
- **Thermische Nozizeptoren** reagieren auf hohe (> 45 °C) oder niedrige (< 10 °C) Temperaturen und stehen meist mit nichtmyelinisierten C-Fasern in Verbindung.
- **Chemosensible Nozizeptoren** reagieren auf externe Toxine und auf Substanzen, die durch die geschädigten Gewebe produziert werden.
- **Polymodale Nozizeptoren** reagieren auf mechanische, chemische und thermische nozizeptive Reize. Sie sind an nichtmyelinisierte C-Fasern gebunden. **C-Fasern bilden fast 90 % der nichtmyelinisierten Fasern der Hautnerven**.

Nervenschmerzen

Die Funktion der intrinsischen Innervation der Nerven und ihrer Bindegewebe ist heute geklärt.

Polymodalität des Nervi nervorum

Die Nervi nervorum bilden eine afferente Bahn, die an der Sensibilität und an pathologischen, den Nerv betreffenden Prozessen beteiligt ist. Die Nervi nervorum reagieren auf bestimmte (chemische, elektrische und mechanische) Reize und verhalten sich wie primäre Nozizeptoren.

Sie setzen Prostaglandine und Neuropeptide frei, die an der Entzündungsreaktion beteiligt sind. Verschiedene Experimente bestätigen, dass sich diese intrinsische Innervation des peripheren Nervs wie ein großes Netzwerk aus polymodalen Nozizeptoren verhält. Die Aktivierung dieser Nozizeptoren erfolgt oft mechanisch, kann aber auch über chemische Mediatoren erfolgen.

Häufig sind es Schädigungen des perineuralen Bindegewebes, die afferente Impulse auslösen.

Wenn ein Gewebe leidet, ist es der Ausgangspunkt einer nozizeptiven Information. Auch wenn diese Information nicht immer stark genug ist, um als Schmerz identifiziert zu werden, kann sie die mechanischen Möglichkeiten in der betroffenen Nervenregion beeinflussen und konditionieren.

Bewegungen, die den ursprünglichen Schmerz verstärken könnten, werden vom Gehirn oder über Reflexwege sorgfältig unterbunden. Auch die Körperhaltung und die Gelenkbewegungen haben sich diesem Imperativ unterzuordnen. Anpassungs- und Kompensationsmechanismen versuchen, den durch die nozizeptiven Informationen auferlegten Anforderungen zu genügen.

Zentrale Wirkung

Eine osteopathische Behandlung kann sicherlich auch nozizeptive Informationen aus dem Gewebe beeinflussen. Nur durch die propriozeptive Wirkung lassen sich einige sehr spektakuläre Besserungen nicht erklären. Wie wäre es sonst möglich, dass durch eine einfache Manipulation peripherer Nerven bestimmte Gelenke sofort wieder frei beweglich sind? Die einzig mögliche Erklärung ist, dass die Behandlung den nozizeptiven Reflexbogen unterbrochen hat, der die Bewegungseinschränkung in der betroffenen Region aufrechterhalten hat.

3.5.4 Viszerale Verbindungen

Die Manipulation peripherer Nerven wirkt sich nicht nur auf die Nozizeption aus, sondern kann auch starke viszerale Reaktionen hervorrufen.

Nach der manuellen Behandlung peripherer Nerven kommt es oft zu einer schnelleren Verbesserung viszeraler Funktionsstörungen, viszerale Manipulationen können leichter ausgeführt und viszerale Symptome verringert werden bzw. vollständig verschwinden.

Diese Veränderungen konnten so oft beobachtet werden, dass sich daraus viszerale Verbindungen mit bestimmten Nerven ableiten lassen.

Projizierter Schmerz

Verbindungen zwischen peripheren Nerven und Organen lassen sich durch die Schmerzprojektion erklären.

Während die meisten viszeralen Schmerzen lokal in einem Organ wahrgenommen werden, gibt es manchmal auch projizierte, d. h. nicht im betroffenen Gebiet, sondern weiter entfernt spürbare Schmerzen.

Projizierter Schmerz ist ein in der Medizin bekanntes Phänomen, das z. B. folgende Schmerzen erklärt:

- Schmerzen in der rechten Schulter bei Gallensteinen
- Hodenschmerzen bei Nierenkolik
- Schmerzen im linken Arm bei Angina pectoris usw.

In der Neurophysiologie erklärt man solche Mechanismen durch eine „konvergente Projektion" auf der Rückenmarkebene.

Spinalneuronen

Alle somatosensiblen und nozizeptiven Afferenzen werden, wenn sie im Hinterhorn des Rückenmarks ankommen, über ein spinales Neuron umgeschaltet. Bonnel und Georgesco (1985) unterscheiden im Wesentlichen drei Arten von Neuronen im Hinterhorn des Rückenmarks (➤ Abb. 3.20):

- **Nichtnozizeptive Neuronen,** die ausschließlich durch nichtnozizeptive Reize erregt werden.

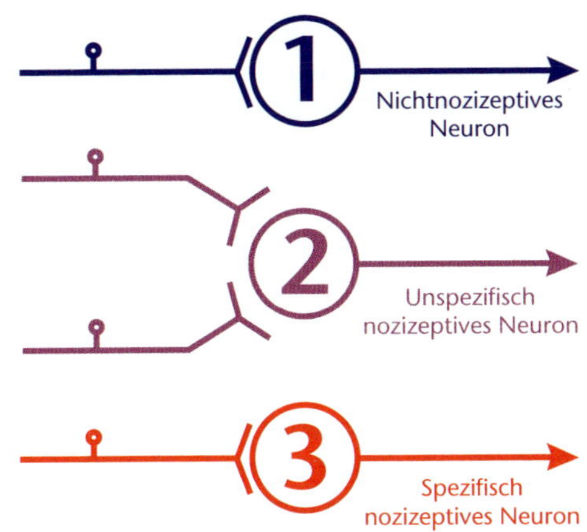

Abb. 3.20 Drei funktionelle Arten von Neuronen im Hinterhorn des Rückenmarks (nach Besson et al.)
1. Nichtnozizeptive Neuronen, die nur durch nichtnozizeptive Reize aktiviert werden (leichter Druck, Bewegung der Haare usw.).
2. Unspezifisch nozizeptive Neuronen (konvergierende Neuronen), die durch mechanische Reize geringer Intensität und durch nozizeptive Reize aktiviert werden.
3. Spezifisch nozizeptive Neuronen, die ausschließlich durch nozizeptive Reize aktiviert werden.

- **Unspezifisch nozizeptive Neuronen (konvergierende Neuronen),** die sowohl auf nozizeptive als auch auf mechanische Reize geringer Intensität reagieren.
- **Spezifisch nozizeptive Neuronen,** die ausschließlich durch nozizeptive Reize erregt werden.

Konvergierende Neuronen sprechen auf eine Vielzahl unterschiedlicher nozizeptiver und nichtnozizeptiver Reize an. Die afferenten Bahnen, die diese Neuronen aktivieren vermitteln Informationen über drei Fasertypen Aα, Aδ und C.

Nozizeptive Informationen aus Haut, Muskeln oder Gelenken aktivieren die konvergierenden Neuronen.

Auch nozizeptive Reize viszeralen Ursprungs können sie aktivieren.

Neuroviszerale Verbindungen

Die viszerosomatische Konvergenz in einem Neuron bildet die funktionelle Grundlage zur Erklärung des projizierten Schmerzes. Somit kann ein durch ein Organ erzeugter Schmerz von einer anderen Struktur wahrgenommen bzw. dieser Struktur zugeordnet werden, die über das gleiche Neuron umgeschaltet wird. Im Allgemeinen spürt man die Schmerzen im Versorgungsgebiet der Spinalnervenwurzel, die an der Konvergenz der Nervenimpulse beteiligt ist.

Ein Beispiel: Kapselschmerzen im rechten Schultergelenk hängen oft mit der Leber zusammen. Nozizeptive Reize aus der Leber werden vom N. phrenicus in den Halsbereich geleitet und erreichen das Rückenmarksegment C4, wo der N. axillaris, der das Schultergelenk innerviert, einen großen Teil seiner Fasern erhält.

Neben diesen „exzitatorischen" Gebieten haben konvergierende Neuronen meist auch ein „inhibierendes" Gebiet, das meist auf der Haut liegt. In diesem Bereich gesetzte, auch schwache Reize sind fast alle imstande, die Aktivität der konvergierenden Neuronen zu hemmen.

Mit der transkutanen elektrischen Nervenstimulation (TENS) kann man einen Schmerz über einen elektrischen Impuls in einer Hautzone, die mit der Schmerzregion in Verbindung steht, lindern. Diese Inhibition wirkt besonders gut auf die durch die nozizeptive Stimulation des exzitatorischen Gebiets induzierte Aktivität.

Nozizeptive Reize aus den Organen können durch schwache mechanische Impulse, wie sie von den Nervi nervorum ausgehen, „in Schach" gehalten werden. Der Ausgleich zwischen einem exzitatorischen viszeralen und einem inhibitorischen neuralen Reiz könnte die Wechselwirkung zwischen Organen und peripheren Nerven erklären.

Genau diese Phänomene machen sich wohl auch Reflextechniken zunutze. Auf der Grundlage eigener klinischer Beobachtungen konnten wir unsererseits verschiedene Entsprechungen zwischen peripheren Nerven und Organen feststellen.

3.6 Elektromagnetische Eigenschaften

In seinem Buch **Energy Medicine** (2000) unterstreicht James L. Oschman die elektromagnetische Rolle des das perineurale System bildenden Bindegewebes. Er bezieht sich dabei auf Arbeiten über das perineurale Steuerungssystem und die Hirnströme von Robert O. Becker. Nachstehend eine kurze Zusammenfassung der wichtigsten Punkte.

3.6.1 Dualität des Nervensystems

Neurophysiologen konzentrieren sich auf das „klassische" Nervensystem und richten ihre Aufmerksamkeit zum großen Teil auf Neuronen, die Informationen in Form elektrischer Impulse von einem Punkt zum nächsten weiterleiten.

Die „Neuronen-Doktrin" betrachtet sämtliche Nervenfunktionen als das Ergebnis neuronaler Aktivitäten. Davon ausgehend, werden auch die Integration der Gehirnfunktionen, das Gedächtnis oder das Bewusstsein als Ergebnis umfangreicher neuronaler Verschaltungen angesehen. Dies bedeutet, dass sich die moderne Neurophysiologie nur mit der Aktivität von weniger als 50 % der Nervenzellen befasst (Becker 1990 und 1991).

Dieses Konzept ist unvollständig, da es das entwicklungsgeschichtlich viel ältere Informationssystem in den Zellen des perineuralen Bindegewebes nicht miteinbezieht, das immerhin mehr als die Hälfte der Gehirnzellen bildet. Die perineuralen Zellen umhüllen alle Nervenfasern und folgen ihnen bis zu ihren feinsten Endigungen in den gesamten Körper.

Perineurales System

Becker beschrieb die Eigenschaften des die Nerven umhüllenden Bindegewebes, das als Perineurium bezeichnet wird. Jede Nervenfaser des menschlichen Körpers wird bis zu ihren feinsten Endigungen vollständig von perineuralen Zellen umhüllt. Becker hob die Dualität des Nervensystems hervor und zeigte auf, dass das Nervensystem zwei unterschiedliche elektrische Komponenten integriert:

- Das klassische binäre neuronale Netzwerk, das im „Alles oder nichts"-Modus arbeitet und im Zentrum des Interesses der modernen Neurophysiologie steht und
- ein entwicklungsgeschichtlich älteres System, das perineurale Netzwerk. Er besteht aus den verschiedenen Hüllschichten, die die Nervenfasern schützen, und funktioniert mit Gleichstrom.

Das Nervensystem ist ein essenzielles System des menschlichen Körpers. Seine Funktionsweise lässt sich anhand der elektrischen Felder messen, die während der Übertragung von Nervenimpulsen entstehen. Da elektrische Ströme immer Magnetfelder erzeugen, ist das Nervensystem auch der Ursprung von Magnetfeldern, die in und um den Körper entstehen. Die anatomische und physiologische Stützstruktur für diese elektromagnetische Aktivität bildet das perineurale System.

Dabei handelt es sich um ein ausgeklügeltes Kommunikationssystem. Es erzeugt einen Strom niedriger Spannung, der sich bei Verletzung in einen „Läsionsstrom" umwandelt und die Wundheilung steuert.

Oszillationen des Gleichstromfeldes, sogenannte Gehirnwellen, regulieren sämtliche Aktivitäten bzw. Vorgänge im Nervensystem und können auch das Bewusstsein steuern.

Da Nerven weder elektrisch noch magnetisch isoliert sind, findet ein gewisser Austausch mit den benachbarten Geweben statt (Oschman 1990). Doch selbst wenn durch diesen Austausch Informationen verloren gehen, erleidet der über weite Strecken fortgeleitete Nervenimpuls keinen Energieverlust. Es wird angenommen, dass das perineurale System die Energie während der Übertragung der Nervenimpulse über große Entfernungen aufrechterhält.

Eine der wichtigsten Entdeckungen von Becker ist, dass das perineurale System von Magnetfeldern beeinflusst wird. Die Grundlage dieser Forschung betrifft ein magnetisches Phänomen, das unter dem Namen „transversaler Hall-Effekt" bekannt ist. Es zeigt auf, welch wichtigen Platz Halbleiter bei den untersuchten Phänomenen einnehmen. Becker zog daraus den Schluss, dass Akupunkturpunkte und Meridiane Eintrittskanäle in das System sind, das die Gewebereparatur reguliert.

Gehirnwellen

Elektrische Aktivität Gehirns

Das Gehirn sendet selbst im Schlaf oder im Koma sehr schwache elektrische Ströme aus, die ein Zeichen seiner Aktivität sind.

Diese Aktivität kann mit Elektroden, die an verschiedenen Punkten des Schädels auf der Kopfhaut angebracht werden, gemessen werden. Dabei werden Schwankungen in der Potenzialdifferenz zwischen zwei Elektroden (in µV oder Millionstelvolt) aufgezeichnet und im Elektroenzephalogramm dargestellt. Die an der Oberfläche der Kopfhaut registrierte Gehirnaktivität folgt bestimmten Rhythmen oder Gehirnwellen.

Anhand der Frequenz lassen sich vier Grundmuster unterscheiden, die man bestimmten physiologischen Zuständen zuordnen kann:

- Alphawellen kennzeichnen einen entspannten oder diffusen Wachzustand. Man ist vielleicht gerade erwacht, ruht aber noch mit geschlossenen Augen, ohne besondere Konzentration oder Wachsamkeit. Der Alpharhythmus ist ein regelmäßiger Sinusrhythmus mit ziemlich niedrigen Frequenzen (8–12 Hz) und kleiner Amplitude (25–60 µV). Er kennzeichnet den ausgeglichenen Zustand des Wachbewusstseins.
- Betawellen erscheinen im Zustand aktiver Wachheit und im REM-Schlaf. Man hat die Augen geöffnet, ist aufmerksam, konzentriert oder auf ein bestimmtes Ziel orientiert. Betawellen entstehen bei geistigen Anforderungen z. B. beim Rechnen. Die Frequenzschwankungen sind größer (15–40 Hz), die Amplitude ist geringer (10–30 µV). Während der Narkose bedeutet ein Betarhythmus, dass das Bewusstsein noch nicht vollständig ausgeschaltet ist. Manchmal werden Betawellen als Ausdruck einer kämpferischen Haltung und der Aktivierung des sympathischen Systems angesehen. Auch beim Erkunden der eigenen Umgebung scheinen sie eine Schlüsselrolle zu spielen.

- Thetawellen treten beim Einschlafen, in der Anfangsphase des Schlafs, bei leichtem Schlaf und im Zustand tiefer Entspannung auf. Dieser Rhythmus kann auch mit dem kreativen Bewusstsein, der Fantasie verbunden sein und tritt bei bestimmten Meditationen, beim Träumen und bei Visualisierungen auf. Es sind Wellen mit sehr niedrigen Frequenzen (4–8 Hz).
- Deltawellen sind kennzeichnend für Tiefschlafphasen oder für den Zustand während einer Anästhesie. Für einige Autoren gibt es diese Wellen im Wachzustand nicht, für andere sind sie ein Zeichen von passiver und beobachtender mentaler Aktivität (Träumereien, allgemein erhöhte Empfindsamkeit, Zen-Meditation). Es sind langsame Hirnwellen mit niedriger Frequenz (0,5–3 Hz) und hoher Amplitude.

Bei fehlender Hirnaktivität flachen die EEG-Kurven ab, das ist das klinische Zeichen des Hirntods.

Ausbreitung der Gehirnwellen

Im Vergleich zu den Neuronen ist die Leitgeschwindigkeit des perineuralen Bindegewebes viel langsamer. Der Gleichstrom breitet sich wellenförmig im gesamten Körper aus. Wie Beckers Arbeiten gezeigt haben, handelt es sich um messbare, kohärente Wellen. Sie entstehen durch die rhythmische und synchronisierte Ausbreitung des Gleichstroms durch bestimmte Neuronengruppen im Gehirn.

Die Gehirnwellen – die Oszillationen des Gleichstroms im Gehirn – beschränken sich nicht auf das Gehirn. Sie breiten sich über das gut leitende Gefäßsystem und entlang der peripheren Nerven aus. Über das perineurale System gelangen sie bis in den letzten Winkel des Körpers.

Der Grundrhythmus entspricht den Oszillationen der Gehirnwelle, die sich im gesamten Gehirn, im perineuralen System und schließlich in allen innervierten Teilen des Körpers ausbreiten.

Auch die Oszillationen der elektrischen Herzaktivität bleiben nicht auf den Herzmuskel beschränkt, sondern breiten sich über das Gefäßsystem und das perivaskuläre Bindegewebe bis in die Grundsubstanz der lebenden Zelle im ganzen Körper aus.

Becker konnte anhand seiner Forschungsergebnisse aufzeigen, dass die Gehirnwellen sämtliche Vorgänge innerhalb des Nervensystems, einschließlich der Bewusstseinszustände, steuern.

Die Gehirnwellen bewirken eine rhythmische Schwankung der lokalen elektromagnetischen Felder um jedes Neuron. Diese lokalen Felder bestimmen wiederum die Reizempfindlichkeit (Erregbarkeit) der Neuronen.

Wenn das lokale Feld dazu führt, dass das Neuron bereit ist, Signale zu übermitteln (Depolarisationsschwelle), bewirkt ein kleiner Stimulus die Entladung des Nervs. Wenn das lokale Feld weit von der Depolarisationsschwelle entfernt ist, muss der Reiz sehr viel stärker sein, um das Neuron zu erregen.

Da das Gehirn gut vaskularisiert und Blut ein guter Leiter ist, können sich Gehirnwellen auch über das Gefäßsystem ausbreiten. So trägt der Blutreislauf mit dazu bei, dass sich die elektrischen Gehirn-, Herz- und Muskelströme mit Signalen aus anderen Organen vermischen.

Gehirnwellen können im Rahmen von Empfindungen, Bewegungen oder Gedanken lokal von kleinen elektromagnetischen Feldern überlagert oder moduliert werden. Jede elektrische oder magnetische Aktivität, jede Störung wird im Gefolge der großen Wellen über das ganze System verteilt.

Das perineurale System ist ein Gleichstromkommunikationssystem, das jedes innervierte Gewebe erreicht.

3.6.2 Läsionsströme und Gewebereparatur

Bei Verletzung oder Gewebeschädigung wird das perineurale System in den allgemeinen Informationsaustausch einbezogen. Von der verletzten Stelle geht ein sogenannter Läsionsstrom aus, der so lange bestehen bleibt, bis die Reparatur des Gewebes abgeschlossen ist. Durch diesen Läsionsstrom wird der Körper über die Lage und Größe der Verletzung informiert. Er bewirkt aber auch, dass Leukozyten und Fibroblasten aus Haut und Bindegewebe einwandern, um die Wunde zu verschließen und zu versorgen.

Da sich der Läsionsstrom während des Heilungsprozesses laufend ändert, werden benachbarte Gewebe immer über den aktuellen Stand unterrichtet.

Becker konnte nachweisen, dass nicht Ionen, sondern Halbleiter den Läsionsstrom prägen. Halbleiter sprechen auf Magnetfelder an (Hall-Effekt). Die Halbleitung findet im perineuralen Bindegewebe sowie in den angrenzenden Teilen der Zellmatrix statt.

Dieses Bindegewebe setzt sich kontinuierlich in anderen Gewebehüllen fort: im perivaskulären Bindegewebe der Gefäße, im perilymphatischen Bindegewebe der Lymphbahnen, in den Faszien der Muskeln, im Periost der Knochen. Theoretisch bezieht die Matrix lebender Zellen all diese Bindegewebsschichten mit ein, einschließlich des Zytoskeletts und der Kernstrukturen im Inneren der Zelle.

3.6.3 Rolle des perineuralen Systems

Das Nervensystem kann also zwei Kommunikationssysteme nutzen:

- Das System der Neuronen, in dem Informationen von einem Punkt zum nächsten übertragen werden, ermöglicht eine sehr genaue motorische oder sensible Kontrolle.
- Das perineurale System bildet einen Regelkreis, der überall im Körper Reaktionen integriert und steuert. Es hat kein spezifisches Ziel, sondern übermittelt regelmäßig Informationen in alle Richtungen.

Die meisten Physiologen untersuchen bevorzugt lineare Zusammenhänge wie die Übertragung durch Nervenbahnen oder Hormon-Rezeptor-Interaktionen. Obwohl man ihre Bedeutung kennt, finden umfassendere Regelkreise nur selten genügend Interesse. Das mag unter anderem auch daran liegen, dass die theoretischen Grundlagen hierzu fehlen.

Becker konnte nachweisen, dass die Funktion der Neuronen durch das perineurale System gesteuert wird und nicht umgekehrt.

Das perineurale System ist an einer Vielzahl von Phänomenen beteiligt, z. B. an

- den Auswirkungen des Erdmagnetfelds auf die Gehirnwellen, davon werden nicht nur Zugvögel, sondern auch psychische Verhaltensweisen, Wetterfühligkeit und Biorhythmen beeinflusst,
- der tiefen Anästhesie, bei der die frontookzipitalen Gehirnströme durch Gleichstrom künstlich umgekehrt werden, oder der Erzeugung von Hypnosezuständen,
- der Steuerung des Wachstums und der Regeneration von Geweben,
- der Kontrolle des Wundverschlusses.

3.7 Neuro-psycho-emotionale Beziehungen

Die Behandlung einzelner Körperbereiche und der entsprechenden peripheren Nerven hat immer auch Auswirkungen auf das zentrale Nervensystem. Das ZNS ist mit dem limbischen System, dem emotionalen Zentrum des Körpers, verbunden. Dass es zwischen dem limbischen System und anderen Körperbereichen Interaktionen geben kann, haben SPECT-Untersuchungen ausreichend belegt. Es scheint, dass der Körper in ähnlicher Weise auf unsere Behandlungen reagiert. Das möchten wir genauer erläutern.

3.7.1 Ähnlichkeit der Informationen

Wenn ein strukturell oder funktionell beeinträchtigtes Gewebe behandelt wird, stellt die Manipulation eine Information für das Gehirn dar, die zu den Milliarden gespeicherter Informationen hinzugefügt wird.

Wie das Gehirn darauf reagiert, hängt davon ab, ob es bereits ähnliche Informationen empfangen und gespeichert hat. Kleine Schocks oder Traumata können unverhältnismäßig starke Folgen nach sich ziehen, wenn sie entsprechende Erinnerungen im Gehirn wecken.

Man kann das Verhalten eines Patienten angesichts eines Traumas nicht damit abtun, indem man sagt: „Stellen Sie sich nicht so an, das ist doch harmlos. Bei anderen war es zehnmal schlimmer und sie haben sich nichts anmerken lassen“. Wenn der Therapeut in diesem Zusammenhang auch noch sich selbst als Beispiel nennt, dann weiß man wer – der Therapeut oder der Patient – als wichtiger angesehen wird!

3

3.7.2 Speicherung von Informationen

Unser persönlicher Erfahrungsschatz setzt sich aus allen Informationen, die wir empfangen haben, zusammen, nichts wird vergessen. Unser Gehirn verfügt über ein erstaunliches Gedächtnis, doch scheinbar haben auch die Körpergewebe ein eigenes Gedächtnis. Beweisen lässt sich das jedoch nicht. Sobald ein Gewebe „informiert" wurde, wird diese Information an die höheren Gehirnzentren weitergeleitet, die dann darüber entscheiden, welche Reaktion erfolgt. Als Osteopathen praktizieren wir manuelle Medizin, daher müssen unsere Finger die Gewebe zum Sprechen bringen. „Only the tissues know" – „nur Gewebe wissen" – lautet ein Zitat, das Rollin Becker zugeschrieben wird.

3.7.3 Fallbeispiel

Während einer tätlichen Auseinandersetzung wurde ein Patient durch einen Handkantenschlag in der rechten Schlüsselbeingrube verletzt (die Thoraxapertur zählt neben der Nierenregion zu den empfindlichsten Stellen des Körpers.) Der Schlag war so heftig, dass er das Bewusstsein verlor.

Nach diesem Zwischenfall litt er jahrelang an Migräne und einem Zervikobrachialsyndrom auf der rechten Seite, deren Intensität über die Jahre schwächer wurde. Nun kam dieser Patient wegen Ischiasschmerzen auf der rechten Körperseite, die vor mehr als einem Jahr begonnen hatten, in unsere Sprechstunde.

Nach mehreren Tests diagnostizierten wir ein Thoracic-Outlet-Syndrom auf der rechten Seite. Wir behandelten den Plexus brachialis und seine verschiedenen Äste und Endäste. Nach dieser Behandlung litt der Patient an schweren Schlafstörungen, die ihn zwangen, die Nacht sitzend in einem Sessel zu verbringen. Nach und nach begann er sich an Einzelheiten der Auseinandersetzung zu erinnern, Erinnerungen, die so präzise waren, dass er schließlich die ganze Szene wieder vor sich sah. Da erinnerte er sich plötzlich, dass sich einer seiner Freunde diskret aus dem Staub gemacht hatte, anstatt ihm zu helfen! In der Folge war er wochenlang sehr verängstigt gewesen.

Interessant an dieser wahren Geschichte ist, dass der Patient uns gegenüber nie erwähnt hatte, dass er Opfer einer Schlägerei gewesen war. Die Strukturen der Thoraxapertur hatten die nozizeptiven Informationen direkt mit den Nervenzentren und den Bereichen, in denen die Emotionen verarbeitet werden, verbunden. Es ist denkbar, dass unsere Behandlung bestimmte Informationswege zwischen Körper und Psyche aktiviert und damit die psychosomatischen Reaktionen ausgelöst hat.

Die Geschichte nahm ein glückliches Ende. Nach einem Monat hatte der Patient keine Ischiasschmerzen mehr. Er besuchte seinen Freund von damals, um mit ihm über dieses Ereignis zu sprechen und seinen Groll zu überwinden. Obwohl er keine körperlichen Beschwerden mehr hatte, suchte der Patient uns noch mehrfach auf, um seinem Körper dabei zu helfen, die Folgen dieses Traumas zu verarbeiten.

Nichts gerät in Vergessenheit

Das genannte Beispiel eignet sich auch dazu, die Vorstellung von Heilung zu relativieren. Alles was uns passiert, ist ein Bestandteil unseres Lebens, Teil unseres physischen und psychischen Erfahrungsschatzes. Anzunehmen, dass man diese Erfahrungen mit einem Handstreich ungeschehen machen kann, erscheint uns sehr vermessen!

Die Aufgabe des Therapeuten ist es, den Körper zu unterstützen, seine Kompensations- und Anpassungsmechanismen zu verbessern – und wenn ihm das gelingt, hat er bereits sehr viel erreicht! Wenn Therapeuten behaupten, dass sie Patienten „heilen", befällt uns immer ein gewisses Unbehagen.

In diesem Zusammenhang erinnern wir uns an ein altes medizinisches Sprichwort: „Immer zuhören, vielleicht lindern und – mit Gottes Hilfe – heilen!"

KAPITEL

4 Manipulation peripherer Nerven

4.1 Behandlungsprinzipien

Es gibt keinen Unterschied zwischen den allgemeinen osteopathischen Prinzipien und den für die Nerven geltenden Prinzipien: Mobilität und Bewegungsfreiheit sind in beiden Bereichen das oberste Gebot.

Ein Nerv kann seine Funktionen nur dann richtig erführen, wenn er innerhalb seiner eigenen Struktur und gegenüber den umliegenden Geweben frei beweglich ist. Erst diese Bewegungsfreiheit ermöglicht eine gute

- Nervenleitung,
- elektromagnetische Leitung,
- intraneurale arteriovenöse Zirkulation,
- intraneurale Innervation,
- lokale und systemische Reaktionsfähigkeit.

4.2 Palpation peripherer Nerven

Einen Nerv zu ertasten und ihn dabei von den umliegenden Strukturen abzugrenzen, ist nicht immer einfach. Im Folgenden werden jene Strukturen, die es vom Nerv zu unterscheiden gilt, betrachtet, denn nur so kann man sicher sein, dass man tatsächlich den Nerv palpiert. Einige dieser Strukturen sind aufgrund ihrer Größe und Lage leicht zu erkennen, andere erfordern jedoch eine differenzierte Schulung des Tastsinns und eine längere Lernphase.

Es ist relativ einfach den N. medianus von der Bizepssehne zu unterscheiden, gegenüber der Sehne des M. palmaris longus ist es deutlich schwieriger. Im Folgenden wird beschrieben, was die Finger, abhängig von den Geweben, die ihnen auf der Suche nach dem Nerv begegnen, spüren sollen.

4.2.1 Nerv

Der Nerv fühlt sich wie ein feines, etwas gewelltes Schnürchen an, bei der Palpation erscheint er ziemlich hart, er kann drucksensibel oder druckschmerzhaft sein. Große Nerven wie der N. ischiadicus erinnern mehr an eine Schnur als an ein Schnürchen.

Erkennen des Nervs

Die Palpation von Nervengewebe erfordert Vorsicht und Feingefühl. Erkennen lässt sich der Nerv durch folgende Merkmale:

- Seine längliche, manchmal unregelmäßige Zylinderform
- Seine relativ feste Konsistenz, die sich von der Weichheit anderer Gewebe unterscheidet
- Seine gegenüber den umliegenden Geweben größere Sensibilität
- Seine Dehnbarkeit in Längsrichtung
- Seine Mobilität in transversaler Richtung

Oberflächliche Nerven

Oberflächliche Gleitbewegung mit dem Finger

Oberflächliche Nervenstämme lassen sich durch Gleitbewegungen im Nervenverlauf lokalisieren (➤ Abb. 4.1). Am besten lässt man die Fingerkuppe auf der Suche nach der Durchtrittstelle des Nervs von distal nach proximal über die Haut gleitet.

Dabei ist zu beachten, dass distal der Austrittsöffnung des Nervs auf Ebene der Haut bzw. der Aponeurose eine wenige Millimeter bis 1 cm große Flachstelle ertastet werden kann. Liegt eine Fixierung vor, ist die Austrittsöffnung des Nervs oft verhärtet.

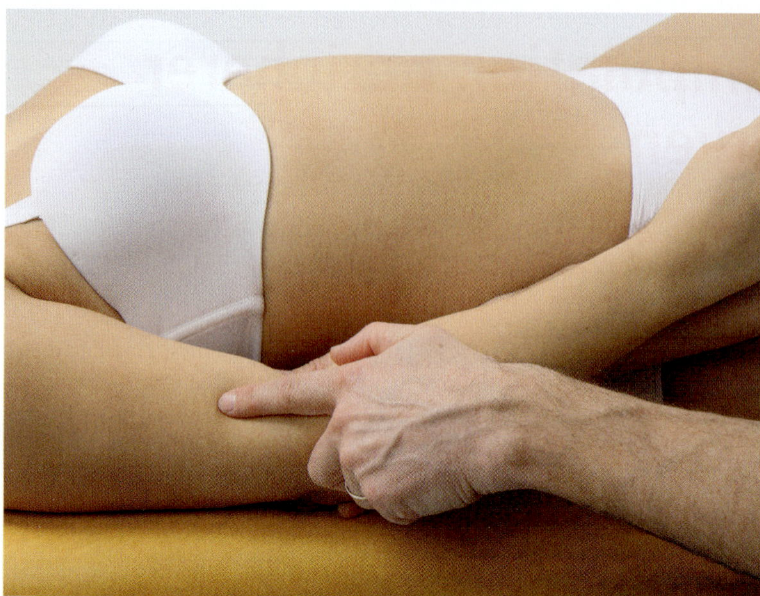

Abb. 4.1 Oberflächliche Gleitbewegung mit dem Finger

Pinzettengriff

Ein oberflächlicher Nervenast kann auch mithilfe einer Hautfalte palpiert werden. Der Pinzettengriff mit Daumen und Zeigefinger eignet sich für Regionen, in denen die Haut fein, wenig infiltriert und nicht mit den darunterliegenden Schichten verklebt ist (➤ Abb. 4.2).

Man legt den Finger distal der Stelle auf, an der der Nerv theoretisch an die Oberfläche tritt und bildet zwischen Daumen und Zeigefinger eine Falte von Haut und Unterhautgewebe. Die Fingerkuppen liegen im rechten Winkel zum angenommenen Verlauf des oberflächlichen Nervs.

Diese Falte wird behutsam zwischen den Fingerkuppen hin- und hergerollt. Vorsicht: Die Haut darf nicht gezwickt werden, das wäre schmerzhaft. Die Hautfalte wird nicht tatsächlich bewegt, sondern die Gewebe werden vorsichtig mobilisiert, um verschiedene Gewebetexturen erkennen zu können.

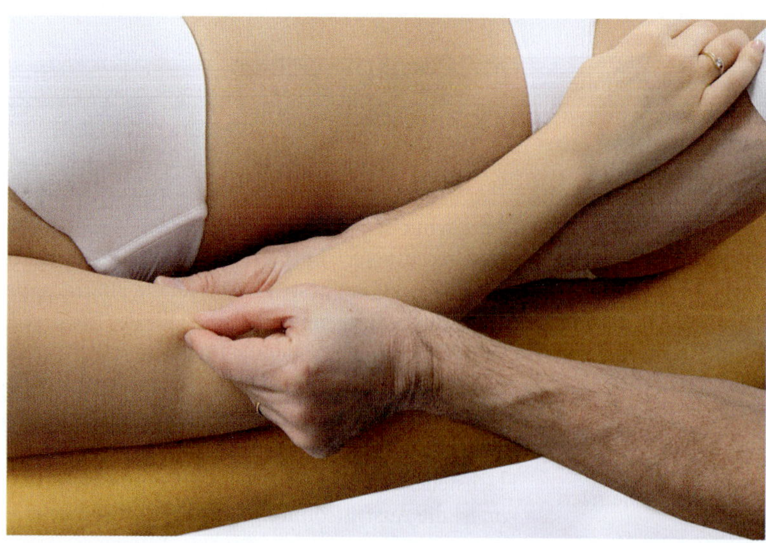

Abb. 4.2 Pinzettengriff mit zwei Fingern

Wenn man den oberflächlichen Nerv in der Hautfalte erspürt hat, kann man ihn als winziges Schnürchen erkennen. Um den Nerv noch besser vom umliegenden Gewebe abzugrenzen, kann man seinem Verlauf nach distal und proximal folgen.

Man erkennt den Nerv daran, dass er sehr sensibel, seine Struktur fest und seine Form zylindrisch ist.

Tief liegende Nerven

Die zuvor beschriebenen Techniken erweisen sich zwar auch bei der Palpation tieferer Nervenstämme als nützlich, allerdings muss man dabei strukturierter vorgehen. Es sollte ein Zugangsweg gewählt werden, der es dem Therapeuten erlaubt, den Nervenstamm durch verschiedene anatomische Strukturen hindurch zu ertasten. Die Fingerkuppen sollten dabei im rechten Winkel zum Nervenverlauf angesetzt werden. Oft lässt sich ein Nerv durch die Nähe einer Arterie leichter finden.

„Nervenknoten"

Nervenknoten, die kaum größer als 2–3 mm sind, findet man vor allem im Bereich der hinteren Zervikalnervenwurzeln. Sie sind sehr druckempfindlich, manchmal auch druckschmerzhaft.

Man findet sie auch entlang des Nervenverlaufs, wo sie sich wie eine kleine verhärtete und sehr sensible Verdickung anfühlen.

4.2.2 Palpatorische Unterscheidung zu anderen Strukturen

Folgende Strukturen lassen sich im Umfeld des Nervs ertasten: Sehnen, Arterien, Venen, Muskeln, Faszien, Lymphknoten.

Sehnen

Sehnen sind fest, leicht beweglich und können durch die Bewegung des Gelenks, mit dem sie verbunden sind, gedehnt werden. Sehnen kann man vor allem dann mit einem Nerv verwechseln, wenn sie die Verlängerung eines sehr kleinen Muskels bilden. Lässt man den Muskel anspannen, spürt man die Spannung in der Sehne und kann sie leicht vom Nerv unterscheiden.

Arterien

Arterien sind rund, elastisch, nicht sehr fest und beweglich, aber vor allem haben sie einen Puls, wodurch man sie vom Nerv unterscheiden kann.

Venen

Venen können palpatorisch nur schwer lokalisiert werden, da sie bereits durch geringsten Druck kollabieren. Solange keine Varizen oder Thrombosen vorliegen, bieten sie überhaupt keinen Widerstand. Venen sollten sehr vorsichtig und mit nur sehr geringem Druck palpiert werden. Man sollte an oberflächlichen Venen üben, um ein Gefühl für die Venen zu bekommen, um sie später wiedererkennen zu können.

Muskeln

Muskeln sind fleischig, rund, komprimierbar und kontraktil. Es genügt, den Muskel anspannen zu lassen, um jeden Zweifel auszuräumen. Neben Formänderungen bewirkt die Stärke der Kontraktion auch, dass sich Muskeln mehr oder weniger hart anfühlen, während die Festigkeit der Nerven gleich bleibt.

Faszien

Da Faszien fast immer flach und dünn sind, werden sie selten mit Nerven verwechselt. Einzige Ausnahme ist der zervikopleurale Bandapparat im Bereich der Thoraxapertur, bei der eine Verwechslung möglich ist.

In diesem Zusammenhang ist auch das Septum intermusculare zu erwähnen. Oft nimmt man es als Faserlinie wahr, weil man beim Palpieren nicht auf eine Fläche, sondern auf eine Kante gestoßen ist.

Das ist z. B. im Bereich des Epicondylus medialis der Fall, wo sich das Septum intermusculare brachii mediale als feines linienförmiges Relief über die gesamte Länge des unteren Oberarms unter der Haut abzeichnet. Es hat eine feste, faserige Konsistenz und markiert die Grenze zwischen N. medianus und N. ulnaris.

Lymphknoten

Die kleinen Lymphknoten im Zervikalbereich können auch mit Nervenknoten verwechselt werden. Sie sind allerdings zahlreicher, etwas größer und leichter verschieblich.

Wenn diese Lymphknoten tastbar sind, sollte man in der Fossa supraclavicularis nach weiteren Lymphknoten suchen, die so groß wie eine Bohne sein können. Gegebenenfalls sollte man die Temperatur messen.

4.2.3 Nervenfixierung

Definition

Unter einer Nervenfixierung versteht man, dass ein Nerv

- seine Gleit- oder Dehnfähigkeit verloren hat,
- sein intraneuraler oder perineuraler Druck nicht normal ist,
- druckschmerzhaft ist,
- seine Konsistenz verändert hat,
- stellenweise verhärtet ist,
- zirkulatorische, elektrische und elektromagnetische Dysfunktionen aufweist.

Bei Rissen (Rupturen) von Nervenfasern ist eine osteopathische Behandlung selten angezeigt.

Manuelle Diagnose

Neben allgemeinen osteopathischen und medizinischen Methoden wie Anamnese und Beurteilung der Symptomatik stützt man sich bei der Diagnose auch auf lokale Ecoute-Tests (Listening-Tests), Palpation und andere Untersuchungstechniken wie lokale Dehnungs-, Gleit- oder Kompressionstests.

Palpation

Wie erwähnt, gleichen Nerven bei der Palpation dünnen festen Schnürchen, die quer zum Verlauf verschoben und im Verlauf gedehnt werden können. Der Nerv sollte eine glatte und gleichmäßige Oberfläche haben. Kleine Verformungen an der Oberfläche können ein Hinweis auf erhöhte mechanische Spannungen sein.

Palpations- und Schmerzempfindlichkeit von Nerven können wichtige diagnostische Hinweise geben. Wenn eine Störung vorliegt, löst schon die leichteste Berührung Schmerzen aus.

Bei der Untersuchung von Nerven sollte man mit viel Behutsamkeit vorgehen. Nur dann kann eine Berührungs- bzw. Schmerzempfindlichkeit bei geringstem Druck diagnostisch interpretiert werden.

Ecoute-Techniken

Beim Ecoute (engl. Listening) wird die Hand des Therapeuten flach auf den Körper gelegt. Während der Druck beim strukturellen Ecoute-Test ungefähr dem Gewicht der Hand entspricht, wird der Körper beim emotionalen Ecoute nur so leicht berührt, dass gerade ein Hautkontakt entsteht.

Beim Ecoute sind zwei Phasen, die diagnostische und die therapeutische Phase, zu unterscheiden.

Diagnostische Phase

Der Therapeut legt seine Hand flach auf die Körperregion und lässt sich durch die Gewebe zur Störung leiten. Entscheidend ist die Handfläche, d. h. wenn sich die Handfläche nach rechts dreht und die Finger nach links zeigen, liegt die Störung rechts.

Beim Ecoute werden spürbare Bewegungen durch die Hand verstärkt, so ähnlich wie bei der Flexions- und Extensionsbewegung des primär respiratorischen Mechanismus (PRM).

Therapeutische Phase oder Induktion

In dieser Phase verstärkt der Therapeut die in der diagnostischen Phase gefühlte Bewegung bzw. induziert diese Bewegung. Eine Induktion erfolgt nur selten in linearer Richtung, sondern meist dreidimensional.

Ecoute-Test an Nerven

Da Nerven sehr klein sind, wird der Ecoute mit nur einem Finger, meist mit der Fingerkuppe des Zeigefingers, die direkt auf die Läsion gerichtet wird, ausgeführt. Dabei darf der Nerv nicht zu stark komprimiert werden, damit die Informationen, die man wahrzunehmen versucht, nicht blockiert werden.

Mechanische Funktionstests

Längsdehnung

Um Nerven schmerzfrei zu dehnen, gibt es zwei Möglichkeiten:

Die erste Variante besteht darin, den Nerv proximal zu komprimieren und nach distal zu dehnen, d. h. es wird ein Fixpunkt erzeugt, von dem aus der Nerv nach distal verlängert wird (➤ Abb. 4.3).

Bei der zweiten Variante sucht man die sensible Zone, indem man den Nerv mit dem Finger leicht komprimiert und dehnt (➤ Abb. 4.4).

Der Nerv sollte ungehindert und schmerzfrei bewegt werden können. Die Längsdehnung kann zusätzlich verstärkt werden, indem man ein Gelenk oder eine Extremität bewegt. Dieser Test liefert auch Informationen über den perineuralen Druck.

Liegt eine Fixierung vor, lässt sich der Nerv nur schwer dehnen und ist druck- bzw. schmerzempfindlich.

Gleittest in transversaler Richtung

Bei diesem Test geht es um die Verschieblichkeit des Nervs in transversaler Richtung (➤ Abb. 4.5). Man verschiebt den Nerv nach lateral und macht dabei wellenartige Bewegungen. Diese Bewegung sollte keine besonderen Schmerzen verursachen. Fixierungen in dieser Richtung werden meist von den perineuralen Strukturen erzeugt. Der Test liefert Informationen über die Elastizität der umgebenden Gewebe.

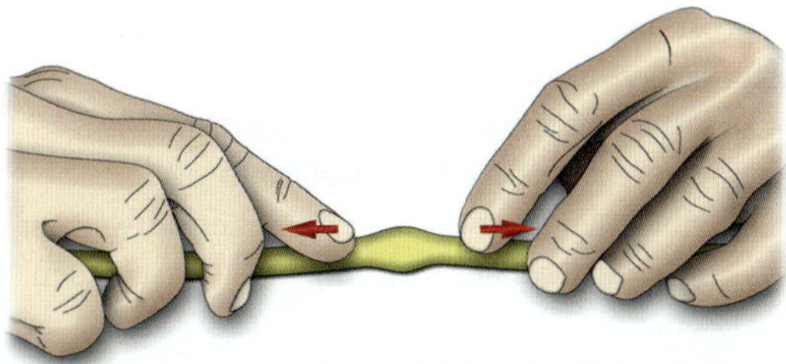

Abb. 4.3 Längsdehnung (Variante 1)

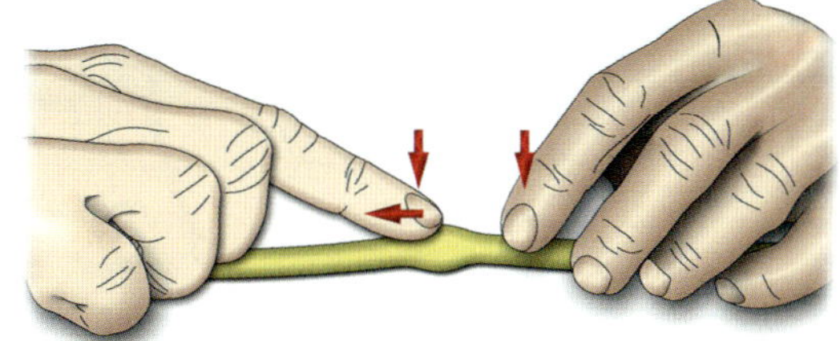

Abb. 4.4 Längsdehnung (Variante 2)

Gleittest in Längsrichtung

Um die Verschieblichkeit eines Nervs in Längsrichtung zu überprüfen, wird er oberhalb des Untersuchungsgebiets leicht komprimiert und die Gleitbewegung gegenüber dem umgebenden Gewebe erhöht. Zusätzlich kann man ein Gelenk mobilisieren, um den Gleiteffekt zu erhöhen.

Der Gleittest für Nerven innerhalb ihres Kanals stellt einen Sonderfall dar, bei dem nach den gleichen Prinzipien vorgegangen wird. Dabei wird die Beweglichkeit des Nervs innerhalb des Kanals beurteilt. Man wählt zwei Druckpunkte ober- und unterhalb des Kanals und kann durch stärkeres Spreizen der Finger oder durch eine Gelenkbewegung die Gleitfähigkeit des Nervs im Kanal testen (➤ Abb. 4.6).

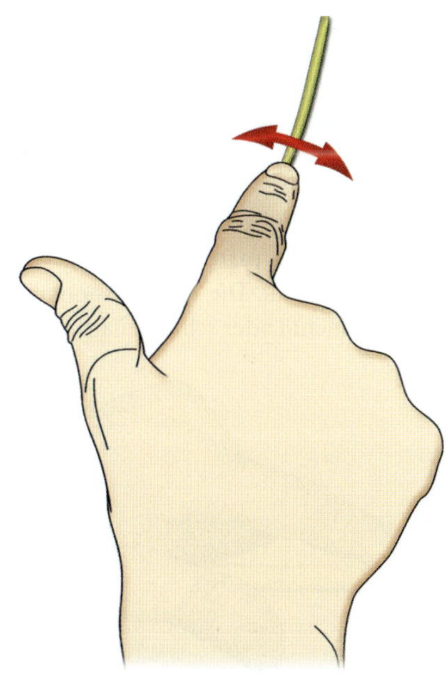

Abb. 4.5 Gleittest in transversaler Richtung

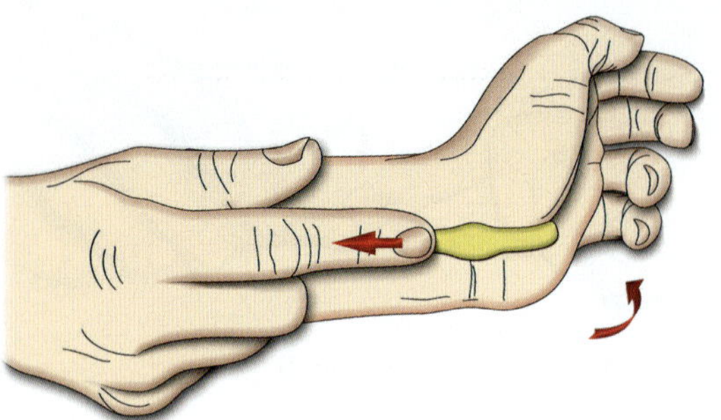

Abb. 4.6 Gleittest im Inneren des Nervenkanals

Rolltest

Dieser Test eignet sich vor allem für Nervenstämme und größere Nerven. Der Nerv wird an der Stelle, an der er die größte Konvexität aufweist, mit dem Finger fixiert. Anschließend wird der Fixpunkt mit einer Rollbewegung zur einen oder andere Seite bewegt. Auf diese Weise kann man das Oberflächenrelief bzw. die Konsistenz des Nervs beurteilen (➤ Abb. 4.7).

Dieser Test liefert Informationen über den extrinsischen intraneuralen Druck.

Kompressionstest

Ein Nerv sollte komprimierbar und elastisch sein, d. h. sofort in seine Ausgangsposition zurückfedern, nachdem man den Fingerdruck gelöst hat. Es kann sich aber herausstellen, dass der Nerv entweder zu nachgiebig ist und nur wenig Widerstand bietet oder dass er sehr hart und fibrosiert erscheint. Dieser Test liefert Informationen über den intrinsischen intraneuralen Druck.

Direkter Kompressionstest

Bei diesem Test sucht man nach einer verhärteten Zone im Nervenverlauf. Die Kompression an dieser Stelle ist unangenehm oder schmerzhaft.

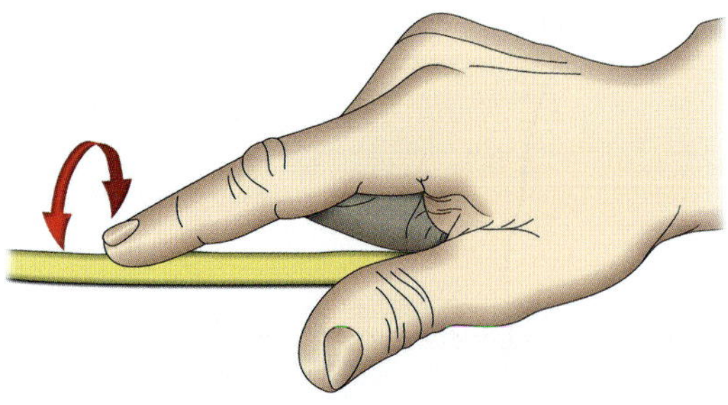

Abb. 4.7 Rolltest

Durch den direkten Druck mit dem Finger werden die Komprimierbarkeit, die Dichte und die Konsistenz des Nervs geprüft.

Kombinierter Kompressionstest

Zunächst werden die oben beschriebenen Parameter getestet. Anschließend erhöht man durch Gelenkbewegungen die Spannung auf den Nerv. Durch die zusätzliche Belastung lassen sich Verschieblichkeit, Elastizität und Dehnbarkeit des Nervs noch besser prüfen.

Suche nach dem „Nervenknoten"

Bei bestimmten Nervenfixierungen spürt man kleine Verhärtungen am Nerv, die sich wie kleine Knoten anfühlen, die sehr sensibel und schmerzhaft sind.

Derartige Nervenknoten sind ein Hinweis auf

- ein intraneurales Problem,
- eine Überlastung eines physiologischen Spannungspunkts,
- ein intraneurales Ödem,
- eine lokale Fibrose.

Nervenknoten können sehr schnell, manchmal innerhalb einer einzigen Behandlungssitzung aufgelöst werden.

Hautäste peripherer Nerven

Die Untersuchung der Hautäste ist aus diagnostischer und therapeutischer Sicht interessant.

Diagnostisch gesehen, weist ein sensibler oder schmerzhafter oberflächlicher Ast eines peripheren Nervs auf eine Fixierung seines tiefer liegenden Astes, hin.

Zusammenfassung

Die osteopathische Manipulation von Nerven ist erforderlich, wenn sie

- zu fest oder zu komprimierbar sind,
- eine unregelmäßige Oberfläche aufweisen,
- sensible oder schmerzhafte Knötchen aufweisen,
- sich in transversaler Richtung nicht verschieben lassen,
- sich nur schwer dehnen lassen,
- sich nicht um sich selbst drehen lassen.

4.3 Wirkung osteopathischer Manipulationen

Bevor wir uns den therapeutischen Wirkungen der Manipulationen zuwenden, wollen wir kurz an die drei Grundprinzipien der Manipulation von Andrew Taylor Still (1992) erinnern.

4.3.1 Grundprinzipien

Vom Lokalen zum Allgemeinen

Meist wird ein bestimmter Teil des Körpers behandelt, doch diese lokale Behandlung erzeugt auch eine Reaktion im gesamten Körper. Diese Wirkung wird jedoch nur dann erzeugt, wenn sich die Behandlung genau auf das Element bezieht, dessen Struktur und Funktion gestört sind.

Eine hundertfach wiederholte globale Mobilisation eines Knies erzeugt per se keine positive Wirkung auf den Gesamtkörper. Im Gegensatz dazu, kann eine präzise Dehnung der Gelenkkapsel oder des N. saphenus – vorausgesetzt, dass diese Strukturen tatsächlich fixiert sind – eine allgemeine Reaktion im Körpers erzeugen, die man als globales Feedback bezeichnen könnte.

Fazilitierte Zonen

Störungen in bestimmten Körperregionen können die Rückenmark- bzw. Gehirnstrukturen aktivieren, in die sie projizieren. Eine gut ausgeführte Manipulation eines Nervs kann die fazilitierte Zone beeinflussen und eine allgemeine oder systemische Wirkung erzeugen. Dabei können Bahnen verwendet werden, die die Grenzen der Logik überschreiten.

Hierzu ein Beispiel: Bei Cholesteatose (Erdbeergallenblase) leiden Patienten oftmals an funktionellen Störungen wie Übelkeit, Kopfschmerzen, Verdauungsbeschwerden usw. Wenn sich einer dieser Patienten zusätzlich das Fußgelenk verstaucht, kann es durchaus sein, dass er in den folgenden Stunden oder Tagen eine Gallenkolik erleidet. Nozizeptive Informationen wählen immer die schwächste Stelle des Körpers. Es scheint, als würde das Gehirn sämtliche anderen nozizeptiven Informationen in den Bereich lenken, in dem die größte Belastung gespeichert wurde.

Das Gesetz der Arterie

Für A. T. Still sollte die arterielle Durchblutung im Mittelpunkt der Aufmerksamkeit des Therapeuten stehen. Dies bedeutet jedoch nicht, dass man immer sofort die Arterien behandeln muss. Ziel ist es vielmehr, die Gewebe zu behandeln, die den Fluss der arteriellen, venösen, lymphatischen und ganz allgemein aller im Körper zirkulierenden Flüssigkeiten beeinträchtigen.

Auf Ebene der Nerven bezieht sich das Gesetz der Arterie auf die verschiedenen Hüllen des Nervs (Endoneurium, Perineurium, Mesoneurium), die die Funktionsfähigkeit der Vasa nervorum beeinträchtigen können. Diese Bindegewebshüllen sorgen für die Ernährung des Nervs. Bereits die geringste Spannung in einer dieser Hüllen kann die endoneurale Zirkulation behindern.

4.3.2 Wirkung der Manipulation auf die Nerven

Manuelle Behandlungen wirken meist durch mechanische Effekte, die vermutlich selbst Nervenreize erzeugen und auf die lokale oder zentrale Ebene übertragen werden.

Wirkung auf die Konsistenz

Nerven, die eine neurale Dysfunktion aufweisen, fühlen sich bei der Palpation fester an. Dafür kann es zwei Erklärungen geben:

- Anstieg des intraneuralen Drucks, der das Volumen des Nervs leicht vergrößert und den Druckwiderstand erhöht oder
- Verhärtung bzw. Fibrose des Bindegewebes. In diesem Fall fühlt sich der Nerv zwar verhärtet, aber nicht dicker, sondern wie ein straffes Schnürchen, das sich nicht komprimieren lässt und unelastisch ist, an.

Wirkung auf den intraneuralen Druck

Nerven benötigen einen ausreichend hohen intraneuralen Druck, um dem Druck der umliegenden Gewebe widerstehen zu können. Ist der intraneurale Druck jedoch zu hoch, können Nervenfasern komprimiert und der axonale Transport gestört werden.

Manipulationen helfen, den intraneuralen Druck auszugleichen und den Nerv in seinem gesamten Verlauf zu harmonisieren. Ein ausgewogener Druck fördert die Funktion von Arterien, Venen, Lymphgefäßen und die elektromagnetische Aktivität.

Wirkung auf den extraneuralen Druck

Durch die Manipulation kann die Beweglichkeit der Nerven gegenüber ihrem Umfeld – Muskeln, Faszien, fasziale Knötchen, Organen, Knochen und Geweben – wiederhergestellt werden.

Gewebe müssen übereinandergleiten und sich gegeneinander verschieben lassen. Schon die kleinste mechanische Störung im Umfeld kann den Nerv komprimieren und die Zirkulation sowie die elektromagnetische Leitung im Nerveninneren behindern.

Wirkung auf die permanente distale Längsspannung von Nerven

Eine Fixierung kann auch die permanent im Nerv vorhandene Längsspannung in distaler Richtung beeinträchtigen und manchmal eine permanente Längsspannung in proximaler Richtung erzeugen. In diesem Fall kann durch die Behandlung die physiologische Nervenspannung wiederhergestellt werden, die sich über das Perineurium und die anderen Bindegewebshüllen bis zu den Nervenwurzeln ausbreitet.

Wirkung auf den axonalen Transport

In den Axonen werden Vorstufen der Neurotransmitter transportiert, die für die Nervenleitfähigkeit unverzichtbar sind. Die axonalen Ströme tragen zur Erhaltung der Membranbestandteile von Nervenfasern und der Myelinscheiden bei.

Da unsere Behandlung dort ansetzt, wo diese Ströme verlangsamt werden, verbessert sie die Qualität des axonalen Transports.

Wirkung auf die Proteinmatrix

Große Nervenstämme können durch mechanische Belastung deformiert werden. Dies kann am Beispiel der oberen Thoraxapertur gut veranschaulicht werden. Bei Dissektionen konnten wir immer wieder feststellen, dass die Nervenstämme des Plexus brachialis durch die zervikopleuralen Gewebe eindeutig verändert wurden.

Dabei kann es zu einer Deformierung der Proteinstrukturen des Zytoskeletts kommen.

Der Nervenstamm wird von dieser mechanischen Belastung gezeichnet und sein Durchmesser reduziert. In der Folge können Störungen der intraneuralen Mikrozirkulation, der Nervenleitung und des elektromagnetischen Felds entstehen.

Wirkung auf den Nervenimpuls

Ein Nerv reagiert spontan auf Kompression und Dehnung.

Wirkmechanismus

Wir möchten folgende Hypothese aufstellen: Die auf Druck- bzw. Zugspannung empfindlichen Mechanorezeptoren des Nervs (Nervi nervorum) verändern die Membraneigenschaften und führen zur Entstehung eines Rezeptorpotenzials und einer Depolarisierung.

Dadurch entsteht ein Aktionspotenzial, das von den Nervenfasern weitergeleitet wird, also eine Signalübertragung darstellt. Die Information hat eine charakteristische Frequenz und kann an der nächsten Synapse decodiert werden. Die Codierung hängt von der Dauer und der Intensität des Impulses ab, d. h. von der Rheobase und der Chronaxie. Hierzu eine kurze Erklärung:

- Rheobase (Schwellenintensität) bezeichnet den Strom bzw. die minimale Reizstärke (Intensität), die bei lang andauernder Stimulation gerade noch eine Erregung bzw. ein Aktionspotenzial auslöst.

- Chronaxie bezeichnet die Zeitdauer, die bei doppelter Reizstärke der Rheobase gerade noch eine Erregung bzw. ein Aktionspotenzial auslöst.

Kurz nach der Depolarisation ist ein Nerv nicht mehr erregbar – es kann kein Aktionspotenzial ausgelöst werden – diese Phase wird als absolute Refraktärzeit bezeichnet.

OSTEOPATHISCHE RELEVANZ

Nerven reagieren sehr schnell und intensiv. Eine zu starke Kompression des Nervs löst unmittelbar Schmerzen aus. Manipulationen von Nerven müssen daher präzise und schnell ausgeführt werden, dabei darf der Druck selbst keinen Schmerz auslösen, muss aber ausreichend sein, um den Nerv zu stimulieren. Man arbeitet mit sehr geringer Kompression und immer mit Dehnung. Ist der Druck zu stark, werden sofort die Nozizeptoren aktiviert. Die ersten zwei oder drei Handgriffe sind am effektivsten. Zu lange Behandlungen inhibieren die Reaktivität des Nervs, da sie ihn mit zu viel Information überstimulieren und vor allem die Nozizeptoren aktivieren.

Wirkung auf die Nervenwurzeln

Druck und Druckentlastung

Die Spannung des Perineuriums und des übrigen Nervenbindegewebes überträgt sich bis auf die Wurzelscheide. Somit lässt sich durch Druck und Druckentlastung die Mikrozirkulation der periradikulären Gefäße (Arterien, Venen, Lymphgefäße) verbessern.

Dehnbarkeit

Nervenwurzeln brauchen, um sich großen Bewegungen anpassen zu können, einen gewissen Bewegungsspielraum. Dieser Längenspielraum wird ihnen durch die Behandlung zurückgegeben. Bei Seitneigung des Rumpfes und Rotation der Wirbelsäule muss der Spielraum für die am meisten beanspruchten Nervenwurzeln mindestens 1 cm betragen.

Rabischong (1989) zufolge existiert zwischen der Dura mater und der Pia mater eine Zwischenschicht, die sich entlang des Epineuriums fortsetzt. Dieser Raum fördert nicht nur die Übertragung mechanischer Kräfte, sondern unterstützt auch die Diffusion des Liquor cerebrospinalis in den Nervenscheiden.

Wirkung auf das Rückenmark

Die Wirkung von Nervenmanipulationen auf das Rückenmark eindeutig zu beweisen, ist schwierig. In einigen Fällen von Hypo- oder Areflexie zeigte sich unmittelbar nach unseren Behandlungen eine Verbesserung. Vermutlich lässt sich diese Wirkung über den Einfluss auf den Reflexbogen erklären.

4.3.3 Wirkung auf den gesamten Organismus

Nerven haben zahlreiche Funktionen im menschlichen Körper, von denen einige vielleicht noch gar nicht entdeckt wurden. Im Folgenden führen wir auf, in welchen Bereichen unsere Behandlungen die beste Wirkung zeigen.

Knochen und Gelenke

Von einem guten Osteopathen ist zu erwarten, dass er zuerst die Weichgewebe lockert, bevor er einen „Thrust" setzt. Es hat uns selbst überrascht, wie viele auch schwere Fixierungen der Halswirbelsäule sich allein dadurch beheben ließen, dass die Hinterwurzeln von Spannungen befreit wurden. Wie wir wissen, wird die Gelenkkapsel der Facettengelenke der meisten Wirbel sensibel über die Hinterwurzel versorgt.

Knochen-Knorpel-Gewebe

Damit Knochen und Knorpel voll funktionsfähig sind, müssen sie ständig durch Druck und Zug der umgebenden Weichgewebe stimuliert werden. Gleichzeitig brauchen Knorpel- und Knochengewebe eine perfekt angepasste arteriovenöse Durchblutung, die vom peripheren und vom autonomen Nervensystem gesteuert wird.

Um die Wundheilung nach Verletzungen zu beschleunigen, erscheint es notwendig, auch diese Systeme einzubeziehen. Unsere Behandlungen verbessern überdies auch den propriozeptiven Informationsfluss im Knochen-Knorpel-Gewebe.

Muskeln, Sehnen und Bänder

Mikrotraumata von Muskeln oder Sehnen, die durch die berufliche Aktivität oder durch intensiven Sport verursacht werden, betreffen über das umliegende Weichgewebe auch immer, direkt oder indirekt, das periphere Nervensystem.

Manchmal muss man sich bei einer Behandlungssitzung auf das Symptom konzentrieren, gleichzeitig sollte man aber die Suche nach der globalen Läsion nicht vergessen.

Eine Verstauchung des Sprunggelenks entsteht nicht zufällig, daher müssen auch immer andere Körperteile behandelt werden. Bei der Verstauchung werden nicht nur die Bänder überdehnt oder eingerissen, sondern auch die kleinen sensiblen Nervenfasern, die eine entscheidende Rolle für die Propriozeption spielen, verletzt.

Die Behandlung des peripheren Nervensystems der unteren Extremität unterstützt nicht nur die Heilung des Sprunggelenks, sondern verbessert auch die Propriozeption.

Aponeurosen

In einigen Fällen konnten wir bei Patienten, die an einem Karpaltunnelsyndrom litten, gute Ergebnisse erzielen und dem Patienten einen chirurgischen Eingriff ersparen. Wie wir später noch erörtern werden, entsteht ein Karpaltunnelsyndrom nicht zufällig. Faktoren wie ein hormonelles Ungleichgewicht, Probleme mit der Halswirbelsäule (Osteophyten, Unkarthrose), die Langzeiteinnahme von Medikamenten usw. können die Entstehung des Karpaltunnelsyndroms begünstigen. Verbesserungen lassen sich über die Behandlung des Plexus brachialis, seiner Äste und Endäste erzielen.

Außerdem werden Mikrofaszien wie das Mesoneurium sowie das intraneurale Bindegewebe (Endoneurium, Perineurium usw.) durch die Behandlung wieder geschmeidiger und Fibrosen gelöst.

Haut und Hautanhangsgebilde

Einige Patienten teilten uns überrascht mit, dass sich Farbe und Form der Nägel wieder normalisiert hatten, nachdem wir Äste oder Endäste des Plexus brachialis behandelt hatten.

Auch Patienten, die zuvor an kleinen Infektionen des Nagelwalls gelitten hatten, berichteten uns, dass die Probleme nach der Behandlung des Plexus brachialis verschwanden.

Vasomotorik

Arterien und Venen werden auch über Nerven gesteuert. Eine vasomotorische Wirkung kann durch Behandlungen des Nervs und des ihn umgebenden sympathischen Nervensystems erzielt werden. Aufschlussreich ist in diesem Zusammenhang auch die Blutdruckdifferenz an den oberen Extremitäten.

Dabei besteht eine Differenz der systolischen Blutdruckwerte zwischen dem linken und dem rechten Arm. Abgesehen von seltenen Herz- und Gefäßerkrankungen lässt sich die Druckdifferenz durch die unterschiedliche Gefäßverengung der A. brachialis und der A. radialis erklären. Die Vasokonstriktion wird sowohl durch Nerven des Plexus brachialis als auch durch autonome Nerven beeinflusst.

Unmittelbar nach einer manuellen Behandlung des Plexus brachialis bzw. seiner Äste und Endäste lässt sich die Wirkung am Blutdruckmesser ablesen. Der arterielle Blutdruck reagiert zwar auch auf emotionale Einflüsse, aber an beiden Armen gleichermaßen. Unsere Behandlung hilft, den Blutdruck auf beiden Seiten zu stabilisieren.

Neurovegetative Wirkung

Dissektionen am autonomen Nervensystem sind schwierig auszuführen, da die unzähligen kleinen Nerven stark ineinander verwoben sind. Lazorthes (1981) hat dieses System gut beschrieben: Es ist das

System, das unsere innere Welt organisiert. Es steuert die Vasomotorik, die Drüsensekretion, die Ernährung der Gewebe und die Sensibilität der Organe.

Das autonome Nervensystem ist völlig unabhängig vom Willen, arbeitet aber mit dem Zentralnervensystem zusammen. Es ist unser erstes primitivstes Gehirn. Früher nannte man es das „Bauchhirn", da es mit den endokrinen Drüsen die Homöostase aufrechterhält.

Beziehungen zum Zentralnervensystem

Zwischen beiden Nervensystemen gibt es unzählige anatomische Verbindungen (Anastomosen), die uns unser Körper in jedem Moment unseres Lebens spüren lässt. Wenn wir uns über etwas ärgern, reagieren wir oft mit Bauchkrämpfen, Gallenblasenproblemen, Durchfall usw.

Gleichgewicht zwischen Sympathikus und Parasympathikus

Die Informationen dieser beiden Systeme sind auf zentraler und peripherer Ebene sehr eng miteinander verbunden. Bei Dissektionen ist man immer wieder überrascht über die komplexen Verzweigungen der Nervenfasern und die Anastomosen zwischen den beiden Systemen.

Sympathikus und Parasympathikus haben unterschiedliche Aufgaben. Bei manchen Aufgaben treten sie zueinander in Wettbewerb, trotzdem stehen sie nicht im Gegensatz zueinander, sondern ergänzen sich. Nichts ist immer nur weiß oder immer nur schwarz.

Endokrine Verbindung

Bei näherer Betrachtung des Plexus solaris stellt sich heraus, dass die von ihm ausgehenden Nervenäste nicht nur zu sämtlichen Bauchorganen, sondern z. B. auch – gemeinsam mit dem N. phrenicus – zu den Nebennieren ziehen.

Der zervikale Abschnitt des Sympathikus hat eine enge Verbindung zum Plexus cervicalis und zum Plexus brachialis und entsendet Nervenfasern zur Schilddrüse.

Viszerale Wirkung

Viszerale Techniken gehören zu den klassischen Behandlungsmethoden der Osteopathie. Die Wirkung viszeraler Techniken lässt sich noch steigern, wenn man sie mit der manuellen Behandlung der peripheren Nerven kombiniert. Einige Kollegen sehen darin eine reflexogene Wirkung, die es noch genauer zu untersuchen gilt.

Die reflexogene Wirkung der Manipulationen der peripheren Nerven variiert, je nachdem, ob der proximale oder distale Teil des Nervs angesprochen wird.

Die klinische Erfahrung hat uns gezeigt, dass die am weitesten distal gelegenen Teile die beste reflexogene Wirkung haben. Die Reflexreaktion ist nicht von der Größe des Nervs abhängig!

Reflexogene Wirkung

Die Reflexzonenmassage erfreut sich von jeher großer Beliebtheit, auch wenn sie rational nicht wirklich erklärbar ist, es ist wie ein Wunder! Es gibt eine ganze Liste von Punkten, denen man eine heilende Wirkung zuschreibt: „Wenn Sie auf diesen Punkt drücken, werden Ihre Leberbeschwerden gleich besser". Man fügt noch ein bisschen fernöstliche Heilkunst hinzu und schon wird das Unerklärbare besser erklärbar!

Durch eigene Untersuchungen haben wir entdeckt, dass sich die meisten dieser Punkte auf peripheren Nerven oder ihren Hautästen befinden und dass es eine ganz logische Verknüpfung zu Organen bzw. deren Funktionsstörungen gibt.

Betrachten wir z. B. die Leber. Die Leberkapsel (Glisson-Kapsel), die das Leberparenchym umschließt, wird durch den N. phrenicus innerviert. Vom Plexus solaris ziehen Nervenfasern zur Leber, die mit dem N. phrenicus anastomieren. Der N. phrenicus enthält Nervenfasern aus den Segmenten C4 und C5, die Teile des Plexus brachialis bilden, aus dem u. a. der N. suprascapularis hervorgeht. Manipulationen dieser Nervenwurzeln wirken sich positiv auf die Leber aus, eine Wirkung, die sich durch diese anatomischen Verbindungen erklären lässt. Zwischen der Leber und einer rechtsseitigen Periarthritis humeroscapularis besteht funktionell ein enger Zusammenhang, da sich die sensible Innervation der Gelenkkapsel aus demselben Rückenmarksegment entwickelt hat.

Sensorische Wirkung

Bei einigen Kindern konnten wir durch die Behandlung des Plexus cervicalis die Sehschärfe unmittelbar verbessern. Der Plexus cervicalis verfügt über zahlreiche Anastomosen mit den Hirnnerven und dem autonomen Nervensystem.

Wir hatten einen 10-jährigen Patienten, der zu einer Routineuntersuchung zu uns kam, aber auch über immer wiederkehrende Nackenschmerzen klagte. Die Anamnese und die manuelle Befundung ergaben eine osteoartikuläre Blockade bei C5-C6. In den letzten Monaten hatte sich die Sehschärfe des Patienten verringert und unser kleiner Patient war sehr stolz auf seine wunderschöne neue Brille. Da wir bei Kindern gewöhnlich keine direkten Manipulationen an der Halswirbelsäule durchführen, haben wir die „Nervenknoten“ in der unteren HWS behandelt.

Zwei Monate später riefen seine Eltern unglücklich an und berichteten, dass das Kind seit der Behandlung seine „teure“ Brille nicht mehr tragen konnte, obwohl sie vorher genau angepasst worden war. Wir empfahlen ihnen, das Kind nochmals vom Augenarzt untersuchen zu lassen, der feststellte, dass das Kind keine Sehschwäche hatte und keine Brille brauchte! Wir hatten mindestens ein Dutzend ähnlicher Fälle.

Systemische Wirkung

Betrachten wir ein einfaches Beispiel. Ein Mann erleidet einen beruflichen Misserfolg. In der Folge wird er immer „deprimierter“ und entwickelt ein Magengeschwür. Es scheint offensichtlich, dass hierbei auch psychoemotionale Faktoren eine Rolle spielen. Das Magengeschwür sendet nozizeptive Informationen aus und hält den Stresszustand des Patienten aufrecht, sodass der Magen letztlich seine Depression verstärkt, die wiederum das Geschwür weiter verschlimmert.

Manipuliert man nun den linken N. phrenicus, der mit den Nerven des linken Plexus brachialis in Verbindung steht, erzeugt man nicht nur eine positive Wirkung auf den Magen, sondern auch auf den depressiven Zustand des Patienten.

Endokrine Wirkung

Das endokrine System ist ein sehr subtiles System, sodass es sehr schwierig ist, tatsächlich nachzuweisen, dass osteopathische Behandlungen auf dieser Ebene wirksam sind. Trotzdem spricht die klinische Erfahrung dafür. Wie sollte man sonst die Ergebnisse erklären, die manchmal mit einer einzigen Behandlung bei Frauen erzielt werden konnten, die über 10 Jahre lang an Amenorrhö litten? Ein reiner Placeboeffekt, heißt es dann oft. Doch warum sollte dieser erst jetzt eintreten, wo uns doch manche dieser Patientinnen in diesen 10 Jahren mehrfach konsultiert hatten? Die Verbesserung trat erst ein, nachdem die Beckenorgane sowie auch der N. femoralis, der N. ilioinguinalis und der N. saphenus behandelt wurden.

Elektrische und elektromagnetische Wirkung

Unsere Manipulationen verbessern die Wärmestrahlung des Nervs in seinem gesamten Verlauf. Es ist bekannt, dass Infrarotstrahlen Teil des elektromagnetischen Felds sind. Wenn sich also die Wärmestrahlung erhöht, verändern sich auch die anderen Komponenten des elektromagnetischen Felds. Leider war es uns nicht möglich elektromyografische Experimente durchzuführen, da diese sehr kompliziert sind und es schwierig ist, für diese schmerzhafte Untersuchung Probanden zu finden.

Emotionale Wirkung

Unserer Kollegin Gail Wetzler in Los Angeles ist es zu verdanken, dass uns für unsere Experimente ein PET-Scanner zur Verfügung gestellt wurde. Die PET-Aufnahmen zeigten, dass bei gezielter manueller Behandlung die Durchblutung im Thalamus und im limbischen bzw. paralimbischen System erhöht wird. Gleichzeitig kann man davon ausgehen, dass Informationen, die durch eine adäquate somatische Manipulation erzeugt werden, auch die für die Emotionsverarbeitung verantwortlichen Teile des Gehirns stimulieren.

Tatsächlich wird unser ganzes emotionales Leben in unserem Gehirn gespeichert. Manchmal wird dem Speicherort, an dem bereits eine ältere ähnliche Information gespeichert wurde, nur eine neue Information hinzugefügt, die dann entweder keine Reaktion oder eine sehr heftige emotionale Reaktion, die oft völlig übertrieben erscheint, auslöst.

Dieser Umstand wurde bereits von dem französischen Schriftsteller Marcel Proust beschrieben, erstaunt uns jedoch immer wieder aufs Neue. Wenn man z. B. als 40-Jähriger den Duft einer Blume riecht, den man bereits als 4-Jähriger kennengelernt hat, durchsucht das Gehirn sofort Milliarden von Informationen, die uns helfen den Geruch zu erkennen und zu benennen. Dabei wiegt der Duft höchsten ein Milliardstelgramm!

Bestimmte Manipulationen peripherer Nerven sind imstande, sehr alte Gefühle, die mit körperlichen oder psychischen Verletzungen verbunden sind, in uns zu wecken. Das Gehirn folgt einer für uns oft unverständlichen Logik, seine Reaktionen sind oft überraschend, sodass eine scheinbar banale Manipulation beim Patienten starke Reaktionen erzeugen kann.

4.4 Indikationen

4.4.1 Neurologische Indikationen

- Neuralgien und Neuritiden
- Paralysen und Paresen
- Mechanisch verursachte Neuropathien
- Engpass- oder Kompressionssyndrome
- Morbus Morton
- Post-Zoster-Neuralgie

4.4.2 Indikationen im Bewegungsapparat

Über Gelenksäste (polyartikuläre Einheit):
- Bewegungseinschränkungen
- Kapselentzündungen (Synovitis, Kapsulitis)
- Tendinitis
- Komplexes regionales Schmerzsyndrom (CRPS)
- Rheumatische Schmerzen
- Verstauchungen und traumatische Läsionen
- Propriozeptive Re-Information
- Gelenkfacetten
- Muskelverkürzungen
- Kapseln und Gelenkinnenhaut
- Reflexogene und propriozeptive Wirkung
- Schleudertrauma
- Intrauterine Fehllage
- Geburtsläsionen

4.4.3 Vaskuläre Indikationen

- Thoracic-Outlet-Syndrom
- Vasomotorische Störungen
- Raynaud-Syndrom
- Blutdruckdifferenz zwischen linkem und rechtem Arm
- Krämpfe

4.4.4 Viszerale Indikationen

Betrachtet man die Anatomie und die Rolle des Plexus cervicobrachialis und des Plexus lumbosacralis im Hinblick auf das viszerale System und vor allem die Verteilung der Nerven zu den Organen, so lassen sich daraus einige allgemeine Überlegungen ableiten, wobei es natürlich auch immer wieder Ausnahmen gibt. Wenn man die Rolle des autonomen Nervensystems kennt, lässt sich leicht verstehen, dass manche Teile nicht dem allgemeinen Innervationsschema folgen. So können die Verbindungen mit dem Plexus solaris Ausstrahlungen erklären, die auf den ersten Blick unlogisch erscheinen.

Plexus cervicobrachialis

Die aus dem Plexus cervicobrachialis stammenden Nerven haben Verbindung zu den im Thorax und unmittelbar unterhalb des Diaphragmas liegenden Organen. Dabei sind die Verbindungen zu den Bauchorganen entweder direkt oder, da sie über die Innervation des Peritoneums oder über bestimmte Nervenplexus laufen, indirekt.

Der unmittelbar unterhalb des Diaphragmas liegende Teil des Peritoneums hat über den N. phrenicus und den N. subclavius Verbindung zum Plexus brachialis und vor allem zum Plexus cervicalis.

Folgende Organe sind mit dem Plexus cervicobrachialis verbunden:

- Intrathorakal:
  - Herz
  - Lunge
  - Ösophagus
  - Thymus
- Extrathorakal: Brustdrüsen
- Subdiaphragmatisch:
  - Nebennieren
  - Leber und Gallenblase
  - Kolonflexuren
  - Hiatus
  - Magen
  - Milz
  - Ovarien und Tuben

Plexus lumbosacralis

Der Plexus lumbosacralis ist eng mit den unterhalb des Nabels liegenden Organen sowie mit den Nieren verbunden. Die meisten Nervenäste versorgen den posterioren und inferioren Teil des Peritoneums mit sensiblen Fasern.

Manche sehr lange Organe wie etwa der Darm haben in ihrem kranialen Anteil Verbindung zum Plexus cervicobrachialis und in ihrem kaudalen Anteil zum Plexus lumbosacralis.

Durch die vielen Anastomosen lässt sich erklären, dass einige schmerzhafte viszerale Ausstrahlungen weit entfernt von der ursprünglichen Ursache auftreten. Dies kann an einem Beispiel verdeutlicht werden: Schmerzen an der Vorderseite des Sprunggelenks können durch einen Reizzustand im Zäkum entstehen. Die Verbindung erfolgt über den N. femoralis und den N. saphenus.

Folgende Organe sind mit dem Plexus lumbosacralis verbunden:

- Der unterhalb des Nabels liegende Anteil des Kolons
- Der Dünndarm
- Die Nieren
- Das Urogenitalsystem mit Ausnahme der Ovarien und dem lateralen Anteil der Tuben

CAVE

Die Niere hat Verbindung zum Plexus lumbalis, während die Nebennierenkapsel über den N. phrenicus mit dem Plexus cervicalis verbunden ist. Meist lassen sich diese seltsamen Zusammenhänge über die Embryologie erklären.

4.5 Kontraindikationen

4.5.1 Kontraindikationen und Vorsichtsmaßnahmen

Korrekt ausgeführt, können osteopathische Manipulationen gefahrlos angewandt werden. Wenn die Pathologie, unter der der Patient leidet, nicht in den osteopathischen Kompetenzbereich fällt, sollte man ihn sofort an den entsprechenden Facharzt überweisen und nicht wertvolle Zeit vergeuden. Es gibt Neuropathien, deren Symptome mechanischen Läsionen sehr ähnlich sind.

Eine Neuropathie ist manchmal auch ein früher Hinweis auf eine schwere Erkrankung. Daher ist es wichtig, dass man frühzeitig erkennt, dass dieser Patient nicht in unsere Hände gehört.

Auch Herpes zoster scheint in seiner aktiven Phase nicht für direkte Manipulationen der peripheren Nerven geeignet zu sein, allerdings kann man osteopathisch in anderen Regionen ansetzen.

4.5.2 Vorsichtsmaßnahmen und Ausschlusskriterien

Bestimmte Symptome sollten uns hellhörig machen und uns bei geringstem Zweifel dazu veranlassen, weitere Untersuchungen durchführen zu lassen. Bevor wir diesen Aspekt näher erläutern, sollte noch daran erinnert werden, dass es Neuropathien gibt, deren Ursprung genetisch, metabolisch, endokrin ist oder mit Diabetes oder einem Tumor zusammenhängt, bei denen keine Nervenmanipulationen durchgeführt werden sollten, manchmal sind diese sogar absolut kontraindiziert.

Vorsicht ist geboten bei

- heftigen akuten Schmerzen bei Kontakt mit dem Nerv,
- sehr heftigen projizierten Schmerzen beim Kontakt mit dem Nerv,
- geröteten Hautzonen mit Bläschenbildung, die an Herpes zoster erinnern und dem Versorgungsgebiet des Nervs entsprechen,
- harte Stellen im Umkreis des Nervs.

In folgenden Fällen sollte nicht manipuliert, sondern es sollten weitere Untersuchungen durchgeführt werden:

- Starker direkter oder projizierter Schmerz bei der Palpation des Nervs
- Unerklärbare Amyotrophie im Versorgungsgebiet des Nervs
- Parese oder Paralyse im Versorgungsgebiet
- Hypo- bzw. Areflexie im Versorgungsgebiet
- Hautveränderungen im Versorgungsgebiet
- Vergrößerte lokale oder regionale Lymphknoten

Vorsicht ist in folgenden Fällen geboten:

- Keine HWS-Manipulation, wenn die zervikalen Lymphknoten vergrößert sind. In diesem Fall wird die HWS-Blockade wahrscheinlich durch eine Schleimhautreizung, ein Zahnproblem oder eine Entzündung im HNO-Bereich verursacht.
- Ein subkutanes Emphysem in der oberen Thoraxapertur kann ein Hinweis auf einen spontanen oder durch Belastung verursachten Mikropneumothorax sein. Wir haben auch Fälle erlebt, in denen sich die Ursache durch Untersuchungen nicht klären ließ, vermuten aber, dass eine zu starke Anspannung der zervikopleuralen Bänder – z. B. beim Surfen oder Klettern – der Grund sein könnte.
- Bei einem sichtbaren oder palpierbaren Ödem in der Thoraxapertur ist eine Kompression der Lymphgefäße und Venen anzunehmen.

4.5.3 Neuropathien

Definition

Unter einer peripheren Neuropathie versteht man eine Veränderung des peripheren Nervensystems. Handelt es sich um eine diffuse und symmetrische Störung, spricht man von Polyneuropathie. Beschränkt sich die Störung auf einen einzigen Stamm oder einen Nervenplexus, spricht man von Mononeuropathie. Die Mononeuropathia multiplex betrifft eine Störung, bei der mehrere Nervenstämme, Wurzeln oder Plexus gleichzeitig oder zeitlich versetzt betroffen sind.

Medizinisch unterscheidet man drei Arten von Störungen der Nervenfaser:

- die Störung des Zellkörpers,
- des Axons,
- der Schwann-Zelle.

Aktuell sind mehr als einhundert Neuropathien bekannt. Nach Bouche und Vallat (1992) lassen sich 30 % der neurologisch untersuchten Neuropathien nicht erklären. Dabei wurden Neuropathien mechanischen Ursprungs bestimmt nicht mitgerechnet!

Periphere Neuropathien entwickeln sich hinsichtlich ihres zeitlichen Verlaufs, ihrer Intensität, ihrer Lokalisation und des Abschnitts der betroffenen Nervenfasern anarchisch. Dies erklärt, warum die Diagnose manchmal so schwierig ist.

Klinik

Die meisten Polyneuropathien weisen eine sensibel-motorische Störung, manchmal mit autonomer Beteilung auf. In einigen Fällen wird das klinische Bild durch einen bestimmten Fasertyp dominiert.

Rein motorische Polyneuropathien sind selten, im Vordergrund stehen dabei das Guillain-Barré-Syndrom und die Porphyrinneuropathie.

Schmerzen

- Schmerzen können im Verlauf der Polyneuropathie auftreten. Das Guillain-Barré-Syndrom beginnt häufig mit Rücken- und Nervenwurzelschmerzen oder nekrotisierenden Vaskulitiden.

Bestimmte diabetische Neuropathien können in ihrem Verlauf ebenfalls von Schmerzen begleitet werden.
- Die Hyperpathie bezeichnet eine Überempfindlichkeit auf sensible Reize.

Motorische Störungen

- Bei der Amyotrophie stellen Patienten selbst eine Abnahme der Muskelmasse an Armen und Beinen fest, manchmal wird sie erst im Rahmen einer Untersuchung erkannt. Da die Amyotrophie mit einem Axonverlust zusammenhängt, fehlt sie bei demyelinisierenden Neuropathien wie dem Guillain-Barré-Syndrom.
- Faszikulationen sind klassische Symptome bei Störungen, die das Vorderhorn des Rückenmarks betreffen.
- Krämpfe treten vor allem bei Alkohol(-entzug) oder urämischen Neuropathien auf.
- Die Dauerspannung von Muskelfasern stellt eine Sonderform dar, bei der eine Muskelstarre mit Zucken und Myokymie verbunden ist. Dadurch kommt es zu Haltungs- und Gangstörungen.
- Motorische Ausfälle treten häufig distal auf und hängen vom betroffenen Gebiet ab. Sie äußern sich durch Schwierigkeiten, einen Türknauf zu drehen, Münzen, Stecknadeln und kleine Gegenstände zu greifen. Ein motorisches Defizit im Fußbereich führt zu einem stolpernden Gang, der meist wiederholte Knöchelverstauchungen nach sich zieht.
- Areflexie ist besonders bei Sensibilitätsstörungen ein häufiger Befund. Sehnenreflexe können noch lange erhalten bleiben, wenn eine rein motorische Neuropathie vorliegt oder nur kleine Fasern betroffen sind.
- Muskuläre Ermüdung bzw. Muskelschwäche kommt häufig vor. Meist geht sie mit vermehrtem Schwitzen, seltener auch mit einem brennenden Gefühl einher.
- Zittern betrifft vornehmlich die Extremitäten.

Sensible Störungen

- Nervenirritationen:
  - Parästhesien: Spontane Sensibilitätsstörungen sind Ameisenlaufen, Kribbeln, Gefühl von fließendem Wasser. Bei distalen Parästhesien überwiegen Ameisenlaufen und Prickeln.
  - Dysästhesien: Eigentlich normale Reize werden plötzlich als unangenehm empfunden.
  - Subjektive distale Missempfindungen: Taubheitsgefühl in Händen und Füssen, ein pelziges oder Handschuhgefühl, als wäre die Haut mit Stoff umwickelt. Das Gefühl, auf Watte oder einem schwammigen Untergrund zu laufen, manchmal auch ein Brennen an Händen und Füßen.
  - Stechende oder brennende Schmerzen: Je nach Lokalisation bzw. Ursache der Neuropathie können sie plötzlich „einschießen“ und sehr heftig sein.
  - Restless-legs-Syndrom.
  - Krämpfe infolge einer gesteigerten elektrischen Nervenaktivität, mit motorischer Komponente.
- Ausfallerscheinungen:
  - Taubheitsgefühl
  - Unfähigkeit mit geschlossenen Augen Formen zu erkennen (Astereognosie)
  - Hypästhesie
  - Ataxie
  - Nachlassen bzw. Verlust des Wärme- und/oder Schmerzempfindens, z. B. bei Verbrennungen oder Ulzeration, manchmal verbunden mit Schmerzattacken (lanzenstichartige/stechende Schmerzen mit krisenhafter Verschlimmerung) aufgrund einer Läsion dünner Nervenfasern

Trophische Störungen

- Hautsymptome, vermehrtes Schwitzen, Veränderungen der Nägel, Geschwüre, Nekrosen.
- Hypertrophe Neuropathie kann zu Vergrößerungen des Nervenvolumens führen, die sich v. a. am Fußrücken, am anterioren Fußgelenk oder am M. sternocleidomastoideus leicht ertasten lassen.

Ergänzende Untersuchungen

- Elektrophysiologische Untersuchung: Zur Abklärung peripherer Nervenerkrankungen wird oft die Elektromyografie (EMG) routinemäßig eingesetzt. Sie ist ein sehr nützliches Verfahren, wenn das klinische Bild eine zusätzliche

Untersuchung erforderlich macht. Mit der EMG lassen sich z. B. Ursachen und Art der Neuropathie (axonal oder demyelinisierend), ihre Verlaufsform sowie Auswirkungen auf die Nervenleitfähigkeit ermitteln.
- Biochemische und radiologische Untersuchungen: Ihr Einsatz orientiert sich an der Ätiologie. Untersucht werden üblicherweise:
  - Blutbild, Blutsenkung
  - Nüchternblutzucker
  - Serumharnstoff, Serumkreatinin
  - Lebertransaminasen
  - Lunge (Röntgen)
  - HIV (Serologie)
- Liquoruntersuchung: Die Lumbalpunktion wird nicht systematisch durchgeführt, kennzeichnend für eine Polyneuropathie ist ein erhöhter Proteinanteil im Liquor.

Neuropathien und ihre Ätiologien

Neuropathien begleiten zahlreiche Störungen. Oft sind sie das einzige Symptom, das zur Entdeckung der Erkrankung führt. Nachstehend eine Liste jener Neuropathien, denen man im Praxisalltag häufiger begegnet.

Metabolische und endokrine Neuropathie

- Diabetes
- Niereninsuffizienz
- Schilddrüsenerkrankung
- Akromegalie
- Pankreatitis

Nahrungs- und alkoholbedingte Neuropathie

- Alkoholismus
- Vitaminmangel

Toxische und arzneimittelinduzierte Neuropathie

- Toxische Ursachen: Arsen, Blei, Quecksilber, bestimmte Herbizide und Insektizide, die in der Landwirtschaft verwendet werden.
- Medikamentöse Ursachen: Zahlreiche Medikamente können eine Neuropathie verursachen. Man sollte den Patienten fragen, ob er regelmäßig Medikamente einnimmt und überprüfen, ob ein Neuropathierisiko besteht.

Neuropathie bei hämatologischen Erkrankungen

- Akute Leukämie
- Lymphome
- Morbus Hodgkin

Neuropathien bei systemischen Erkrankungen

- Morbus Crohn
- Colitis ulcerosa
- Primäre biliäre Zirrhose
- Sjögren-Syndrom

Infektiös-toxische Erkrankungen

- Diphterie
- Botulismus

Entzündliche und immunallergische Neuropathie

- Kollagenose
- Idiopathische Polyradikuloneuritis (Guillain-Barré-Syndrom).

Tumorbedingte Neuropathie

- Uteruskarzinom: Infiltration des Plexus lumbosacralis
- Mammakarzinom: Infiltration des Plexus brachialis
- Pancoast-Tumor: Infiltration des Plexus brachialis durch ein Bronchialkarzinom des Lungenapex

Pathophysiologie

Diffuse Störungen des peripheren Nervensystems, die mit toxischen, metabolischen oder immunallergischen Prozessen in Zusammenhang stehen, lassen das Krankheitsbild einer mehr oder weniger symmetrischen Polyneuropathie erkennen. Rein motorische, sensible oder gemischte Polyneuropathien beruhen auf Störungen bestimmter Nervenfasern, vermutlich aufgrund ihres Metabolismus.

Die meisten toxischen oder metabolischen Polyneuropathien treten hauptsächlich an den Extremitäten auf. Dies erklärt sich dadurch, dass die axonale Degeneration anfänglich die distalen Segmente der längsten Nervenfasern betrifft. Zwar ist das gesamte Neuron betroffen, aber die Störungen des axonalen Transports wirken sich in den Extremitäten stärker aus (Dying-back-Neuropathie).

Im Gegensatz dazu schädigen Polyneuropathien immunallergischen Ursprungs vornehmlich die dicksten Nervenfasern. Klinisch ergibt sich daraus ein diffuses Bild, das die Extremitäten im distalen und im proximalen Bereich betrifft, wobei die Symptome proximal vorherrschen können.

Bei der isolierten Störung eines Nervs oder eines Plexus (Mononeuropathie) erinnert das Krankheitsbild an eine traumatische Läsion, vor allem wenn sie durch eine akute zufällige Kompression verursacht wird.

Sich langsam entwickelnde Kompressionen – berufsbedingte Neuropathien durch Mikrotraumata oder Engpasssyndrome – wirken sich vornehmlich auf die großen sensiblen Fasern aus. Dabei entstehen Schmerzen und Parästhesien, die motorische Störung ist sekundär.

Ischämische Prozesse bilden die Ursache von Mononeuropathien, die bei systemischen Erkrankungen (Diabetes, Kollagenosen) auftreten. Ischämische Neuropathien entstehen plötzlich und sind oft schmerzhaft.

Ätiologie der Mononeuropathien

- Engpasssyndrome
- Beruflich bedingte Mikrotraumata
- Unfallbedingte Kompression
- Sekundäre Nervenkompression durch einen Tumor oder nach einer Fraktur
- Systemische Erkrankungen: Diabetes, Kollagenosen

4.5.4 Herpes zoster

Die Gürtelrose (Herpes zoster) ist eine akute Infektionserkrankung durch das Varizella-Zoster-Virus, die zu einer entzündlichen Reaktion in den Neuronen der Spinalganglien führt. Sie verursacht Schmerzen und Bläschenbildung im Dermatom des betroffenen Ganglions.

Gürtelrose betrifft beide Geschlechter und ca. 10–20 % der Bevölkerung, wobei ein vermehrtes Auftreten bei älteren Personen und Personen mit geschwächtem Immunsystem festzustellen ist.

Die Erstinfektion erfolgt über Windpocken. Das Virus wird durch das Immunsystem mehr oder weniger gut kontrolliert, nimmt die Immunabwehr lokal oder allgemein ab, tritt Herpes zoster auf.

Daher können Rückfälle häufig sein. Das Varizella-Zoster-Virus wird wahrscheinlich über die Haut übertragen.

Klinik

Charakteristisch für Herpes zoster sind:

- Relativ plötzlich auftretende Schmerzen unterschiedlicher Intensität unabhängig vom Hautausschlag. Sie können unerträglich sein und haben oft eine brennende Qualität.
- Einseitiger erythematöser Ausschlag (Rötungen mit Bläschen) im betroffenen Dermatom.
- Objektivierbare neurologische Symptome vom Typ Hypästhesie oder Anästhesie.
- Regional vergrößerte Lymphknoten.
- Unspezifische, nicht konstant vorhandene Allgemeinsymptome wie Fiber um 38 °C, Kopfschmerzen, allgemeines Unwohlsein.

Lokalisation

Herpes zoster tritt in 56 % der Fälle im Bereich der Thorakalsegmente (Zoster intercostalis) auf.

Patienten haben unterschiedlich starke Interkostalschmerzen, die nach wenigen Tagen verschwinden können oder nach dem Abklingen des Hautausschlags weiterbestehen. Typisch für den Ausschlag ist sein einseitiges Auftreten meist innerhalb eines

Metamers. Er zieht sich an sensiblen Nervenendigungen entlang und breitet sich anfangs in Wirbelnähe und in weiterer Folge über die Achselregion bis zum Sternum aus.

Bei Zoster ophthalmicus ist der N. ophthalmicus (V/1) befallen. Er beginnt mit Schmerzen im Stirn- oder Augenhöhlenbereich, hinzu kommt Gefühllosigkeit der Kornea. Der Ausschlag kann zu einem Ödem führen und betrifft meist nur einen der drei Trigeminusäste.

Bei Zoster oticus ist der N. intermedius (HN VII) betroffen. Nach anfänglichen Ohrenschmerzen zeigt sich der Ausschlag im Bereich des äußeren Gehörgangs (Ramsay-Hunt-Zone) und wird oft von einer Gesichtslähmung begleitet. Typisch für Zoster oticus sind ein plötzlicher Gehörverlust und Schwindel.

Herpes zoster an den Extremitäten zeigt ein radikuläres Verteilungsmuster.

Herpes zoster der Sakralwurzeln führt zu Ausschlag am Gesäß und im Dammbereich und kann Harnretention, Hämaturie, Dysurie oder Pollakisurie zur Folge haben.

Andere Lokalisationen sind selten.

Komplikationen

Je nach Lokalisation kann Herpes zoster auch Auslöser für schwere Erkrankungen wie Meningitis, Enzephalitis, Optikusneuritis, Myokarditis, Arthritis usw. sein. Patienten, die davon betroffen sind, konsultieren meist keinen Osteopathen.

In unserer Praxis hatten wir vor allem Patienten, bei denen sich der Zustand stabilisiert hatte und das Hauptrisiko neben einem Rezidiv eine Post-Zoster-Neuralgie war.

Falscher Herpes zoster

Wir hatten einige Patienten, die wegen einer „Gürtelrose“ zu uns in die Praxis kamen und tatsächlich den typischen Hautausschlag aufwiesen. Allerdings handelte es sich dabei um eine mechanische Kompression der Thorakalnerven, die durch eine Arthrose oder eine Blockade des Kostovertebralgelenks entstanden war. Nachdem die Blockade gelöst worden war, verschwand der falsche Herpes zoster innerhalb von 2–3 Tagen.

4.6 Manipulationstechniken für die peripheren Nerven

4.6.1 Behandlungsregeln

Periphere Nerven können je nach Art der Fixierung mit direkten, indirekten oder gemischten Techniken behandelt werden. Folgende Vorsichtsmaßnahmen sollten dabei beachtet werden.

Vorsichtsmaßnahmen und Empfehlungen

Nervenwurzeln, Nerven oder Nervengewebe sollten nie zu stark oder zu lange komprimiert werden. Falsch dosierter Druck kann akute Schmerzen auslösen, die oft länger, manchmal bis zu einem Monat anhalten.

Nerven sind nicht mit anderen Geweben vergleichbar. Sie sind besonders reaktiv und empfindlich.

Direkte Behandlungen werden mit leichtem Druck, der schrittweise verstärkt werden kann und meist der Richtung des Ecoute folgt, ausgeführt.

Sollte bereits leichter Druck schmerzhaft sein, muss unverzüglich zu indirekten Techniken gewechselt werden. Es ist immer wieder erstaunlich, wie schnell sich sehr schmerzhafte Fixierungen von Nerven lösen lassen.

CAVE

Ein peripherer Nerv ist eine anatomische Einheit, die unter einer zu starken mechanischen Belastung leiden kann. Dabei kann es zu direkten oder projizierten Schmerzen und Dysfunktionen kommen. Allerdings ist nicht jede Störung eines peripheren Nervs mechanisch bedingt. Man sollte immer auch die Möglichkeit einer metabolischen oder vaskulären Ursache in Betracht ziehen. So gehört Diabetes zu einer der Hauptursachen für periphere Neuropathien.

Schutz der Nervengewebe

Der Körper tut alles, um Nerven durch topografische Besonderheiten bestmöglich zu schützen. Wie die Arterien verlaufen Nerven im Körper dort, wo sie den maximalen Schutz erhalten.

Am Knie z. B. liegen die großen Nervenstämme in der Kniekehle. Man stelle sich vor, was passieren würde, wenn sie an der Vorderseite des Knies lägen, das kleinste direkte Trauma könnte sie komprimieren oder sogar verletzen oder zerstören.

Der menschliche Körper ist so perfekt aufgebaut, dass der Schutz der Nerven sogar dazu führt, dass Nerven von Fett- und Bindegewebe eingehüllt werden, ja sogar durch osteofibröse Kanäle oder Tunnel verlaufen, um vor Belastungen geschützt zu werden.

Allerdings können schützenden Elemente wie das Bindegewebe, wenn sie zu sehr beansprucht wurden, den Nerv auch schädigen.

Damit verwandelt sich das schützende Gewebe in ein für die Nervenfasern belastendes Gewebe. Glücklicherweise ist diese unmittelbar an den Nerv angrenzende Pathologie wesentlich weniger schwer als ein direktes Trauma.

Die zur Manipulation von Nerven verwendeten Techniken müssen alle Elemente, die dem Schutz des Nervs dienen, respektieren. Der Nerv und seine Schutzelemente dürfen niemals „misshandelt" werden. Nur wenn dieses Prinzip eingehalten wird, können diese Techniken die Nerven von seinen Belastungen befreien.

Symmetrie

Wenn man den Nerv in einer Extremität praktisch nicht berühren kann (was nur selten der Fall ist), sollte man den Nerv an der anderen Extremität dehnen. Mit diesem Trick kann man den Schmerz so weit mildern, dass die ursprüngliche Technik leichter ausgeführt werden kann. Es ist, als würde das Gehirn nicht immer zwischen der betroffenen und der gesunden Seite unterscheiden.

CAVE

Im Allgemeinen reichen bei allen in diesem Buch beschriebenen Techniken vier bis fünf Wiederholungen aus, um die Fixierung zu lösen. Sollte die Fixierung oder der Schmerz nicht nachlassen, dann besteht entweder eine andere Fixierung, die die erste Fixierung aufrechthält oder es liegt ein globaleres Problem vor.

Distaler Ansatz

Die Erfahrung hat gezeigt, dass die besten Ergebnisse durch Manipulationen der distalen Nervenäste erzielt werden können. Sie erzeugen stärkere allgemeine Reaktionen im Organismus, haben eindeutig eine antalgische Wirkung und eine bessere reflexogene und sedative Wirkung.

Homolateralität

Wenn man einen Plexus oder einen Nerv manipuliert, erfolgt die reflexogene Wirkung auf der gleichen Körperseite. So reagiert etwa das rechte Ovar häufiger auf die Behandlung des rechten N. obturatorius oder des rechten N. femoralis, Ausnahmen sind selten.

Wir waren lange Zeit der Auffassung, dass sich Läsionen in Pleura und Lunge auf die kontralaterale Seite projizieren. Letztlich mussten wir bei Dissektionen feststellen, dass die gesunde Seite eine mechanische Gegenspannung und keine reflexogene Wirkung erzeugt.

Direkter Kontakt mit dem Nerv

Direkter Kontakt wird bei sensiblen oder schmerzhaften Nervenknoten oder an kurzen sehr verhärteten Abschnitten des Nervs verwendet, bei denen eine normale Kompression nicht möglich ist. Der Therapeut übt direkten Druck auf die fixierte Zone aus oder behilft sich mit Gegendruck oberhalb der Fixierung.

Indirekter Kontakt mit dem Nerv

Für den indirekten Kontakt verwendet man zwei Punkte zu beiden Seiten der fixierten Zone, wobei über den einen Punkt ein proximaler Fixpunkt erzeugt wird, während der Nerv über den anderen Punkt nach distal mobilisiert wird. Dadurch kann die Fixierung gelöst und die permanente distale Längsspannung wiederhergestellt werden.

Als allgemeine Regel gilt: Der Nerv wird immer in distaler Richtung gedehnt.

4.6.2 Hautäste peripherer Nerven

An der Austrittstelle eines oberflächlichen Nervs findet man häufig einen kleinen Faszienring, der den Nerv umgibt. Oft ist es diese fasziale Verstärkung, die den oberflächlichen Ast komprimiert und sein Gleiten verhindert oder dazu führt, dass die permanente distale Längsspannung zu gering ist.

In diesem Fall verwendet man eine direkte Druck-Ecoute-Technik am Faszienring (➢ Abb. 4.8).

Löst man eine oberflächliche sensible Nervenfaser, beeinflusst man über propriozeptive Bahnen auch die tiefer liegenden sensiblen oder motorischen Nervenäste.

Die Manipulation der oberflächlich verlaufenden sensiblen Nervenfasern wirkt sich auch auf die mit ihnen verbundenen Organe und Hautareale aus.

4.6.3 Reflexogene Hierarchie der Nerven

Anfänglich konzentrierten wir uns mehr auf die großen Nervenäste, da wir annahmen, dass die große Zahl an Nervenfasern mehr Reflexe auslöst. Die Erfahrung hat uns jedoch gelehrt, dass es sich genau umgekehrt verhält. Tatsächlich sind die kleinen Nervenäste viel reflexogener und daher ist ihre Behandlung viel interessanter.

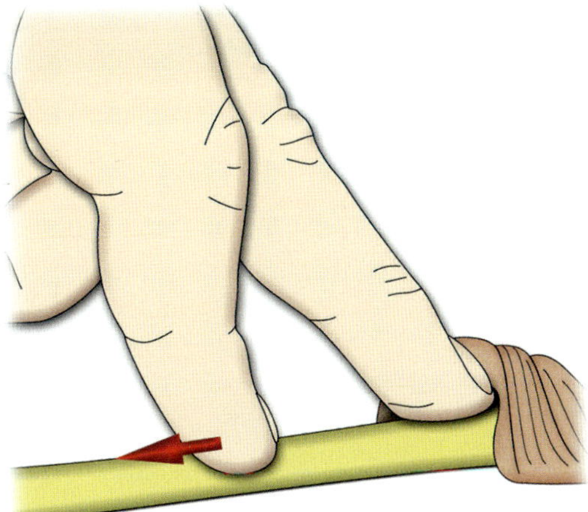

Abb. 4.8 Druck-Ecoute-Technik am Faszienring

4.6.4 Kombinierte Manipulationen

Für eine bessere Dehnung des Nervs sollte man direkte und indirekte Techniken mit der Mobilisation einer Extremität oder eines Gelenks kombinieren. Um den N. medianus am Handgelenk zu behandeln, hält man das Handgelenk unmittelbar oberhalb der Beugefalte und mobilisiert in Extension. Durch kombinierte Manipulationen kann man den Nerv gleichzeitig in verschiedenen Abschnitten seines Verlaufs manipulieren und z. B. den N. ischiadicus gleichzeitig am Knie und am Fuß von Spannungen und Fixierungen befreien.

II

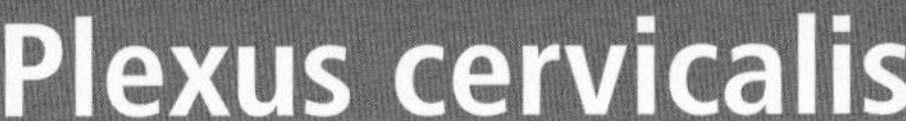

Plexus cervicalis

KAPITEL

5 Plexus cervicalis

KURZ GEFASST

Der Plexus cervicalis ist ein Nervengeflecht, das:

- aus den Rr. anteriores der Spinalnervensegmente C1 bis C4 gebildet wird,
- Verbindungen mit folgenden Nerven hat:
  - N. hypoglossus,
  - N. vagus,
  - N. accessorius,
  - Truncus sympathicus, Pars cervicalis und
- zahlreiche Organe sowie die Gefäße des Kleinhirns innerviert.

5.1 Anatomischer Überblick

Der Plexus cervicalis ist ein aus den Rr. anteriores der Spinalnervensegmente C1 bis C4 gebildeter Nervenplexus.

5.1.1 Aufbau

Erstes Zervikalnervenpaar

Das erste Zervikalnervenpaar (C1) tritt zwischen Okziput und Atlas aus. Es folgt dem Sulcus arteriae vertebralis bis zum Foramen transversarium des Atlas. Dort teilt es sich in einen R. anterior und einen R. posterior. Der R. anterior verbindet sich mit dem R. ascendens des R. anterior des zweiten Zervikalnervs.

Nach dem Austritt aus dem Foramen intervertebrale gleiten die Rr. anteriores der nachfolgenden drei Zervikalnerven (C2, C3 und C4) durch die an der Oberseite des entsprechenden Querfortsatzes verlaufenden Rinne.

Zweites Zervikalnervenpaar

Das zweite Zervikalnervenpaar (C2) tritt zwischen Atlas und Axis aus. Es teilt sich in zwei Äste, einen R. ascendens, der sich mit dem R. anterior von C1 vereinigt, und in einen R. descendens, der mit C3 anastomiert.

Drittes Zervikalnervenpaar

Das dritte Zervikalnervenpaar (C3) tritt zwischen dem 2. und 3. Halswirbel aus. Es teilt sich ebenfalls in 2 Äste: einen R. ascendens, der sich anterior des Querfortsatzes von C2 mit dem R. descendens von C2 verbindet, und einen R. descendens, der sich mit C4 vereinigt.

Viertes Zervikalnervenpaar

Das vierte Zervikalnervenpaar (C4) tritt zwischen dem 3. und dem 4. Halswirbel aus. Es verbindet sich über seinen R. ascendens mit dem R. descendens von C3 und entsendet kleine Nervenfasern zum R. anterior von C5, der zum Plexus brachialis zieht.

OSTEOPATHISCHE RELEVANZ

Die als Ansa cervicalis zusammengefassten Nervenschlingen von C1, C2 und C3 verlaufen jeweils im Sulcus nervi spinali vor dem Tuberculum anterius vertebrae cervicalis.

5.1.2 Lagebeziehungen

Der Plexus cervicalis liegt in der Tiefe hinter dem M. sternocleidomastoideus, zwischen den prävertebralen Muskeln (medial) und dem M. splenius cervicis und dem M. levator scapulae (lateral). Die V. jugularis hat direkten Kontakt mit den Nerven.

5.1.3 Anastomosen

Die Anastomosen des Plexus cervicalis sind für die osteopathische Behandlung äußerst wichtig, da über diese Verbindungen die Hirnnerven beeinflusst werden können:

- N. hypoglossus: über Anastomosen mit der Ansa cervicalis.
- N. vagus: Anastomose mit der Ansa cervicalis, die nach Testut inkonstant ist. Aus unserer klinischen Erfahrung lässt sich der N. vagus über den Plexus cervicalis beeinflussen.
- Pars cervicalis des sympathischen Grenzstrangs: Fasern aus der Ansa cervicalis.
- N. accessorius: diese Anastomose entsteht über einen R. efferens des Plexus cervicalis.

5.1.4 Äste

Aus dem Plexus cervicalis gehen 15 Nervenäste hervor, die man in oberflächliche und tiefe Nervenäste unterteilt.

Oberflächliche sensible Nervenäste

Diese fünf oder sechs Äste treten am Hinterrand des M. sternocleidomastoideus an die Oberfläche („Punctum nervosum") und verteilen sich auf die jeweiligen Versorgungsgebiete.

N. transversus colli

Dieser sensible Ast, der Nervenfasern aus C2 und C3 enthält, teilt sich in einen R. ascendens, der über die Ansa cervicalis superficialis mit dem N. facialis verbunden ist, und einen R. descendens, der die Haut an der Vorderseite des Halses innerviert.

Nn. supraclavicularis und suprasternalis (C3, C4)

Diese Äste innervieren die Haut der Sternal- und Klavikularregion, wobei einige Fasern zum Sternoklavikulargelenk ziehen.

R. acromialis

Dieser Ast zieht zur Haut an der anterolateralen Seite der Schulter und erreicht mit einigen Nervenfasern das Akromioklavikulargelenk.

Tiefe motorische Nervenäste

Diese Nerven versorgen folgende Muskeln:

- M. sternocleidomastoideus
- M. trapezius
- M. levator scapulae
- M. rhomboideus
- Mm. scaleni anterior und medius
- Prävertebrale Halsmuskeln (M. longus capitis, M. longus colli, M. rectus capitis lateralis, M. rectus capitis anterior)
- Mm. infrahyoidei

5.1.5 Rr. posteriores nervi spinalis

Allgemeines

Der Körper besitzt fünf Plexus: Plexus cervicalis, Plexus brachialis, Plexus lumbalis, Plexus sacralis und Plexus coccygeus.

Es gibt 31 Rr. posteriores nervi spinalis, die nach ihrem Austritt aus dem Foramen intervertebrale horizontal zwischen den Querfortsätzen des jeweils oberhalb und unterhalb liegenden Wirbels nach posterior verlaufen.

Sie teilen sich in muskuläre, Haut-, autonome und manchmal auch artikuläre Äste und sorgen z. B. unterhalb von C1 für die Sensibilität der Facettengelenke.

OSTEOPATHISCHE RELEVANZ

Die besondere Verbindung zu den Facettengelenken lässt uns verstehen, wie man durch die Behandlung dieser feinen sensiblen Äste Wirbelblockaden lösen kann.
Die acht Rr. posteriores lassen sich in vier Gruppen unterteilen:

- 2 okzipitale Äste, die aus den ersten und zweiten Zervikalnervenpaaren stammen,
- 7 zervikale Äste, die aus den sechs unteren Zervikalnervenpaaren und dem ersten Thorakalnervenpaar stammen,
- 7 thorakale Äste (s. Barral und Croibier, Manipulation kranialer Nerven),
- 15 Äste für Abdomen und Becken.

Rr. posteriores cervicales

Merkmale

Die posterioren Äste sind weniger voluminös als die anterioren, mit Ausnahme des zweiten Zervikalnervs (N. occipitalis major), der zwei- bis dreimal dicker ist als der anteriore Ast.

- Der erste Zervikalnervenast ist ein rein motorischer Ast.
- Die ersten drei posterioren Zervikalnervenäste verbinden sich zum Plexus cervicalis posterior (➤ Abb. 5.1).
- Die fünf untersten Äste werden nach unten hin immer dünner.

Ursprung und Verlauf

Die Rr. posteriores trennen sich von den Rr. anteriores unmittelbar nach dem Austritt des Spinalnervs aus dem Foramen intervertebrale.

- Der erste Ast tritt zwischen dem Okziput und dem Arcus posterior des Atlas hinter der A. vertebralis aus und zieht in das Trigonum arteriae vertebralis, das von folgenden Muskeln begrenzt wird: M. rectus capitis posterior major, M. obliquus capitis inferior und M. obliquus capitis superior.
- Der zweite Ast tritt zwischen dem Arcus posterior des Atlas und dem Axis aus, zieht unter dem M. obliquus capitis inferior durch und quert den M. semispinalis capitis und den M. trapezius.
- Der dritte Ast gibt Muskeläste ab.

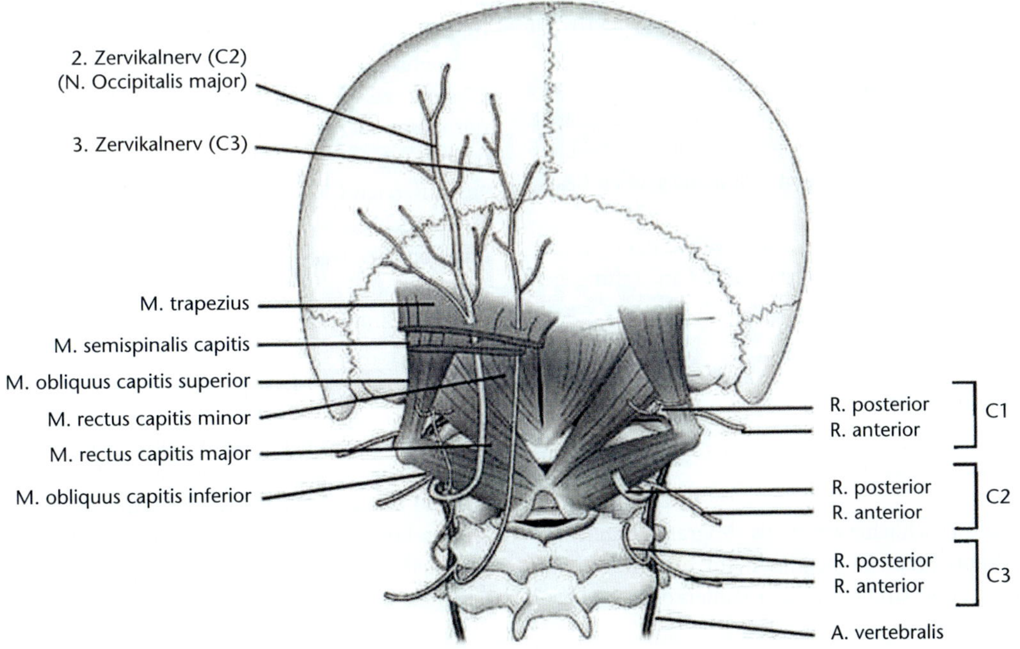

Abb. 5.1 Plexus cervicalis

Diese drei Äste vereinigen sich zu zwei übereinanderliegenden Nervenschlingen, die den Plexus nervosus cervicalis posterior (Cruveilhier-Geflecht) bilden.

CAVE

Die sensiblen Endäste anastomieren mit dem N. auricularis und dem N. mastoideus des Plexus cervicalis superficialis und verbinden sich manchmal am Schädeldach mit dem N. ophthalmicus (V/1).

- Die Rr. posteriores der fünf unteren Zervikalnerven verlaufen zwischen dem M. semispinalis capitis und den Mm. transversospinales. Auf ihrem Weg zum Unterhautgewebe durchqueren sie zuerst den M. splenius und dann den M. trapezius.

5.2 Manipulationen

5.2.1 R. posterior des zweiten Zervikalnervs – N. occipitalis major

Der N. occipitalis major (Arnold-Nerv) ist ein bei vielen Therapeuten sehr beliebter Nerv, der gerne für Migräne, Kopf- und Nackenschmerzen verantwortlich gemacht wird. Dabei wird nur selten die Frage nach den Ursachen der Nervenirritationen gestellt. Die Patienten sind zufrieden, weil ihr Problem benannt wurde, auch wenn sich keine großen Besserungen erkennen lassen.

Wir beginnen diesen Abschnitt mit dem N. occipitalis major, weil er tatsächlich an zahlreichen Beschwerden beteiligt ist.

Indikationen

Kopfschmerzen

Die oft fälschlicherweise als Migräne bezeichneten Kopfschmerzen beginnen im oberen Teil des Nackens und strahlen in den Hinterkopf aus, bevor sie sich schließlich über den N. trigeminus bis zum Stirn- und Gesichtsbereich ausbreiten.

CAVE

Die besten Behandlungsergebnisse bei Kopfschmerzpatienten konnten wir erreichen, wenn die Schmerzen am okzipitozervikalen Übergang (C0-C1) begannen.

Schwindel und Gleichgewichtsstörungen

Für die Kopfhaltung und den horizontalen Blick nach vorn spielen die kleinen Mm. suboccipitales und die Mm. rectus und obliquus capitis eine wichtige Rolle. Es sind Muskeln, die automatisch und unmittelbar auf propriozeptive Veränderungen reagieren. Das erklärt, weshalb Blockaden von C2 fast immer sekundär und fast nie primär auftreten. Bekanntlich dreht sich ein Wetterhahn auch nicht von selbst, sondern wird vom Wind bewegt.

Um die Gelenkbeweglichkeit von Os occipitale, C1 und C2 näher zu untersuchen, bedienten wir uns der radiologischen Technik nach Bourdet-Priol, mit der sich Bewegungseinschränkungen von C2 nachweisen lassen. In den Versuchen zeigte sich regelmäßig und wiederholbar, dass schon minimale Manipulationen am Fuß die Mobilität von C2 sofort und vollständig wiederherstellen konnten. Ohne andere Ursachen für den Bewegungsverlust ausgeschlossen zu haben, erscheint es nicht sinnvoll – oder sogar gefährlich – C2 sofort zu manipulieren. Wirbel sollten prinzipiell nur manipuliert werden, wenn sie auf beiden Seiten fixiert sind.

Im Bereich C0-C1-C2 verlaufen die Aa. vertebrales, die sich zur A. basilaris verbinden, die das Kleinhirn versorgt. Geringste Minderdurchblutung dieser Arterien kann zu Schwindel und Gleichgewichtsstörungen führen.

Propriozeptive Störungen

Die kleinen Nackenmuskeln sind propriozeptive Zentren, die sofort auf entsprechende Reize reagieren und umgekehrt auch wieder selbst die Propriozeption beeinflussen. Verstauchungen im Knie- und Knöchelbereich ereignen sich meist spontan und scheinbar grundlos, wobei die Vermutung naheliegt, dass bereits vorher ein Ungleichgewicht im Kleinhirn und den kurzen Nackenmuskeln bestand.

Dermatologische Probleme

Kompressionen der sensiblen Nerven der Rr. posteriores der oberen Zervikalnerven können auch eine Erklärung für Haarausfall (Alopezie), gereizte bis schmerzhafte Kopfhautstellen und Hautprobleme im Nacken oder im hinteren Parietalbereich sein.

Zervikalgien

Die meisten Zervikalgien betreffen die obere HWS und strahlen in den Hinterkopf aus. Häufig treten sie nach einem Schleudertrauma auf.

Durchblutungsstörungen

Osteopathische Behandlungen helfen vor allem bei okzipitalen – arteriellen wie venösen – Durchblutungsstörungen im posterioren Teil des Kraniums. Die Venen und Arterien des Halses sprechen sehr gut auf manuelle Behandlungen an. Wie Doppler-Untersuchungen ergaben, können viszerale oder vertebrale Manipulationen den Blutfluss verbessern.

Vorsichtsmaßnahmen

Es sollte nochmals betont werden, dass jede unüberlegte Manipulation der oberen Halswirbelsäule mehr Schaden als Nutzen anrichten kann.

Die großen und kleinen Nackenmuskeln reagieren schon auf kleinste Funktionsstörungen, unabhängig davon, ob sie mechanisch (Verstauchung, Fraktur, durale Verspannung oder Wirbelsäulenschmerzen), durch die Verdauung oder emotional bedingt sind. Man findet also (fast) immer eine HWS-Blockade.

Konzentriert man sich in seiner Behandlung sofort auf die HWS wird das Problem dadurch oft nicht verändert, im schlimmsten Fall kann man sogar Kompensationen aufheben. Das kann wenige Tage nach der Behandlung zu einem Zervikobrachialsyndrom, Ischiasschmerzen, Torticollis oder Lumbago führen. Diese Dekompensationen können mehrere Wochen andauern. Zudem kann eine HWS-Manipulation auch zu einer starken Vasokonstriktion der Aa. vertebrales führen.

Bei einer Wirbelblockade empfiehlt es sich daher, zunächst den N. occipitalis major (zusammen mit den Rr. posteriores von C2 und C3) zu behandeln und abzuwarten, ob sich die Schmerzen bzw. die Beweglichkeit dadurch verbessern lassen.

Topografische Anhaltspunkte

Der N. occipitalis major befindet sich drei Fingerbreit unterhalb der Protuberantia occipitalis externa und zwei bis drei Fingerbreit lateral des Proc. spinosus von C2. Man kann den Nerv zwischen dem Arcus posterior von C1 und der Lamina von C2 palpieren (➤ Abb. 5.2).

An dieser Stelle findet man einen kleinen empfindlichen Knoten, den man lösen sollte, um seine Sensibilität und sein Volumen zu reduzieren. Man palpiert den Nerv oberhalb der zwischen M. trapezius und M. sternocleidomastoideus bestehenden Sehnenverbindung, die eine Verstärkung der Fascia nuchae darstellt.

Technik

Der Patient befindet sich in Rückenlage, sein Okziput ruht in der Hand des Therapeuten.

Dieser legt den Zeigefinger seiner kranialen Hand mit sehr leichtem Druck auf die Austrittsstelle des N. occipitalis major zwischen M. trapezius und M. sternocleidomastoideus. Er lässt seinen Finger nach proximal und distal gleiten und sucht nach dem schmerzhaften Nervenknoten.

Die kaudale Hand des Therapeuten liegt auf dem M. trapezius und der homolateralen Schulter und bewegt die Halswirbelsäule in Flexion und Seitneigung zur Gegenseite. Damit kann der N. occipitalis major besser gedehnt werden, während der Therapeut dem Ecoute folgt.

Wir empfehlen diese sehr effiziente Technik zur Behandlung sensibler Nervenknoten.

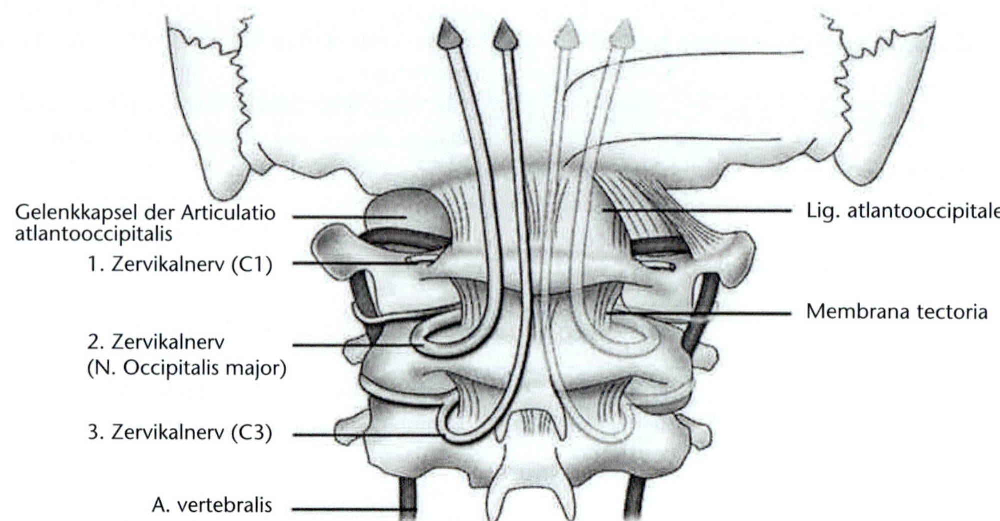

Abb. 5.2 N. occipitalis major (Arnold-Nerv) – Topografische Anhaltspunkte

Globale Manipulation des N. occipitalis major

5

Es gibt eine empfindliche Stelle auf der Kopfhaut, die manchmal mit dem N. occipitalis major, aber auch mit dem R. posterior von C1 in Verbindung gebracht wird. Meist liegt die sensible Zone nahe der Sutura coronalis. Über diese Verbindung lassen sich Kopfschmerzen, Migräne und auch die suturalen Mechanorezeptoren beeinflussen. Man kann auch einen weiter distal liegenden R. posterior in die Behandlung miteinbeziehen.

Der Therapeut komprimiert beide Bereiche, um zu spüren, wie sich Druck auf einen Bereich auf den anderen auswirkt. Seine Finger bewegen sich dabei in Ecoute-Richtung.

5.2.2 R. posterior des ersten Zervikalnervs – N. suboccipitalis

Da der N. occipitalis major leichter auffindbar und palpierbar ist als der R. posterior von C1, wurde er zuerst beschrieben.

Der zwischen Okziput und Atlas austretende erste Zervikalnerv steht eng mit der A. vertebralis in Verbindung und ist im Bereich zwischen den Mm. rectus und obliquus capitis (Trigonum arteriae vertebralis) zugänglich.

Für manuelle Techniken ist er wegen seiner Anastomosen mit dem N. occipitalis major von größerem Interesse. Der Nerv gibt Muskeläste zu den kleinen Nackenmuskeln ab, die bei der Propriozeption eine wichtige Rolle spielen.

Interessant ist auch, dass Fasern des M. rectus capitis posterior minor in die Dura mater einstrahlen. Wir vermuten, dass diese Fasern die Duraspannung regulieren und dass unsere Techniken diese Funktion unterstützen. Die gleiche Wirkung dürfte auch durch die Behandlung des R. posterior von C1 erzielt werden können.

Topografische Anhaltspunkte

Die Austrittsstelle des N. suboccipitalis befindet sich einen Fingerbreit unterhalb des Okziputs, lateral der Verbindungslinie zwischen den Procc. spinosi der HWS und dem Tuberculum posterius des Atlas. Da er dünner als der N. occipitalis major ist, ist er schwieriger zu ertasten.

Technik

Vorgangsweise wie für die Behandlung des N. occipitalis major. Man sucht einen Fingerbreit unterhalb des Okziputs und lateral der Procc. spinosi nach einer sensiblen Stelle. Nervenknoten an diesem Nerv sind selten, sollten aber, wenn sie tastbar sind, unbedingt behandelt werden.

5.2.3 Rr. posteriores der Zervikalnerven C3–C7

An den Radices posteriores von C4, C5 und C6 sind häufiger berührungs- oder schmerzempfindliche Knoten zu finden. Die Behandlung ist dieselbe wie bei den anderen Zervikalnerven.

Wir möchten hier noch einmal an ihre engen Beziehungen zu den Facettengelenken erinnern.

Spezielle Indikationen

- Zervikalgien und Zervikobrachialgien: Indikationen wie beim R. posterior von C2. Hauptindikation sind das Schleudertrauma und die Zervikobrachialgie.
- Hals- und Brustorgane: Besondere Erwähnung verdienen Herz und Lungen, die sehr gut auf eine Manipulation der posterioren Äste der Zervikalnerven ansprechen.
- Schleudertrauma: Auch wenn andere Strukturen ebenfalls betroffen sind, ist die HWS oft am meisten beeinträchtigt. Bei Schleudertraumata, bei denen durch den Aufprall eine Kombinationsbewegung aus forcierter Extension und Seitneigung entsteht, leiden vor allem die unteren Halswirbel. Unsere Behandlung hat sich in vielen Fällen als sehr wirksam erwiesen und die Schmerzen gelindert.
- Manipulationen des Plexus cervicalis zur Behandlung von Zervikobrachialgien wirken sich auf Ödeme an der Nervenwurzel, auf die anteriovenöse Durchblutung im Bereich der Foramina und auf die Neuralgie selbst aus. Sie sollten mit der Behandlung des Plexus brachialis und seiner Äste und Endäste kombiniert werden.

Globale Manipulation der Zervikalnerven

Man komprimiert mit leichtem Druck die Austrittsstelle der Radix posterior und kombiniert diese Manipulation entweder mit den primären und sekundären Nervenstämmen oder mit den Ästen und Endästen des jeweiligen Nervs.

Wichtig ist dabei, dass man die Verbindungen zwischen den beiden Punkten spürt. Hat man z. B. einen empfindlichen Nervenknoten bei C6 gefunden, legt man den Zeigefinger mit leichtem Druck und unter Berücksichtigung des Ecoute auf diesen Knoten. Anschließend überprüft man jede Nervenwurzel bis man spürt, dass sich der Ecoute am Nervenknoten verändert. In gleicher Weise wird bei den Ästen und Endästen vorgegangen.

Kombinierte Manipulationen

Sie sind besonders für intrathorakale Organe wichtig, d. h. für Herz, Lunge, Pleura, Ösophagus und Thymus. Doch eine Manipulation der Zervikalnerven kann auch die Funktion anderer Strukturen, z. B. Diaphragma, Mediastinum, Halsorgane oder Schilddrüse, unterstützen.

Das Herz hat häufig eine Verbindung zu den Nervenwurzeln von C5 und C6, seltener auch zu C7 auf der linken Seite.

Technik

Der Patient befindet sich in Rückenlage. Der Therapeut sucht mit dem Zeigefinger seiner kranialen Hand einen sensiblen „Knoten" und legt seine kaudale Hand auf den Herzbereich. Er führt eine Kompressions-Ecoute-Technik an der reaktivsten Zone aus. Auf diese Weise lassen sich Rhythmus und Amplitude der Herzschläge nach einem körperlichen oder seelischen Trauma wieder normalisieren.

Praxistipp

Wir möchten nochmals darauf hinweisen, dass vor der Manipulation der Halswirbelsäule die Rr. posteriores der Zervikalnerven entspannt, aber auch größere Fixierungen an Geweben, Organen oder Faszien gelöst werden sollten.

KAPITEL

6 N. phrenicus

KURZ GEFASST

Der N. phrenicus
- ist ein gemischt motorischer und sensibler Nerv,
- enthält Nervenfasern aus dem Spinalnervensegment C4 sowie Anteile von C3 oder C5,
- bildet Anastomosen mit dem N. subclavius, dem Ganglion stellatum, dem N. vagus, dem N. hypoglossus und der Pars cervicalis des Truncus sympathicus und
- sichert die sensible Innervation von Thymus, Perikard, Pleura, Diaphragma, Glisson-Kapsel, Nebennieren und des kranialen Anteils des Peritoneums.

6.1 Anatomischer Überblick

Der N. phrenicus ist ein absteigender Ast des Plexus cervicalis.

6.1.1 Ursprung und Wurzeln

Dieser anteriore Ast des Plexus cervicalis ist ein außerordentlich langer und spezieller Nerv. Er innerviert das Diaphragma und übernimmt damit eine wichtige Funktion bei der Atmung.

Seine Fasern stammen im Wesentlichen aus C4 sowie aus Anteilen von C3 und C5.

Wir befassen uns seit Langem mit den Manipulationstechniken für den N. phrenicus und haben dabei festgestellt, dass der Nerv in der Halsregion besonders gut auf unsere Behandlungen reagiert.

6.1.2 Embryologie

Der zervikale Ursprung und die beachtliche Länge des N. phrenicus lassen sich aus der embryologischen Entwicklung erklären.

Nach Lazorthes entwickelt sich die vordere Diaphragmaanlage (Septum transversum) zulasten der zervikalen Myotome. Während sich der Kopf aufrichtet und Hals und Thorax gebildet werden, wandert das Septum nach kaudal. Dabei nimmt es Gefäße und Nerven (N. phrenicus) mit und dehnt sie dabei in die Länge. Die Crura entstehen zu einem späteren Zeitpunkt.

6.1.3 Verlauf

Der N. phrenicus verläuft auf der Vorderseite des M. scalenus anterior nach kaudal, umrundet in einem leichten Bogen die Lungenspitze, dringt in den Thorax ein und gleitet zwischen Lunge und Perikard bis zur Oberseite des Diaphragmas, wo er endet.

Der N. phrenicus sinistrum ist länger, in seiner Ausrichtung etwas schräger und verläuft weniger tief, da er das Herz umrunden muss.

6.1.4 Lagebeziehungen

Um nicht alle Lagebeziehungen aufzulisten, die sich allein schon durch die Länge des N. phrenicus ergeben, werden im Folgenden nur die für die manuelle Behandlung wichtigsten Verbindungen angeführt (➤ Abb. 6.1).

Fossa supraclavicularis minor

Die Fossa supraclavicularis minor wird von den beiden Köpfen des M. sternocleidomastoideus und von der Klavikula gebildet. Nach einem Trauma oder nach Atemwegserkrankungen bzw. Infektionen kann in diesem Bereich ein neuralgischer (schmerzender) Punkt am N. phrenicus entstehen.

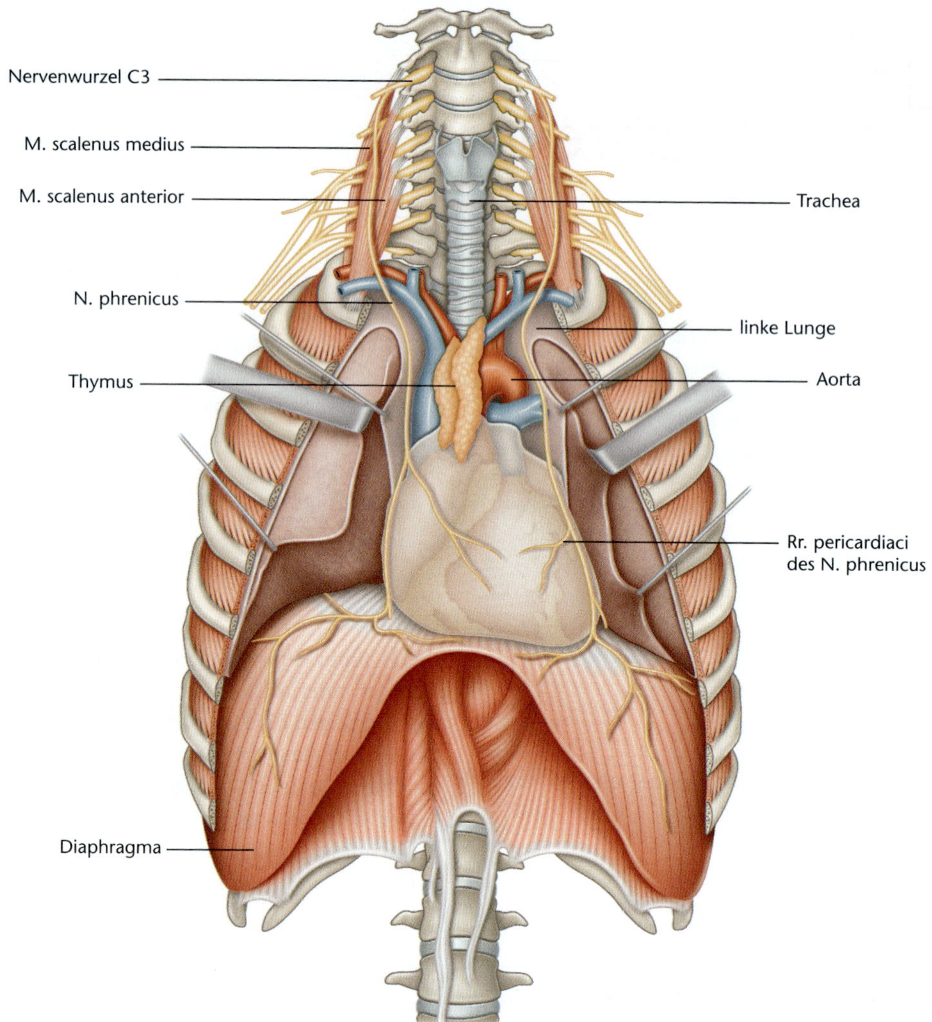

Abb. 6.1 Lagebeziehungen des N. phrenicus

6

M. scalenus anterior

Der N. phrenicus umrundet den M. scalenus anterior. Er lässt sich ertasten, wenn man mit dem Finger das Caput mediale des M. sternocleidomastoideus etwas verschiebt (➤ Abb. 6.2).

Auf Höhe des M. scalenus befindet sich etwas weiter lateral der N. subclavius. Weiter posterior und lateral liegt, zwischen V. subclavia und Klavikula, der Plexus brachialis.

Ductus thoracicus

Der Ductus thoracicus sinister verläuft medial des N. phrenicus. Er nimmt die Lymphe aus dem gesamten Körper auf, ausgenommen sind nur die rechte Thoraxhälfte, der rechte Arm sowie die rechte Gesichts- und Halshälfte. Auf der Suche nach dem linken N. phrenicus sollte man vorsichtig vorgehen und im Bereich hinter der Klavikula nicht zu viel Druck ausüben, um den Lymphfluss nicht zu behindern.

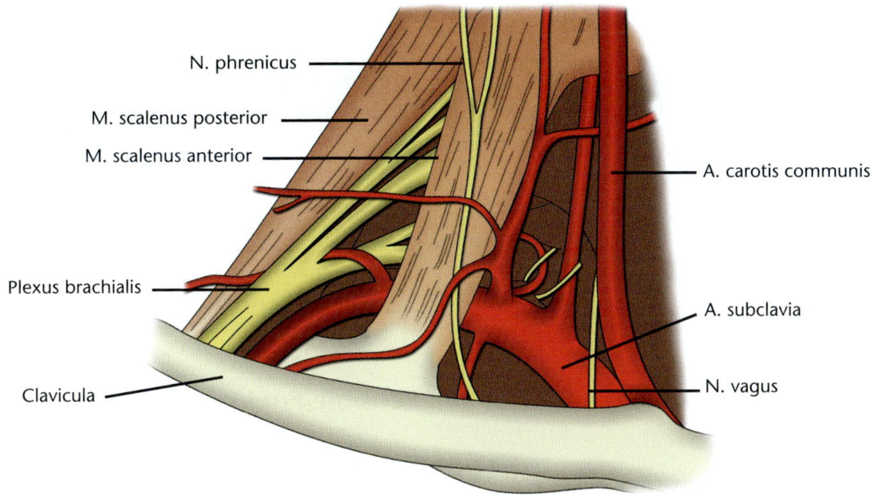

Abb. 6.2 N. phrenicus (nach Farabeuf und Testut)

Der Ductus thoracicus dexter hat aufgrund seines begrenzten Drainagegebiets und seiner geringeren Größe eine geringere Bedeutung für den N. phrenicus.

N. subclavius

Der N. subclavius verläuft zwischen der V. subclavia und der Klavikula, lateral des N. phrenicus, mit dem er über eine Anastomose verbunden ist.

Ganglion stellatum

Zwischen A. subclavia und Pleurakuppel bildet der N. phrenicus eine Anastomose mit dem Ganglion stellatum. Angesichts derartiger Verbindungen lässt sich gut nachvollziehen, warum sich Reaktionen auf eine Nervenmanipulation – im Gegensatz zu Reaktionen bzw. Störungen eines Muskels oder einer Faszie – schwer vorhersagen lassen.

In diesem Zusammenhang erinnern wir uns an einen Patienten, der nach jeder Manipulation des N. phrenicus ein Knieödem auf der behandelten Seite entwickelte.

Pleura

Lazorthes betrachtet den N. phrenicus als einen Begleitnerv der Pleura, eine Behauptung, die durch mehrere Dissektionen in der Lungenregion bestätigt wurde. Daher ist es nach Erkrankungen von Pleura und Lunge und bei Patienten, deren körperliche „Schwachstelle" die Lunge ist, wichtig, den N. phrenicus regelmäßig zu behandeln.

6.1.5 Äste

Der N. phrenicus gibt Äste für Thymus, Perikard und Pleura ab.

6.1.6 Endäste

N. phrenicus dexter

Der rechte N. phrenicus liefert Äste für folgende Strukturen:

- Diaphragma (mit einer Anastomose zum linken N. phrenicus),
- Crus dextra,

- Lig. triangulare, Lig. coronarium und Glisson-Kapsel,
- Plexus diaphragmaticus. Dieses nur auf der rechten Körperhälfte vorhandene Nervengeflecht wird vom R. phrenicoabdominalis dexter, einigen Fasern der Interkostalnerven und der Ganglia coeliaca, von einem unter dem Diaphragma nahe der V. cava inferior gelegenen Ganglion phrenicum sowie efferenten Ästen, die zum Plexus solaris, zum Peritoneum von Leber und Diaphragma, zur rechten Nebenniere und zur V. cava inferior ziehen, gebildet.

N. phrenicus sinister

Der linke N. phrenicus bildet Äste für folgende Strukturen:

- Diaphragmakuppel, Pars costalis, Pars sternalis,
- Crus sinistra,
- Plexus solaris,
- Peritoneum.

6.1.7 Anastomosen

Der N. phrenicus bildet Anastomosen mit folgenden Strukturen:

- N. subclavius (aus diesem Grund werden Manipulationen des N. phrenicus immer mit einer Behandlung des M. subclavius verbunden),
- N. hypoglossus,
- N. vagus,
- Pars cervicalis des Truncus sympathicus.

6.1.8 Funktionen

Motorische Funktion

Als motorischer Nerv des Diaphragmas erfüllt der N. phrenicus eine bedeutende Rolle bei der Atmung, eine Funktion, die automatisch erfolgt. Bei Lähmung beider Nn. phrenici beschränkt sich die Atmung auf den oberen Respirationstrakt, es gibt keine Bauchatmung und die am Diaphragma aufgehängten Abdominalorgane werden nicht mehr bewegt. Besteht die Lähmung länger, entstehen zahlreiche Atem- und Verdauungsstörungen.

Bei Schluckauf kommt es zu unfreiwilligen Kontraktionen des Diaphragmas, wobei die rasch an den Stimmbändern vorbeiströmende Luft das typische Geräusch erzeugt.

CAVE

Länger anhaltender Schluckauf kann auch ein Hinweis auf ein raumforderndes Geschehen, etwa einen Tumor in Mediastinum, HWS, Pleura, Perikard, Peritoneum oder manchmal sogar im Gehirn sein.

Sensible Funktion

Da der N. phrenicus auch ein sensibler Nerv ist, sollte man seine druckempfindlichen bzw. Schmerzpunkte kennen, die an folgenden Stellen zu palpieren sind:

- zwischen den Querfortsätzen des 3. und 4. Halswirbels bzw. des 4. und 5. Halswirbels,
- zwischen dem Caput mediale und dem Caput laterale des M. sternocleidomastoideus,
- am anterioren Ende der 10. Rippe (Mussy-Punkt),
- an der Schulter im Versorgungsgebiet von C4,
- am Ellenbogen im Versorgungsgebiet von C5,
- im Peritoneum,
- im Bereich der Aufhängungsstrukturen der Leber (➤ Kap. 6.2.3),
- im Bereich der Nebennieren.

6.2 Manipulationen

6.2.1 Palpation

Halsregion

Am Hals verläuft der N. phrenicus zunächst am lateralen Rand des M. sternocleidomastoideus und anschließend auf dem M. scalenus anterior (➤ Abb. 6.3).

Anastomose mit dem N. subclavius

Diese Anastomose ist insofern wichtig, weil sie einen Zugang zum sensiblen Versorgungsgebiet des N. phrenicus im Leberbereich ermöglicht.

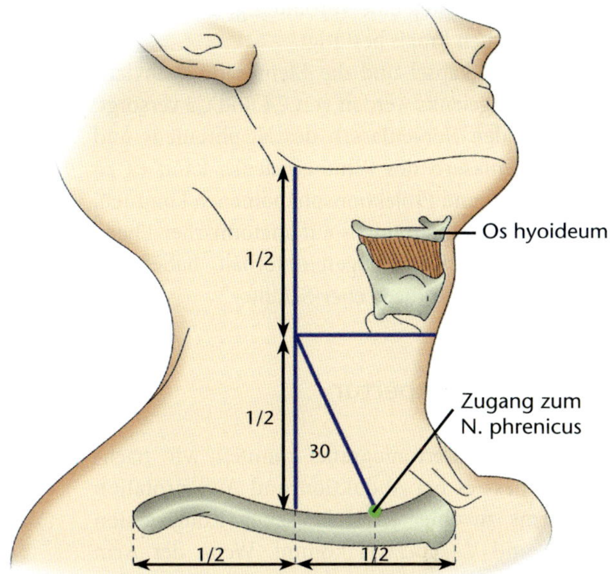

Abb. 6.3 Zugang zum N. phrenicus

Rippenregion

Am Brustkorb eignet sich das anteriore Ende der 10. Rippe zur Palpation des N. phrenicus.

6.2.2 Adson-Wright-Test

Osteopathen brauchen dringend diagnostische Instrumente wie den Adson-Wright-Test oder die systematische Messung des Blutdrucks an beiden Armen, die zu den objektiven Diagnosemethoden zählen.

Für den Adson-Wright-Test sitzt der Patient vor dem stehenden Therapeuten, er winkelt seinen Unterarm im 90°-Winkel (Kaktushaltung) an und stützt seinen Ellenbogen auf dem Knie des auf der Liege aufgestellten Beins des Therapeuten ab. Dieser umgreift das Handgelenk des Patienten und palpiert den Radialispuls des Patienten, während er die andere Hand auf den Vertex legt. Er übt leichten kaudalen Druck auf den Kopf des Patienten aus und dreht den Kopf des Patienten zur Gegenseite.

Die Rotation dehnt alle an Klavikula und 1. Rippe ansetzenden Gewebe, d. h. M. subclavius, kosto- und sternoklavikuläre Bänder, Ligg. conoideum und trapezoideum sowie die Pleura. Ist eines dieser Gewebe fixiert, kommt es durch die Zugspannung zur Kompression der A. und V. subclavia.

Die kraniozervikale Kompression wirkt sich auf die Gelenkflächen der Halswirbel und die Nervenwurzeln aus. Wenn sich dabei der Radialispuls abschwächt oder nicht mehr tastbar ist, kann ein Problem im Bereich der HWS bzw. an den zervikalen Nervenwurzeln vermutet werden.

6.2.3 Indikationen

Gelenke

Im Wesentlichen handelt es sich um Schulter- oder Ellenbogenprobleme, wobei die Gelenke auf der rechten Seite häufiger betroffen sind als links. Patienten, die an einer Periarthritis humeroscapularis (PHS) leiden, wollen ihre Schulter so wenig wie möglich bewegen. Durch ein paar einfache Handgriffe (Anheben der Leber) kann die Schulterbeweglichkeit um 30 % verbessert werden. Früher vermuteten wir, dass diese Wirkung vor allem durch die Leber erzeugt wird, heute sind wir überzeugt, dass der Effekt auf die sensiblen Fasern des N. phrenicus zurückzuführen ist, die die Glisson-Kapsel und das Lig. coronarium hepatis und das Lig. triangulare hepatis innervieren. Aufgrund des Bezugs zur Leber, wird die rechte Schulter auch gerne als „viszerale

Schulter" betrachtet, eine Verbindung, die sich auch in der täglichen Praxis bestätigt.

Die Gelenkkapsel und die Membrana synovialis des Schultergelenks werden von C4 und C5 versorgt. Zwischen den Nervenfasern des N. phrenicus und den Nervenfasern des Schultergelenks kann es zu Konvergenz- und Projektionsphänomenen kommen. Da der rechte N. phrenicus auf anatomischer Ebene mehr viszerale Beziehungen unterhält, haben wir eine Erklärung für die „Leber-Schulter".

Obere Thoraxapertur

Mittels Computertomografie konnten wir nachweisen, dass es bei Abduktion und Außenrotation des Arms zu einer physiologischen Kompression der A. und V. subclavia kommt. Wenn der Arm in Seiten- oder – seltener – in Rückenlage in eine Abduktionsaußenrotationsposition gebracht wird, werden nicht nur die Gefäße, sondern auch der N. phrenicus komprimiert. Bei mechanisch-funktionellen Störungen oder Pathologien im Bereich der Thoraxapertur sollte man auch die Sensibilität des N. phrenicus in der Halsregion überprüfen. Zu diesen Störungen zählen:

- Frakturen (Klavikula, Humerus, 1. Rippe),
- Verstauchungen oder Luxationen (Glenohumeral-, Sternoklavikular-, Akromioklavikulargelenk),
- Verstauchungen und Zerrungen der HWS,
- fetale Lageanomalie,
- geburtsbedingte Schulter-Arm-Läsionen.

Wenn der N. phrenicus komprimiert wird, sind auch die Aa. und Vv. vertebrales betroffen. Die Auswirkungen von vaskulären Störungen in der Fossa cranii posterior sind bekannt: Schwindel, Gleichgewichtsstörungen, schwankender Gang, Tinnitus usw.

Intrathorakale Organe und Gewebe

Leber

Die Leber liegt zwar unterhalb des Diaphragmas, doch wie bereits erwähnt, wird unter anderem ihr Halteapparat (Ligg. coronarium und triangulare hepatis) von Ästen des N. phrenicus innerviert.

Viszerale Manipulationen stimulieren über das Bindegewebe das propriozeptive System. Der Reiz wird an die propriozeptiven Zentren weitergeleitet und über Feedback-Mechanismen eine globale Reaktion im gesamten Körper erzeugt.

Lungen und Pleura

Mit Manipulationen des N. phrenicus lässt sich eine motorische Wirkung sowohl auf das Diaphragma als auch – über seine sensiblen Fasern – auf Lunge und Pleura erzielen. Daher stellen Atemprobleme eine Indikation für die Behandlung des N. phrenicus dar: Folgen einer Pleuritis, Asthma, Bronchiolitis, Folgen von chirurgischen Eingriffen an Lunge und Pleura oder wenn das Kind nach einer schwierigen Geburt (Wehenschwäche) nicht gleich geatmet hat.

Diaphragma

Mechanische Ebene

Auf mechanischer Ebene lassen sich durch Manipulationen des N. phrenicus Frequenz, Amplitude und Intensität der Diaphragmakontraktionen beeinflussen.

Emotionale Ebene

Das Diaphragma spielt zudem auf emotionaler Ebene eine wichtige Rolle. Davon zeugen auch verschiedene Redewendungen. „Da bleibt einem die Luft weg", „nicht mehr frei atmen können" oder „keine Luft kriegen" sind nur einige Beispiele.

Als erste Reaktion ändert sich bei emotionalen Problemen das Atemmuster. Untersuchungen zufolge gibt es eine emotionstypische Atmung. In einer Studie wurden professionelle Schauspieler gebeten, sich in einen bestimmten Gefühlszustand zu versetzen. Diese Verinnerlichung gelang nur, wenn sie ihr Atemmuster an die jeweilige Emotion anpassten. Bei sämtlichen Emotionen stehen das Diaphragma und der N. phrenicus im Vordergrund. Zweifelslos ist Lachen oft „die beste Medizin", weil sich das Diaphragma dabei kräftig bewegt.

Ein Spasmus im Diaphragma kann zugleich Ursache und Folge eines Problems sein. Nicht mehr atmen zu können oder zu ersticken, gehört zu unseren animalischen Urängsten, genauso wie die Angst vor dem Sterben, vor Verletzungen und Krankheiten oder die Angst vor Einsamkeit bzw. verlassen zu werden.

Die meisten Entspannungstechniken beinhalten eine bewusste Steuerung der Atmung. Auch unsere Manipulationstechniken gehen in diese Richtung.

Nebennieren

Ob sich unsere Behandlungstechniken auf die Nebennieren auswirken, konnten wir bislang nicht belegen. Doch die Vorstellung, dass sich die Stimulation des N. phrenicus auch auf sie übertragen könnte, scheint nicht völlig abwegig zu sein. Skeptisch werden wir, wenn jemand behauptet, die Nebennieren im abdominalen Ecoute-Test eindeutig gespürt zu haben. Hier sollte doch lieber in der Möglichkeitsform gesprochen werden.

Autonomes Nervensystem

Auch hier fehlen uns Beweise für die Wirkung. Gleichzeitig wissen wir, dass wenn wir eine Hand beim Ecoute mit guten Intentionen auf den Körper des Patienten legen, immer eine positive Wirkung in den Geweben erzeugt wird.

6.2.4 Manipulationstechniken

Im Halsbereich

Der N. phrenicus wird in seinem Verlauf an der Vorderseite des M. scalenus durch eine dünne Faszie gehalten. Dabei wird er im oberen Bereich vom M. omohyoideus und im unteren Bereich oberflächlich vom M. sternocleidomastoideus bedeckt. Etwa einen Fingerbreit medial des N. phrenicus verlaufen der N. vagus und die Pars cervicalis des Truncus sympathicus.

Im Halsbereich kann der M. scalenus anterior als Orientierungshilfe für den N. phrenicus dienen. Der Muskel verläuft hinter der Klavikula, etwa einen Fingerbreit lateral ihres medialen Rands. Um die Sehne des M. scalenus anterior leichter palpieren zu können, ersucht man den Patienten seine Halswirbelsäule aktiv etwas in Flexion zu bringen.

Technik

Die Patientin befindet sich in Rückenlage. Der Therapeut sitzt seitlich am Kopfende der Behandlungsliege (➤ Abb. 6.4).

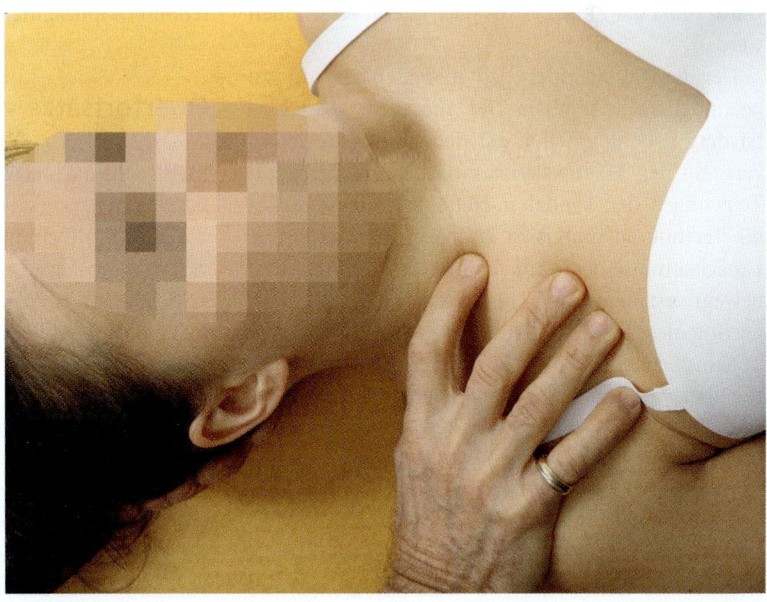

Abb. 6.4 Manipulation des N. phrenicus

Er legt eine Hand unter den Nacken des Patienten, um den N. phrenicus durch Rotation und Seitneigung der HWS besser dehnen zu können.

Er bewegt den M. sternocleidomastoideus nach medial und legt den Daumen der kaudalen Hand eng an bzw. hinter die Klavikula. Nimmt er dabei das Pulsieren der A. subclavia wahr, sollte er die Position des Fingers leicht verändern, da die Sehne des M. scalenus anterior vor der Arterie verläuft.

Der Therapeut lässt seinen Daumen über den M. scalenus anterior gleiten, bis er den N. phrenicus als kleine (ca. 3 mm dicke) Erhebung wahrnimmt. Er achtet besonders darauf, den Nerv nicht mit dem M. omohyoideus zu verwechseln. Der Muskel verläuft weiter anterior auf dem M. scalenus, ist dicker und weniger fest als der N. phrenicus.

Anschließend komprimiert er den Nerv leicht und bewegt ihn behutsam in kraniokaudaler Richtung. Eine andere Möglichkeit besteht darin, den Nerv vorsichtig gegen den M. scalenus zu drücken und ihn durch Bewegungen in der HWS zum Gleiten zu bringen.

N. subclavius und M. subclavius

Die oben beschriebene Technik für den N. phrenicus kann auch für den N. subclavius verwendet werden. Dafür muss der Finger etwas nach lateral verschoben werden.

Der Patient befindet sich in Seitenlage, die zu behandelnde Seite oben. Der Therapeut steht hinter dem Patienten neben der Behandlungsliege und versucht den M. subclavius zwischen Daumen und Zeigefinger der kaudalen Hand zu erfassen. Um die Technik ausführen zu können, anteriorisiert er zunächst mit seiner kranialen Hand die Schulter und bewegt erst dann die Schulter nach kranial. Es ist wichtig diese beiden Schritte genau einzuhalten.

Nun sucht er nach druckempfindlichen Fasern des N. subclavius und dehnt sie in Ecoute-Richtung.

Plexus brachialis und Endäste

Die zahlreichen Anastomosen des Plexus brachialis (Kap. 7) mit dem Plexus cervicalis erklären, wieso es bei Problemen mit Pleura, Lunge oder Leber zu Schmerzen im Schulter-, Ellenbogen- oder Handgelenk kommen kann. Wenn bestimmte Nerven (N. axillaris, N. medianus, N. radialis oder N. ulnaris) empfindlich oder nur begrenzt dehnbar sind, hat ihre Manipulation auch Einfluss auf den N. phrenicus.

Mussy-Punkt (bouton diaphragmatique)

Dieser Punkt, der auch als „bouton diaphragmatique" bezeichnet wird, liegt am anterioren Ende der 10. Rippe (➤ Abb. 6.5). Er wird normalerweise nur nach Erkrankungen von Lunge oder Pleura (Pleuritis diaphragmatica) erwähnt. Er ist sehr oft vorhanden, entweder auf dem M. intercostalis internus oder auf dem Periost der 11. oder der 10. Rippe, im anterioren Bereich.

Der Therapeut untersucht den Zwischenrippenraum zwischen der 9. und 10. Rippe, manchmal auch zwischen der 10. und 11. Rippe, und sucht eine sehr sensible Zone auf dem Interkostalmuskel oder auf dem Periost, manchmal auch auf dem Knorpel.

Sobald er den Punkt gefunden hat, übt er langsam stärker werdenden Druck aus und folgt dabei dem Ecoute, bis der Schmerz nachlässt. Wird der Punkt zu stark komprimiert, verspürt der Patient sofort Atembeschwerden oder einen Spasmus in der betreffenden Diaphragmahälfte.

Querfortsätze von C3, C4 und C5

Man sucht nach einer sensiblen Zone im anterioren Bereich der zervikalen Querfortsätze und verwendet die gleichen Techniken wie für die posterioren Nervenwurzeln. Um das Ergebnis zu vervollständigen, sollten auch noch die posterioren Nervenwurzeln selbst behandelt werden.

Aufhängungsapparat der Leber

Wie erwähnt, werden die Haltestrukturen der Leber vom N. phrenicus innerviert. Manipulationen an Lig. coronarium, Lig. triangulare dextrum und sinistrum wirken sich auf das Diaphragma und den N. phrenicus aus.

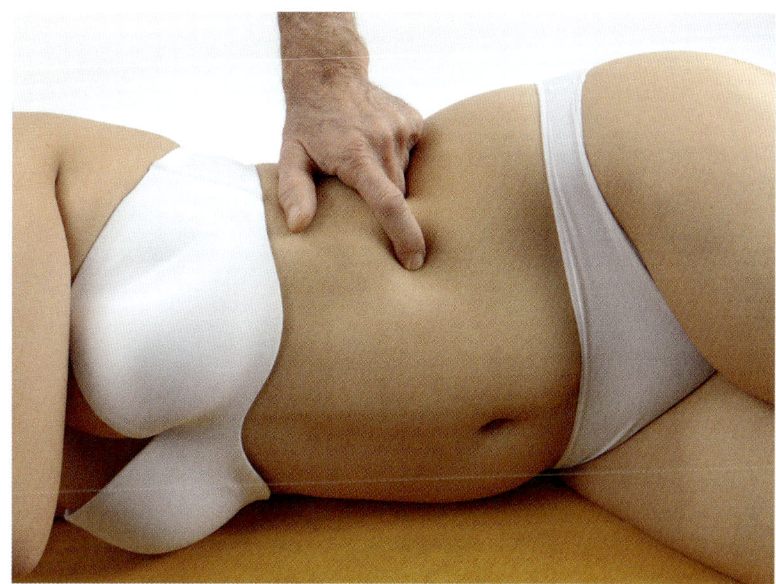

Abb. 6.5 Manipulation des Mussy-Punkts

Der Patient sitzt mit leicht nach vorn gebeugtem Oberkörper auf der Behandlungsliege. Der Therapeut stellt sich hinter den Patienten und komprimiert mit seinen Handflächen die untersten Rippen und lässt seine Hände langsam über das Colon transversum und die Flexura coli dextra und sinistra nach posterior gleiten. Sobald seine Hände maximal unter die Rippen eingedrungen sind – dabei sollte kein Schmerz entstehen – hebt er die Leber vorsichtig an und lässt sie wieder los. Er wiederholt diese Bewegung mehrmals.

Diese Technik kann manchmal unangenehm sein, sollte aber niemals schmerzhaft sein. Wichtig ist, die Finger nicht direkt ins Abdomen zu drücken, sondern zunächst einige Male zwischen Kompression und Dekompression zu wechseln, bis die Finger unter Umgehung der schmerzhaften Punkte problemlos eindringen können.

Globale Manipulation des N. phrenicus

Am effektivsten lässt sich der N. phrenicus behandeln, wenn man die Manipulation des zervikalen Anteils des Nervs mit der Manipulation des Halses im Bereich des M. scalenus anterior kombiniert. Das Prinzip ist das gleiche: Eine Kompressions-Ecoute-Technik an einem der beiden Elemente muss sich auf das andere Element auswirken, um tatsächlich etwas zu bewirken.

Kombinierte Manipulationen

Die Behandlung des zervikalen Anteils des N. phrenicus kann aber auch mit einer Manipulation der Leber kombiniert werden.

Der Patient befindet sich in Rückenlage. Der Therapeut drückt – wie oben beschrieben – mit einer Hand den N. phrenicus vorsichtig gegen den M. scalenus anterior und sucht mit der kaudalen Hand nach einer druckempfindlichen Stelle unter dem rechten Rippenbogen und behandelt sie mit Induktion.

Man kann die direkte Manipulation des zervikalen Anteils des N. phrenicus im Bereich des M. scalenus anterior auch mit der Manipulation eines posterioren Nervenknoten im Bereich C4 und C5 verbinden. Diese kombinierte Manipulation führt zu hervorragenden Ergebnissen.

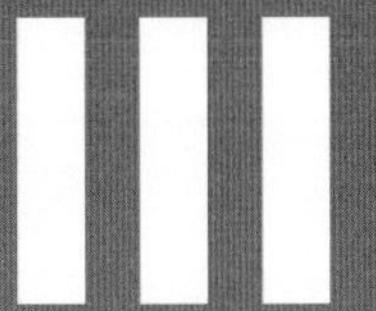

Plexus brachialis

KAPITEL

7 Plexus brachialis

KURZ GEFASST

Der Plexus brachialis
- innerviert die oberen Extremitäten und den Schultergürtel,
- wird aus den Rr. anteriores der Spinalnerven C5–C8 und T1 gebildet und
- wird von den zahlreichen, in der oberen Thoraxapertur (Thoracic Outlet) auftretenden Problemen stark beeinflusst.

7.1 Anatomischer Überblick

7.1.1 Aufbau und Verlauf

Der Plexus brachialis (➤ Abb. 7.1 und ➤ Abb. 7.2) besteht aus den Rr. anteriores der Spinalnerven C5–C8 und Th1. Diese Äste bilden ein Dreieck, dessen Basis der Wirbelsäule anliegt und dessen Spitze zur Achselhöhle zeigt. Einige Autoren beschreiben seine Form als Sanduhr, deren Enden zur Halswirbelsäule bzw. zur Achselhöhle hin ausgerichtet sind und deren Verengung sich hinter der Klavikula an der Stelle, an der sich die Nervenwurzeln vereinen, liegt (➤ Abb. 7.3).

Die Rr. anteriores verbinden sich zu drei Primärstämmen (Trunci):
- Truncus superior: entsteht aus der Vereinigung der Nervenfasern von C5 und C6 und manchmal C4
- Truncus medius: entsteht direkt aus den Nervenfasern von C7
- Truncus inferior: entsteht aus der Vereinigung der Nervenfasern von C8 und Th1 und liegt der 1. Rippe auf

Diese Trunci teilen sich in je einen anterioren (ventralen) und einen posterioren (dorsalen) Ast

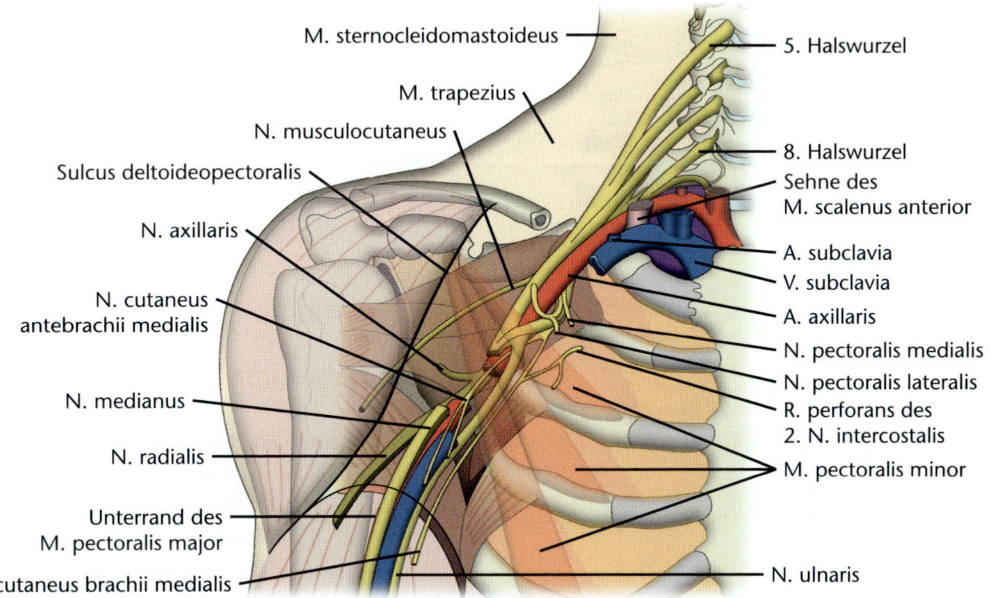

Abb. 7.1 Plexus brachialis (nach Gauthier-Lafaye)

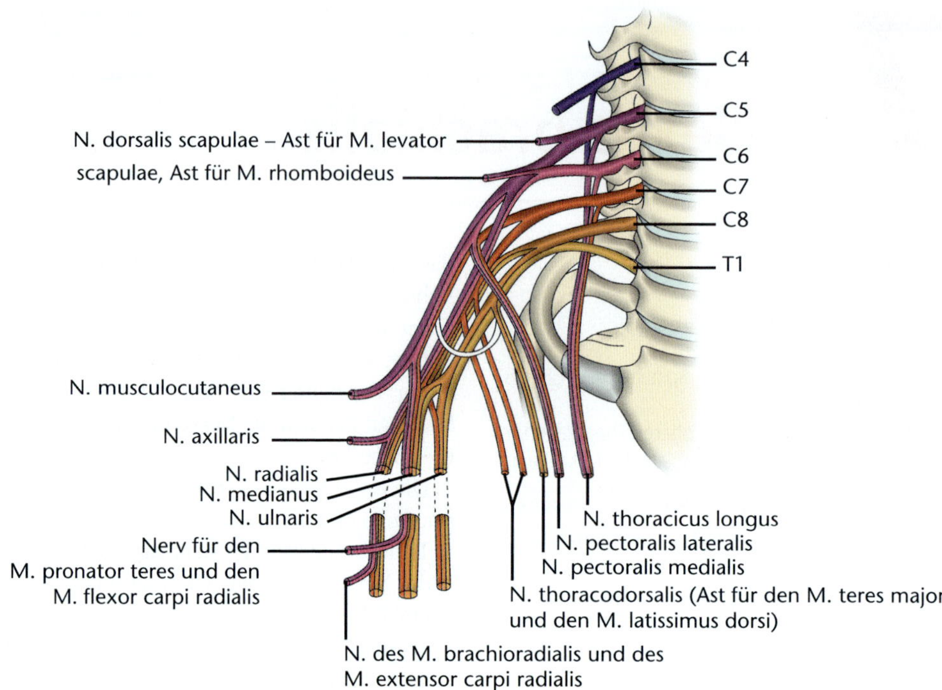

Abb. 7.2 Plexus brachialis

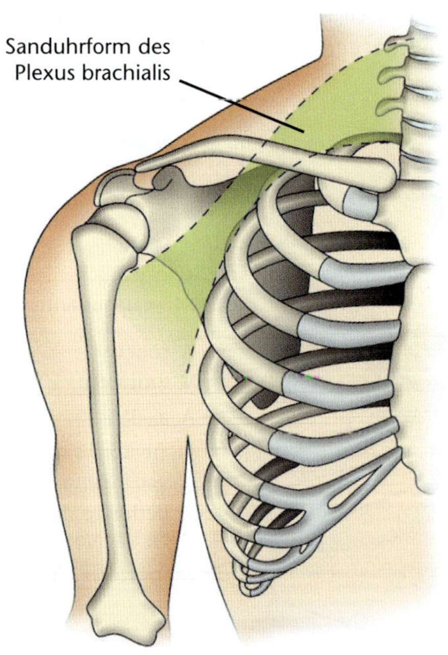

Abb. 7.3 Sanduhrform des Plexus brachialis

(Divisiones anteriores und posteriores) auf, die wiederum Faszikel (Bündel) oder Sekundärstämme bilden:

- Fasciculus lateralis: Verbindung aus den anterioren Ästen des Truncus superior und des Truncus medius
- Fasciculus medialis: besteht aus dem anterioren Ast des Truncus inferior
- Fasciculus posterior: Verbindung der posterioren Äste der drei Trunci

7.1.2 Verlauf

In der Halsregion

Die Zervikalnerven verlaufen zwischen den beiden Mm. transversospinales anterior und posterior durch den Sulcus nervi spinalis.

Der erste Thorakalnerv liegt knapp hinter der Pleurakuppel dem Lig. costopleurale an.

In der Skalenuslücke

Die Skalenuslücke (➤ Abb. 7.4) wird durch den M. scalenus anterior und den M. scalenus medius gebildet und vom Plexus brachialis und der A. subclavia durchzogen.

CAVE

Wenn der Adson-Wright-Test positiv ist, liegt häufig nicht nur eine Kompression der A. subclavia, sondern auch eines Teils des Plexus brachialis vor.

In der Fossa supraclavicularis

In der Schlüsselbeingrube verläuft der Plexus brachialis posterior der Lamina cervicalis superficialis, des M. sternocleidomastoideus, der Lamina pretrachealis und des M. omohyoideus.

In der Fossa retroclavicularis

Der Plexus brachialis wird durch den M. subclavius und dessen Faszie von der Klavikula getrennt. Er liegt der ersten Rippe und den obersten Ansätzen des M. serratus anterior auf.

CAVE

Fixierungen der 1. Rippe und des M. subclavius sind sehr häufig und oft schwierig zu behandeln. Es hat sich als hilfreich erwiesen, zuerst alle unterhalb dieser Region liegenden und fixierten Gewebe zu lösen, bevor man sich der ersten Rippe zuwendet. Oft treten diese Fixierungen durch eine anormal hohe Spannung der unterhalb liegenden Weichgewebe auf. Vor der Behandlung des Plexus brachialis sollte man die verschiedenen Probleme, die die 1. Rippe und den M. subclavius betreffen, beheben.

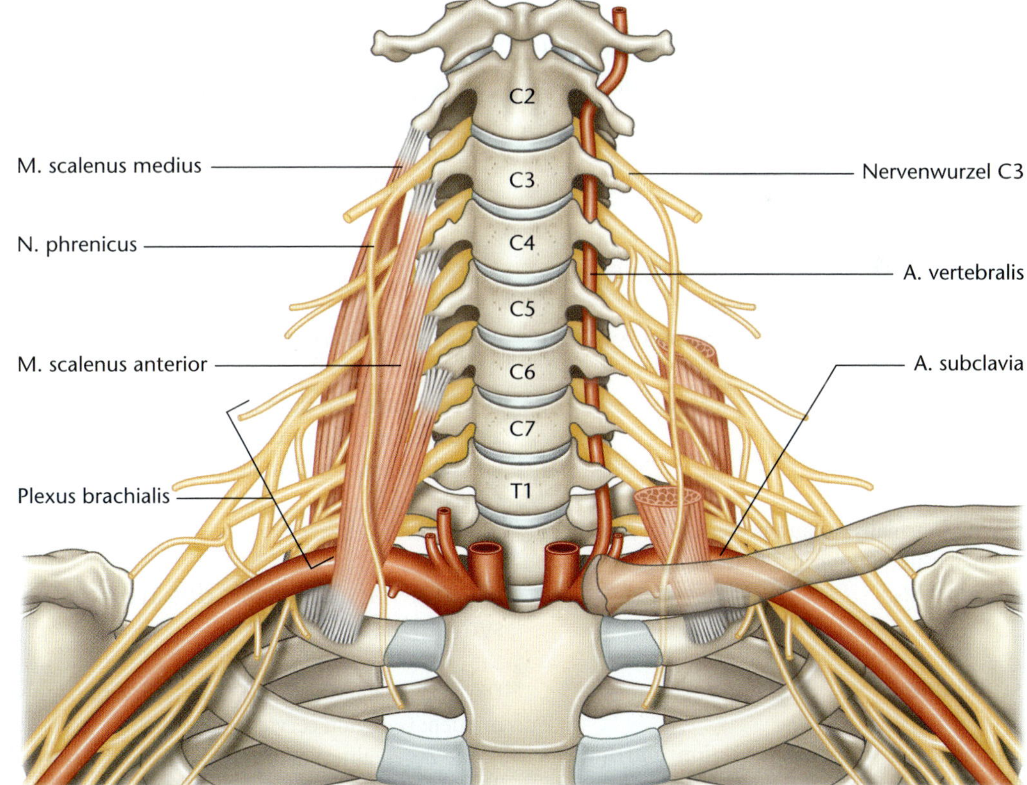

Abb. 7.4 Skalenuslücke

In der Achselhöhle

Der Plexus brachialis liegt posterior der Mm. pectorales major und minor und vor der Sehne des M. subscapularis.

Er befindet sich kranial und posterior der A. subclavia, die unter der Klavikula zur A. axillaris wird. Etwas weiter kaudal, hinter der Klavikula, liegt der Plexus posterior der A. subclavia. In der Achselhöhle verläuft die Arterie zwischen den Nervensträngen und insbesondere zwischen den beiden Ästen des N. medianus.

7.1.3 Lagebeziehungen

Pars supraclavicularis

Der Plexus brachialis befindet sich im posterokaudalen Winkel des Trigonum cervicale laterale, das von der Klavikula, dem Vorderrand des M. trapezius und dem Hinterrand des M. sternocleidomastoideus begrenzt wird.

Er liegt dem M. scalenus posterior an und wird vom M. omohyoideus und der mittleren Halsfaszie bedeckt.

7

Pars retroclavicularis

Posterior der Klavikula hat der Plexus Kontakt mit dem M. subclavius und seiner Faszie.

Er liegt der 1. Rippe und den obersten Ansätzen des M. serratus anterior auf.

Pars axillaris

Der Plexus brachialis verläuft posterior der Mm. pectorales major und minor und anterior der Sehne des M. subscapularis.

A. subclavia

Die A. subclavia wird bei Abduktion und Außenrotation der Schulter physiologisch einer gewissen mechanischen Belastung ausgesetzt. Dies konnte anhand von CT-Aufnahmen nachgewiesen werden. Es ist schwer vorstellbar, dass der Plexus brachialis bei diesen Bewegungen nicht ebenfalls komprimiert wird.

Bei Frauen sind Kompressionen in dieser Region aufgrund der Tatsache, dass Klavikula und 1. Rippe einen anderen Winkel bilden, ausgeprägter.

Auf Höhe der unteren Halswirbelsäule

- Zwischen M. scalenus anterior und M. scalenus medius verläuft die A. subclavia im anterokaudalen Anteil des Plexus brachialis.
- Posterior der Klavikula liegt sie anterior des Plexus brachialis und wird daher bei Kompressionen der oberen Thoraxapertur als erste komprimiert.

In der Achselhöhle

Die A. subclavia verläuft zwischen den Nervenfasern des Plexus brachialis und im weiteren Verlauf zwischen den beiden Ästen des N. medianus.

OSTEOPATHISCHE RELEVANZ

Kompressionen der oberen Thoraxapertur betreffen zunächst die V. subclavia, dann die A. subclavia und erst in weiterer Folge den Plexus brachialis. Dieser Umstand zeigt, wie wichtig der Adson-Wright-Test sein kann.

7.1.4 Anastomosen

Mit dem Plexus cervicalis

Der Spinalnerv C5 des Plexus brachialis ist mit dem aus dem Plexus cervicalis stammenden Spinalnerv C3 verbunden, aus dem auch der N. phrenicus hervorgeht.

Mit der Pars cervicalis des Truncus sympathicus

Die Zervikalnervenpaare C5 und C6 verbinden sich mit dem Ganglion cervicale medium.

Die Zervikalnervenpaare C5, C7 und C8 sowie das Thorakalnervenpaar Th1 geben Nervenfasern an den N. vertebralis ab, der aus dem Ganglion cervicale inferior hervorgeht.

Mit dem zweiten N. intercostalis

Das Zervikalnervenpaar C5 des Plexus brachialis hat Verbindung zum zweiten N. intercostalis.

OSTEOPATHISCHE RELEVANZ

Die Verbindung zwischen dem Plexus brachialis und dem ersten Thorakalnervenpaar erklärt möglicherweise die Ergebnisse, die man bei Sehstörungen erzielen kann, da dieser Nerv Fasern enthält, die zur Erweiterung der Iris führen.
Bestimmte Fixierungen des Plexus brachialis bzw. der umgebenden Gewebe können eine ipsilaterale Miosis hervorrufen. Es ist daher sinnvoll, sich die Pupillen des Patienten anzusehen. Eine einseitige Verengung der Pupille geht oft mit einer Blutdruckdifferenz zwischen rechtem und linkem Arm einher, in der Regel ist der systolische Druck auf der betroffenen Seite niedriger.
Die Verbindung von Plexus brachialis und Truncus sympathicus kann zahlreiche Symptome erklären, die die nachstehend angeführten Probleme begleiten:

- Tinnitus
- Gesichtsneuralgien
- Durchblutungs- bzw. trophische Störungen in Gesicht, Kopf oder Arm
- Endokrine Dysfunktionen
- Augenprobleme und Sehstörungen

7.1.5 Äste

Die anterioren Äste des Plexus brachialis umfassen:

- N. subclavius,
- N. pectoralis lateralis,
- N. pectoralis medialis.

Dabei sind N. subclavius und N. pectoralis medialis besonders interessant.

N. subclavius

Dieser Nerv ist zwar dünn und kurz, aber doch konstant vorhanden. Er verläuft vor dem Plexus brachialis, der A. subclavia und dem M. scalenus anterior.

Er teilt sich in zwei kleine Äste, einen Muskelast für den M. subclavius und einen Ast, der mit dem N. phrenicus anastomosiert.

OSTEOPATHISCHE RELEVANZ

Der M. subclavius ist in gewissem Sinne ein Gradmesser für den Zustand des N. phrenicus. Manipulationen nahe der Halswirbelsäule oder nahe des lateralen Rands des M. scalenus anterior beeinflussen zunächst den N. subclavius.

N. pectoralis medialis

Dieser Nerv ist vor allem aufgrund seiner Wirkung auf den M. pectoralis minor von Bedeutung. Er gibt uns die Möglichkeit, myofasziale Belastungen im Pektoraliskanal zu verringern.

Der Nerv umgibt die A. subclavia von posterior bogenförmig mit einer Anastomose, die er gemeinsam mit dem N. pectoralis lateralis bildet.

Der Plexus brachialis gibt Äste für die Innervation der posterioren und lateralen Thoraxfläche ab, die die Muskeln der Skapula sowie den M. latissimus dorsi versorgen:

- N. dorsalis scapulae (M. levator scapulae, Mm. rhomboidei minor und major)
- N. thoracicus longus (M. serratus anterior)
- N. thoracodorsalis (M. latissimus dorsi, M. teres major)
- N. suprascapularis (M. supraspinatus und M. infraspinatus)
- N. subscapularis (M. subscapularis und M. teres major)

Im Folgenden wird auf jene Nervenäste eingegangen, die bei Manipulationen eine Rolle spielen. Die Anzahl der betroffenen Muskeln zeigt, wie wichtig der Plexus brachialis ist und welch weitreichende Auswirkungen eine Kompression des Plexus haben kann.

7.1.6 Endäste

Es werden sieben Endäste beschrieben, von denen fünf sensibel und motorisch und zwei nur sensibel sind.

- Sensibel-motorische Endäste
  - N. musculocutaneus
  - N. medianus
  - N. ulnaris
  - N. radialis
- Sensible Endäste (➤ Abb. 7.5)
  - N. cutaneus medialis antebrachii
  - N. cutaneus medialis brachii

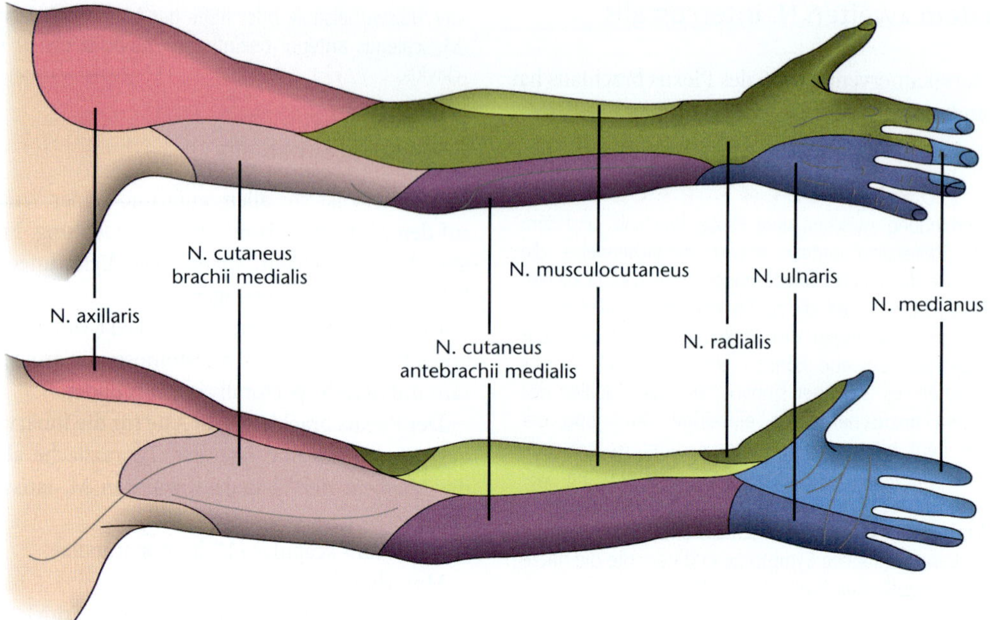

Abb. 7.5 Sensible Versorgungsgebiete des Plexus brachialis (nach Gauthier-Lafaye)

7.1.7 Wichtige Orientierungspunkte

- Sulcus nervi spinalis.
- Trigonum cervicale laterale: Der Plexus brachialis befindet sich im posteromedialen Anteil und liegt dem M. scalenus posterior auf.
- In dem hinter der Klavikula liegenden Abschnitt, liegt der Plexus brachialis der 1. Rippe auf.
- Zwischen M. pectoralis major und M. pectoralis minor.

7.2 Funktionelle Anatomie

7.2.1 Biomechanik des Plexus brachialis

Der Plexus brachialis ist erstaunlich dehnbar. Wenn der Hals zu einer Seite geneigt wird und der Arm auf der anderen Körperseite in Abduktion und nach posterior bewegt wird, kann er mehrere Zentimeter gedehnt werden.

7.2.2 Belastungszonen

Das Thoracic-outlet-Syndrom ist der Oberbegriff für eine Vielzahl von Störungen mit unterschiedlichen Ursachen. Im Folgenden werden die wichtigsten Ursachen nach ihrer Lage aufgelistet.

Im Trigonum cervicale laterale

- Übergroße Querfortsätze an den unteren Halswirbeln
- Halsrippen
- Unkarthrose
- Posttraumatische Läsion des Plexus brachialis (durch fetale Fehllage, geburts- oder unfallbedingt).

In der Fossa retroclavicularis

- Zu ausgeprägter Schrägstand der Klavikula oder der 1. Rippe (meist angeboren)
- Zu hoch ansetzende 1. Rippe
- Knochenkallus an der 1. Rippe oder der Klavikula
- Gelenkfixierung der 1. Rippe

- Gewebefixierung der Fascia clavipectoralis, häufig nach Verletzungen des Arms
- Fibrose der Pleurabänder
- Invasives Lungen- oder Pleurakarzinom

Das Pancoast-Syndrom zeigt den engen Zusammenhang zwischen Plexus brachialis und Pleurakuppel. Es tritt nach einem Tumor in der oberen Thoraxapertur auf und führt zu Schulter-, Arm- und Handschmerzen. Eine weitere Begleiterscheinung ist das Horner-Syndrom (Enophthalmus, Ptosis, Miosis).

Im Pektoraliskanal

Der M. pectoralis minor bildet einen Muskel- und Bindegewebskanal für den Plexus brachialis.

Durch bestimmte Verletzungen der oberen Extremität oder nach anstrengender körperlicher Betätigung kann sich der Kanal verengen und den Plexus brachialis komprimieren. Auch durch bestimmte Schlafpositionen oder wenn die Arme nach oben gestreckt und der Kopf nach hinten geneigt werden oder auch wenn die Schulter durch eine schwere Last einseitig belastet wird, kann es zur Kompression innerhalb des Pektoraliskanals kommen.

CAVE

Aufgrund der zahlreichen faszialen Verbindungen kann ein Thoracic-outlet-Syndrom noch viele andere Ursachen haben: Fixierungen der Leber, der Lungen oder, in selteneren Fällen, der Nieren.

7.3 Indikationen

Die vorangehende Beschreibung der Äste, Endäste und Anastomosen des Plexus brachialis lässt zahlreiche Indikationen erkennen, die im Folgenden aufgelistet und beschrieben werden.

7.3.1 Zervikobrachialgie

Wie bereits erwähnt, sollte die Halswirbelsäule bei Zervikobrachialgie nicht sofort manipuliert werden, da dadurch das Risiko für weitere Reizungen und tiefer gehende Läsionen der Nervenwurzel erhöht wird. Vielmehr sollten zunächst der Plexus cervicalis, der Plexus brachialis und ihre Äste und Endäste untersucht und, wenn sie ihre Dehnbarkeit eingebüßt haben und druckempfindlich sind, behandelt werden.

Parästhesien der Hand und Thoracic-outlet-Syndrom

Diese Parästhesien treten entweder durch eine schlechte Schlafposition am Morgen beim Aufwachen oder nachdem die Person länger die Hände über den Kopf erhoben und den Kopf in den Nacken gelegt hat, auf. Dabei treten die gleichen Symptome wie beim Thoracic-outlet-Syndrom auf, was auch logisch erscheint, da zunächst die A. subclavia und dann erst der Plexus brachialis komprimiert werden, wenn die obere Thoraxapertur durch eine bestimmte Körperposition stark belastet wird.

Interkostalneuralgie und Ischialgie

Oft findet man bei Interkostalneuralgien und Ischialgien Fixierungen an den Nervenwurzeln oder im Plexus brachialis auf derselben Körperseite. Ursache hierfür ist vermutlich eine einseitige Spannung der Dura mater oder Bewegungseinschränkungen in den ipsilateralen Geweben.

Umgekehrt kann es bei einem Patienten, der unter einer Zervikobrachialgie leidet und so starke Schmerzen hat, dass man ihn kaum berühren kann, helfen, den Ischiasnerv auf der gleichen Körperseite zu mobilisieren. Auch wenn dadurch nur eine leichte Entspannung erreicht werden kann, reicht sie oft aus, um anschließend direkt am Plexus brachialis weiterbehandeln zu können.

Karpaltunnelsyndrom

Auch wenn es Karpaltunnelsyndrome gibt, die chirurgisch versorgt werden müssen, kann man in manchen Fällen, vor allem bei Frauen in der Menopause, deren Gewebe zu atrophieren beginnen, gute Behandlungserfolge erzielen. Solange keine motorische Störung vorliegt, sollte man, bevor man eine Operation ins Auge fasst, die peripheren Nerven manuell behandeln.

Periarthritis humeroscapularis

Auf die schmerzhafte Bewegungseinschränkung des Schultergelenks wird in einem anderen Abschnitt noch ausführlich eingegangen. Hier sei nur erwähnt, dass Kapsel, Gelenkhaut und Bandapparat des Schultergelenks vom Plexus brachialis innerviert werden. Bei einer Periarthritis humeroscapularis kann die Schulter nicht mobilisiert werden, da Bewegungen zu schmerzhaft für den Patienten sind.

Trophische Störungen in den oberen Extremitäten

Bei Durchblutungsstörungen infolge eines Traumas oder eines operativen Eingriffs im Arm- oder Thoraxbereich kann sich eine Behandlung des Plexus brachialis als sehr hilfreich erweisen.

Beim komplexen regionalen Schmerzsyndrom (CRPS, Morbus Sudeck) ist eine manuelle Behandlung nur beschränkt erfolgreich. In einzelnen Fällen führt die Behandlung des Plexus brachialis zu einer Besserung, die sich wohl über die Verbindungen zum Truncus sympathicus (Pars cervicalis) erklären lässt.

Beschwerden im Bereich von Pleura und Lunge

Unabhängig davon, ob diese Beschwerden durch ein Trauma, einen chirurgischen Eingriff oder eine Infektion bedingt sind, ist eine Behandlung des Plexus brachialis immer zu empfehlen. Bei der Obduktion von Patienten, die an Lungentuberkulose, Bronchialtumor, Pleura- oder Lungenkarzinom verstorben waren, konnte eine eindeutige Verbindung zwischen den unteren Nervenwurzeln des Plexus brachialis und der Pleurakuppel festgestellt werden.

Einseitig erhöhte Spannungen an den Pleurabändern können sogar zu knöchernen Deformierungen an Halswirbeln und Rippen führen. Ein Beweis dafür, dass der Körper starken Kräften ausgesetzt wird.

Viszerale Schmerzprojektion

Es würde zu weit führen, alle Organe, die eine Verbindung zum Plexus brachialis aufweisen, anzuführen. Allgemein lässt sich sagen, dass es vor allem die intrathorakalen Organe sowie die direkt unter dem Diaphragma liegenden Strukturen sind, also vor allem die Thoraxorgane, das Herz oder die Lungen, aber auch die Leber, der Ösophagus oder die Kardia.

In der Klinik findet man am häufigsten folgende Störungen:

- Auf beiden Seiten: Mamma, Pleura und Bronchien
- Links: gastroösophagealer Übergang
- Rechts: Leber und Flexura coli dextra

Allgemeiner Hinweis

Manipulationen des Plexus brachialis sollten immer sehr vorsichtig, sanft und unter Berücksichtigung der umliegenden Gewebe durchgeführt werden. Zu intensive Behandlungen können tatsächlich eine Zervikobrachialgie auslösen, ein Beweis dafür, dass unsere Techniken effizient sind.

7.4 Manipulationstechniken

Anmerkung: In unserem Buch „Gelenke – ein neuer osteopathischer Behandlungsansatz – Wirbelsäule“ beschreiben wir eine spezifische und sehr originelle Technik zur Behandlung des Foramen transversarium.

7.4.1 In der Halsregion

Der Plexus brachialis nimmt den posterokaudalen Winkel des Trigonum cervicale laterale (➤ Abb. 7.6) ein und verläuft durch die Skalenuslücke, die durch

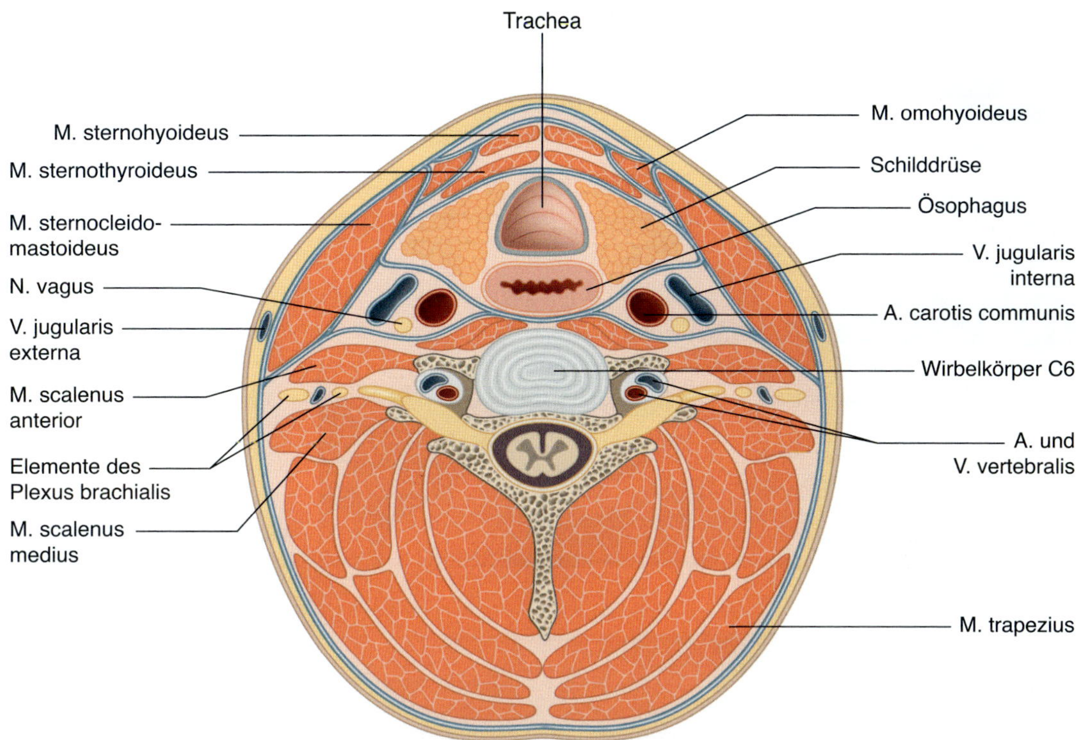

Abb. 7.6 Plexus brachialis in der Halsregion

den M. scaleni anterior und den M. scalenus medius begrenzt wird. In diesem Bereich wird der Plexus durch die Lamina superficialis und die Lamina pretrachealis fasciae cervicalis sowie durch das Platysma bedeckt.

Die Patientin befindet sich in Rückenlage. Der Therapeut legt eine Hand unter den Nacken der Patientin und palpiert mit der anderen Hand den Puls der A. subclavia lateral und posterior der Sehne des M. scalenus anterior. Seine Handfläche umgreift das Schultergelenk (➤ Abb. 7.7).

Der Puls der A. subclavia ist zwei bis drei Fingerbreit lateral des medialen Rands des Sternoklavikulargelenks gut zu ertasten. Der Therapeut lässt von diesem Punkt aus den Daumen etwas nach posterior und kranial gleiten und sucht nach einer sensiblen Zone.

Entweder legt er den kranialen Daumen vorsichtig neben die sensible Zone oder er komprimiert sie sehr leicht und dehnt mit der unter dem Okziput liegenden Hand die HWS zur gegenüberliegenden Seite (Seitneigung).

Wenn der Daumen dem Gewebe-Ecoute folgt, wandert er meist nach kaudal und lateral. Der Therapeut drückt mit seiner kranialen Hand die Schulter schrittweise nach kaudal und lateral, um diesen Effekt zu verstärken.

7.4.2 In der Fossa retroclavicularis

Die Patientin befindet sich in Seitenlage mit der Behandlungsseite nach oben gerichtet. Der Therapeut steht hinter der Patientin (➤ Abb. 7.8, ➤ Abb. 7.9).

Er legt eine Hand so unter den Arm der Patientin, dass der Daumen unter der Klavikula und Zeige- und Mittelfinger etwas hinter der Klavikula liegen. Mit der anderen Hand bewegt er die Schulter zunächst nach anterior und schiebt sie dann – nachdem die Anteriorisierungsbewegung beendet ist – nach kaudal. In dieser Position kann der Zeige- oder Mittelfinger leichter in die Thoraxapertur eindringen und nach einer druckempfindlichen oder verspannten Zone suchen. Es ist die gleiche

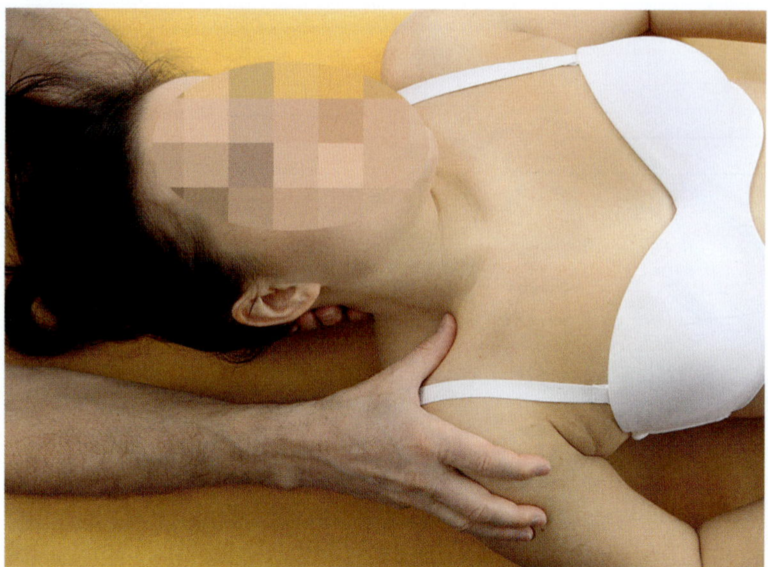

Abb. 7.7 Manipulation des Plexus brachialis in der Halsregion

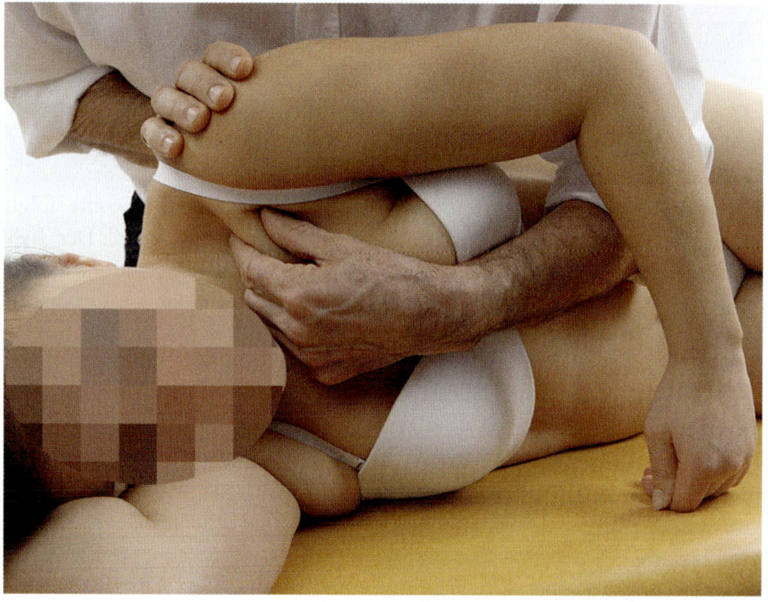

Abb. 7.8 Manipulation in der Fossa retroclavicularis

Position, die auch für die Behandlung des M. subclavius verwendet wird.

Der Therapeut tastet mit Zeige- oder Mittelfinger den retroklavikulären Raum ab und legt ihn entweder oberhalb oder unterhalb der sensiblen Zonen an. Er komprimiert die Zonen leicht und dehnt sie nach kaudal, um dem Plexus brachialis seine Dehnbarkeit zurückzugeben.

7.4.3 In der Achselhöhle

Hier befindet sich der Plexus brachialis hinter dem M. pectoralis minor, der als einziger Schultermuskel nicht am Humerus ansetzt, sondern seinen Ursprung an der 3., 4. und 5. Rippe hat und am Proc. coracoideus ansetzt (➤ Abb. 7.10).

V. subclavia
A. subclavia
2. Rippe
Clavicula
Ganglion stellatum
Plexus brachialis
Septum cervicobrachialis

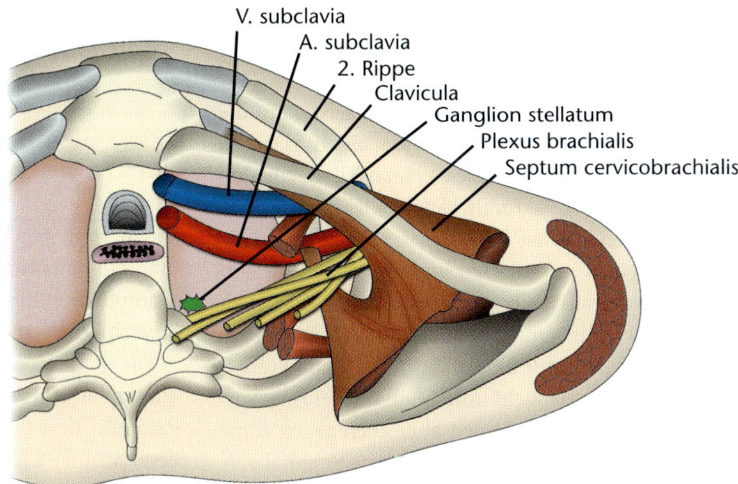

Abb. 7.9 Plexus brachialis in der Fossa retroclavicularis

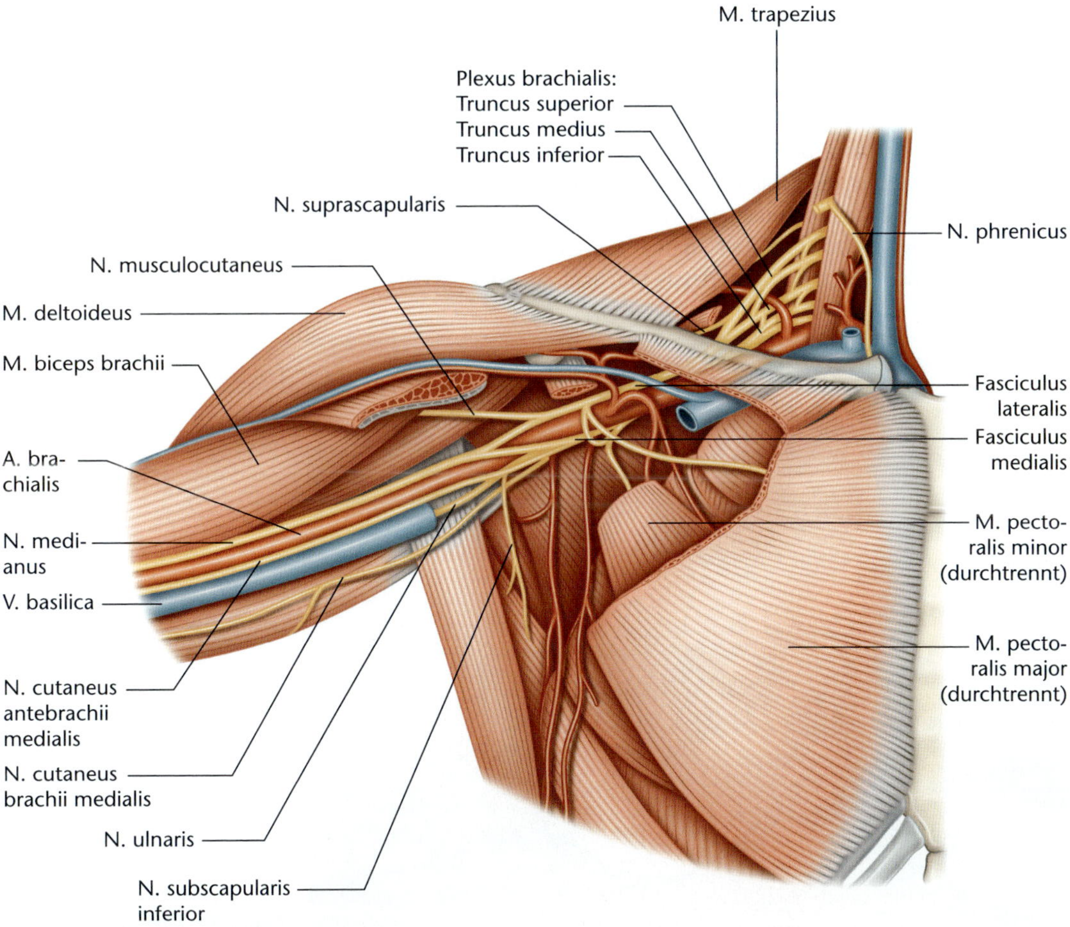

M. trapezius
Plexus brachialis:
Truncus superior
Truncus medius
Truncus inferior
N. suprascapularis
N. phrenicus
N. musculocutaneus
M. deltoideus
M. biceps brachii
Fasciculus lateralis
Fasciculus medialis
A. brachialis
N. medianus
M. pectoralis minor (durchtrennt)
V. basilica
M. pectoralis major (durchtrennt)
N. cutaneus antebrachii medialis
N. cutaneus brachii medialis
N. ulnaris
N. subscapularis inferior

Abb. 7.10 Plexus brachialis in der Achselhöhle

Die Patientin befindet sich in Seitenlage, die Behandlungsseite oben. Der Therapeut steht hinter der Patientin (➤ Abb. 7.11).

Er legt den Daumen seiner kranialen Hand in die Achselhöhle in Richtung Proc. coracoideus. Der M. pectoralis minor bildet einen echten Kanal für den Plexus brachialis (Pektoraliskanal). Ziel der Behandlung ist es, in diesen Kanal einzudringen, um die manchmal sehr retrahierten und fibrosierten Fasern des M. pectoralis minor zu entspannen und dem Plexus brachialis seine Dehnbarkeit zurückzugeben. Es kann allerdings für die Patientin sehr schmerzhaft sein, wenn man versucht unter den Muskel zu gelangen. Man kann den Daumen aber auch gegen seine laterale Seite legen und den Muskel nach medial verschieben. Diese Bewegung sollte mehrmals wiederholt werden. Dabei spürt man, dass sich der Muskel langsam entspannt, sodass es dann manchmal sogar möglich ist, ihn von der Rippenebene abzuheben.

Wie bereits ausgeführt, wird die Schulter zunächst nach anterior und erst in einem zweiten Schritt nach kranial bewegt.

Besondere Indikation: Bei Personen, die schwere körperliche Arbeiten verrichten oder bei Bodybuildern können Mikrotraumata in dieser Region zur Fibrosierung des M. pectoralis minor führen. Dadurch wird der Druck auf den Plexus brachialis bei der Kontraktion des Muskels oder in manchen Schlafpositionen erhöht.

7.4.4 Globale Manipulation des Plexus brachialis

Die besten Ergebnisse lassen sich erzielen, wenn man die Behandlung des Plexus brachialis mit einer Manipulation der Hinterwurzeln des Plexus cervicalis verbindet.

Die Patientin befindet sich in Rückenlage. Der Therapeut legt seine Hand unter den Nacken der Patientin und tastet mit dem Zeigefinger zwischen den Laminae arcus vertebrae nach den kleinen sensiblen Nervenknoten der zervikalen Hinterwurzeln (➤ Abb. 7.12).

Er legt seinen Zeigefinger auf die kleinen Nervenknoten und übt, der Richtung des Ecoute folgend, leichten Druck aus. Wie bei den oben beschriebenen Techniken dehnt er mit dem Daumen der kaudalen Hand den Plexus brachialis vorsichtig im Bereich der Skalenuslücke und hinter der Klavikula. Am Ende kombiniert er die beiden Bewegungen in der vom Ecoute vorgegebenen Richtung. Dabei muss die Ecoute-Richtung an beiden Druckpunkten nicht notwendigerweise übereinstimmen.

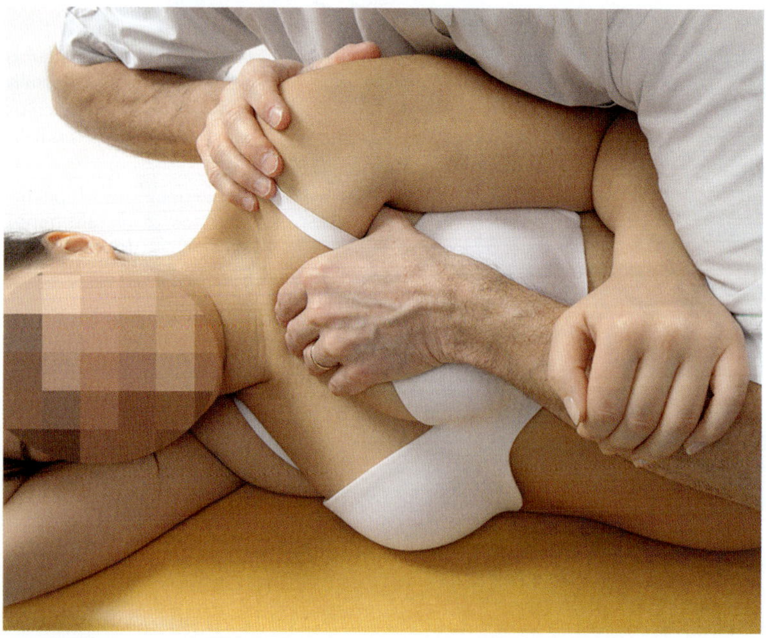

Abb. 7.11 Manipulation in der Achselhöhle

7

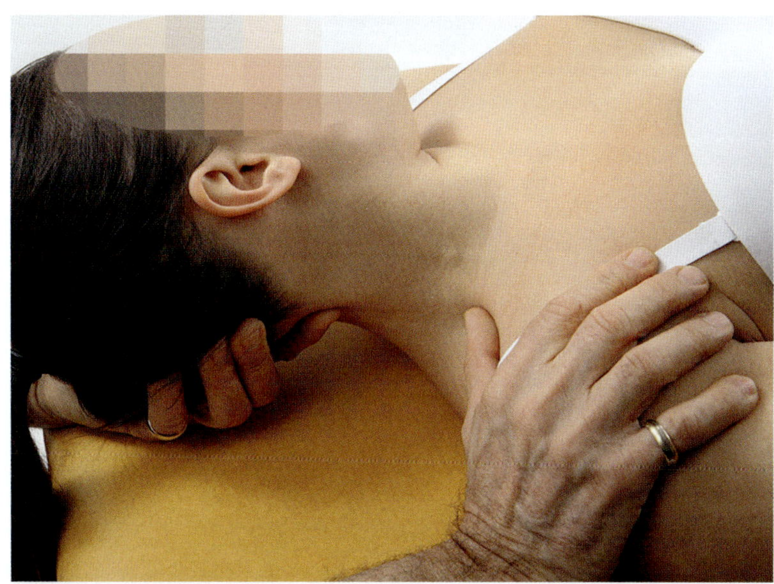

Abb. 7.12 Kombinierte Manipulation mit den Hinterwurzeln des Plexus cervicalis.

7.4.5 Kombinierte Manipulationen

Im Allgemeinen liegen die Fixierungen auf der gleichen Körperseite. Doch in Ausnahmefällen kann es auch eine Verbindung zwischen der Herzregion und dem rechten Plexus brachialis geben. Nachstehend die verschiedenen Elemente, die man mit dem Plexus brachialis kombinieren kann:

- Herz und Perikard: Der Therapeut dehnt mit der kranialen Hand den linken Plexus brachialis und übt mit der anderen, über dem Herzen liegenden Hand einen dem Ecoute folgenden Druck aus (➤ Abb. 7.13).
- Mediastinum: Der Therapeut komprimiert mit der kaudalen Hand das Sternum und löst anschließend den Druck wieder. Während dieser Dekompressionsphase verstärkt er die Ecoute Richtung. Die kraniale Hand dehnt den Abschnitt des Plexus brachialis, dessen Dehnbarkeit eingeschränkt ist.
- Pleura und Lunge: Über Manipulationen an der Pleura kann der Therapeut das Lungenparenchym beeinflussen. Dazu legt er seinen Daumen hinter die Klavikula und übt zunächst Druck auf die zervikopleuralen Aufhängungsstrukturen und anschließend auf den Plexus brachialis aus. Diese Technik erfordert eine sehr präzise Palpation. Läsionen der zervikopleuralen Bänder hängen nicht immer mit Erkrankungen der Lunge oder der Pleura zusammen. Sie treten häufig auch nach Traumata der oberen Extremität oder nach einem Schleudertrauma auf.
- Gastroösophagealer Übergangsbereich: Der Therapeut legt den Daumen seiner kranialen Hand auf den linken Plexus brachialis und lenkt die Finger der kaudalen Hand etwas links des Proc. xiphoideus nach posterior.

CAVE

Es ist wichtig, dass zwischen dem linken und dem rechten Plexus brachialis ein ausgeglichenes Spannungsverhältnis besteht. Selbst wenn die Patientin nur auf einer Seite Schmerzen am Arm hat, sollte man immer auch die andere Seite untersuchen. Dabei stellt man überraschenderweise immer wieder fest, dass auch dort Fixierungen vorliegen. Der linke und rechte Plexus brachialis sind über zahlreiche Anastomosen verbunden, sodass ein Plexus den anderen destabilisieren kann.

7.4.6 Manipulation der Rr. posteriores des Plexus brachialis

Der Plexus brachialis gibt mehrere Äste ab:

- N. suprascapularis
- N. dorsalis scapulae (N. levator scapulae sowie die Nerven für Mm. rhomboidei major und minor)

7

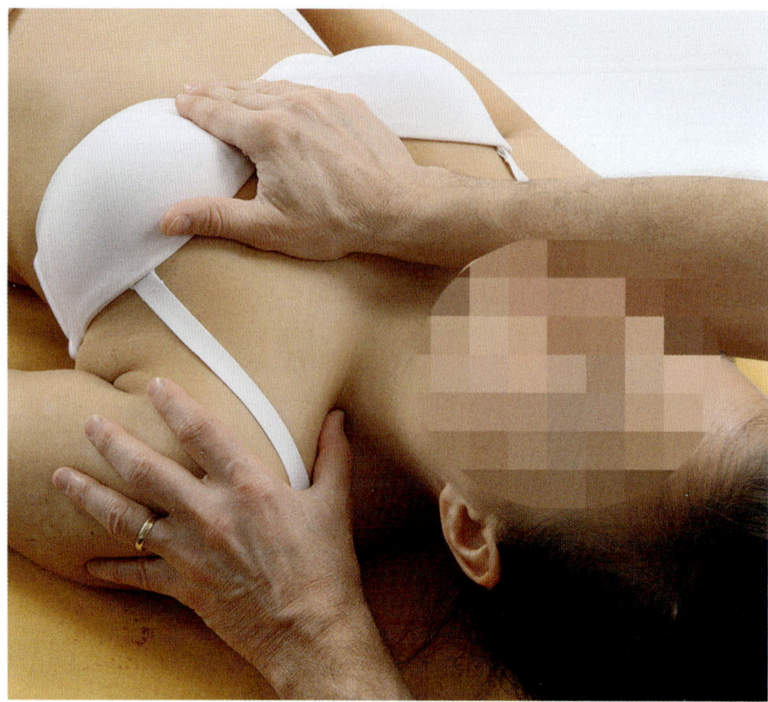

Abb. 7.13 Kombinierte Manipulation Plexus brachialis und Herz/Perikard

- N. subscapularis superior (M. subscapularis und M. teres major)
- N. thoracodorsalis (M. latissimus dorsi, M. teres major)

Für die Manipulation sind vor allem die beiden erstgenannten Nerven wichtig.

N. levator scapulae

Ursprung und Besonderheiten

Der N. levator scapulae, ein Ast des N. dorsalis scapulae, spaltet sich sehr weit proximal von den Spinalnervenwurzeln C4 und C5 ab.

Im Ansatzbereich des M. levator scapulae am Angulus superior der Skapula (➤ Abb. 7.14) findet man bei Reizung des Nervs häufig einen sehr sensiblen, manchmal besonders schmerzhaften Punkt. Wir vermuten, dass ein perforierender Ast des Nervs hierfür verantwortlich ist.

Der superiore Anteil des M. levator scapulae hat Ansätze an den Quersätzen der fünf obersten Halswirbel, wobei der Ansatz bei C3 einen engen räumlichen Bezug zum dritten Zervikalnervenpaar hat.

Um dieses Nervenpaar zu entspannen, hat es sich als sinnvoll erwiesen, den oben erwähnten Punkt am Angulus superior der Skapula zu behandeln. Umgekehrt kann man den N. levator scapulae auch durch die Behandlung des dritten Zervikalnervenpaars entspannen (➤ Abb. 7.15).

Indikationen

Neben den Indikationen bei Gelenkproblemen im Schulter-, Klavikula- und Halsbereich hat der N. levator scapulae auch eine Verbindung zu Leber und Gallenblase.

Leber und Gallenblase

Der sensible Punkt am Angulus superior der Skapula reagiert sehr häufig auf Leber- und Gallenblasenstörungen. Die wahrscheinlichste Erklärung hierfür ist die Verbindung zum N. suprascapularis im Bereich der Nervenwurzeln von C4 und C5, die auch mit dem N. phrenicus in Verbindung stehen. Der N. phrenicus wiederum sorgt für die sensible Innervation des superioren Anteils des Peritoneums, der Glis-

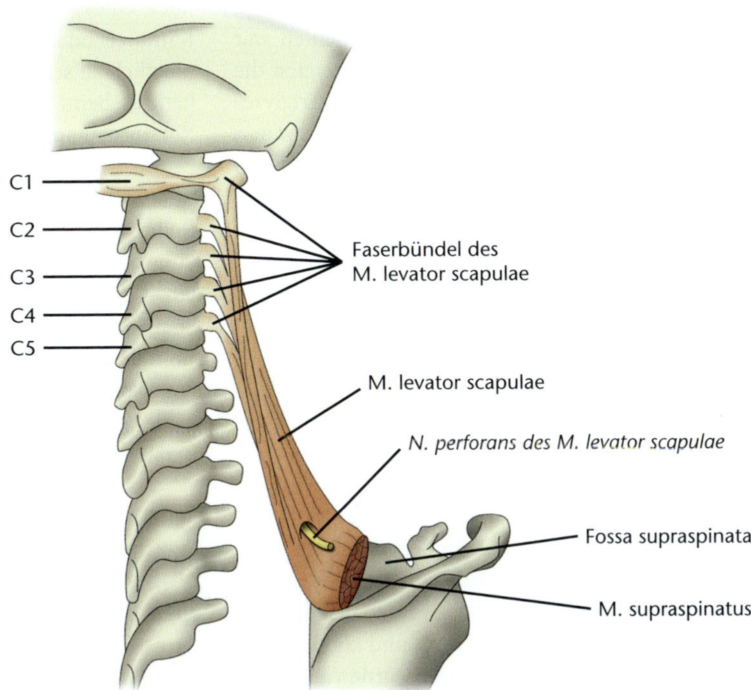

Abb. 7.14 M. levator scapulae

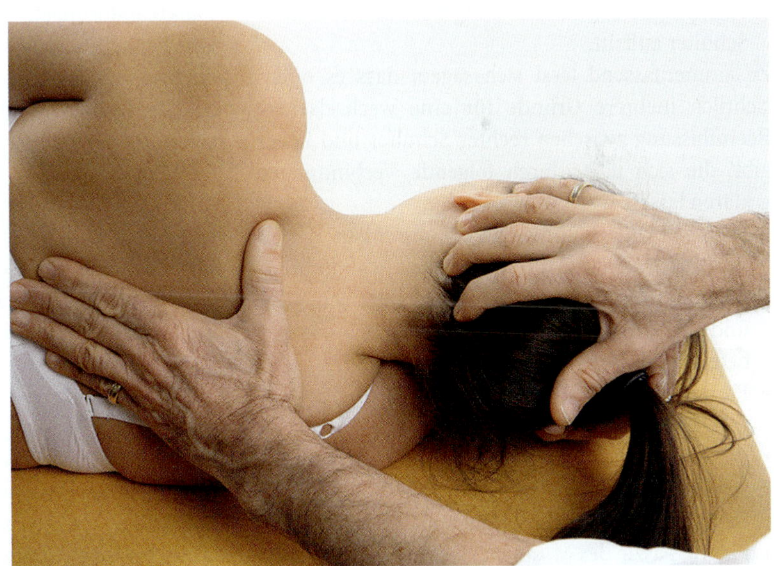

Abb. 7.15 Manipulation des N. levator scapulae im Bereich des M. levator scapulae

son-Kapsel, der Peritonealhülle der Gallenblase sowie der Haltestrukturen der Leber (Ligg. coronarium und triangulare hepatis). Wie bereits erwähnt, besteht bei nicht traumatischen Problemen mit der rechten Schulter häufig ein Zusammenhang mit der Leber.

Periarthritis humeroscapularis im rechten Schultergelenk

Unter den Hunderten PHS, die wir in unserer Praxis behandelt haben, gab es natürlich zahlreiche Patienten, bei denen sich im Gelenks-MRT eine Ruptur der Rotatorenmanschette durch ein Schultertrauma nachweisen ließ. Bei vielen anderen Patienten war die Ursache zunächst unklar. Allerdings zeigten die Laborwerte erhöhte Werte von Cholesterin, Triglyzeriden und Gamma-GT. Leber und Gallenblase waren meist auch berührungsempfindlich. Die häufigsten Ursachen für diese erhöhten Werte waren:

- Falsche Ernährung.
- Alkoholkonsum.
- Medikamentenüberdosierung oder Medikamentenintoxikation: Anxiolytika, Antidepressiva, Blutdruckmittel usw. All diese Medikamente werden über Leber und Nieren verstoffwechselt. Auch wenn wir den Nutzen dieser Medikamente nicht in Zweifel ziehen, zahlen Patienten manchmal einen sehr hohen Preis dafür.
- Hormonstörungen: Wir konnten immer wieder feststellen, dass viele Patientinnen, die unter PHS litten, gerade in der Prämenopause oder der Menopause waren. Östrogene werden bekanntlich durch die Leber verstoffwechselt und können für die Leber auch toxisch sein. Das würde vielleicht auch erklären, warum die Periarthritis humeroscapularis bei Frauen häufiger an der rechten Schulter auftritt.

Zusammenfassend lässt sich sagen, dass es offensichtlich mehrere Gründe für eine wechselseitige Beeinflussung zwischen rechter Schulter und Leber gibt, die sich u. a. durch folgende Verbindungen erklären lassen:

- Plexus brachialis und rechter N. phrenicus, der sich durch seinen stärker entwickelten abdominalen Ast vom linken N. phrenicus unterscheidet und auch am rechten Plexus diaphragmaticus beteiligt ist.
- Plexus brachialis und Schultermuskulatur, z. B. M. supraspinatus.
- Plexus brachialis und Kapselbandapparat der Schulter.
- Faszien: Glisson-Kapsel, Halteapparat der Leber, Pleura, Faszie des M. subclavius und Fascia clavipectoralis.

Praxistipp

Aus den genannten Gründen sollte man vor Lebermanipulationen erst die rechte Schulter und vor Schultermanipulationen die Leber überprüfen. Es dauert Jahre, bis sich die ersten Symptome zeigen, doch eines schönen Tages fängt die Schulter beim Kämmen oder einer anderen einfachen Bewegung plötzlich zu schmerzen an. Bei einigen Patientinnen kam es beim Kämmen sogar zu einer Ruptur der Rotatorenmanschette.

Reflexogene Zonen

Reflexzonen haben aufgrund ihrer „magischen" Wirkung eine besondere Anziehungskraft für Therapeuten. Bei genauerer Betrachtung der Nervenverläufe lässt sich jedoch oft eine logische Erklärung finden. Komplexere Zusammenhänge werden durch die embryologische Entwicklung verständlich.

Der „Reflexpunkt" des M. levator scapulae ist auch in der Schulmedizin ein Begriff.

Periarthritis im linken Schultergelenk

Statistisch gesehen ist sie weniger häufig. Da 80 % der Menschen Rechtshänder sind, ist klar, dass die bevorzugte Benutzung der rechten Hand bzw. des rechten Arms eine rechtsseitige Periarthritis begünstigt. Tritt sie auf der linken Seite auf, wird sie oft mit Herz, Ösophagus und Magen in Verbindung gebracht. Auch bei Pankreasstörungen wurde schon eine Verbindung zur Periarthritis festgestellt, obwohl dieses Organ eher zu Schmerzen in der unteren Brustwirbelsäule und der Lendenwirbelsäule führt. Das linke Schultergelenk ist bei Männern häufiger betroffen.

Bestätigende Diagnose

Eine Verdachtsdiagnose kann palpatorisch, durch den Ecoute-Test, durch manuelle Thermodiagnostik, die Anamnese oder einfach durch einen Inhibitionstest bestätigt werden (➤ Abb. 7.16).

Inhibitionstext

Die Patientin sitzt vor dem Therapeuten. Dieser umgreift das Handgelenk der betroffenen Seite und bewegt den Arm vorsichtig in Abduktion-Außenrotation bis knapp unter die Schmerzgrenze.

- Rechte Seite: Der Therapeut greift mit seiner kaudalen Hand rechts unter den Rippenbogen und hebt die Leber etwas an oder inhibiert die Gallenblase. Sobald er mit dem Organ in Kontakt ist, verstärkt er die Armbewegung in Richtung des Ecoute. Wird dadurch die Bewegungsamplitude im Schultergelenk größer, ohne dass die Schmerz-

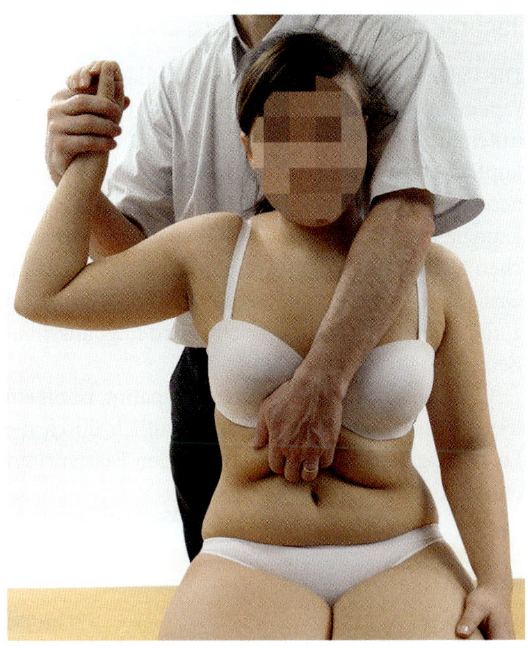

Abb. 7.16 Bestätigende Diagnose

grenze überschritten wird, kann davon ausgegangen werden, dass die Leber oder die Gallenblase am Schulterproblem beteiligt ist.
- Linke Seite: Der Therapeut legt einen Finger auf die gastroösophageale Übergangszone und inhibiert durch eine leichte Verstärkung des Ecoute diese Zone.
- Für die Herzregion komprimiert man mit der Handfläche die Rippen und den Sternalbereich auf Höhe des 2., 3. und 4. Chondrosternal- oder Chondrokostalgelenks.

Wirkung der Nervenmanipulationen auf die Organe

Viszerale Manipulationen wirken sich in gewissem Ausmaß auf das Gelenksystem aus und umgekehrt. Interessant ist, dass die Entspannung von sensiblen Nervenpunkten positive Auswirkungen auf die entsprechenden Organfunktionen hat. Das Nervensystem ist an allen Funktionen des Körpers beteiligt und ohne Nervensystem bleiben nur einige autonome Funktionen erhalten.

Jede Stimulation des Nervensystems hat Auswirkungen auf das Gehirn. Es reagiert und gibt dem Körper ein Feedback. Fixierungen beeinträchtigen die Qualität dieses Feedbacks. Unabhängig davon, wo die Fixierung liegt – Gelenke, Faszien, Organe, Kranium, Peripherie, Emotionen –, erhält man nur dann eine richtige Antwort, wenn vorher eine gute Diagnose erstellt wurde. Um die Richtigkeit dieser Aussage zu bestätigen, genügt es, einen Nerv an einer nicht fixierten Zone zu behandeln. Im besten Fall passiert gar nichts, im schlimmsten Fall wird der Nerv lokal irritiert.

7.4.7 N. accessorius

Die Hirnnerven wurden in einem anderen Buch detailliert beschrieben. Der N. accessorius entsendet auch einen perforierenden Ast zum M. trapezius und wird deshalb im Folgenden beschrieben. Dieser Nerv ist von besonderem Interesse, da seine Entspannung eine beruhigende Wirkung auf den N. trapezius, die Halswirbelsäule und die Schulter hat, und zwar in Rekordzeit.

Ursprung und Verlauf

Der N. accessorius hat zwei Ursprünge, der R. internus entstammt der Medulla oblongata und der R. externus dem Rückenmark. Er ist somit sowohl ein Hirn- als auch ein Spinalnerv. Seine aus dem Hirnstamm hervorgehenden Fasern liefern die motorische Innervation von Pharynx und Larynx und anastomosieren mit dem N. phrenicus.

Die aus dem Rückenmark stammenden Fasern ziehen zum M. sternocleidomastoideus und zum M. trapezius. Die unteren Fasern entsprechen überwiegend dem 4. Spinalnervenpaar, zum Teil auch dem 3. oder 5. Spinalnervenpaar.

Die Wurzeln des N. accessorius vereinigten sich in der Fossa cerebri posterior, verlassen das Kranium durch das Foramen jugulare und teilen sich hinter dem Proc. styloideus.

R. externus

Dieser Endast des N. accessorius innerviert den M. sternocleidomastoideus und den M. trapezius.

M. sternocleidomastoideus

Der R. externus des N. accessorius erreicht den Muskel am Übergang zwischen seinem oberen und mittleren Drittel

- auf Höhe von C3 und dem Kieferwinkel,
- 3 cm von der Spitze des Mastoids entfernt.

Der Ast tritt im mittleren Drittel des Muskels, an seinem posterioren Rand, 5 cm unterhalb der Spitze des Mastoids auf einer horizontal zwischen Os hyoideum und C4 verlaufenden Linie aus.

M. trapezius

Der R. externus erreicht den M. trapezius entweder über seinen anterioren Rand oder in der Tiefe, 2 cm oberhalb der Klavikula.

Besondere Orientierungspunkte

Die empfindliche oder manchmal sogar schmerzhafte Durchtrittsstelle des Nervs befindet sich am Oberrand des M. trapezius lateral (etwa 3 bis 4 Fingerbreit) des Winkels, den der Muskel mit der HWS bildet. Hat der Finger die richtige Stelle erreicht, spürt er einen empfindlichen Knoten, der gelockert werden sollte.

Technik

Die Patientin befindet sich in Rückenlage. Der Therapeut sitzt am Kopfende der Behandlungsliege und unterstützt mit seiner kranialen Hand den Hinterkopf der Patientin, um den R. perforans des N. accessorius zu entspannen. Mit dem Daumen seiner kaudalen Hand palpiert er den schmerzempfindlichen Nervenknoten und verschiebt ihn mit leichtem Druck nach kaudal und lateral. Die Dehnung erfolgt zunächst nach kaudal und lateral und folgt anschließend dem Ecoute (➤ Abb. 7.17).

Wenn sich der Nervenknoten entspannt, ist oft ein leises Knistern zu hören, das vermutlich durch die Lockerung des um den Nerv liegenden Faszienrings entsteht.

Indikationen

Diese Technik kann bei allen zervikalen oder zervikobrachialen Neuralgien und anderen Schulterschmerzen angewandt werden.

Schmerzen an der Stelle, wo der N. accessorius in den M. trapezius eindringt, können auch einen emotionalen Bezug haben. Man trifft sie z. B. häufig bei Menschen an, die „die ganze Last der Welt" auf ihren Schultern tragen und sich nicht von dieser Bürde befreien können.

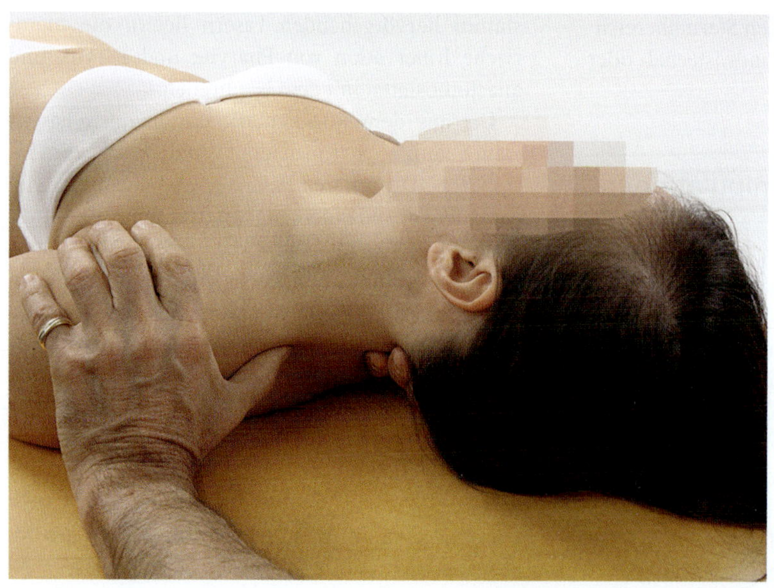

Abb. 7.17 Manipulation des N. accessorius, R. externus

Vorsicht: Man sollte immer daran denken, dass das Zervikobrachialsyndrom nicht ausschließlich mechanisch verursacht sein muss. Es kann auch durch einen Diskusprolaps oder durch Arthrose bedingt sein.

In einigen seltenen Fällen kann das Syndrom auf eine unter Umständen schwere viszerale Erkrankung hinweisen, die noch keine offensichtlichen Symptome erzeugt. Ein Beispiel hierfür wäre der Pancoast-Tumor.

Wir hatten mehrere Patienten, bei denen die Zervikobrachialgie ein erster Hinweis auf ein Lungen-, Magen- bzw. Leberkarzinom war. Wenn die Nervenschmerzen weder durch ein Trauma noch durch spezifische Körperhaltungen (wie beim Streichen einer Decke) erklärbar sind, sollte man den Patienten eine radiologische Untersuchung der Hals- und Brustwirbelsäule nahelegen.

KAPITEL

8 N. suprascapularis

Neue französische Nomenklatur	Klassische französische Nomenklatur	Nomina anatomica	Englische Nomenklatur
nerf suprascapulaire	nerf suprascapulaire	N. suprascapularis	suprascapular nerve

KURZ GEFASST

Der N. suprascapularis
- ist ein Ast des Plexus brachialis,
- entstammt den Spinalnervenwurzeln C5 und C6,
- entsendet Fasern zu den Mm. supra- und infraspinatus,
- verfügt über zahlreiche autonome Fasern für das Glenohumeralgelenk,
- besitzt keine sensiblen Hautareale,
- ist für die Schulter sehr wichtig.

8.1 Anatomischer Überblick

8.1.1 Ursprung und Verlauf

Der N. suprascapularis (➤ Abb. 8.1) geht aus dem Truncus superior des Plexus brachialis hervor und wird von den Spinalnervenwurzeln C5–C6 oder dem unteren Anteil von C5 gebildet.

In seinem schräg nach unten gerichteten Verlauf zieht er parallel zur posterioren Fläche der Klavikula und durch die Incisura scapulae in die Fossa supraspinata und infraspinata.

Die Incisura scapulae befindet sich zwischen Margo superior und Proc. coracoideus und kann unterschiedlich groß sein. Meist wird ihr oberer Teil durch das Lig. transversum scapulae superius, einem

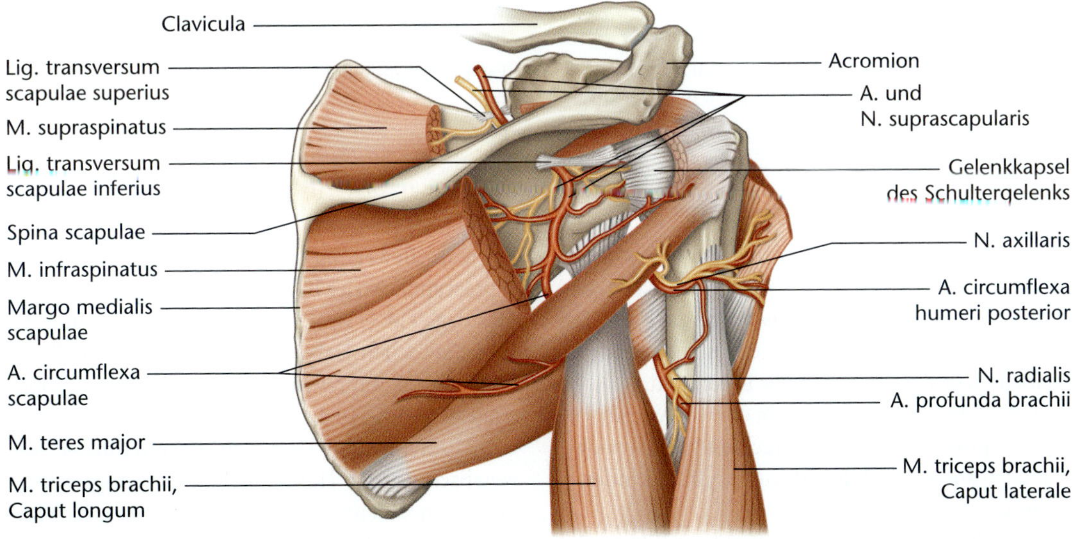

Abb. 8.1 N. suprascapularis

starken dreieckigen Band, verschlossen, sodass die Durchtrittstelle des Nervs knöchern-fibrös ist. Manchmal kann sie auch nur von Knochengewebe umgeben sein, z. B., wenn das Ligament verkalkt ist.

8.1.2 Lagebeziehungen

Begleitet wird der N. suprascapularis vom Gefäßbündel der A. und V. suprascapularis, das oberhalb des Lig. transversum scapulae superius verläuft. Beim Durchtritt durch die Incisura scapulae wird der Nerv meist von Venenästen, in Ausnahmefällen auch von einem Ast der A. suprascapularis begleitet. Nach dem Durchtritt durch die Incisura scapulae verläuft der Nerv in der Fossa supraspinata auf der Rückseite der Skapula. Er zieht, begleitet von A. und V. suprascapularis, zur Fossa infraspinata und umrundet dabei die Basis der Spina scapulae.

Auf dieser Höhe besteht in 50 % der Fälle ein rinnenartiger Durchtritt, Incisura spinoglenoidalis, der vom Lig. transversum scapulae inferius überzogen wird, das den M. supraspinatus vom M. infraspinatus trennt bzw. die Fossa supraspinata mit der Fossa infraspinata verbindet.

8.1.3 Endäste

In der Fossa infraspinata, 1,5 cm unter der Spina scapulae, teilt sich der N. suprascapularis im Muskelbauch des M. infraspinatus in zahlreiche Äste auf.

8.1.4 Äste

8

Im proximalen Abschnitt (zwischen Mm. scalenus anterior und medius bzw. hinter der Klavikula) gehen vom N. suprascapularis keine Äste ab. Der Nerv bleibt an der posterioren Seite mit den anderen Elementen des Plexus brachialis in Kontakt.

In der Fossa supraspinata gibt er zwei Äste ab:

- einen größeren Ast, der im rechten Winkel nach medial abbiegt und den M. supraspinatus innerviert,
- einen dünnen Ast, der nach lateral zur Bursa subacromialis bzw. Bursa subdeltoidea zieht. Nach Meinung einiger Autoren bilden diese beiden Bursae eine morphologisch-funktionelle Einheit.

8.1.5 Funktionen

Sensible und autonome Funktion

Der N. suprascapularis besitzt kein eigenes sensibles Hautareal, aber er liefert über zwei oder drei Endäste zahlreiche autonome Fasern für das Schultergelenk:

- einen für die Bursa subacromialis und die Bursa subdeltoidea bestimmten Ast, der einige Fasern zum Akromioklavikulargelenk und zum Glenohumeralgelenk abgibt,
- einen eigenen Ast, der an der Basis der Spina scapulae vom Nervenstamm des N. suprascapularis abzweigt und die posteriore Schultergelenkkapsel innerviert.

Motorische Funktion

Der N. suprascapularis innerviert den M. supraspinatus und den M. infraspinatus.

OSTEOPATHISCHE RELEVANZ

Aus osteopathischer Sicht ist vor allem die Verbindung des N. suprascapularis zur Gelenkpfanne des Schultergelenks von Bedeutung, da sie in der Behandlung einer Periarthritis humeroscapularis eine Rolle spielen kann. Therapeuten richten ihr Augenmerk zu häufig nur auf den anterioren Schulterbereich, dabei verlaufen die Gefäß-Nerven-Bündel im Wesentlichen medial und posterior.

8.1.6 Funktionelle Anatomie

Bei jeder Bewegung der Schulter muss sich der N. suprascapularis der Bewegung der Skapula anpassen. Mestdag et al. (1982) haben die Grundspannung des Nervs zwischen Hals und Skapula sowie die Beziehung des N. suprascapularis zur Incisura scapulae eingehend untersucht.

In Ruheposition lässt sich ein proximaler Nervenabschnitt im Halsbereich mit geringer Spannung von einem distalen Abschnitt oberhalb der Incisura scapulae unterscheiden, in dem der Nerv straff mit der Skapula verbunden ist. Dieser enge Kontakt zur Skapula erschließt sich über die verschiedenen Muskeläste (v. a. für den M. supraspinatus), aber auch über seinen kurvigen Verlauf um die Spina scapulae.

CAVE
Die Spannung des Nervs wird durch das Heben und Senken der Skapula kaum beeinflusst.

Die Antepulsion und vor allem die Adduktion, die die Incisura scapulae von der Mittellinie entfernen, erhöhen die Spannung im N. suprascapularis.

Folglich bestimmt die Stellung der Skapula, ob der N. suprascapularis den posterioren Rand der Incisura scapulae berührt. Wird die Schulter abgesenkt und der Arm nach vorn gestreckt (Antepulsion), wird der Nerv gegen den knöchernen Rand der Incisura gepresst.

8.2 Incisura-scapulae-Syndrom

8.2.1 Pathogenese

Als rein motorischer Nerv ohne sensibles Hautareal kann der N. suprascapularis von einem Engpasssyndrom betroffen sein, das unter dem Bild unterschiedlicher neurogener Muskelatrophien als Neuralgie im Schulterbereich in Erscheinung tritt.

Im Unterschied zum Karpaltunnelsydnrom kann der N. suprascapularis nur durch wenige anatomische Strukturen komprimiert werden. Das Engpasssyndrom des N. suprascapularis lässt sich somit nur durch ein Zusammenwirken mehrerer Faktoren erklären:

- Anatomisch: Der Nerv wird beim Durchtritt durch eine enge Incisura scapulae eingeklemmt (straffes oder verkalktes Lig. transversum scapulae superius).
- Verstärkte Zugspannung am Nerv.
- Chronische Reizung durch die Skapula.
- Dilatation der Begleitvenen.

Der N. suprascapularis gleitet wie an einer Seilwinde in der Incisura scapulae. Der Kontakt zum posterioren Rand der Incisura entsteht durch häufige und wiederholte Adduktion und Antepulsion der Schulter. Die Mikrotraumata, die durch berufsbedingte Bewegungen oder durch eine eingeschränkte Beweglichkeit des Glenohumeralgelenks in diesem Bereich entstehen, führen oft zu einer chronischen Überlastung des Skapulothorakalgelenks.

8.2.2 Ätiologie

- Extensionstrauma der oberen Extremität.
- Wiederholte Mikrotraumata.
- Haltungen oder Bewegungsabläufe, bei der die Schulter wiederholt in Adduktion und Antepulsion bewegt wird (z. B. Auto fahren, bügeln, streichen, sägen).
- Sehnenscheidenentzündung, die durch Verkalkung der Rotatorenmanschette verursacht sein kann und die Beweglichkeit der Schulter einschränkt.
- Injektionen oder Impfungen im Schulterbereich.
- Überbeanspruchung der Schultermuskeln durch intensiven Sport, forcierte Bewegungen, Tragen schwerer Lasten.

8.2.3 Diagnose

Symptome

Das typische Symptombild besteht aus Schmerzen, Funktionsschwäche und Muskelatrophie. Es gibt aber auch verschiedene schwächere Ausprägungen dieser Symptome.

- Schmerzen:
  - Oft plötzlich einschießend, nach großer Anstrengung
  - Nicht genau lokalisierbar, meist tief im posterolateralen Schulterbereich
  - Ausstrahlung in den Hals oder entlang der oberen Extremität, entlang der Achse des Radius
  - Durch bestimmte Bewegungen, z. B. das Vorschieben (Antepulsion) der Schulter, die die Dehnung des Nervs verstärken
- Funktionsschwäche:
  - Anlaufschwierigkeiten bei Abduktion oder Rotation des Glenohumeralgelenks.
  - Aufgrund der muskulären Kompensationsmechanismen (M. deltoideus, M. teres minor, die

vom N. axillaris innerviert werden) schwer zu diagnostizieren.
  - Muskelatrophie tritt erst später auf und ist ein Zeichen für eine fortgeschrittene Nervendegradation.

Test

- Adduktionstest (Cross-over-Test), eine Kombination aus Adduktion und forcierter Antepulsion der Schulter. Dadurch wird der Nerv unter starke Spannung gebracht und vergrößert seine Kontaktfläche mit der Incisura scapulae. Die Kompression des N. suprascapularis löst Schmerzen aus.
- Schmerzprovokation durch forcierte Adduktions-Antepulsionsbewegung mit gestrecktem Arm.
- Akute Schmerzen können durch Druck auf die Incisura scapulae, auf halber Strecke zwischen Angulus superior und Akromion, ausgelöst werden.

Ergänzende Untersuchungen

Um Befunde wie eine schwere Knochenerkrankung oder eine Verkalkung des subakromialen Schleimbeutels auszuschließen, kann eine radiologische Untersuchung sinnvoll sein.

Bei schweren Störungen ist die Elektromyografie das einzige Verfahren, mit dem sich das Ausmaß der Nervendegeneration oder die Verlangsamung der Nervenleitung genau beurteilen lässt.

Unsere Behandlung war in mehreren Fällen sogar bei intensiven Schmerzen oder nachweisbar verlangsamter Nervenleitgeschwindigkeit sehr erfolgreich. Bei Nervendegeneration mit Muskelatrophie und Leitungsblock ist fast immer ein chirurgischer Eingriff indiziert.

8

8.3 Manipulation

Der Nerv kann am besten im Bereich der Incisura scapulae und unter dem Lig. transversum scapulae inferius behandelt werden.

8.3.1 Manipulationstechniken

Incisura scapulae

Die Incisura scapulae (> Abb. 8.2) liegt in der Mitte zwischen dem Angulus superior und dem Akromion, manchmal etwas weiter lateral.

Lig. transversum scapulae inferius

Dieses Band trennt den M. supraspinatus vom M. infraspinatus. Es zieht vom lateralen Rand der Spina scapulae zur posteromedialen Seite des Labrum glenoidale.

Kompressionstest

- Direkter oder kombinierter Kompressionstest: Der Therapeut drückt in der Incisura scapulae mit dem Daumen auf den kranialen Rand der Skapula, medial des Proc. coracoideus, also auf das Lig. transversum scapulae superius.
- Diese Zone ist oft empfindlichen, sollte aber nicht druckschmerzhaft sein. Stärkere Schmerzen bedeuten, dass der Nerv behandelt werden sollte.
- Incisura spinoglenoidalis/Lig. transversum scapulae inferius: Der Therapeut legt seine Zeigefingerkuppe auf den M. infraspinatus und mobilisiert den Nerv in Längs- und Querrichtung und bewegt dabei die obere Extremität in Abduktion und Zirkumduktion.

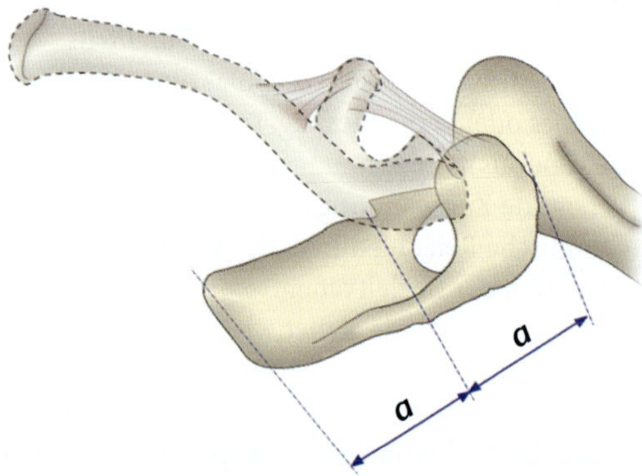

Abb. 8.2 Incisura scapulae

8.3.2 Behandlung

Indikationen

Bei Schulterproblemen sollte, unabhängig davon, ob sie traumatisch, rheumatisch oder viszeral bedingt sind, immer auch der N. suprascapularis behandelt werden. Wie erwähnt, konzentrieren sich viele Therapeuten auf den anterioren Schulterbereich und das, obwohl es auch im posterioren Bereich der Schulter zahlreiche Läsionen gibt. Gerade Probleme im posterioren Anteil können durch Manipulation des N. suprascapularis oder des N. axillaris verbessert oder beseitigt werden.

Technik

Der N. suprascapularis wird in drei Schritten behandelt.

1. Schritt: Entspannung des Lig. transversum scapulae superius

Die Patientin befindet sich in Seitenlage. Der Therapeut steht am Kopfende der Behandlungsliege oder auf Schulterhöhe neben der Patientin. Er schiebt eine Hand unter die Skapula und lässt seinen Daumen vom Oberrand des M. trapezius ausgehend nach posterior und lateral zur Incisura scapulae gleiten. Diese Einkerbung ist leicht palpierbar, wenn man mit dem Finger oder Daumen an der Margo superior der Skapula in Richtung Proc. coracoideus gleitet. Der Therapeut überprüft zunächst die Spannung bzw. Festigkeit des Lig. transversum scapulae superius und löst eventuell vorhandene Fixierungen, um den N. suprascapularis besser ertasten zu können (➤ Abb. 8.3).

2. Schritt: Entspannung des N. suprascapularis in der Incisura scapulae

Um den Nerv zu entspannen, übt der Therapeut leichten Druck auf den Nerv aus, während er gleichzeitig mit seiner anderen Hand den Arm in Abduktion-Rotation bewegt. Er erhöht langsam den Druck bis der Schmerz nachlässt (➤ Abb. 8.4).

3. Schritt: Entspannung des N. suprascapularis und des Lig. transversum scapulae inferius

Der Therapeut kontaktiert mit dem Daumen den lateralen Rand der Skapula und entspannt das Lig. transversum scapulae inferius oder die Faszie. Er kontaktiert mit Zeige- oder Mittelfinger den Nerv, an der Stelle, an der er sich mit dem Ligament

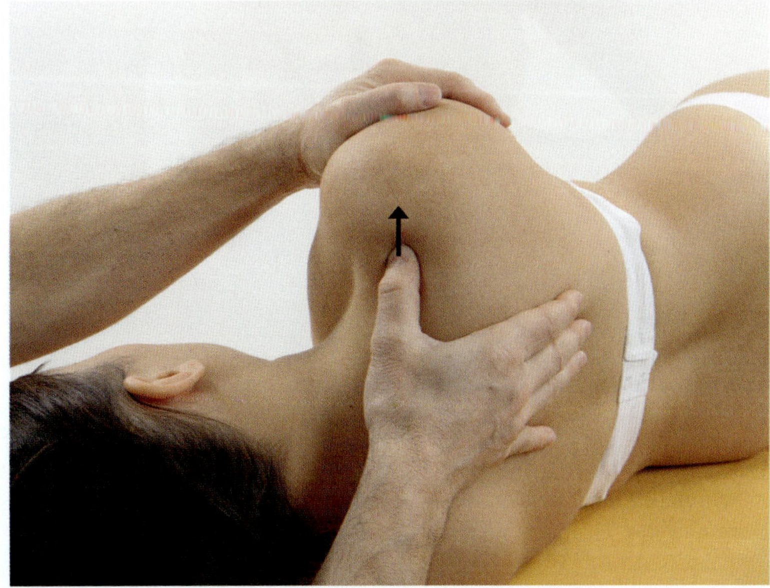

Abb. 8.3 Entspannung des Lig. transversum scapulae superius

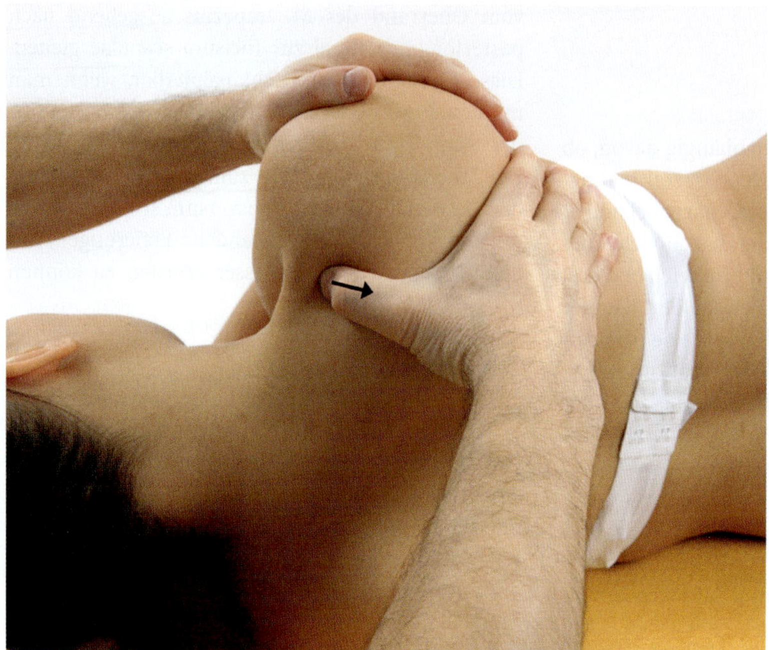

Abb. 8.4 Entspannung des N. suprascapularis

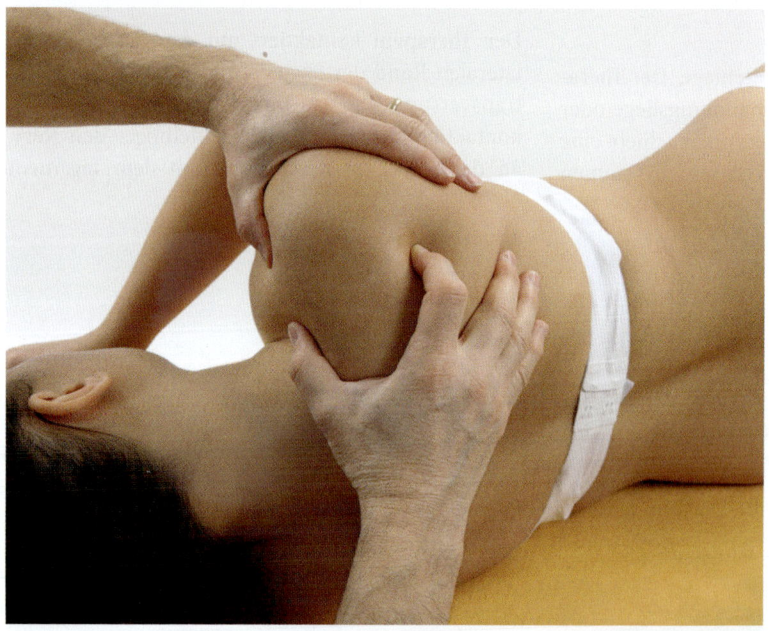

Abb. 8.5 Entspannung des Lig. transversum scapulae inferius

kreuzt. Er mobilisiert die Schulter in Abduktion, Außenrotation und leichter Retropulsion, um den Nerv und das Ligament maximal zu entspannen (➢ Abb. 8.5).

8.3.3 Empfehlung

Wenn das klinische Bild eine Beteiligung des N. suprascapularis nahelegt, sollte man auch eventuell vorhandene Nervenknoten an der Hinterwurzel von C5 und C6 lösen. Der Truncus superior des Plexus brachialis sollte ebenfalls routinemäßig auf Verspannungen überprüft werden.

8.3.4 Viszerale Verbindungen

Rechte Seite

Eine Reizung des N. suprascapularis kann auf eine Leber- bzw. Gallenblasenstörung hinweisen. Sieht man von traumatischen Läsionen ab, kann die rechte Schulter als die „Leber-Schulter“ bezeichnet werden.

Eine Nervenreizung im Rahmen von Dysfunktionen von Leber oder Gallenblase kann auch symptomlos verlaufen und erst bei einer falschen Bewegung plötzlich Schmerzen hervorrufen. Oft bestärkt das die Patienten in der Überzeugung, dass die „falsche“ Bewegung für ihre Schmerzen verantwortlich ist.

Linke Seite

Die linke Schulter steht viszeral vor allem mit Magen, Pylorus und der Pars superior des Duodenums in Verbindung. In selteneren Fällen können auch Milz oder Pankreas zu Schulterproblemen führen.

KAPITEL

9 N. axillaris

Neue französische Nomenklatur	Klassische französische Nomenklatur	Nomina anatomica	Englische Nomenklatur
nerf axillaire	nerf circonflexe	N. axillaris	axillary nerve

KURZ GEFASST

Der N. axillaris
- entspringt aus dem Fasciculus posterior des Plexus brachialis,
- enthält Fasern aus den Spinalnervensegmenten C5 und C6,
- ist ein gemischt motorischer und sensibler Nerv,
- ist der Nerv für die Schulterabduktion: M. subscapularis, M. teres minor, M. deltoideus (ein Ast für jeden Kopf des Muskels),
- sorgt für die Sensibilität der Haut der Schulterregion und
- die Sensibilität der anterioren und posterioren Seite der Gelenkkapsel des Glenohumeralgelenks,
- ist für das Schultergelenk wichtig,
- hat einen gemeinsamen Ursprung mit dem N. radialis (ein weiterer Ast des Fasciculus posterior).

9.1 Anatomischer Überblick

9.1.1 Ursprung und Verlauf

Dieser Endast des Plexus brachialis kommt, wie der N. radialis, aus dem Truncus superior bzw. dem Fasciculus posterior, deren Fasern aus der Radix posterior der Spinalnervensegmente C5 und C6 hervorgehen.

Er entspringt in der Mitte der Achselhöhle, an der Aufspaltung des Fasciculus posterior in N. radialis und N. axillaris (➤ Abb. 9.1) und zieht unter der A. axillaris an der posterioren Wand der Achselhöhle entlang.

Er nimmt einen schrägen, kaudalen, posterioren und lateralen Verlauf entlang der Gelenkkapsel des Glenohumeralgelenks, kreuzt den kaudalen Rand des M. subscapularis und zieht in AP-Richtung durch die laterale Achsellücke (➤ Abb. 9.2), wo er sich mit der A. und V. circumflexa humeri posterior verbindet.

Er kreuzt den kaudalen Rand des M. teres minor und umrundet, direkt am Knochen anliegend, das Collum chirurgicum des Humerus, zwei Fingerbreit unterhalb des Akromions, immer noch von der A. circumflexa humeri posterior begleitet.

Die laterale Achsellücke (Foramen axillare laterale, Foramen humerotricipitale) wird wie folgt begrenzt:
- Lateral: Collum chirurgicum humeri
- Kranial: M. subscapularis und M. teres minor
- Medial: lateraler Rand des M. triceps brachii, Caput longum
- Kaudal: superiorer Rand des M. teres minor und M. latissimus dorsi

9.1.2 Lagebeziehungen

Der N. axillaris zieht durch die laterale Achsellücke. Er beschreibt zwischen dem M. deltoideus und dem Collum chirurgicum einen medial konkaven Bogen.

9.1.3 Äste

Der N. axillaris gibt folgende Äste ab:
- R. inferior zum M. subscapularis,
- Äste für die anteriore und kaudale Seite der Gelenkskapsel der Schulter,
- Ast für den M. teres minor,
- N. cutaneus brachii lateralis superior, der posterior um den M. deltoideus zieht, die Faszie durchbohrt und die Haut auf der Außenseite von Schulter und Arm innerviert.

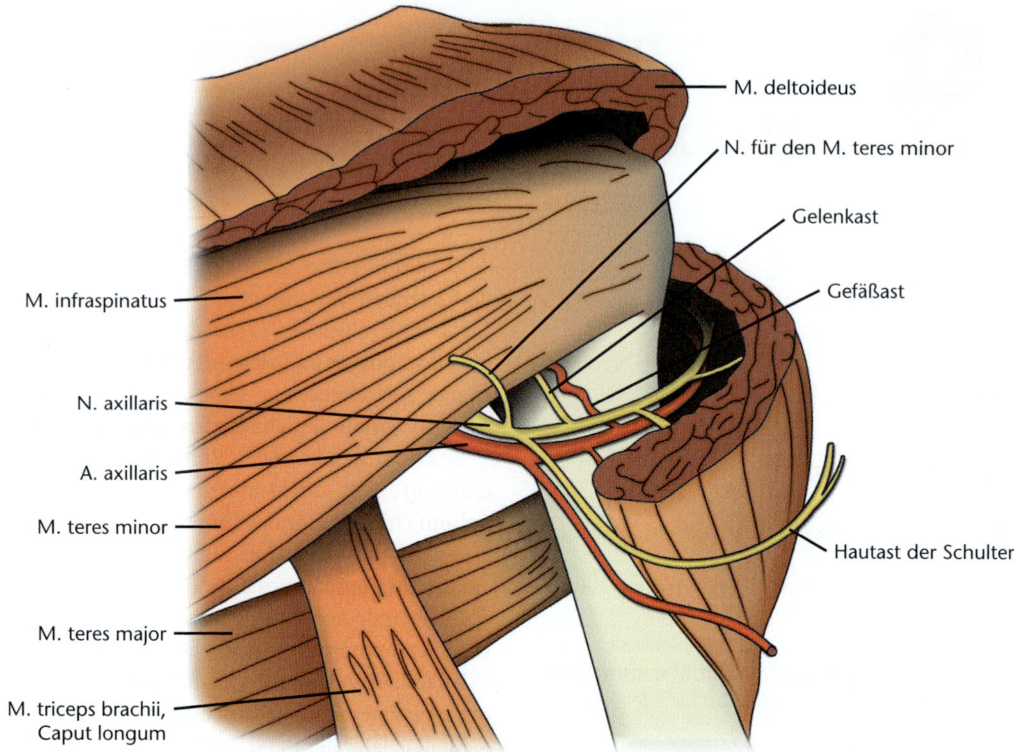

Abb. 9.1 N. axillaris (nach Bouchet und Cuilleret)

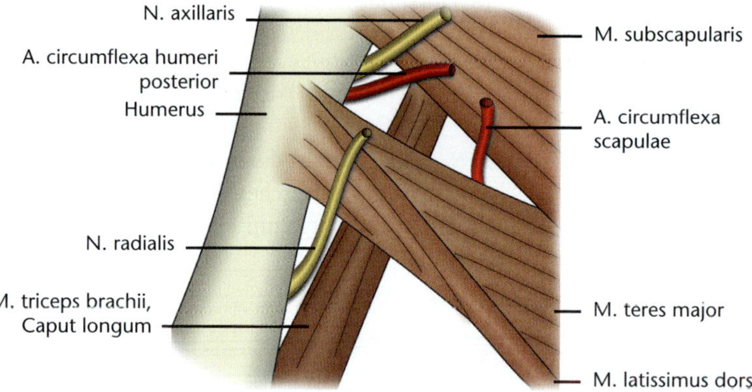

Abb. 9.2 Laterale Achsellücke (Foramen axillare laterale)

9

9.1.4 Endäste

Am Ende verzweigt sich der N. axillaris in der tiefen Schicht des M. deltoideus. Im Prinzip erhält jeder Kopf des M. deltoideus zumindest einen der vielen Endäste.

9.1.5 Funktionen

Sensible und autonome Funktion

Der N. axillaris liefert die Sensibilität für die Schulter und innerviert die Gelenkkapsel des Glenohumeralgelenks.

Motorische Funktion

Der N. axillaris ist der Nerv für die Abduktion der Schulter. Er innerviert hauptsächlich den M. deltoideus, aber auch den M. teres minor und den M. subscapularis.

9.2 Belastungszonen

Der Nerv wird vor allem in der lateralen Achsellücke belastet, deren Größe sich abhängig von den Schulterbewegungen verändert. Bei Abduktion bewegt sich das Caput longum des M. triceps brachii auf den Humerus zu und verengt die Achsellücke. Dies kann zu einer Kompression des Gefäß-Nerven-Bündels führen.

CAVE

Aus Erfahrung wissen wir, dass bei Schulterproblemen die verschiedenen Räume, die vom N. axillaris und N. radialis durchzogen werden, oft verengt sind. Sie komprimieren den Nerv wie ein zu enges Knopfloch oder erzeugen Scherbewegungen, wenn die Schulter aktiv bewegt wird.

9.3 Spezifische Pathologien

Da der N. axillaris das Collum chirurgicum des Humerus umrundet, kann er durch eine Fraktur an dieser Stelle verletzt werden. Ebenso kann er durch eine Schulterluxation geschädigt werden. Läsionen des Nervs führen zu einer vollständigen Lähmung der Abduktion.

Bei der Atrophie des M. deltoideus kommt zu einer Abflachung oder sogar einem leichten Einsinken der Schulter, dabei entsteht eine Vertiefung zwischen dem Akromion und dem Humeruskopf. Das sensible Versorgungsgebiet des N. axillaris umfasst die Außenseite der Schulter. Bei einer Nervenschädigung beschränkt sich die Sensibilitätsstörung auf eine relativ kleine Fläche im Zentrum dieses Gebiets.

Läsionen des N. axillaris treten nur selten isoliert auf. Meist entstehen sie durch eine Fraktur oder Luxation des Humeruskopfes, durch ein heftiges Trauma, Wunden, Kompressionen während des Schlafs und Neuropathien.

9.4 Manipulation

9.4.1 Indikationen

Aufgrund des gemeinsamen Ursprungs gelten für die Behandlung des N. axillaris fast dieselben Indikationen wie für den N. radialis.

Gelenke

Bei Schulterproblemen wie einer Periarthritis humeroscapularis, Kapsel- oder Sehnenentzündungen sollte der N. axillaris grundsätzlich in die Behandlung einbezogen werden. Auch bei einem Zervikobrachialsyndrom oder Schmerzen in der oberen Brustwirbelsäule kann die Manipulation dieses Nervs nützlich sein.

Viszeral

- Rechte Seite: möglicher Zusammenhang zwischen N. axillaris und Problemen der Leber und der Flexura coli dextra
- Linke Seite: Verbindung zu Ösophagus, Hiatus, Präkordialbereich und Flexura coli sinistra

9.4.2 Manipulationstechniken

Laterale Achsellücke

Der N. axillaris lässt sich nur richtig behandeln, wenn man die Begrenzungen der lateralen Achselhöhle genau kennt. Manipulationen an dieser Stelle können Patienten mit chronischen Schulterschmerzen (Akromioklavikulargelenk, Sternoklavikulargelenk, Skapula) helfen.

Lokale Symptome

- Schulterschmerzen:
  - Tiefe, zunehmende, diffuse Schmerzen.
  - Besonders an der anterioren Seite des Gelenks, manchmal nachts Verschlimmerung durch die Schlafposition.
  - Mögliche Ausstrahlung auf die laterale Seite des Arms.
  - Forcierte Antepulsion und Abduktion-Außenrotation verstärken die Schmerzen.
- Sensibilitätsstörungen:
  - Hypo- oder Anästhesie der Achselhaut
  - Gelegentlich Parästhesien
- Motorische Ausfallerscheinungen:
  - Schulterschwäche.
  - Abduktion und Außenrotation sind aktiv eingeschränkt; bei Störungen des M. teres minor, da die Nervenfasern für diesen Muskel ebenfalls durch die Achsellücke ziehen.
  - Eventuell auch Beteiligung des M. triceps brachii.
  - Bei größeren Läsionen (Luxation, Fraktur) kann die Lähmung zu Muskelatrophie führen, wodurch sich die Außenseite der Schulter abflacht oder konkav wird.

Test und Diagnose

Schmerzempfindliche Stellen in der lateralen Achsellücke lassen sich durch die Palpation der posterioren Achselhöhle feststellen. Die Außenrotation des abduzierten Arms löst Schmerzen aus oder verstärkt sie. Manchmal kann die Haut im lateralen Bereich der Achselhöhle auffallend empfindlich sein. Bei erfolgreicher Nervenmanipulation sollte die Hypersensibilität nachlassen.

Lokale Indikationen

- Schulterluxation z. B. durch direkte Gewalteinwirkung oder vor allem nach einem Sturz vom Pferd, vom Fahrrad oder Motorrad, nach einem Unfall beim Skifahren, Rugby oder Judo usw.
- Fraktur am Collum chirurgicum.
- Sportarten, bei denen die Schulter in Abduktion-Außenrotation bewegt wird, wie beim Ausholen zu einem Schlag beim Tennis- oder Golfspielen.
- Zervikalgie und Zervikobrachialgie.
- Störungen des Plexus brachialis.

Technik in Seitenlage

Die Patientin befindet sich in Seitenlage, die Behandlungsseite oben (> Abb. 9.3). Der Therapeut steht hinter der Patientin und palpiert die Ansätze des M. teres minor und des M. teres major am Humerus, die als Orientierungspunkte dienen.

Er dringt mit beiden Daumen in den Raum zwischen diesen beiden Muskeln ein und spreizt sie zunächst auseinander. Anschließend verändert er in diesem Raum die Ausrichtung seiner Daumen, um den M. triceps brachii vom Humerus zu trennen.

Die laterale Achsellücke ist ein vierseitiger Raum. Der Therapeut dehnt jeweils die beiden sich gegenüberliegenden Seiten, um den Raum zu öffnen.

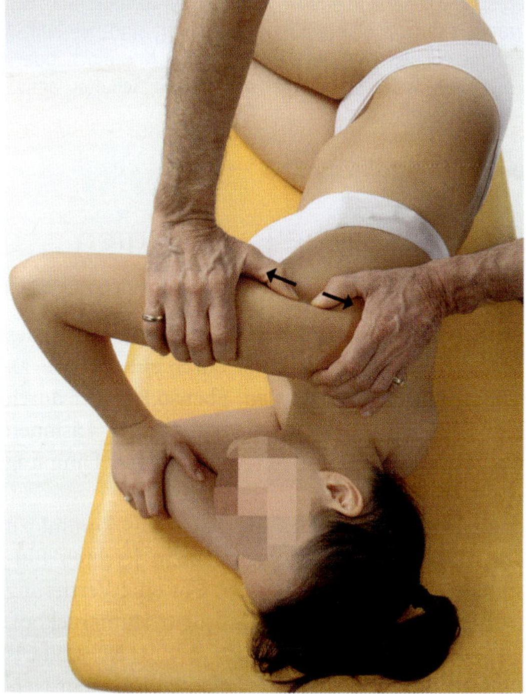

Abb. 9.3 Manipulation der lateralen Achsellücke in Seitenlage

Manipulation des N. axillaris in Rückenlage

Die Patientin befindet sich in Rückenlage, sie bringt ihren Arm in 90°-Flexion-Abduktion und legt ihre Hand auf die gegenüberliegende Schulter (➤ Abb. 9.4).

Der Therapeut sitzt am Kopfende der Behandlungsliege und legt seinen Zeige- und Mittelfinger in die Tiefe unter den M. deltoideus entlang des medialen Anteils des Humerus. Er lässt sie so weit wie möglich nach kranial in Richtung des Ursprungs des Caput longum des M. triceps brachii in die laterale Achsellücke gleiten.

Die zweite Hand des Therapeuten umgreift den Ellenbogen der Patientin und kontrolliert und bewegt die Schulter.

Der Therapeut bewegt den Ellenbogen nach medial und dehnt dabei den Nerv sehr vorsichtig. Er verstärkt nach und nach die Flexion, um die Dehnung des Nervs zu maximieren. Idealerweise folgt der Therapeut der Ecoute-Richtung und vermeidet jeden schmerzhaften Kontakt.

Mediale Achsellücke

Die mediale Achsellücke hat keine direkte Verbindung zum N. axillaris, wird aber vom N. subscapularis durchquert, der den M. teres major innerviert. Er geht entweder direkt aus dem Plexus brachialis hervor oder bildet einen Ast des N. axillaris oder des N. für den M. teres major. Meist entspringt er aus dem N. axillaris. Der N. subscapularis wird von einem Ast der A. subscapularis begleitet.

Die mediale Achsellücke wird wie folgt begrenzt:

- Lateral: durch den Humerus
- Medial: durch das Caput longum des M. triceps brachii
- Kranial: durch den M. teres major und den M. latissimus dorsi

Technik in Seitenlage

Die Patientin befindet sich in Seitenlage mit der zu behandelnden Seite oben. Der Therapeut geht von der lateralen Achsellücke aus und legt zunächst einen

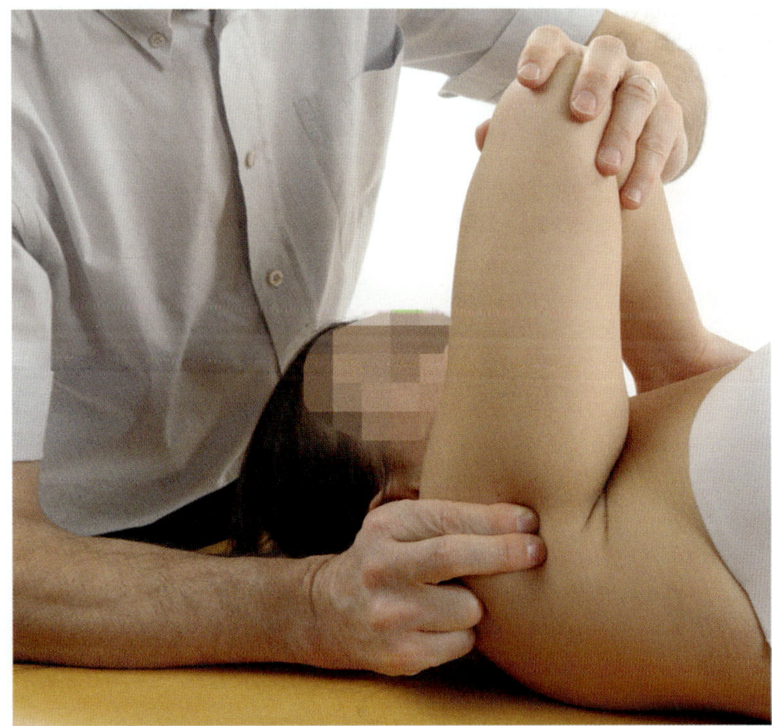

Abb. 9.4 Manipulation des N. axillaris in Rückenlage

Daumen in den lateralen Teil der medialen Achsellücke und den anderen Daumen in den medialen Teil (➤ Abb. 9.5).

Er ersucht die Patientin, die Schulter in Abduktion zu bewegen, er erzeugt mit dem medialen Daumen einen Fixpunkt und bewegt den lateralen Daumen, um die mediale Achsellücke zu öffnen (➤ Abb. 9.6).

Praxistipp

Die Patienten sind immer wieder überrascht, dass durch das Drücken bestimmter Nervenpunkte (v. a. in der lateralen Achsellücke) Schmerzen erzeugt werden können. Deshalb sollte man sie vorwarnen und ihnen versichern, dass die Schmerzen nach ein paar Bewegungen nachlassen werden.

Da der N. axillaris aus demselben Fasciculus wie der N. radialis hervorgeht, wirkt sich die Behandlung des einen Nervs immer auch auf den anderen Nerv aus. Es erweist sich als sinnvoll, grundsätzlich beide Nerven zu behandeln, zumal die Indikationen übereinstimmen.

Nach der Behandlung sollte man Patienten, die an einer Nervenentzündung leiden, raten, auf alle körperlichen Aktivitäten zu verzichten, die den N. axillaris reizen könnten.

Manipulation des oberflächlichen Hautasts

Die Behandlung des N. axillaris in der lateralen Achsellücke, unmittelbar nach der Aufteilung in N. axillaris und N. radialis wurde bereits beschrieben.

Der Nerv kann auch über den Hautast, der den M. deltoideus in seinem posterolateralen Abschnitt durchbohrt und dann quer nach anterior zieht, manipuliert werden.

Um eine geeignete Stelle für die Manipulation zu finden, sollte man, ausgehend von der kaudalen Hälfte des M. deltoideus, den Zeigefinger von kaudal nach kranial verschieben, um jenen quer verlaufenden Bereich abzudecken, der durch diesen Hautast versorgt wird und so den Nerv zu lokalisieren.

Diagnose

Klinisch ist die Überempfindlichkeit der Haut im Nervenverlauf ausschlaggebend. Wie bei allen oberflächlichen Nerven ist auf Folgendes zu achten:

- Präsenz eines „Faszienrings" an der Stelle, an der der Nerv an die Oberfläche tritt
- Hypersensible Stellen bzw. kleine Verhärtungen (Knoten) an der Nervenoberfläche

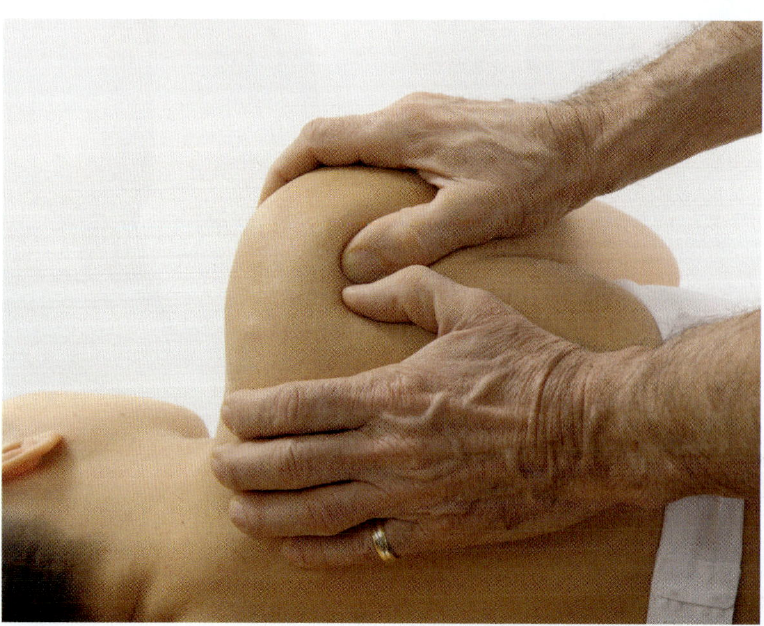

Abb. 9.5 Manipulation der medialen Achsellücke – 1. Phase

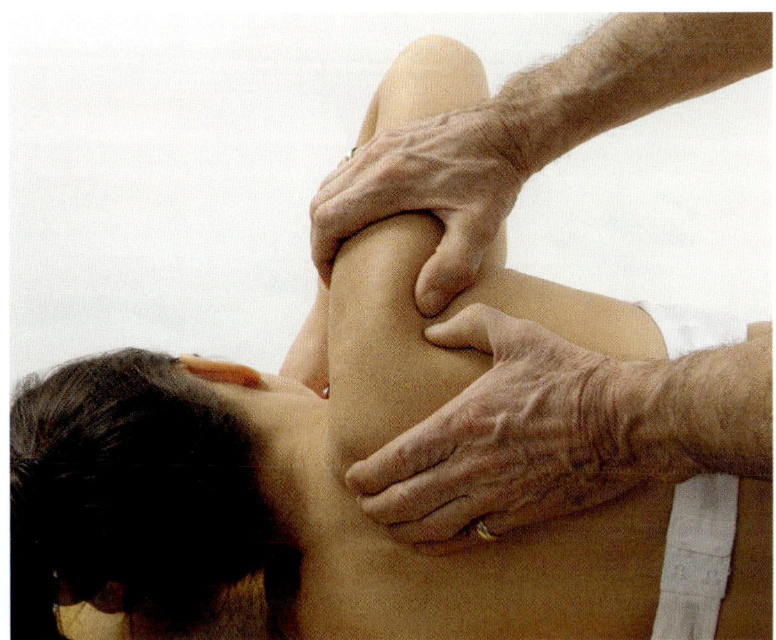

Abb. 9.6 Manipulation der medialen Achsellücke – 2. Phase

Behandlung

Die Patientin befindet sich in Rückenlage. Der Therapeut sitzt am Kopfende der Behandlungsliege und legt seine kraniale Hand unter die Schulter der Patientin. Er untersucht mit Daumen oder Zeigefinger die zu behandelnde Region, wobei die Behandlung direkt oder indirekt erfolgen kann.

- **Direkt:** direkte Behandlung des Faszienrings oder des verhärteten Nervenknotens mit dem Daumen der kaudalen Hand. Kompression der schmerzhaften Zone in Richtung des Ecoute.
- **Indirekt:** Dehnung der überempfindlichen Zone mit beiden Daumen, die ober- bzw. unterhalb der Zone platziert werden. Ein Daumen bewegt sich nach proximal, der andere nach distal und die Dehnung wird so lange aufrechterhalten bis der Schmerz nachlässt.

Neurokutane Manipulation

Diese Manipulation richtet sich an den N. cutaneus brachii lateralis superior, der die Schulter sensibel innerviert. Dieser Bereich sollte unbedingt untersucht werden, da er bei Luxationen oft geschädigt wird.

Die Patientin befindet sich in Seitenlage, die zu behandelnde Seite oben. Der Therapeut nimmt eine Hautfalte mit Daumen und Zeigefinger auf und rollt sie zwischen den Finger, um eine sensible Zone zu finden. Dieser Bereich wird mit Dehnung-Induktion so lange behandelt bis der Schmerz nicht mehr zu spüren ist (> Abb. 9.7).

Diese Technik wird bei Periarthritis und nach einer Schulterluxation empfohlen.

Kombinierte Behandlung

Die Technik für die laterale Achsellücke kann mit der Technik für den Hautast kombiniert werden. Dabei legt der Therapeut den Daumen direkt auf den verhärteten Nervenknoten oder auf einen Teil des übersensiblen Nervs. Er bewegt den Arm in Richtung Adduktion und Flexion, um die Nervendehnung zu verstärken.

9.4.3 Globale Nervenmanipulation

Die Manipulation des N. axillaris in der lateralen Achsellücke kann durch eine Manipulation des N. radialis (am unteren Oberarm bzw. am Unterarm) erweitert werden.

Diese Form der Behandlung wirkt nur, wenn man spürt, wie durch Drücken des einen auch der andere

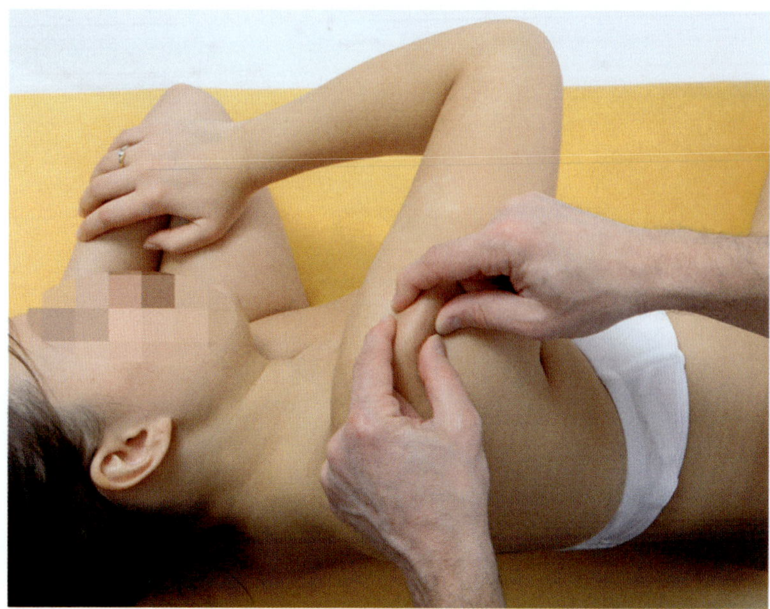

Abb. 9.7 Neurokutane Manipulation des N. axillaris

Nervenpunkt beeinflusst wird. Aus diesem Grund darf der Arm nur in der durch den Ecoute vorgegebenen Richtung bewegt werden.

9.4.4 Kombinierte Manipulationen

Rechte Seite

Um die Behandlung des N. axillaris mit Leber oder Gallenblase zu verbinden, drückt der Therapeut mit dem Zeigefinger der kranialen Hand in der lateralen Achsellücke gegen den Nerv, während er mit der anderen Hand die Leber oder Gallenblase unter Berücksichtigung der Ecoute-Richtung mobilisiert (➤ Abb. 9.8).

Linke Seite

Man kombiniert die Manipulation des N. axillaris mit der Pleura, der Lunge oder der Hiatusregion.

Dazu legt der Therapeut seine kraniale Hand unter den Oberarm und den Zeigefinger in die laterale Achsellücke. Mit der anderen Hand sucht er die zervikopleuralen Aufhängungsstrukturen oder die Hiatusregion und mobilisiert sie mithilfe des Ecoute.

CAVE

Wenn die klinischen Zeichen eine Beteiligung des N. axillaris nahelegen, sollte man auch die Radices posteriores der Zervikalnerven überprüfen und vorhandene Knoten lösen. Man sollte auch überprüfen, ob die Nervenspannung im Truncus superior bzw. im Fasciculus posterior des Plexus brachialis erhöht ist.

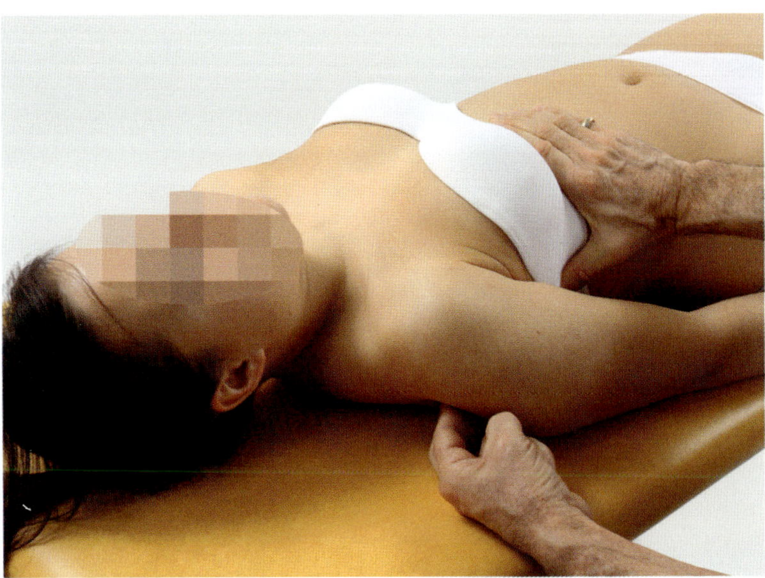

Abb. 9.8 Kombinierte Manipulation der rechten Seite

KAPITEL

10 N. radialis

Neue französische Nomenklatur	Klassische französische Nomenklatur	Nomina anatomica	Englische Nomen-klatur
nerf radial	nerf radial	N. radialis	radial nerve

KURZ GEFASST

Der N. radialis
- ist ein gemischter Nerv, der die Rückseite von Ober- und Unterarm versorgt,
- stammt aus dem Truncus superior/Fasciculus posterior und enthält hauptsächlich Nervenfasern aus den Spinalnervensegmenten C6 und C7,
- ist ein gemischt motorischer und sensibler Nerv, der nur wenige autonome Fasern enthält,
- kontrolliert die Extensions- und Supinationsbewegung,
- hat über den Fasciculus posterior einen gemeinsamen Ursprung mit dem N. axillaris,
- ist der am weitesten posterior und am weitesten medial liegende Nerv des Plexus brachialis.

10.1 Anatomischer Überblick

10.1.1 Ursprung und Verlauf

Der N. radialis ist ebenso wie der N. medianus ein sehr großer Nerv. Er entspringt gemeinsam mit dem N. axillaris aus dem Fasciculus posterior des Plexus brachialis.

Seine Nervenfasern stammen aus dem Truncus superior, der Fasern aus den Spinalnervensegmenten C6, C7 und C8 und seltener Th1 führt.

Er entspringt etwas kaudal und medial des Glenohumeralgelenks am Rand des M. subscapularis. Er ist ein motorischer und sensibler Nerv.

Der N. radialis verläuft zunächst durch den posterolateralen Winkel der Achselhöhle, durchzieht die Extensorenloge des Oberarms und windet sich im Sulcus n. radialis dem Knochen dicht anliegend schraubenförmig um das mittlere Drittel des Humerus (➤ Abb. 10.1).

Nach seinem Durchtritt durch das Septum intermusculare laterale, etwa 10 cm proximal des Epicondylus humeri radialis zieht der N. radialis zwischen M. brachioradialis und M. brachialis (Radialistunnel) nach distal in die Ellenbeuge, wo er sich im Bereich des Caput radii in den R. profundus und den R. superficialis aufteilt.

10.1.2 Lagebeziehungen

In der Achselhöhle

Der N. radialis ist die am weitesten posterior und am weitesten medial liegende Struktur des Gefäß-Nerven-Bündels. Er hat Kontakt zur posterioren Ebene der Achselhöhle, in der Muskeln, Durchtrittstellen für Nerven und Gefäße begrenzen (s. Kasten und ➤ Abb. 10.2):

Durchtrittstellen für Nerven und Gefäße in der Achselhöhle:
- Mediale Achsellücke (Foramen axillare mediale, Foramen omotricipitale):
  - Kranial und medial: M. teres minor
  - Kaudal: M. teres major
  - Lateral: M. triceps brachii, Caput longum
- Laterale Achsellücke (Foramen axillare laterale, Foramen humerotricipitale):
  - Medial: M. triceps brachii, Caput longum
  - Lateral: Humerus
  - Kranial: M. teres minor und Sehne des M. latissimus dorsi
  - Kaudal: M. teres major
- Trizepsschlitz:
  - Lateral: Humerus und Caput laterale des M. triceps brachii

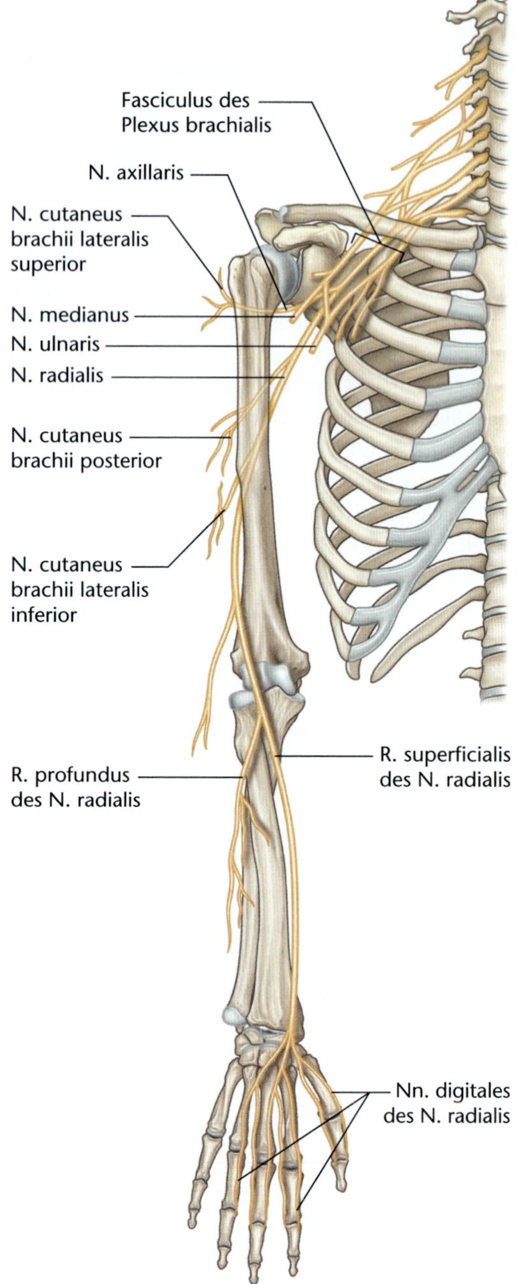

Abb. 10.1 Verlauf des N. radialis (nach Rohen und Yokochi)

– Medial: Caput longum des M. triceps brachii
– Kranial: M. teres major

Der Nerv tritt am kaudalen Rand der Sehne des M. latissimus dorsi aus der Achselhöhle aus und zieht, begleitet von der A. profunda brachii, nach posterior und lateral durch den dreieckigen Trizepsschlitz (➤ Abb. 10.3).

Extensorenloge

Der Nerv nimmt unmittelbar unterhalb des Sulcus n. radialis einen spiralförmigen Verlauf um den Humerus und liegt direkt dem Periost an.

Der Nerv wird von lockerem Zellgewebe umgeben, was ihm einen Bewegungsspielraum von 3–4 mm ermöglicht und seine Kompression während der Muskelkontraktionen verhindert. Der Nerv wird von der A. profunda brachii und ihren Venen begleitet.

Seine Lagebeziehungen sind:

- Posterior: M. triceps brachii
- Kranial und lateral: M. triceps brachii, Caput laterale
- Kaudal und medial: breiter Ansatz des M. triceps brachii, Caput mediale
- Posterior: M. triceps brachii, Caput longum
- Kaudal: Ansatzsehne des M. triceps brachii

In der Extensorenloge kann der N. radialis durch eine Fraktur des Humerus oder durch ein direktes Trauma geschädigt werden.

Flexorenloge

An der Verbindung zwischen dem mittleren und dem distalen Drittel des Oberarms, etwa fünf Fingerbreit über dem Epikondylus, durchstößt der Nerv das Septum intermusculare brachii laterale.

Er durchzieht den Sulcus bicipitalis lateralis nach anterior, wobei er am Boden der Rinne verläuft und vom vorderen Ast der A. profunda brachii begleitet wird.

Der Sulcus bicipitalis lateralis wird begrenzt durch:

- Medial: Muskelbauch des M. biceps brachii
- Lateral: M. brachioradialis und M. extensor carpi radialis
- Posterior: M. brachialis

10

N. axillaris
A. circumflexa humeri posterior
Humerus
N. radialis
M. triceps brachii, Caput longum
M. subscapularis
A. circumflexa scapulae
M. teres major
M. latissimus dorsi

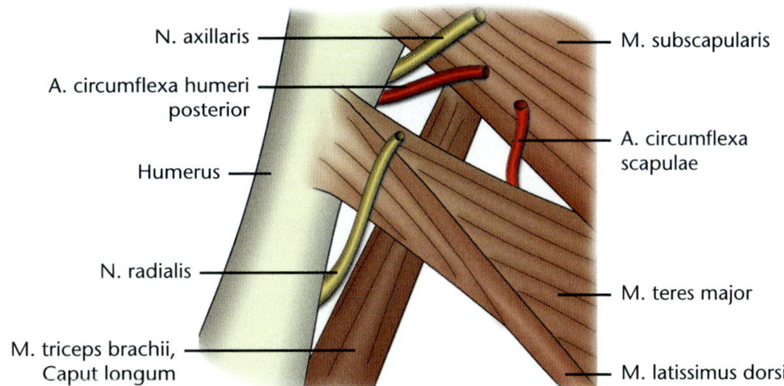

Abb. 10.2 Mediale Achsellücke (Foramen axillare mediale; nach Bouchet und Cuilleret)

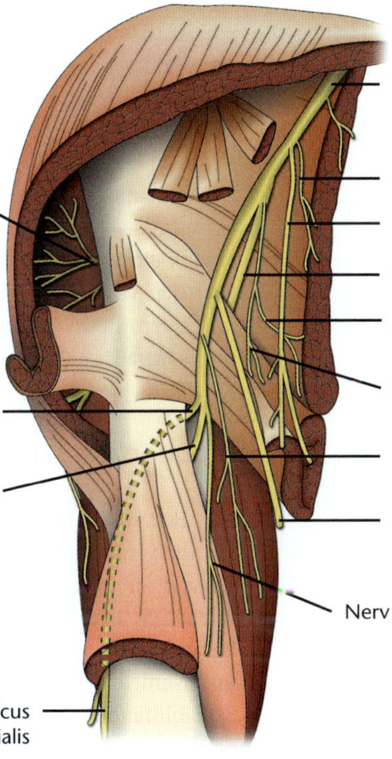

Truncus posterior für N. radialis und N. axillaris
N. subscapularis medius
Nerv des M. latissimus dorsi
N. axillaris
N. subscapularis inferior
Nerv des M. teres major
Nerv des M. triceps brachii, Caput longum
R. cutaneus medialis des N. radialis
Nerv des M. triceps brachii, Caput mediale
Verzweigung des N. axillaris auf der Rückseite des M. deltoideus
N. radialis mündet in den Sulcus des N. radialis
Nerv des M. triceps brachii, Caput laterale
N. radialis im Sulcus des N. radialis

Abb. 10.3 N. radialis in der Achselhöhle

Am Ellenbogen

- Anterior wird der N. radialis vom M. brachioradialis überdeckt.
- Posterior liegt er der Gelenkkapsel auf, die durch den M. supinator bedeckt wird.
- Lateral hat er Kontakt mit der Radialismuskulatur.
- Medial grenzt er an die Bizepssehne, die an der Tuberositas radii ansetzt.

Der laterale Rand der Sehne des M. biceps brachii bildet auf Höhe der Ellenbeugenfalte den wichtigsten Orientierungspunkt für den N. radialis am Ellenbogen.

10.1.3 Endäste

Auf Höhe des Radiusköpfchens bzw. etwas oberhalb davon, teilt sich der N. radialis in zwei Endäste: einen posterioren motorischen Ast (R. profundus) und einen anterioren sensiblen Ast (R. superficialis).

R. profundus n. radialis

Ein Faserzug am posterioren Rand der oberflächlichen Schicht des M. supinator bildet die Frohse-Arkade, die am Epikondylus eine 1 cm lange Schlinge bildet, den sogenannten Supinatorkanal, durch den der R. profundus zieht (➤ Abb. 10.4).

Der R. profundus steigt im Sulcus bicipitalis lateralis ab und zieht schräg nach distal, posterior und lateral in den M. supinator.

Seine Nervenfasern stammen aus den Segmenten C6, C7 und manchmal C8.

Der motorische R. profundus befindet sich, umgeben vom Lig. anulare radii vor dem Radiusköpfen und wird von diesem durch die Synovialis und die Gelenkkapsel des Ellenbogengelenks getrennt.

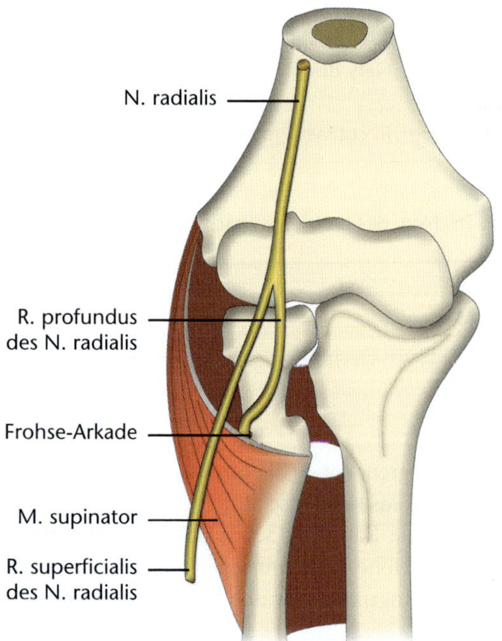

Abb. 10.4 Frohse-Arkade

Unmittelbar nach seinem Ursprung gibt er einen Ast für den M. extensor carpi radialis brevis und den M. supinator ab.

Der R. profundus umrundet den Radiushals und gelangt so an die Rückseite des Unterarms. Er nimmt dabei einen spiralförmigen Verlauf, sodass er

- in Supination an der anterioren Seite des Unterarms, 2,5 cm unterhalb des Gelenkspalts, verläuft,
- in Pronation an der posterioren Seite des Unterarms, 5 cm unterhalb des Gelenkspalts, verläuft.

Der R. profundus tritt zwischen den beiden Anteilen des M. supinator 2 oder 3 cm unterhalb des Gelenkspalts des Ellenbogengelenks in den M. supinator ein. Er tritt im distalen Anteil dieses Muskels wieder aus und teilt sich in zwei Endäste:

- einen posterioren Ast für die Muskeln im oberflächlichen Teil der posterioren Extensorenloge des Unterarms,
- einen anterioren Ast, der auf der Membrana interossea (N. interosseus posterior) verläuft und die tiefe Muskelschicht innerviert.

Letztlich verläuft der posteriore Ast des N. radialis unter dem Retinaculum extensorum zur Articulatio radiocarpalis.

R. superficialis n. radialis

Der R. superficialis (➤ Abb. 10.5) verläuft oberflächlich im Sulcus bicipitalis lateralis. Er zieht gemeinsam mit dem M. brachioradialis zum lateralen Teil der Flexorenloge des Unterarms. Seine Fasern stammen hauptsächlich aus dem Segment C6 und weniger häufig aus C5 und C7. Er sorgt für die Sensibilität der Haut auf der Rückseite der Hand und der Finger.

Am Übergang zwischen dem mittleren und dem unteren Drittel des Unterarms zieht er zur Armrückseite und durchstößt die Fascia antebrachii. Ungefähr 10 cm oberhalb des Processus styloideus radii wird der Ast oberflächlich und subkutan.

Er gibt die Nn. digitales dorsales manus ab, die die Hand und die Finger sensibel innervieren. Ein R. communicans verbindet diesen Ast mit dem N. ulnaris.

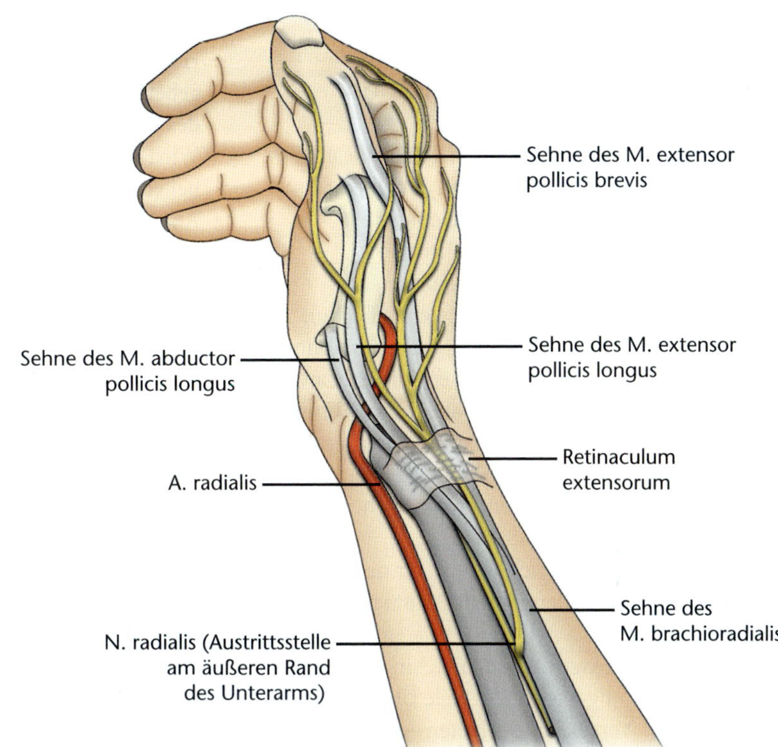

Abb. 10.5 R. superficialis n. radialis (nach Gauthier-Lafaye)

OSTEOPATHISCHE RELEVANZ
Der oberflächliche Ast des N. radialis lässt sich am Handgelenk hinter der Sehne des M. brachioradialis palpieren.

10.1.4 Äste

Im Folgenden konzentrieren wir uns auf jene Äste, die für unsere Manipulationen verwendet werden.

In die Achselhöhle

Der R. cutaneus medialis zweigt im proximalen Anteil des Oberarms, knapp vor dem Sulcus n. radialis, vom Hauptast des N. radialis ab. Er sorgt für die sensible Innervation der Haut auf der Rückseite des Oberarms.

In der Extensorenloge

- Nervenfasern für das Periost des Humerus.
- Der N. cutaneus antebrachii posterior innerviert die Haut im superolateralen Teil der posterioren Seite des Unterarms.

Im Ellenbogenbereich

Nervenfasern für das Ellenbogengelenk.

10.1.5 Anastomosen

Die Anastomosen des N. radialis sind rein sensibler Art. Es gibt keine direkten Anastomosen mit den anderen Trunci des Plexus brachialis, da sich der N. radialis anatomisch und physiologisch vom N. medianus und vom N. ulnaris unterscheidet.

Im distalen Drittel des Unterarms anastomosieren einige Fasern mit einem Ast des N. musculocutaneus und im Bereich des Thenars über feine Nervenäste mit dem N. medianus und dem N. ulnaris.

10.1.6 Funktionen

Sensible und autonome Funktion

Das sensible Versorgungsgebiet des N. radialis umfasst
- den posterioren mittleren Anteil des Oberarms, des Unterarms und des Handgelenks,
- die laterale Hälfte des Handrückens,
- die Rückseite des Daumens und der ersten Phalanx des 2. und 3. Fingers (laterale Hälfte).

Der N. radialis verfügt nur über wenige autonome Fasern. Allerdings gibt der Nerv sensible Äste an das Schulter- und das Handgelenk ab. Bei bestimmten Lähmungen des N. radialis kann eine hyperplastische Synovialitis (Gübler-Tumor) entstehen. Sie wird durch die Reibung der Extensorensehnen am Knochen begünstigt.

Der N. radialis gibt auch Fasern für das Ellenbogengelenk und vor allem für das Humeroradialgelenk ab.

Werden diese Fasern geschädigt, sind die sensiblen Störungen nur gering, da es viele Überlappungen mit anderen Versorgungsgebieten gibt. Auffällig sind sie vor allem in der lateralen Hälfte des Handrückens.

Motorische Funktion

Schäden an den motorischen Fasern des N. radialis äußern sich durch:
- Fallhand, wenn der Unterarm vertikal gehalten wird, fällt die Hand in Pronation und Flexion.
- Atrophie im posterioren Anteil des Unterarms.
- Fehlen des Trizepssehnenreflexes und des Radiusperiostreflexes.

10

10.2 Engpasspathologien

10.2.1 Lokalisationen

Typischerweise werden vier Bereiche beschrieben, in denen der N. radialis aufgrund einer Engstelle komprimiert werden kann:
- Am Oberarm: im Sulcus n. radialis.
- Am Ellenbogen: gegenüber der Kapsel des Humeroradialgelenks. Der in Fettgewebe eingebettete Nerv wird durch den anterioren Rand des M. extensor carpi radialis brevis überdeckt. Wird dieser Muskel angespannt, komprimiert er bei vollständiger Pronation den Nerv.
- Am Eingang in den M. supinator: über die Frohse-Arkade.
- Am Ausgang aus dem M. supinator.

10.2.2 Ätiologie und Pathogenese

Unter allen peripheren Nerven wird der N. radialis am häufigsten verletzt, vor allem im Sulcus n. radialis. Neben einem direkten Trauma, Schulterluxationen und Frakturen wird der Nerv häufig durch Kompressionen geschädigt.

Kompressionen entstehen durch:
- Einen Knochenkallus.
- Wiederholte, intensive Muskelanstrengungen bei beruflich bedingten oder sportlichen Aktivitäten. Das Muskelvolumen nimmt während der Anstrengung zu und führt zur Kompression des Nervs unter dem Caput laterale des M. triceps brachii (Bodybuilding, Gewichtheben, Turnen, Fechten, Werfen).
- Übermäßiges Gewichtstraining, das eine Muskelhypertrophie verursacht, die zur Nervenkompression oder sogar zu einem Popeye-Syndrom führen kann.
- Kompressionen, die durch bestimmte Positionen entstehen, wenn man auf seinem Arm einschläft oder der Arm während des Schlafens durch den Partner komprimiert wird (Saturday Night Palsy), beim Stillen, während der Narkose, in Zusammenhang mit starkem Alkoholkonsum usw.
- Die Verwendung von Achselkrücken, die immer seltener eingesetzt werden.

Mikrotraumata

Läsionen des N. radialis sind meist auf berufsbedingte oder auf durch sportliche Aktivitäten verursachte Mikrotraumata zurückzuführen. Häufig handelt es sich dabei um Aktivitäten, bei denen der Unterarm in Extension und Pronation bewegt wird (Schrauben, Heimwerken).

Läsionen am Ellenbogen entwickeln sich oft zu einer schwierig zu behandelnden Epikondylitis.

Der R. profundus kann im Bereich der Frohse-Arkade gereizt und entzündet werden. Diese Pathologie im Bereich des Epikondylus wird durch Supination, Extension oder radiale Deviation gegen Widerstand aktiviert.

Personen, die ohne Vorbereitung bzw. Aufwärmen einen schweren Hammer oder einen Tennisschläger verwenden oder Sportarten wie Bodybuilding, Gewichtheben, Fechten, Badminton, Tischtennis, Speer- oder Diskuswerfe usw. ausüben, sind häufiger von diesen Mikrotraumata betroffen.

Am Unterarm kann der Nerv auch durch zu enge Fixierungen oder durch Stützpositionen, die zu lange aufrechterhalten werden, traumatisiert werden.

Toxinbelastung

Der N. radialis reagiert besonders sensibel auf Toxine wie Alkohol, Arsen und Blei. Bei einer Bleivergiftung kann es zu einer bemerkenswerten motorischen Neuropathie kommen, die zur Lähmung der Extensorenmuskulatur der oberen Extremität (pseudoradikuläre Paralyse des M. brachioradialis) bzw. zu einer Lähmung im Bereich der anterolateralen Loge der unteren Extremität führt.

Bleivergiftungen

- sind meist berufsbedingt (Klempner, Maler, Schriftsetzer, Batteriehersteller),
- treten gelegentlich versehentlich auf (Einnahme kontaminierter Produkte, z. B. Schlucken von bleihaltigen Farbresten bei Kindern),
- werden durch Bleirohre im Trinkwassernetz verursacht.

10.3 Manipulation

10.3.1 Indikationen

Gelenke

Aus funktioneller Sicht ist der N. radialis für die Ellenbogen-, die Hand- und die Fingergelenke von großer Bedeutung.

Die Indikationen ergeben sich aus dem anatomischen Verlauf des Nervs:

- Epikondylitis
- Tenosynovitis lateralis des Ellenbogens und des Handgelenks
- Rhizarthrose
- Synovialzysten
- Osteoarthritis der Finger
- Osteoarthritis zwischen C6-C7 und Th1
- Folgen von Frakturen und Luxationen der oberen Extremität
- Zervikobrachialgie
- Gelenkschmerzen in den oberen Extremitäten

Trophische und vasomotorische Indikationen

Alle Hauterkrankungen im posterioren Abschnitt der Hand und des Unterarms.

Viszerale Indikationen

- Linke Seite: Herzregion und Mamma auf der gleichen Seite
- Rechte Seite: Gallenblase, Leber, Duodenum und Mamma auf der gleichen Seite
- Beide Seiten: Eingeweidehülle des Halses und insbesondere die Schilddrüse

10.3.2 Manipulationstechniken

Trizepsschlitz

Dieser Raum wird durch das Caput longum des M. triceps brachii, den Humerus, das Caput laterale des M. triceps brachii und den M. teres major, der die Basis dieses Dreiecks bildet, begrenzt. Der N. radialis wird von der A. profunda brachii begleitet, deren Puls kaum ertastet werden kann.

Technik

Die Patientin befindet sich in Rückenlage, der proximale Anteil ihres Arms ruht auf der kranialen Hand des Therapeuten. Dieser bewegt seinen Mittelfinger im Trizepsschlitz und sucht nach sensiblen Punkten. Er komprimiert diese Punkte sehr vorsichtig, während er mit seiner kaudalen Hand den Ober- und Unterarm in Flexion bewegt, um die Dehnung des Nervs zu verstärken (➤ Abb. 10.6).

Dadurch entsteht eine typische Sensibilität, die den Therapeuten dazu veranlassen sollte, den Nerv auf dieser Ebene zu behandeln. Dazu kann er entweder einen Fixpunkt in der sensiblen Zone bilden oder den Finger knapp ober- bzw. unterhalb auflegen.

Variante: Man kann den N. radialis und den Trizepsschlitz auch über die Medialseite des Oberarms kontaktieren, indem man dem Rand des Humerus folgt und nach der für den Trizepsschlitz charakteristische Vertiefung sucht.

Sulcus n. radialis

Der N. radialis umrundet unmittelbar oberhalb des Sulcus n. radialis den Humerus, dort haftet er direkt dem Periost an.

CAVE

Der Nerv besitzt im Sulcus eine Bewegungsfreiheit von 4–5 mm, die verhindert, dass der Nerv bei hoher Muskelanspannung komprimiert wird. Dies zeigt, wie wichtig es ist, dass der Nerv an dieser Stelle seine Beweglichkeit wiedererlangt.

Der Sulcus n. radialis wird durch das Caput laterale und das Caput mediale des M. triceps brachii begrenzt, im Sulcus verlaufen der N. radialis, die A. profunda brachii und ihre Begleitvenen.

Lokale klinische Zeichen

Mögliche klinische Zeichen sind:

- Dysästhesien auf der Rückseite des Unterarms und der lateralen Hälfte der Hand,
- variable Sensibilitätsprobleme in der lateralen Hälfte der Hand und den ersten beiden Fingern,
- eventuell auch Kraftverlust oder ein ausgeprägtes motorisches Defizit in der Streckmuskulatur der Hand, des Handgelenks und der Finger sowie des M. brachioradialis. Der M. triceps brachii ist meist nicht betroffen.

Techniken

Variante 1

Die Patientin befindet sich in Seitenlage. Der Therapeut umgreift den Oberarm und palpiert mit Zeige- oder Mittelfinger die lateromediale sowie die kraniomediale Region des Humerus auf der Suche nach einem festen und sensiblen Schnürchen (➤ Abb. 10.7).

Er mobilisiert den Oberarm in Innen- und Außenrotation und hält gleichzeitig mit der anderen Hand

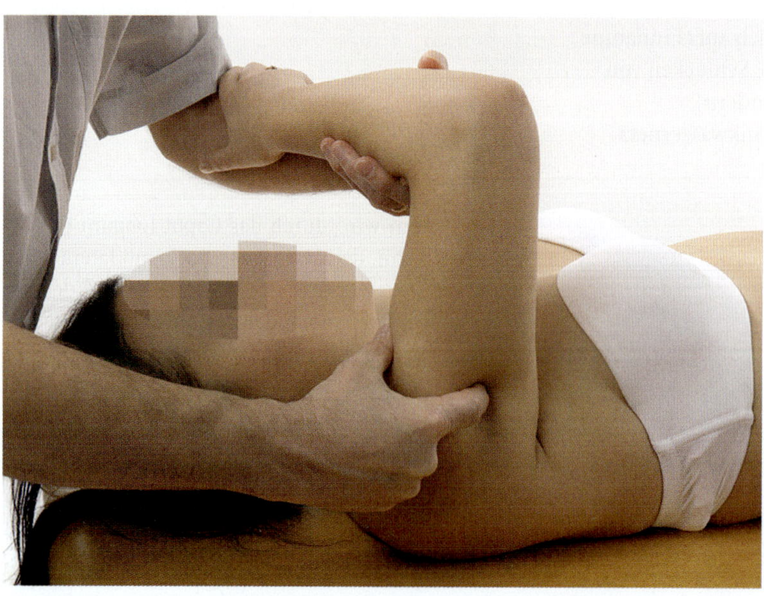

Abb. 10.6 Manipulation des N. radialis im Trizepsschlitz

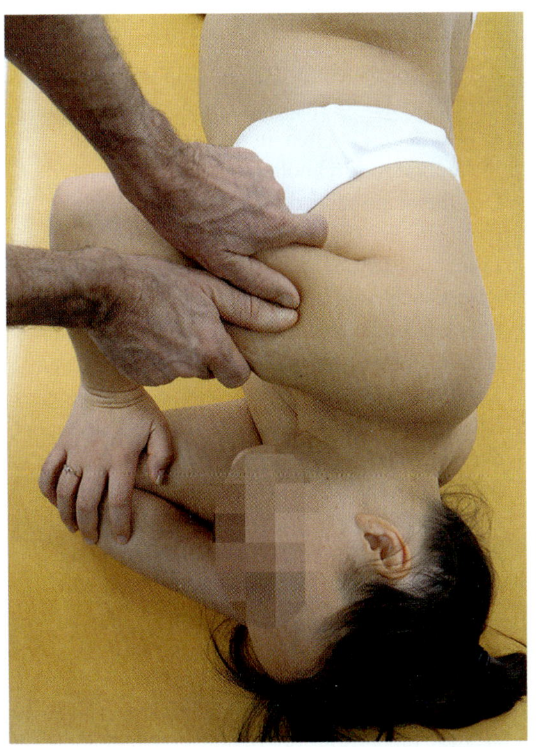

Abb. 10.7 Manipulation des N. radialis im Sulcus n. radialis (Variante 1)

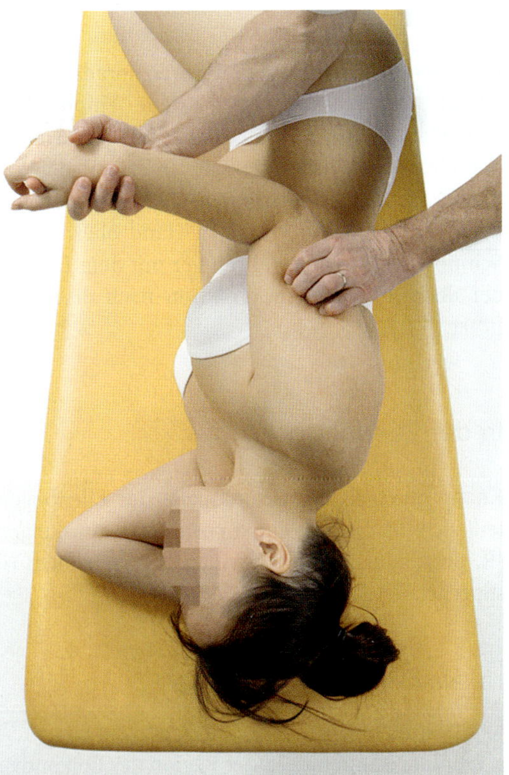

Abb. 10.8 Manipulation des N. radialis im Sulcus n. radialis (Variante 2)

die Hand und das Handgelenk der Patientin. Zusätzlich zur Rotation bewegt er den Ellenbogen in Richtung Flexion.

Der Therapeut versucht, dem spiralförmigen Verlauf des N. radialis um den Humerus zu folgen, um keine Fixierungen zu übersehen.

Variante 2

Die Patientin befindet sich in Seitenlage, ihr Schultergelenk ist 90° gebeugt und in Innenrotation, der Ellenbogen in 90° Flexion. Der Therapeut hält den Arm in dieser Position und unterstützt den Unterarm mit seiner kaudalen Hand. Er sucht den Sulcus n. radialis mit der Fingerkuppe des Zeige- oder Mittelfingers der kranialen Hand, die im rechten Winkel zur Achse des Sulcus positioniert wird (➤ Abb. 10.8).

Er bewegt den Nerv über die gesamte Länge des Sulcus und mobilisiert die obere Extremität.

Die Finger spüren dabei eindeutig den Durchmesser und den Verlauf des Nervs. Der Kontakt mit dem Nerv hat große Wirkung. Der Therapeut sollte seine Finger nicht verspannen, um den Druck auf den Nerv nicht zu erhöhen. Zu starker Druck führt in den Tagen nach der Behandlung zu Parästhesien im Versorgungsgebiet des Nervs.

Sulcus bicipitalis lateralis

Im distalen Anteil des Oberarms, etwa fünf Fingerbreit oberhalb des Epikondylus, befindet sich der Nerv in seiner anterioren Loge und zieht durch den Sulcus bicipitalis lateralis, der wie folgt begrenzt wird:

- Medial: M. biceps brachii
- Lateral: M. brachioradialis und M. extensor carpi radialis longus
- Posterior: M. brachialis

Technik

Der Therapeut schiebt den M. brachioradialis nach lateral, um eventuell vorhandene empfindliche Stellen am N. radialis zu finden. Der Oberarm und der Ellenbogen des Patienten ruhen auf der kranialen Hand des Therapeuten. Der Therapeut legt den Daumen seiner kranialen Hand oberhalb des Schmerzpunktes auf, während er mit dem Daumen der distalen Hand eine Traktion nach distal ausführt.

In der Ellenbeuge

Knapp oberhalb des Gelenkspalts des Ellenbogens teilt sich der Nerv in einen posterioren muskulären (R. profundus) und einen anterioren sensiblen (R. superficialis) Ast.

Lokale klinische Zeichen

R. profundus

- Dumpfe Schmerzen in der Region des Epikondylus, schlecht zu lokalisieren, progressiver Verlauf, in Ausnahmefällen akut, Auftreten von Schmerz während der Nacht möglich. Häufig kommt es zu Chronifizierung.
- Ruheschmerz nach der Arbeit oder der Verwendung des Arms.
- Möglicherweise Ausstrahlung zum lateralen Rand des Unterarms.
- Möglicherweise Dysästhesien im Versorgungsgebiet des N. radialis.
- Rezidivierende oder behandlungsresistente Epikondylitis.

R. superficialis

Ist der sensible Ast betroffen, entstehen oft Schmerzen im Bereich des Os trapezoideum und der Metakarpalknochen, im ersten Metakarpophalangealgelenk oder den umliegenden Sehnen. Diese Schmerzen können eine Gelenkentzündung oder eine Tendovaginitis stenosans de Quervain (stenosierende Entzündung der Synovialhülle im Bereich der Sehne des M. abductor longus oder des M. extensor policis brevis) vermuten lassen.

Schmerzprovokation

- Bei der Untersuchung löst anteroposteriorer Druck auf das Radiusköpfchen den Schmerz aus, er betrifft den Bereich, in dem der Nerv den M. supinator durchbohrt.
- Der Therapeut sucht das „Mittelfinger-Zeichen", dazu wird der Unterarm ausgestreckt und in Pronationsstellung gebracht und die Patientin wird ersucht, den Mittelfinger gegen Widerstand in Extension zu bewegen. Ein dabei entstehender Schmerz ist ein Hinweis auf einen mechanischen Konflikt des N. radialis im Bereich des Ellenbogens.
- Um den Schmerz auszulösen, kann der Therapeut den Unterarm auch in einer endgradigen Pronationsstellung positionieren und die Patientin ersuchen, den Arm gegen Widerstand in Richtung Supination zu bewegen, um den M. supinator anzuspannen.

Schlüsselpunkt

Den Schlüsselpunkt des R. profundus findet man ein oder zwei Fingerbreit oberhalb der Ellenbeuge, im lateralen Anteil. Er liegt lateral der Bizepssehne und des M. brachialis und medial des M. brachioradialis.

Technik

Der leicht gebeugte Ellenbogen der Patientin ruht auf der kranialen Hand des Therapeuten. Der Daumen dieser Hand wird unmittelbar oberhalb des sensiblen Punkts platziert oder auch direkt auf dem Punkt, der Druck ist leicht. Der Therapeut fixiert diesen Punkt und dehnt den Unterarm der Patientin mit seiner anderen Hand, um eine Dehnung des Nervs zu erreichen (➤ Abb. 10.9).

Im Unterarm

Schlüsselpunkt

Dieser Punkt befindet sich etwa vier Fingerbreit unterhalb des Gelenkspalts des Ellenbogengelenks auf der Rückseite des Unterarms, an der Stelle, an der der N. radialis aus dem distalen Abschnitt des M. supinator austritt.

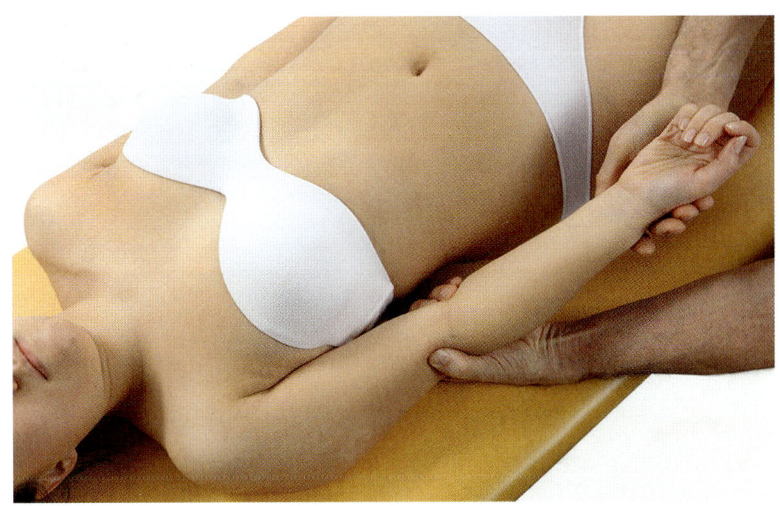

Abb. 10.9 Manipulation des N. radialis in der Ellenbeuge

Der Zugang zum Nerv erfolgt zwischen dem M. extensor carpi ulnaris und dem M. extensor digitorum.

Am besten findet man den Punkt, wenn man den Daumen von distal nach proximal gleiten lässt. Die Vorgangsweise ist die gleiche wie für das Auffinden der faszialen Durchtrittsöffnung des N. cutaneus brachii medialis.

Technik

Die Patientin befindet sich in Rückenlage, ihr Ellenbogen liegt auf der Behandlungsliege oder auf der kranialen Hand des Therapeuten, ihr Unterarm bildet einen Winkel von 100–110° gegenüber der Liege. Der Therapeut legt den Daumen seiner kranialen Hand auf den Schlüsselpunkt, an der Stelle, an der der N. radialis den M. supinator perforiert (➤ Abb. 10.10).

Er führt entweder eine direkte Technik aus, indem er mit dem distalen Daumen die sensible Stelle leicht komprimiert oder indem er den Daumen ober- oder unterhalb des sensiblen Schlüsselpunkts auflegt. Um den Dehnungseffekt zu erhöhen, dehnt er den Ellenbogen mehrmals in Richtung Extension.

Am Handgelenk

Am Handgelenk gibt es aus mechanischer Sicht zwei Bereiche, an denen der R. superficialis des Nervs geschädigt werden kann:

- Der Punkt, an dem der R. superficialis die Fascia antebrachii durchbohrt,
- am Handgelenk selbst.

Schlüsselpunkt

Der Schlüsselpunkt befindet sich im Bereich des Handgelenks, lateral der A. radialis, unmittelbar unterhalb des Proc. styloideus radii.

Technik

Gleiche Vorgangsweise wie am Unterarm. Der Therapeut legt seinen Daumen entweder direkt auf den Schlüsselpunkt oder distal davon. Die Dehnung wird durch die Flexion des Handgelenks verstärkt.

Neurokutane Manipulation des N. radialis

Mit dieser Technik wird der R. superficialis des N. radialis behandelt (➤ Abb. 10.11).

Die Patientin befindet sich in Rückenlage und legt ihre Hand in die Hand des Therapeuten. Dieser nimmt die Haut auf der posterolateralen Seite des Daumenstrahls zangenförmig zwischen Daumen und Zeigefinger beider Hände und rollt die Hautfalte zwischen den Fingern hin und her. Er sucht nach einer besonders sensiblen oder verhärteten Zone, die er mit einer Dehnungs-Induktionstechnik behandelt.

10

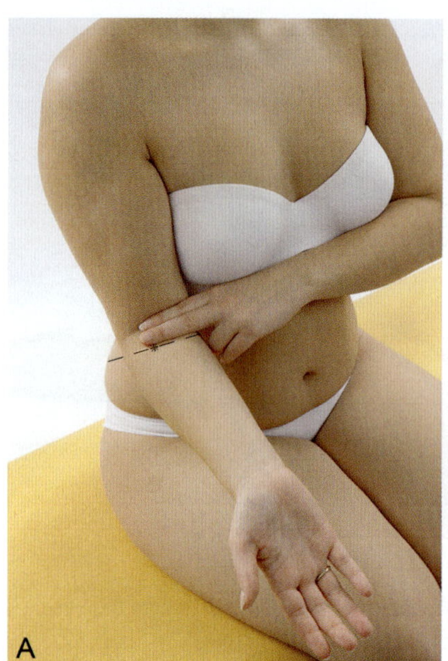

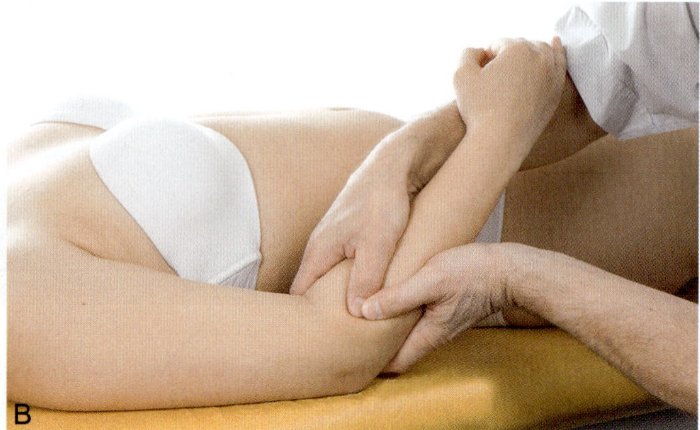

Abb. 10.10 A, B. Die Manipulation des N. radialis am Unterarm

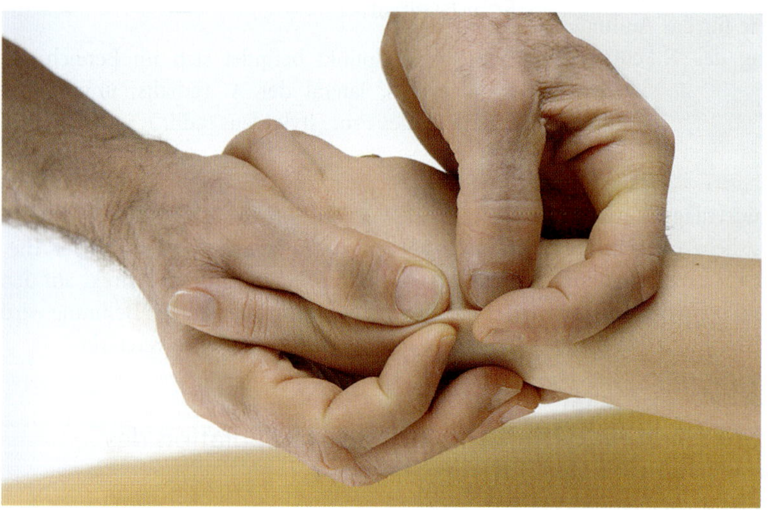

Abb. 10.11 Neurokutane Manipulation des N. radialis

Anwendungsbereiche für diese Technik sind Rhizarthrosen, Folgen einer Radiusfraktur, Synovialzysten und die Tendovaginitis stenosans de Quervain.

Globale Manipulationen

Bei der Dehnung des N. radialis sollte man versuchen, mehrere Schlüsselpunkte zu verbinden. Folgende zwei Verbindungen haben bisher zu den besten Ergebnissen geführt:

- Kontaktdruck im Bereich des Sulcus n. radialis und Kontaktdruck im oberen Abschnitt des Unterarms (➤ Abb. 10.12),
- Kontaktdruck im proximalen Abschnitt des Unterarms und Kontaktdruck im Bereich des Handgelenks (➤ Abb. 10.13).

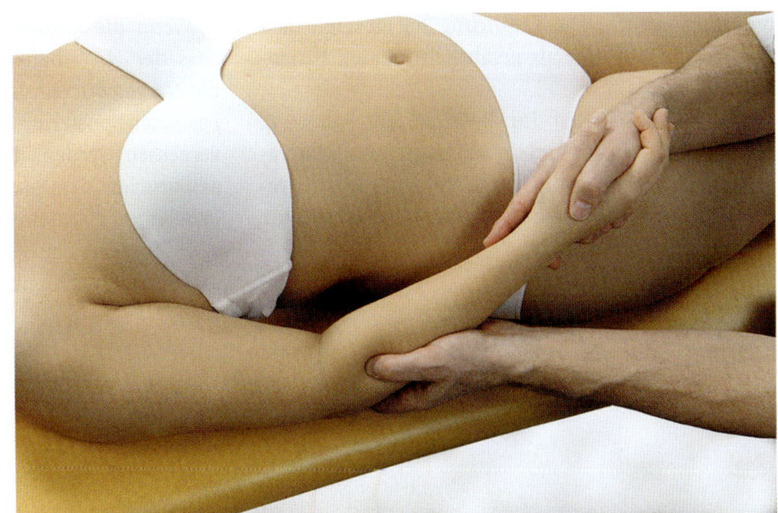

Abb. 10.12 Globale Manipulation des N. radialis (Variante 1)

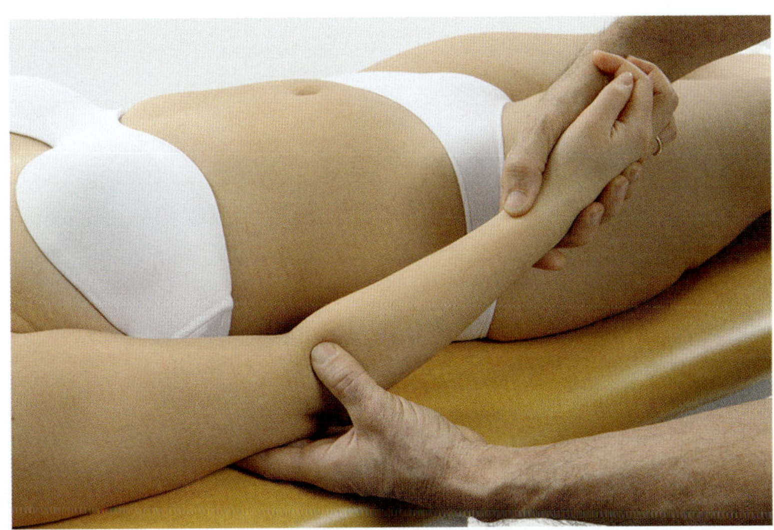

Abb. 10.13 Globale Manipulation des N. radialis (Variante 2)

Kombinierte Manipulation

Die kombinierte Manipulation betrifft vor allem den linken N. radialis, den man am Unterarm fünf Fingerbreit oberhalb des Epikondylus findet und einen sensiblen Punkt in der linken Chondrosternalregion, der sich meist im 4. Interkostalraum links, nahe am Sternum befindet. Dabei handelt es sich um die Präkordialregion, über die Spannungen im Mediastinum bzw. im Herzbereich gelöst werden können.

Der Therapeut führt eine Kompressions-Ecoute-Technik im Interkostalbereich aus und begleitet sie durch eine weitere Kompressions-Ecoute-Technik auf dem N. radialis. Manchmal funktioniert diese Technik auch mit den anderen Schlüsselpunkten des N. radialis. Um zu überprüfen, ob der Schlüsselpunkt mit der Präkordialregion verbunden ist, sollte man eine der beiden Regionen komprimieren, um zu sehen, ob dadurch eine Reaktion in der anderen Region erzeugt wird.

Praxistipp

Wenn die Schlüsselzonen sehr sensibel sind, sollte man überprüfen, ob sich die Herzfrequenz des Patienten beschleunigt. In diesem Fall sollte der Druck reduziert werden. Die Erfahrung hat gezeigt, dass diese Techniken niemals gefährlich für den Patienten sind.

Bei Nervenschäden im Bereich des Sulcus n. radialis am Humerus und im Sulcus bicipitalis lateralis kann eine Armschlinge am Unterarm dazu beitragen, besonders intensive und behandlungsresistente Schmerzen zu beruhigen.

Wenn die klinischen Zeichen darauf hinweisen, dass der N. radialis betroffen ist, sollte man auch die Nervenwurzeln im Bereich C6 und C7 sowie den Fasciculus posterior überprüfen. Es sollte auch nicht vergessen werden, dass der N. radialis und der N. axillaris aus dem gleichen Fasciculus stammen. Bei Problemen mit dem N. radialis kann es also durchaus angezeigt sein, auch nach Fixierungen am N. axillaris zu suchen und gegebenenfalls zu behandeln.

KAPITEL

11 N. musculocutaneus

Neue französische Nomenklatur	Klassische französische Nomenklatur	Nomina anatomica	Englische Nomenklatur
nerf musculocutané	nerf musculocutané	N. musculocutaneus	musculocutaneus nerve

KURZ GEFASST

Der N. musculocutaneus

- ist ein gemischt motorischer und sensibler Nerv, der aus dem Fasciculus lateralis des Plexus brachialis entspringt,
- enthält Nervenfasern aus den Spinalnervensegmenten C5 und C6,
- anastomosiert mit dem N. medianus,
- ermöglicht die Flexion und Supination des Unterarms,
- sorgt für die sensible Innervation auf der Vorderseite des Ellenbogengelenks und des lateralen Rands des Unterarms,
- übernimmt eine wichtige Rolle für das Ellenbogengelenk.

Der N. musculocutaneus ist ein gemischter Nerv, der aus dem Fasciculus lateralis des Plexus brachialis entspringt und Nervenfasern der Segmente C5 und C6 enthält.

11.1 Anatomischer Überblick

11.1.1 Ursprung und Verlauf

Der N. musculocutaneus entspringt in der Achselhöhle unterhalb der Medianusgabel und zieht lateral zum Oberarm bis zum Sulcus bicipitalis lateralis, wo er zum N. cutaneus antebrachii lateralis wird.

11.1.2 Lagebeziehungen

Die Lagebeziehungen des N. musculocutaneus sind jenen des N. medianus sehr ähnlich.

In der Achselhöhle

In der Achselhöhe verläuft der Nerv zwischen:

- Anterior: Fascia clavipectoralis, überdeckt vom M. pectoralis major
- Posterior: M. subscapularis, M. teres major und M. latissimus dorsi
- Lateral: M. coracobrachialis
- Medial: M. serratus anterior

Er folgt dem lateralen Rand der A. axillaris, die anterior vom N. medianus und posterior vom N. radialis begleitet wird.

Er verläuft anterior des N. axillaris und posterior der A. und V. circumflexa humeri posterior.

Am Oberarm

Der N. musculocutaneus durchbohrt den M. coracobrachialis, weshalb er früher auch N. perforans brachii hieß, und zieht nach lateral.

Er verläuft zwischen dem M. biceps brachii und dem M. brachialis und anschließend zwischen dem M. brachioradialis und dem M. biceps.

Im Sulcus bicipitalis lateralis

Der Nerv verläuft zwischen den oben angeführten Muskeln und durchquert, nahe dem lateralen Rand der Sehne des M. biceps brachii, die Fascia brachii, wo er seinen subkutanen Verlauf beginnt (➤ Abb. 11.1).

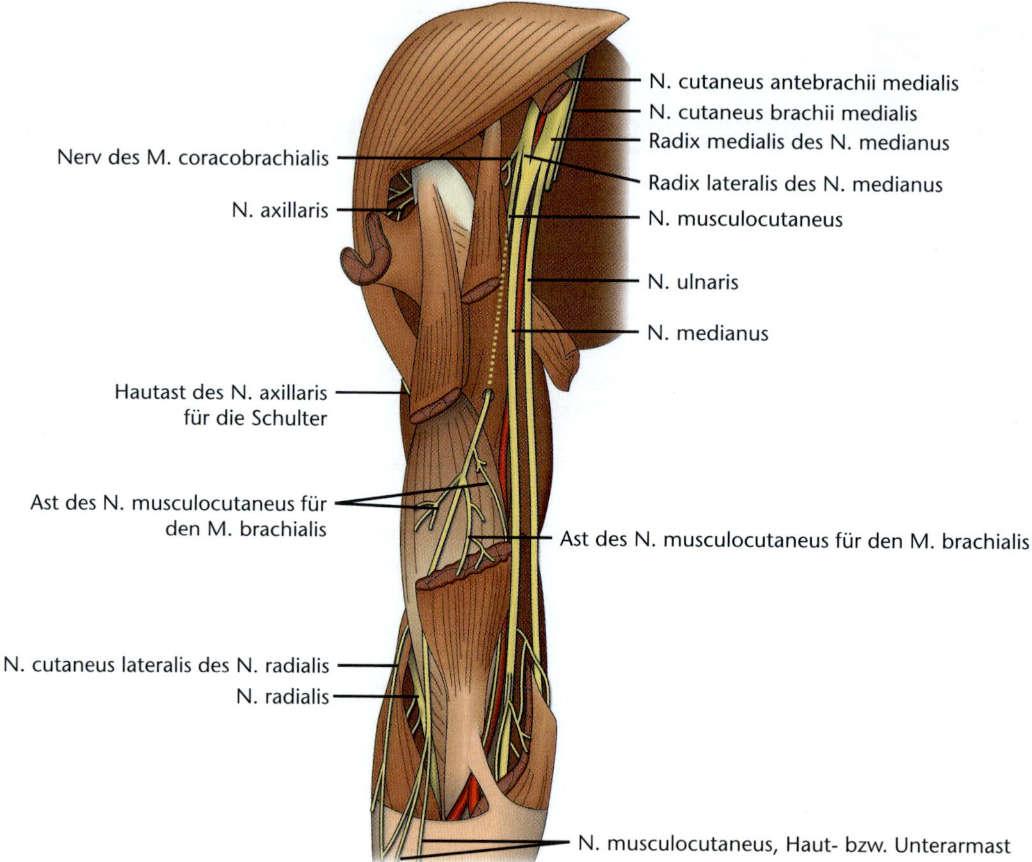

Abb. 11.1 N. musculocutaneus (nach Gauthier und Lafaye)

Nahe des lateralen Rands der Bizepssehne, auf Höhe der Ellenbeuge, kann man die beiden sensiblen Äste des Nervs palpieren.

11.1.3 Äste

- Nervenast für den M. coracobrachialis, der sich häufig in zwei weitere Äste aufteilt:
  - Der proximale Ast dringt in den proximalen Anteil des Muskels ein.
  - Der distale längere Ast dringt nahe am Muskelansatz am Humerus in den M. coracobrachialis ein.
- Gefäßast für die A. brachialis.
- Ast für den Humerusschaft, der vor dem Durchtritt durch den Muskel entspringt und der A. brachialis bis zum Foramen nutricium folgt, wo er in den Knochen eintritt.
- Ast für den M. biceps brachii, der sich in einen Ast für das Caput longum und einen Ast für das Caput breve aufspaltet.
- Ast für den M. brachialis, der sich in drei oder vier Nervenfasern teilt.
- Gelenkast für den Ellenbogen, der sich über die Vorderseite des Gelenks verteilt.

11.1.4 Endäste

Der Endast des N. musculocutaneus besteht aus dem N. cutaneus antebrachii lateralis, der sich in einen anterioren und einen posterioren Ast aufteilt.

- Der anteriore Ast verläuft oft hinter der V. cephalica und zieht in den anterolateralen Bereich des Unterarms.

- Der posteriore Ast verläuft meist vor der V. cephalica und zieht zum posterioren Bereich des Unterarms.

11.1.5 Anastomosen

Der N. musculocutaneus anastomosiert meist mit dem N. medianus, dem N. cutaneus antebrachii medialis, dem N. radialis und dem N. ulnaris. Die Anastomose mit dem N. medianus ist relativ konstant.

11.1.6 Funktionen

Motorische Funktion

Der N. musculocutaneus ermöglicht die Flexion und Supination des Unterarms.

Lähmungen des Muskels führen zu:

- Immobilität des Unterarms während der Pronation
- Aufhebung des Bizepssehnenreflexes

Die Flexion des Ellenbogens wird durch den M. brachioradialis und den M. pronator teres kompensiert.

Sensible und autonome Funktion

Das sensible Versorgungsgebiet des N. musculocutaneus umfasst die Haut im lateralen Teil des Unterarms. Bei Lähmung des Nervs beschränkt sich das Gebiet auf eine bandartige Zone am lateralen Unterarm.

11.2 Manipulation

11.2.1 Indikationen

Der N. musculocutaneus sollte vor allem bei Gelenkproblemen am Ellenbogen manipuliert werden:

- Schmerzen in der Ellenbeuge
- Folgeschäden nach einer Fraktur oder Luxation
- Synovitis und Tendinitis
- Flexions- und Extensionseinschränkung im Gelenk

Entzündungen der Synovialis und des Muskel-Sehnen-Apparats in den oberen Extremitäten entstehen nicht zufällig. Meist ist der Nerv bereits vorgeschädigt. Begünstigt wird die Entzündung durch mechanische Konflikte in der HWS oder im intraneuralen Bereich.

Aufgrund seiner Anastomose mit dem N. medianus kann die Manipulation des N. musculocutaneus auch beim Karpaltunnelsyndrom von Interesse sein.

11.2.2 Manipulationstechniken

In der Achselhöhle

Es ist schwierig, den N. musculocutaneus vom N. medianus zu unterscheiden. Man sollte ihn im proximalen Abschnitt möglichst nahe dem medialen Rand des M. coracobrachialis palpieren.

Austrittspunkt des Nervs aus dem M. coracobrachialis

Palpation des Nervs

Die Patientin befindet sich in Rückenlage. Der Therapeut bewegt die Schulter der Patientin in 90°-Flexion und Innenrotation und den Ellenbogen in 90°-Flexion. Er hält den Arm in dieser Position und ergreift den Unterarm mit der anderen Hand.

Mit seiner kranialen Hand palpiert er die Sehne des M. coracobrachialis. Er lässt die Finger über die Sehne und den proximalen Anteil des Muskels gleiten und bewegt die Schulter mit der gleichen Hand in Innen- und Außenrotation.

Der Nerv kann im distalen Anteil des Humeruskopfs, dort wo er an der Vorderseite des Muskels anhaftet, ertastet werden. Folgt man seinem Verlauf, kann man den Austrittspunkt zwischen dem Proc. coracoideus und dem Humeruskopf berühren. Anfänglich lässt man sich bei der Suche von der Sensibilität des Nervs leiten (➤ Abb. 11.2).

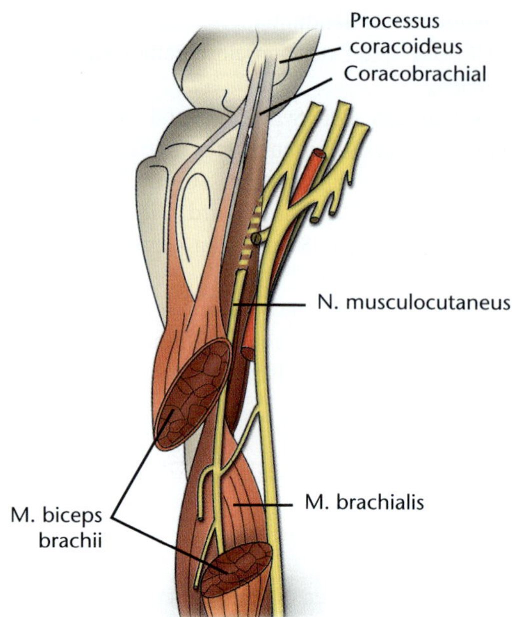

Abb. 11.2 Austrittsstelle des N. musculocutaneus

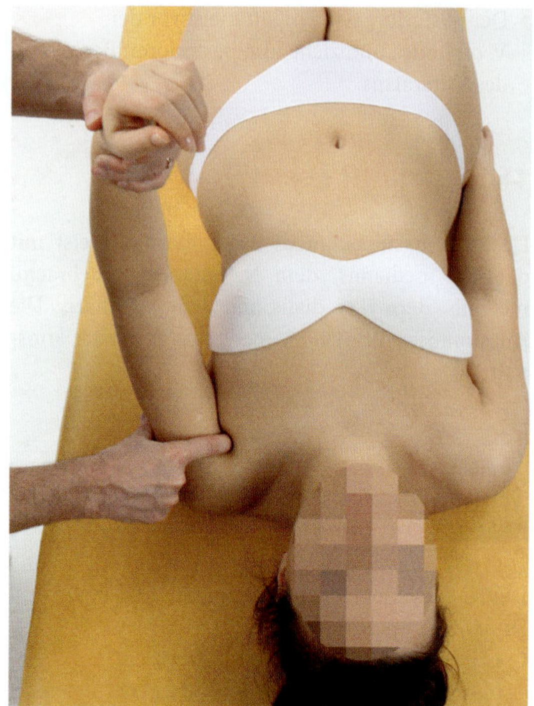

Abb. 11.3 Mobilitätstest des N. musculocutaneus an seiner Austrittsstelle

Mobilitätstest

Ausgehend von der gleichen Position, bewegt der Therapeut den Nerv quer zum Verlauf mit seinen Fingerkuppen. Es ist wichtig, dass der Nerv gegenüber dem M. coracobrachialis vollkommen frei beweglich ist. Liegt eine Fixierung vor, hat man das Gefühl, dass der Nerv mit den Muskelfasern verbunden ist (➤ Abb. 11.3).

Eine starke Empfindlichkeit des Nervs an der Austrittsstelle ist ein Hinweis auf eine Fixierung des Nervs oder manchmal auch der umliegenden Gewebe.

Technik

Der Therapeut legt die Kuppe seines Zeige- oder Mittelfingers sehr vorsichtig oberhalb der Austrittsstelle auf den Nerv des M. coracobrachialis und führt eine direkte Dehnung aus. Die Dehnung erfolgt in distaler Richtung mittels Ecoute, bis der Schmerz oder die Sensibilität nachlassen (➤ Abb. 11.4).

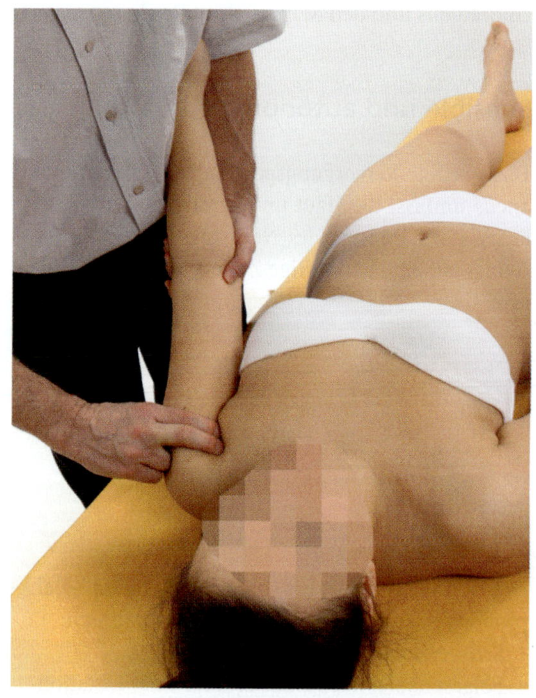

Abb. 11.4 Manipulation des N. musculocutaneus

11

Austritt des oberflächlichen Asts

Palpation

Die Austrittsstelle des N. cutaneus antebrachii lateralis (posteriorer Ast des N. musculocutaneus) findet man ungefähr zwei oder drei Fingerbreit oberhalb der Flexionslinie des Ellenbogengelenks.

Der Therapeut palpiert die V. cephalica und sucht den Kreuzungspunkt zwischen der Vene und dem lateralen Rand des M. biceps brachii. Meist liegt der Kreuzungspunkt am Sehnenmuskelübergang (➤ Abb. 11.5).

Er spielt mit der Haut, entweder indem er seine Finger oberflächlich über die Region gleiten lässt oder indem er die Haut mit zwei Fingern greift. So spürt er den Nervenaustritt, der meist am medialen Rand der Vene liegt. Bei relativ dünnen Patienten kann man oft auch beide Äste dieses Nervs spüren, wobei der posteriore Ast vor der Vene und der anteriore Ast hinter der Vene verläuft.

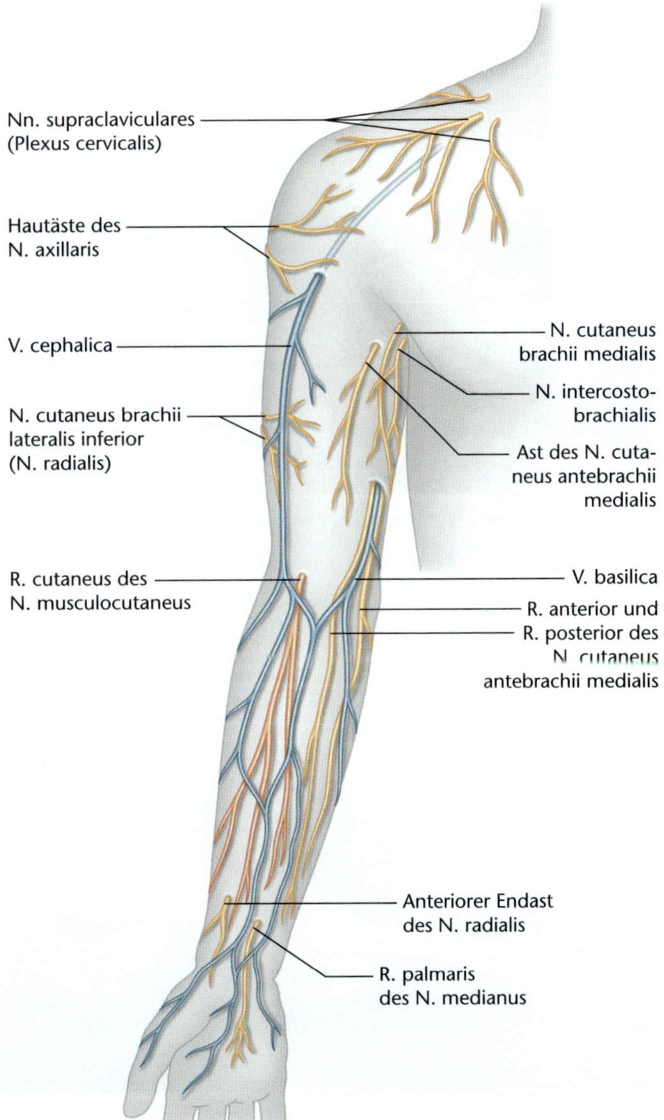

Abb. 11.5 Oberflächlicher Ast des N. musculocutaneus

Mobilitätstest

Die Fixierung des Nervs lässt sich oft an der flachen Stelle im Fasziengewebe, die den Austrittspunkt des Nervs umgibt, erkennen. Um zu überprüfen, ob es sich tatsächlich um eine Fixierung handelt, bewegt der Therapeut den Nerv quer und längs zum Verlauf gegen die den Austrittspunkt und die Vene umgebenden Gewebe (➤ Abb. 11.6).

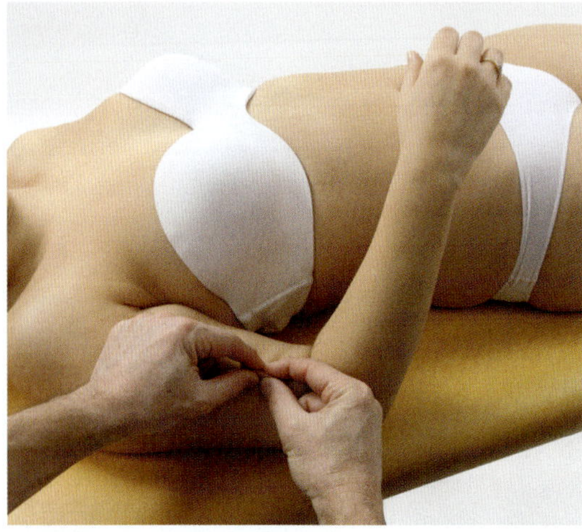

Abb. 11.6 Palpation des oberflächlichen Asts des N. musculocutaneus

OSTEOPATHISCHE RELEVANZ

Die Austrittsstelle spiegelt auch tiefer liegende Spannungen im proximalen Abschnitt des Nervs wider. Schulterschmerzen, die oftmals vorschnell als Tendinitis der langen Bizepssehne bezeichnet werden, stehen häufig mit dem N. musculocutaneus oder manchmal auch mit einer mechanischen Problemzone bei C5-C6 in Zusammenhang. Durch die Überprüfung dieses Schlüsselpunkts lässt sich schnell feststellen, ob der N. musculocutaneus beteiligt ist (➤ Abb. 11.7).

Technik

Der Therapeut führt eine Dehnungs-Ecoute-Technik mit Fixpunkt auf der Nervenaustrittsstelle aus. Dabei kontrolliert er mit seinem Mittelfinger die Öffnung, während der Zeigefinger auf den Nervenast einwirkt.

Neurokutane Technik

Diese Technik wird am N. cutaneus antebrachii lateralis ausgeführt (➤ Abb. 11.8).

Die Patientin befindet sich in Rückenlage, ihr gebeugter Arm liegt auf der Behandlungsliege. Der Therapeut bildet mit Daumen und Zeigefinger beider Hände eine Hautfalte und lässt die Haut an der anterolateralen Seite des proximalen Unterarms zwischen den Fingern hin- und herrollen.

Er sucht nach einem sensiblen oder auch verhärteten Bereich, indem er die Haut vorsichtig über die darunterliegenden Gewebe gleiten lässt. Anschließend führt er eine Traktions-Induktionstechnik aus und wartet bis der Schmerz abnimmt und sich die verhärtete Zone entspannt.

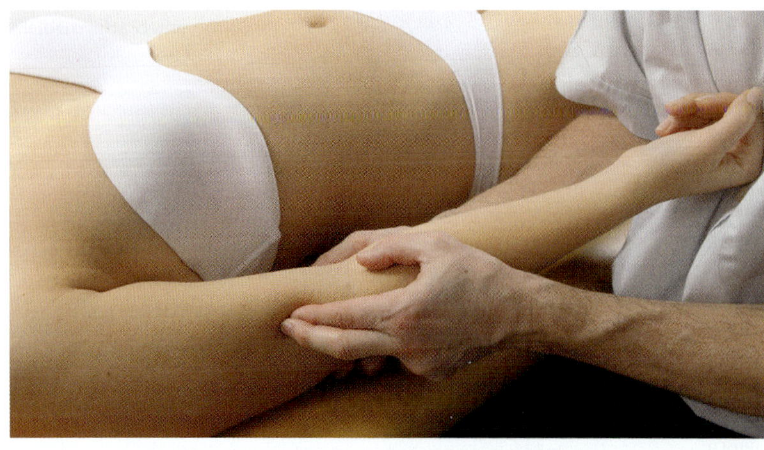

Abb. 11.7 Manipulation des oberflächlichen Asts des N. musculocutaneus

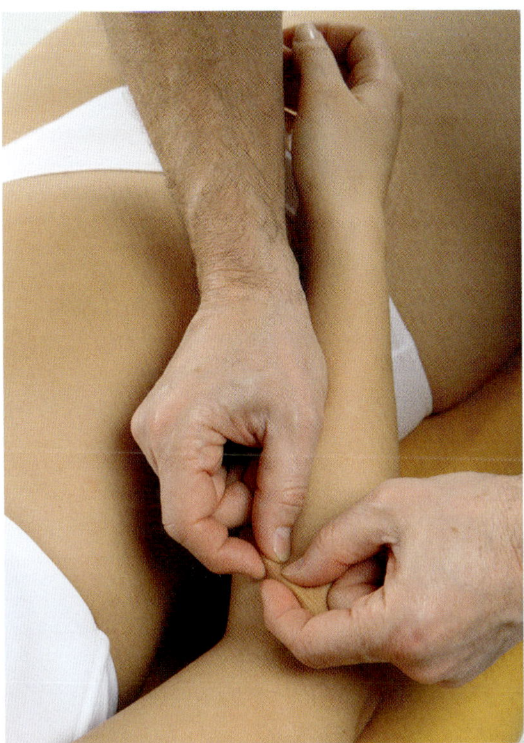

Abb. 11.8 Neurokutane Technik für den N. cutaneus antebrachii lateralis

KAPITEL

12 N. cutaneus antebrachii medialis

Neue französische Nomenklatur	Klassische französische Nomenklatur	Nomina anatomica	Englische Nomenklatur
nerf cutané médial de l'avant-bras	nerf brachial cutané interne	N. cutaneus antebrachii medialis	medial antebrachial cutaneus nerve

12.1 Anatomischer Überblick

12.1.1 Ursprung und Verlauf

Der N. cutaneus antebrachii medialis (➤ Abb. 12.1) ist ein rein sensibler Nerv, der aus dem Fasciculus medialis des Plexus brachialis entspringt und Nervenfasern aus den Spinalnervensegmenten C8 und Th1 enthält.

In der Achselhöhle

Der Nerv beginnt posterior des M. pectoralis minor zwischen der A. und der V. axillaris, oberhalb des N. ulnaris.

Er zieht vor der V. axillaris, medial der A. axillaris und lateral des N. cutaneus brachii medialis nach kaudal in Richtung der Einmündung der V. basilica in die V. axillaris.

Am Oberarm

Der N. cutaneus antebrachii medialis verläuft im Sulcus bicipitalis medialis, am medialen Rand der A. brachialis und anterior des N. ulnaris.

In der Mitte des Oberarms durchbohrt er gemeinsam mit der V. basilica, an deren lateraler Seite er verläuft, die Fascia brachii.

In dem Bereich, in dem er am Übergang zwischen dem proximalen und dem mittleren Drittel des Oberarms die oberflächliche Faszie durchbohrt, verläuft er subkutan. An dieser Stelle kann der Nerv gut manipuliert werden.

OSTEOPATHISCHE RELEVANZ

Man sucht den Nerv an der Stelle, an der der N. cutaneus antebrachii medialis gemeinsam mit der V. basilica die Fascia brachii durchbohrt. Meist liegt diese Stelle ungefähr in der Mitte des Oberarms.

12.1.2 Endäste

Der Nerv teilt sich oberhalb des Epicondylus medialis in einen anterioren und einen posterioren Ast.

- Der R. volaris (anteriorer Ast) steigt vertikal entlang der V. basilica ab und teilt sich in mehrere Äste, die auf der anteromedialen Seite des Unterarms bis zum Handgelenk ziehen.
- Der R. ulnaris (posteriorer Ast) verläuft medial in Richtung der posteromedialen Seite des Unterarms.

12.1.3 Anastomosen

Der N. cutaneus antebrachii medialis bildet Anastomosen mit folgenden Nerven: N. musculocutaneus, N. ulnaris, N. axillaris und N. cutaneus brachii medialis.

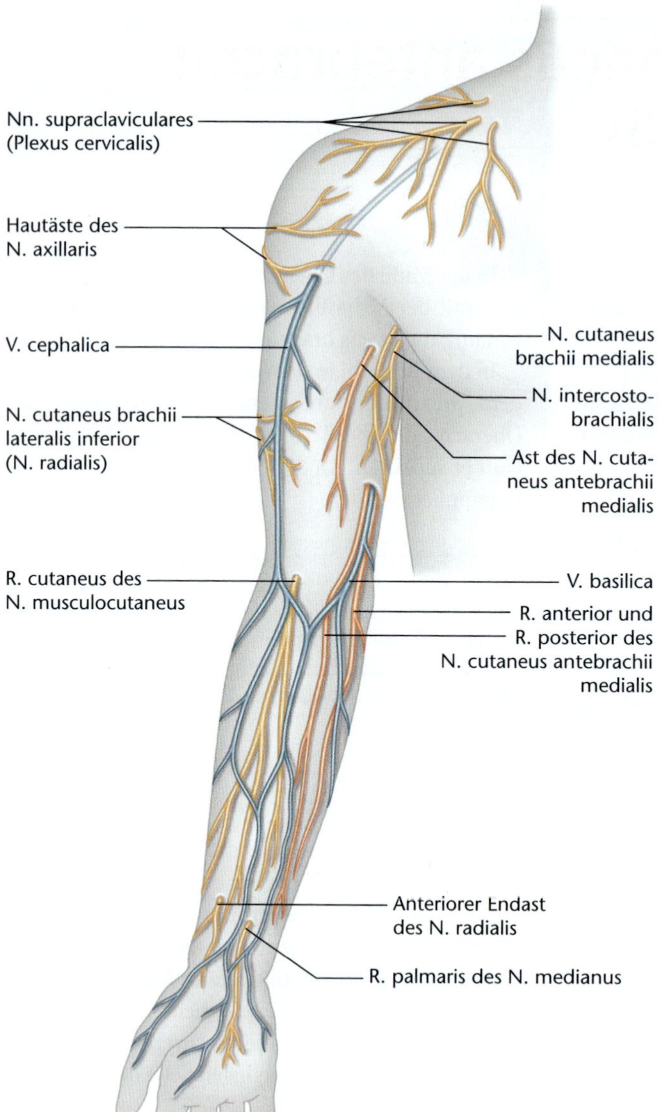

Abb. 12.1 N. cutaneus antebrachii medialis

12.1.4 Funktionen

Sein sensibles Versorgungsgebiet umfasst die anteromediale und posteromediale Seite des Unterarms und des Handgelenks.

12.2 Manipulation

12.2.1 Indikationen

Dieser rein sensible Nerv sollte bei Zervikobrachialgien, vor allem, wenn sie den N. ulnaris betreffen, behandelt werden. Auch bei Pathologien des Ellenbogengelenks und insbesondere bei behandlungsresistenter Epicondylitis humeri medialis (Golferellenbogen) sollte dieser Nerv behandelt werden.

Patienten, die nach einem chirurgischen Eingriff an der Mamma, der Achselhöhle oder der oberen Extremität an einem verminderten lymphatisch-venösen Rückfluss leiden, finden durch die Manipulation dieses Nervs Erleichterung.

Der N. cutaneus brachii medialis nimmt einen sensiblen Hautast des 2. Interkostalnervs auf, der als N. intercostobrachialis bezeichnet wird.

Bei Schmerzen in der Brust, der Präkordialregion und im superolateralen Interkostalbereich kann die Behandlung dieses Nervs ein interessanter Ansatz sein.

12.2.2 Palpation

Die Patientin befindet sich in Rückenlage. Der Therapeut sitzt im Achsenverlauf des Oberarms (➤ Abb. 12.2).

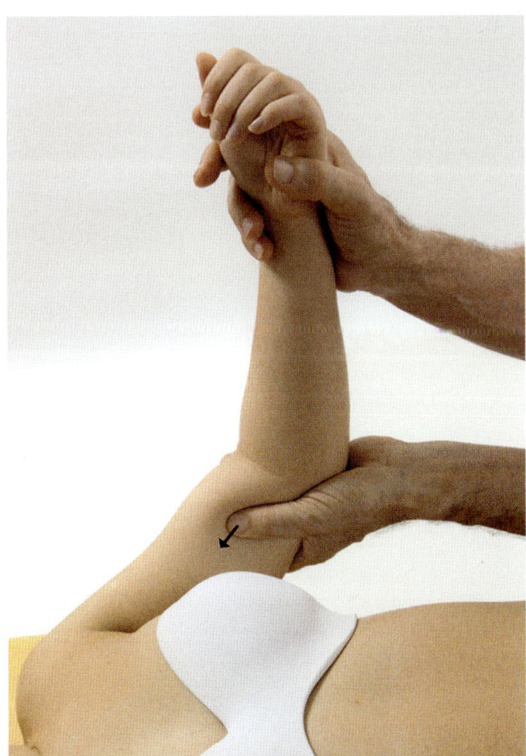

Abb. 12.2 Palpation N. cutaneus antebrachii medialis

Der Ellenbogen der Patientin liegt in der lateralen Hand des Therapeuten. Dieser lässt den Daumen seiner medialen Hand von oberhalb des Ellenbogens den medialen Teil des Oberarms entlanggleiten. Die V. basilica ist hierbei ein guter Orientierungspunkt. Ungefähr vier bis fünf Fingerbreit oberhalb der Ellenbogenbeuge, medial des M. biceps, dort wo die V. basilica die oberflächliche Oberarmfaszien durchquert, sollte der Nerv manipuliert werden.

12.2.3 Technik

Im Bereich des bereits beschriebenen Schlüsselpunkts liegt die Durchtrittsöffnung des Nervs in der oberflächlichen Faszie des Oberarms. Diese Durchtrittsstelle spürt man nur, wenn man Zeigefinger oder Daumen von proximal nach distal gleiten lässt. Diese Gleitbewegung muss immer sehr oberflächlich sein.

Die Patientin befindet sich in Rückenlage, ihr Arm ist gebeugt. Der Therapeut ergreift mit einer Hand den Unterarm, während der Daumen der anderen Hand nach der Durchtrittsstelle der V. basilica sucht. Sobald er den sensiblen Punkt gefunden hat, fixiert er mit dem Daumen die unmittelbar oberhalb liegende Zone, während er mit dem Daumen der anderen Hand nach distal gleitet.

12.2.4 Anmerkung

Auch wenn der N. cutaneus antebrachii medialis nicht so bedeutsam ist wie der N. medianus, führt seine Behandlung dennoch zu interessanten Ergebnissen, die oftmals dazu beitragen, dass die „wichtigeren" Nerven leichter gelöst werden können.

Der Nerv bildet Anastomosen mit dem N. medianus und dem N. radialis, seine Behandlung wirkt sich somit auch auf diese Nerven aus.

Oberflächliche Nerven kann man an zwei Punkten manipulieren:

- an der Durchtrittsöffnung, dort wo der Nerv die Fascia superficialis durchbohrt,
- an der 1–2 cm großen Flachstelle im Fasziengewebe, die distal der Durchtrittsöffnung liegt. Diese Flachstelle ist meist auch ein Hinweis darauf, dass der Nerv Belastungen ausgesetzt ist.

KAPITEL

13 N. medianus

Neue französische Nomenklatur	Klassische französische Nomenklatur	Nomina anatomica	Englische Nomenklatur
nerf médian	nerf médian	N. medianus	median nerve

KURZ GEFASST

Der N. medianus
- ist einer der wichtigsten Endäste des Plexus brachialis,
- ist ein gemischt motorischer und sensibler Nerv mit Nervenfasern aus den Spinalnervensegmenten C4–C8 und T1,
- verfügt über einen hohen Anteil autonomer Fasern,
- gehört zum anterioren System des Plexus brachialis, das die anteriore Flexorengruppe der oberen Extremitäten innerviert,
- ist für die Feinmotorik wichtig,
- ist der Nerv, der bei Unterarm- und Handproblemen manipuliert werden sollte.

13.1 Anatomischer Überblick

13.1.1 Ursprung und Verlauf

Der N. medianus entspringt in der Achselhöhle mit einer Radix medialis und einer Radix lateralis, die ein nach oben offenes V bilden und als Medianusgabel die A. axillaris umfassen.

Aus der Radix medialis gehen auch der N. ulnaris und der N. cutaneus brachii medialis hervor. Aus der Radix lateralis der N. musculocutaneus.

Der N. medianus entspringt aus dem Fasciculus lateralis und dem Fasciculus medialis. Er enthält Nervenfasern aus den Segmenten C4 bis Th1.

Der N. medianus verläuft durch die Achselhöhle, über die mediale Seite des Oberarms, durch den Sulcus bicipitalis medialis bis zur Vorderseite des Epicondylus medialis und zieht bis zum medialen Anteil des Unterarms und des Handgelenks (➤ Abb. 13.1).

Er endet am distalen Rand des Retinaculum flexorum (Ligamentum carpi transversum).

13.1.2 Lagebeziehungen

In der Achselhöhle

Muskuläre Beziehungen

Der N. medianus hat Kontakt zu folgenden Strukturen:
- Anterior: Fascia clavipectoralis, die vom M. pectoralis major überdeckt wird
- Posterior: M. subscapularis und Sehnen der Mm. teres major und latissimus dorsi
- Medial: Brustkorb, der vom M. serratus anterior bedeckt wird
- Lateral: M. coracobrachialis

Vaskuläre Beziehungen

- Der N. medianus verläuft anterior und etwas lateral der A. axillaris.
- Der N. musculocutaneus zieht am lateralen Rand der Arterie entlang.
- N. ulnaris, N. cutaneus brachii medialis und N. cutaneus antebrachii medialis verlaufen entlang des medialen Rands der Arterie.

Der N. medianus ist der am weitesten anterior verlaufende Nerv des Gefäß-Nerven-Bündels.

13

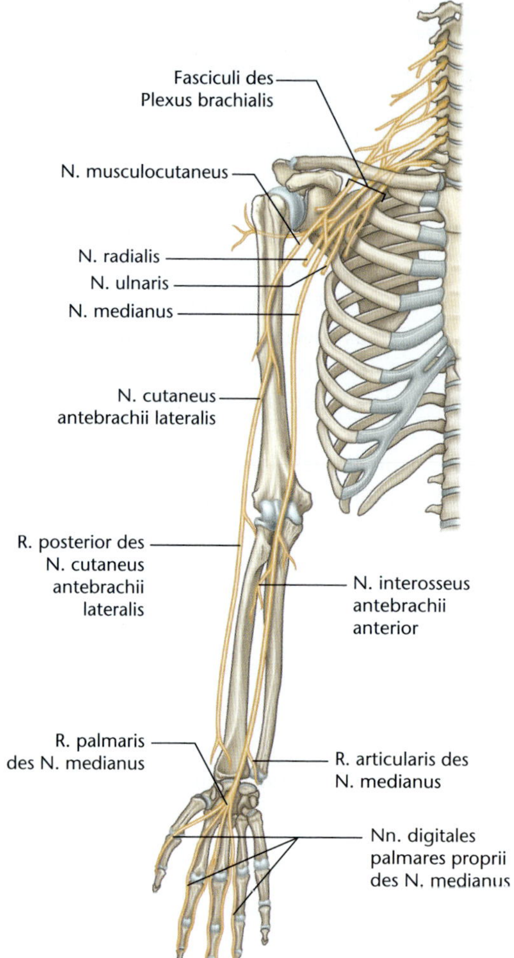

Abb. 13.1 Verlauf des N. medianus (nach Rohen und Yokochi)

Am Oberarm

Muskuläre Beziehungen

Der N. medianus verläuft im Sulcus bicipitalis medialis (➤ Abb. 13.2), der von folgenden Strukturen begrenzt wird:

- Lateral und anterior: M. coracobrachialis, im proximalen Anteil, M. biceps brachii, im distalen Anteil.
- Medial: Fascia brachii.
- Posterior: Septum intermusculare mediale, der N. ulnaris verläuft posterior des Septums.

Vaskuläre Verbindungen

- Im proximalen Abschnitt liegt der Nerv zunächst am lateralen Rand der A. brachialis. In weiterer Folge kreuzt er, ungefähr in der Mitte des Oberarms, die Arterie und befindet sich oberhalb des Ellenbogens letztlich an deren medialem Rand.
- Medial und in geringem Abstand vom N. medianus verläuft der N. cutaneus antebrachii medialis.

Besonderheit

Bei manchen Personen kann knapp oberhalb des Epicondylus medialis am distalen Humerus ein knöcherner Fortsatz (Proc. supracondylaris) ausgebildet sein, der über ein fibröses Band (Struthers-Ligament) mit dem Epicondylus medialis verbunden ist.

Dieses Ligament überspannt einen Faszienkanal, der vom Septum intermusculare mediale und der anterioren Seite des Epicondylus medialis begrenzt wird. In diesem Kanal kann der N. medianus eingeengt werden.

In der Ellenbeuge: Sulcus bicipitalis medialis

Der Nerv liegt zwischen:

- Lateral: Sehne des M. biceps brachii
- Medial: M. pronator teres
- Posterior: M. brachialis
- Anterior: Faszie des M. biceps brachii

Die A. brachialis zieht am lateralen Rand des Nervs entlang.

OSTEOPATHISCHE RELEVANZ

Den besten Zugang zum N. medianus hat man im Sulcus bicipitalis medialis.

Der mediale Rand des M. biceps brachii und die A. brachialis bilden die wichtigsten Orientierungspunkte für den N. medianus in der Ellenbeuge.

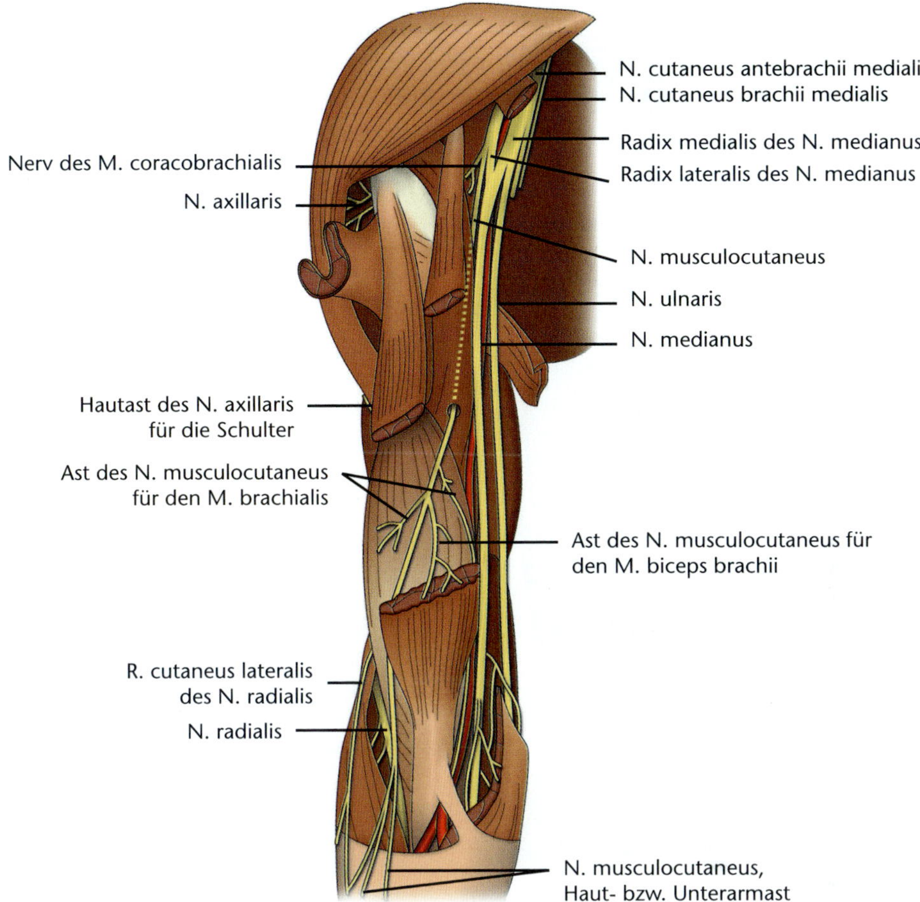

Abb. 13.2 N. medianus am Oberarm

Am Unterarm

Muskuläre Beziehungen

Der medial der A. brachialis liegende N. medianus verläuft (➢ Abb. 13.3)

- zwischen dem Caput humerale und dem Caput ulnare des M. pronator teres,
- zwischen dem M. flexor digitorum superficialis und dem M. flexor digitorum profundus. Er zieht durch den Raum, der den M. flexor digitorum profundus vom M. flexor pollicis longus trennt.

Ungefähr 5 cm vor dem Handgelenk tritt der N. medianus am lateralen Rand des M. flexor digitorum superficialis aus, wo er Verbindungen hat zu:

- Anterior: mit der Haut,
- Lateral: mit den Sehnen des M. flexor pollicis longus und des M. flexor carpi radialis
- Medial: mit den Sehnen des M. flexor digitorum superficialis und des M. palmaris longus
- Posterior: mit dem M. pronator quadratus

Vaskuläre Beziehungen

Unterhalb des M. pronator teres überkreuzt der N. medianus den Ursprung der A. ulnaris über die er Verbindung hat zu:

- Lateral: mit der A. radialis und dem oberflächlichen Ast des N. radialis, der vom M. brachioradialis überdeckt wird
- Medial: mit der A. ulnaris und dem N. ulnaris, die vom M. flexor carpi ulnaris überdeckt werden

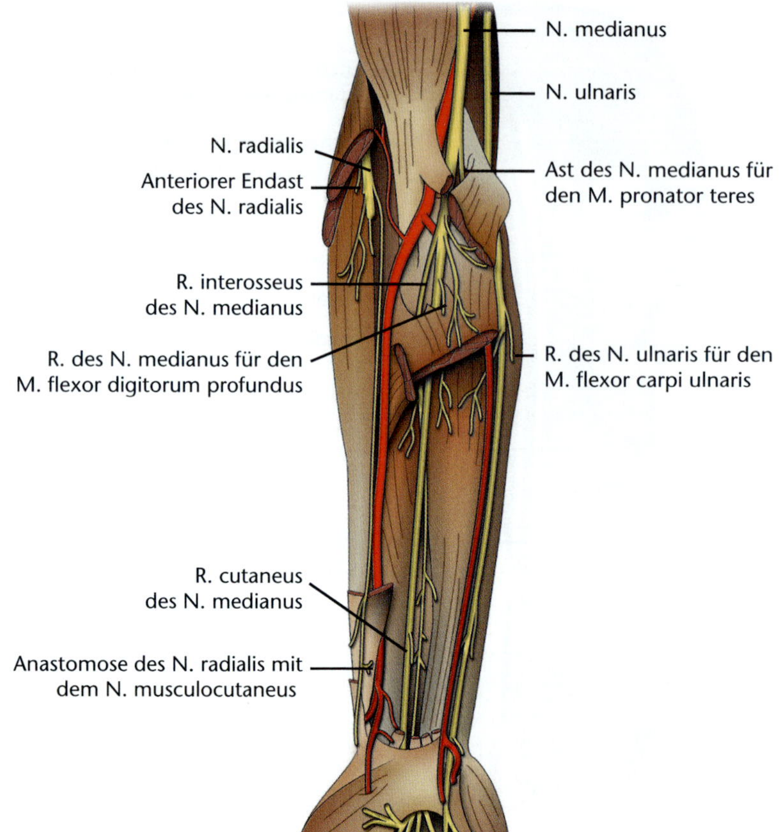

Abb. 13.3 Verlauf des N. medianus am Unterarm

OSTEOPATHISCHE RELEVANZ

In der Ellenbeuge verläuft der N. medianus zwischen den beiden Köpfen des M. pronator teres:

- Das Caput humerale hat seinen Ursprung am Epicondylus medialis.
- Das Caput ulnare hat seinen Ursprung am Septum intermusculare mediale und am Proc. coronoideus ulnae.

Zwischen diesen beiden Muskelköpfen hat man Zugang zum N. medianus.

Am Handgelenk

Der N. medianus verläuft im Karpaltunnel (➤ Abb. 13.4) zwischen:

- Anterior: Retinaculum flexorum
- Lateral: Sehne des M. flexor pollicis longus
- Posterior und medial: Sehnen des M. flexor digitorum superficialis

Karpaltunnel

Der aus Knochen und Bindegewebe gebildete und nicht dehnbare Karpaltunnel (Canalis carpi) wird gebildet von:

- Posterior: durch die bogenförmig angeordneten Handwurzelknochen
- Anterior: durch das Retinaculum flexorum

Vom Retinaculum geht ein in anteroposteriorer Richtung verlaufendes Bindegewebsseptum aus, das den Karpaltunnel in zwei Fächer unterteilt:

- Im lateralen Fach verläuft die Sehne des M. flexor carpi radialis,
- im medialen Fach der N. medianus und die Sehnen der Flexoren.

Die mediale Wand des Kanals bildet den Boden der Guyon-Loge (Canalis ulnaris).

Topografisch betrachtet, beginnt der Karpaltunnel an der Beugefalte des Handgelenks und endet mit

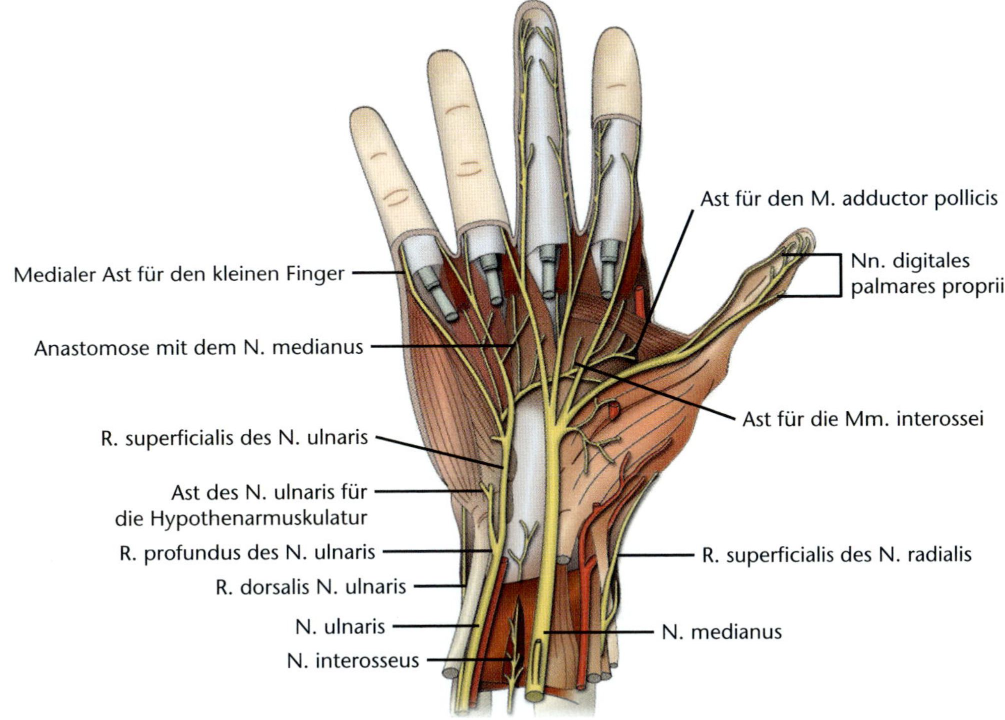

Abb. 13.4 Verlauf des N. medianus am Handgelenk (nach Testut)

einer horizontalen Linie, die 3,5 cm weiter distal verläuft.

Aus morphologischer Sicht hat der Karpaltunnel die Form eines Diabolos (Jonglierspielzeug), dessen Engstelle 2 cm vom proximalen Rand des Retinaculum entfernt liegt.

OSTEOPATHISCHE RELEVANZ

Am Handgelenk sind die Sehnen des M. flexor carpi radialis und des M. palmaris longus die wichtigsten Orientierungspunkte für den N. medianus.

13.1.3 Äste

Der N. medianus hat am Oberarm keine Äste, während am Ellenbogen und am Unterarm zahlreiche Äste zu folgenden Strukturen abzweigen:

- Humerusschaft.
- A. brachialis.
- Ellenbogen, ein proximaler Ast oberhalb des Gelenks, ein distaler Ast, der von der für den M. pronator teres bestimmten Nervenfaser abzweigt; diese Nerven versorgen den anterioren Anteil des Ellenbogengelenks.
- Caput humerale des M. pronator teres.
- Muskeln am Epicondylus medialis. Sie innervieren das Caput ulnare des M. pronator teres, den M. flexor carpi radialis, den M. palmaris longus und den M. flexor digitorum superficialis.
- N. interosseus anterior. Dieser Nerv verläuft an der Vorderseite der Membrana interossea. Er innerviert den M. flexor pollicis longus, den lateralen Anteil des M. flexor digitorum profundus, den M. pronator quadratus und die Gelenke des Handgelenks.
- Der palmare Ast des N. medianus innerviert die Haut des Thenars und der Handfläche.

OSTEOPATHISCHE RELEVANZ

Die zahlreichen Äste zeigen, wie wichtig der N. medianus bei allen osteoartikulären Problemen der oberen Extremität ist.

13.1.4 Endäste

Am distalen Rand des Retinaculum flexorum verzweigt sich der N. medianus und endet in mehreren Endästen in der mittleren Loge der Hohlhand.

R. thenaris

Der Muskelast zum Thenar wendet sich am unteren Rand des Retinaculum flexorum in einem nach oben konkaven Bogen nach lateral und dringt in den Daumenballen ein.

Er innerviert folgende Muskeln:

- M. abductor pollicis brevis
- M. opponens pollicis
- M. flexor pollicis brevis

R. communicans cum nervo ulnari

Diese Anastomose mit dem R. superficialis des N. ulnaris ist konstant. Sie bildet einen Nervenbogen unter dem Arcus palmaris superficialis und oberhalb der Beugesehnen des Handgelenks.

OSTEOPATHISCHE RELEVANZ

Aufgrund dieser Anastomose wirken sich Behandlungen des N. medianus auf den N. ulnaris aus und umgekehrt.

Nn. digitales palmares communes I, II und III

Diese Nerven versorgen die entsprechenden Interdigitalräume (> Abb. 13.5). In der Handinnenfläche verlaufen sie zwischen Palmaraponeurose und Beugesehnen. Im Bereich der Finger jeweils neben der Sehne und vor der Arterie. Der Nerv verläuft gerade, die Arterie ist geschlängelt.

13.1.5 Anastomosen

Der N. medianus anastomosiert mit folgenden Nerven:

- am Oberarm mit dem N. musculocutaneus und dem N. ulnaris,
- am Unterarm mit dem N. ulnaris (inkonstante Martin-Gruber-Anastomose),
- an der Hand mit dem N. ulnaris, vor allem der R. thenaris anastomosiert mit dem tiefen Ast des N. ulnaris (Riche-Cannieu-Anastomose).

13.1.6 Funktionen

Sensible und autonome Funktion

Das sensible Versorgungsgebiet den N. medianus erstreckt sich auf den 1., 2. und 3. Finger, die an der Feinmotorik beteiligt sind:

- Thenar und mittlerer Bereich der Hohlhand
- Palmarseite des 1., 2. und 3. Fingers und laterale Seite des 4. Fingers
- Dorsalseite der Phalanx media und distalis der gleichen Finger

Der N. medianus verfügt in der oberen Extremität über zahlreiche autonome Nervenfasern. Dabei spielen die Nervenfasern für die A. brachialis für die Vasomotorik und die Trophik der oberen Extremität eine besondere Rolle.

Sensible Fasern des Nervs führen auch zum Ellenbogengelenk, zur Articulatio radiocarpalis und zu den Articulationes intercarpales sowie zum Periost.

Aufgrund der zahlreichen sympathischen Fasern können Läsionen des N. medianus starke Schmerzen vom Typ Kausalgie auslösen.

Sensibilitätsstörungen betreffen die ersten drei Finger. An den Kuppen von Daumen, Zeige- und Mittelfinger äußern sie sich bevorzugt durch den Verlust der Schmerz- und Berührungsempfindung (Anästhesie) und im restliche Versorgungsgebiet durch herabgesetzte Druck- und Berührungsempfindung (Hypästhesie).

Motorische Funktion

Der N. medianus gewährleistet im Wesentlichen folgende Funktionen:

- Flexion der Hand: M. flexor carpi radialis, M. palmaris longus
- Pronation des Unterarms: M. pronator teres, M. pronator quadratus,

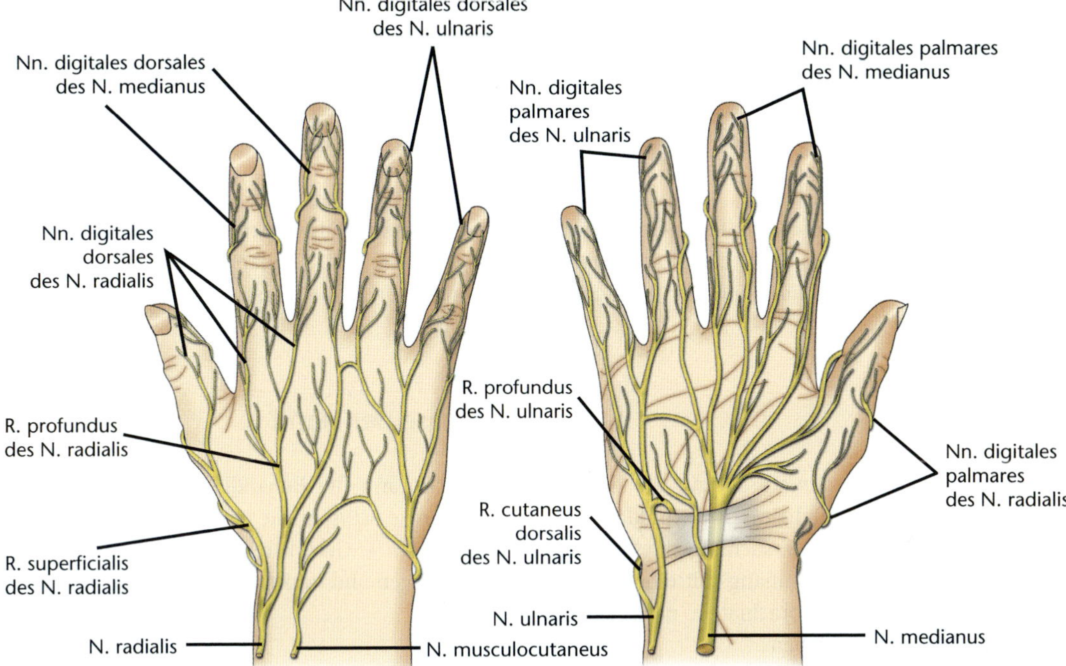

Abb. 13.5 Nn. digitales

- Flexion der Finger: Mm. lumbricales und M. flexor digitorum superficialis und profundus
- Opponieren des Daumens: Thenarmuskulatur

Der N. medianus ist der Nerv des Greifens und des Pinzettengriffs mit Daumen und Finger. Da der Daumen den anderen Fingern gegenübergestellt werden kann (Opposition) übernimmt er 50 % der Handfunktion.

Eine Medianuslähmung erkennt man an bestimmten Handhaltungen. Beim „Affengriff“ liegt eine Atrophie des Thenars vor, der Daumen befindet sich mit den anderen Fingern in einer Ebene und kann nicht opponiert werden. Die Hand macht eine leichte Extension.

13.2 Engpasspathologien

Der N. medianus kann an drei Stellen durch eine Engpassproblematik gefährdet werden:

- Im Bereich des Epicondylus medialis, unter dem Struthers-Ligament, das vom Proc. supracondylaris zum Epicondylus medialis humeri zieht.
- In der Ellenbeuge, beim Durchtritt durch den M. pronator teres. Eigentlich gibt es dort sogar drei Stellen, an denen der Nerv komprimiert werden kann:
  - Durch Ausläufer der Bizepssehne
  - Bei der Durchquerung des M. pronator teres, vor allem des Caput ulnare
  - Durch den Ansatzbogen des M. flexor digitorum superficialis
- Am Handgelenk im Karpaltunnel.

13.3 Manipulation

13.3.1 Indikationen

Parästhesien

Dabei handelt es sich vor allem um Sensibilitätsstörungen am frühen Morgen oder beim Aufwachen. Beim Erwachen fühlen sich die Finger vollständig taub an und der Patient muss die Hand schütteln um die „Hände aufzuwecken“. Diese Parästhesien treten nach bestimmten Frakturen und Luxationen der Schulter, der Klavikula, der 1. Rippe und der oberen Extremität bzw. beim Vorliegen einer Unkarthrose auf.

Bei Parästhesien sollte man immer den Adson-Wright-Test durchführen, weil er eine vaskuläre Beteiligung erkennen lässt. Wie bereits erwähnt, kann die Manipulation des N. medianus einen vasomotorischen Effekt haben und die Durchblutung der A. subclavia, der A. brachialis und der A. radialis verbessern.

Synovialzysten

Sieht man von Mikrotraumata ab, gilt die Ätiologie der Synovialzysten medizinisch als unklar. Wir konnten durch klinische Untersuchungen feststellen, dass sie häufig in Zusammenhang mit einer Zervikalgie oder einer Zervikobrachialgie nach einem Wirbelsäulentrauma entstehen.

Am Handgelenk gibt der Nerv einige Fasern zur Gelenkkapsel ab. Oft findet man Synovialzysten am Handgelenk in Verbindung mit einer Fixierung des N. medianus und des Plexus brachialis.

Bei Frauen scheinen diese Zysten oft gleichzeitig mit Zysten in der Brust aufzutreten. Da der N. medianus im Handbereich eine wichtige Rolle bei der Versorgung der Kapsel und der Synovialis spielt, ist er indirekt auch am Auftreten dieser Zysten beteiligt.

Kapsulitis oder Synovitis des Handgelenks

Entzündungen der Kapsel oder der Gelenkschleimhaut (Synovialis) treten häufig spontan, ohne erkennbare Überlastung auf, oft bei traumatischen oder degenerativen Halswirbelsäulenproblemen, die das Versorgungsgebiet des N. medianus beeinträchtigen.

Karpaltunnelsyndrom

Das Karpaltunnelsyndrom betrifft oft Frauen vor oder während der Menopause. Da die Schmerzen vor allem nachts oft unerträglich sind, wenden sich die betroffenen Frauen an einen Chirurgen, der das Lig. carpi transversum spaltet und den Nerv mechanisch entlastet. Auch wenn manche dieser Eingriffe gerechtfertigt erscheinen, gibt es auch Fälle, in denen der Eingriff nicht zum gewünschten Ergebnis führt.

Bevor sich der Patient für eine Operation entscheidet, sollte man als Therapeut den Plexus cervicobrachialis und den N. medianus behandeln. Dadurch kann man gelegentlich erstaunliche Verbesserungen erzielen.

Arthrose der Hand

Natürlich kann die Behandlung des N. medianus die Arthrose selbst nicht heilen, aber sie kann die Beschwerden – Gelenksteifigkeit, funktionelle Einschränkungen und trophische Störungen – lindern.

Trophische Störungen der Hand

Bei einigen Patienten führten Manipulationen des N. medianus dazu, dass deformierte, brüchige und rillige Nägel wieder besser aussahen. In diesen Fällen ist es schwierig mit dem Placeboeffekt zu argumentieren, da unsere Behandlung dieses Ergebnis gar nicht in Betracht zog.

Auch verschwanden nach den Behandlungen verschiedene Hautrötungen. Hautprobleme an den Handinnenflächen und im anterioren Teil der Finger, des Handgelenks und des Unterarms treten häufig bei kombinierten Störungen des N. medianus und des N. ulnaris auf. Bei diesen Problemen sollte man immer auch den Plexus brachialis behandeln.

Schmerzen im Ellenbogengelenk

Der N. medianus spielt auch für den Ellenbogen eine gewisse Rolle, sendet er doch seine Äste vor allem in den anterioren Bereich der Kapsel und Bänder.

Wenn nach Frakturen oder Luxationen des Ellenbogengelenks bestimmte Bewegungen weiterhin unangenehm oder schmerzhaft sind, sollte man die Behandlung des N. medianus in Erwägung ziehen.

Viszerale Störungen

Manipulationen des N. medianus können Spannungen im Thorax, im anterioren Teil der Rippen, der Brust und dem Plexus cardicus superficialis lösen.

Auf der rechten Seite scheint eine Beziehung zwischen N. medianus und Leber bzw. Gallenblase zu bestehen, links zu Magen und Hiatus oesophageus.

Folgen von Frakturen

Eine manuelle Behandlung ist nicht nur bei komplexen regionalen Schmerzsyndromen (CRPS, Morbus Sudeck) angezeigt, sie kann auch nach der Fraktur des Arms, des Humerus oder des Handgelenks zu einer rascheren Heilung beitragen. Die Knochen-, Periost- und Gefäßäste des N. medianus könnten erklären, warum es nach der manuellen Behandlung zu einer besseren Heilung von Frakturen kommt.

Diaphragma und Bronchien

Die Manipulation des N. medianus hilft auch, das Diaphragma und die Bronchien zu entspannen. Die offensichtliche Verbindung sind die Segmente C4 und C5, aus denen nicht nur einige Nervenfasern des N. medianus, sondern auch des N. phrenicus stammen. Interessant ist auch, dass unsere Techniken insbesondere bei Spannungen in einer Diaphragmahälfte wirksam sind. Dazu behandelt man den Plexus cervicalis, den N. phrenicus und den N. medianus auf der gleichen Seite.

Bei Atemproblemen sollte man die Schlüsselpunkte des N. medianus suchen und diese entspannen.

13.3.2 Manipulationstechniken

In der Achselhöhle – Pectoralis-minor-Kanal

Der N. medianus hat sehr enge Beziehungen zur A. axillaris, der er anterior und etwas lateral folgt (➤ Abb. 13.6).

Der Pectoralis-minor-Kanal befindet sich zwischen M. pectoralis major und M. pectoralis minor und der Facies medialis des M. coracobrachialis.

Besondere Indikation

Hinter dem M. pectoralis minor verläuft der N. medianus in einer Art Kanal, dessen Durchmesser z. B. durch Verletzungen der Schulter oder des oberen Thoraxabschnitts, durch Mikroverletzungen

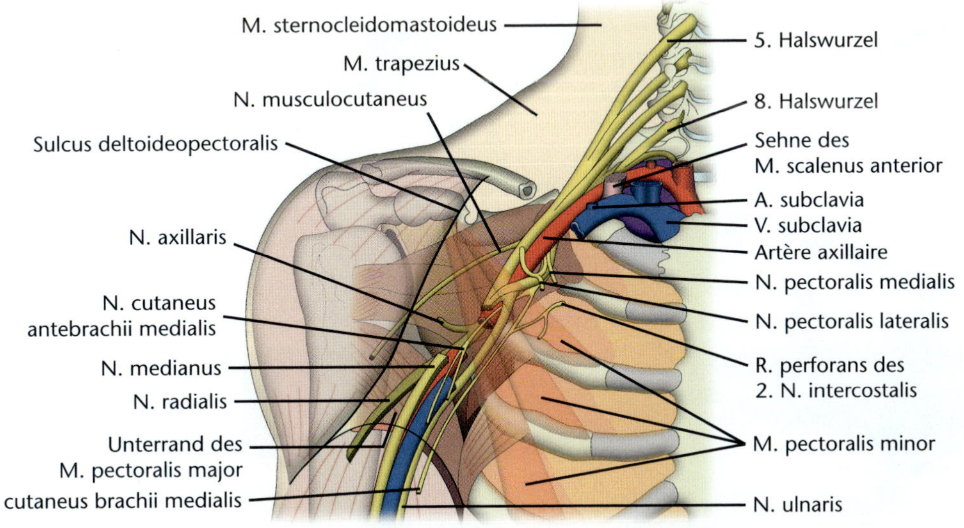

Abb. 13.6 Pectoralis-minor-Kanal (nach Gauthier-Lafaye)

bei Schwerarbeitern oder bei Personen, die ständig wiederholende Bewegungen ausführen, verringert werden kann.

Bei Fließbandarbeitern, Schneidern, Trockenbaumonteuren sind an den stark beanspruchten Muskel-Sehnen-Übergängen im Schulterbereich oft Mikroadhäsionen festzustellen, die den Druck auf den Nerv erhöhen.

Technik

Die Patientin befindet sich in Seitenlage, die zu behandelnde Seite oben, ihr Kopf ruht auf einem Kissen oder dem angewinkelten Arm (➤ Abb. 13.7).

Der Therapeut legt den Daumen seiner kaudalen Hand in die Achselhöhle unter den M. pectoralis major und positioniert den Daumen oder den Zeigefinger seiner kranialen Hand hinter der Klavikula.

Er schiebt die Schulter zunächst so weit wie möglich nach anterior und erst anschließend nach kranial. Es ist wichtig, in zwei Schritten vorzugehen, um schmerzfrei den Raum unter dem M. pectoralis palpieren zu können.

Anschließend versucht er seine Finger so weit wie möglich anzunähern, indem er sie sehr langsam unter den M. pectoralis minor gleiten lässt. Da es bei vielen Patienten nicht möglich ist, mit den Fingern hinter den M. pectoralis minor zu gelangen, lässt man sie am lateralen Rand des Muskels nach medial und kranial gleiten. Der Therapeut wiederholt die Technik mehrmals, um, ohne Schmerzen auszulösen, die gleiche Wirkung zu erzielen. Je nach Gewebespannungen und Sensibilität übt er dabei mehr oder weniger Druck aus. Er orientiert sich dabei an der A. axillaris und bewegt seine Finger zu beiden Seiten der Arterie in kleinen quer verlaufenden Bewegungen, um eventuell vorhandene Adhäsionen zu lösen.

Vorsichtsmaßnahmen und Ratschläge

Wenn man den Puls der A. axillaris spürt, während man mit den Fingern die verschiedenen Gewebe vor der Arterie abtastet, sollte man sehr vorsichtig und sanft in Richtung des Ecoute vorgehen. Die besten Ergebnisse erzielt man durch kleine Induktionen.

Am Oberarm

Im Bereich des Oberarms ist der N. medianus besonders leicht zu spüren und gut von anderen Strukturen wie der A. brachialis, der V. basilica, der Fascia brachii, dem M. triceps brachii und dem M. biceps brachii zu unterscheiden. In unseren Kursen beginnen wir die Nervenpalpation deshalb in dieser Region (➤ Abb. 13.8 und ➤ Abb. 13.9).

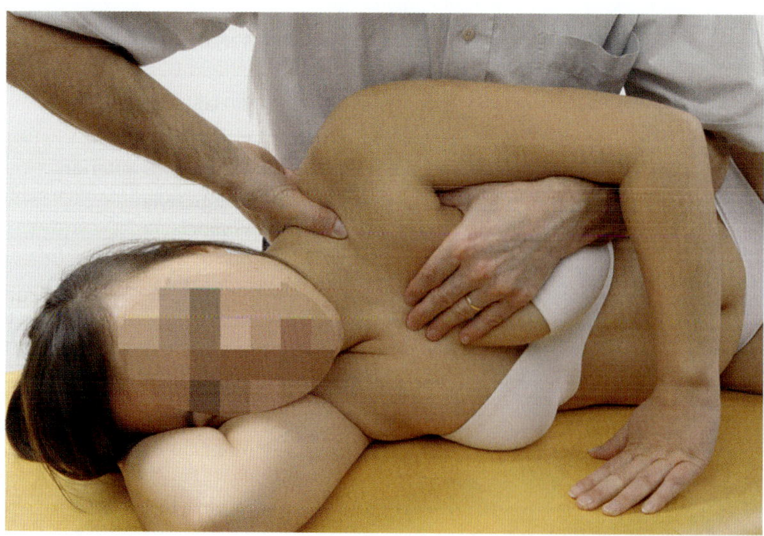

Abb. 13.7 Manipulation des N. medianus im Pectoralis-minor-Kanal

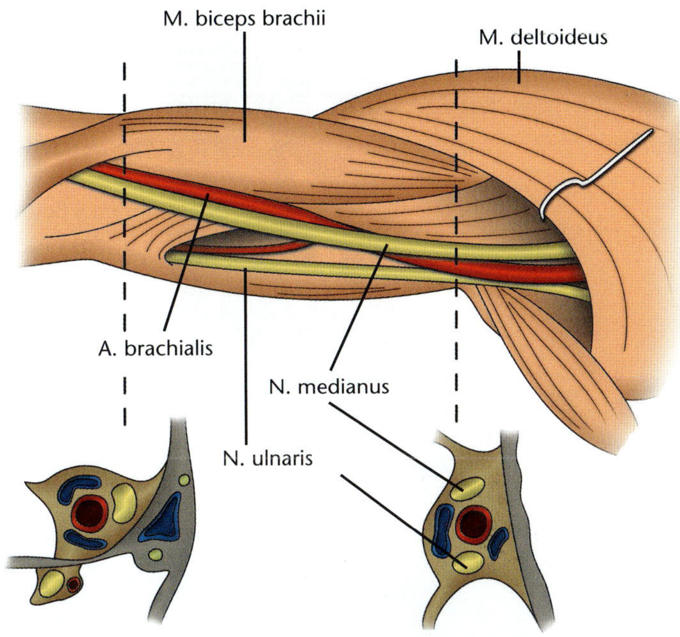

Abb. 13.8 N. medianus am Oberarm

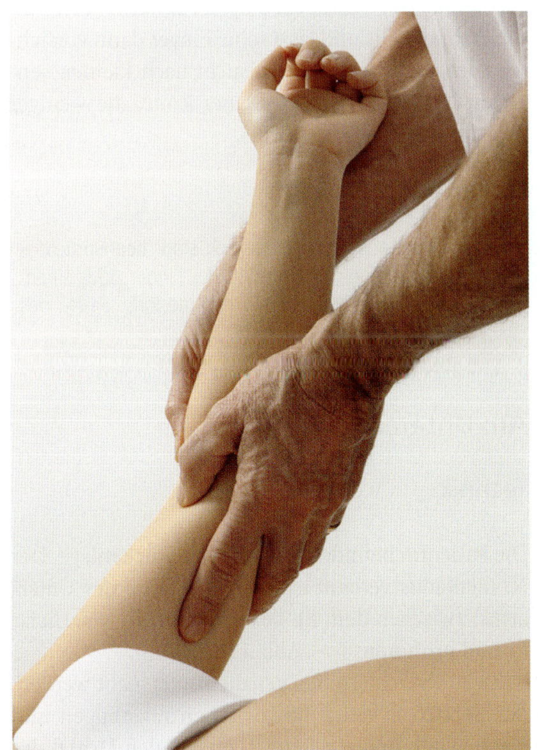

Abb. 13.9 Palpation des N. medianus am Oberarm

Technik

Die Patientin befindet sich in Rückenlage, ihr Oberarm ruht in der kranialen Hand des Therapeuten. Dieser legt den Daumen oder Zeigefinger seiner kaudalen Hand medial der A. brachialis auf und folgt dem Verlauf des Sulcus bicipitalis medialis. Ab ungefähr dem ersten Drittel des Oberarms verläuft der Nerv medial der Arterie, weiter proximal verläuft er lateral (> Abb. 13.10).

Der Therapeut bewegt den Nerv in transversaler und longitudinaler Richtung unter dem Finger, sollte sich der Nerv nicht gut bewegen lassen oder dabei Schmerzen auftreten, deutet dies auf eine Fixierung des Nervs gegenüber dem umliegenden Gewebe hin. Intra- und perineurale Fixierungen sind selten und meist traumatischen Ursprungs.

Die meisten Fixierungen treten im mittleren oder im distalen Drittel des Oberarms auf. Der Therapeut legt einen Finger oberhalb der sensiblen Zone und einen anderen unterhalb auf und führt zunächst eine Dehnung nach proximal und dann nach distal aus.

Die Technik wird in Ecoute-Richtung abgeschlossen, sie ist beendet, wenn der Nerv wieder frei beweglich ist bzw. bei der Mobilisation keine Schmerzen auftreten.

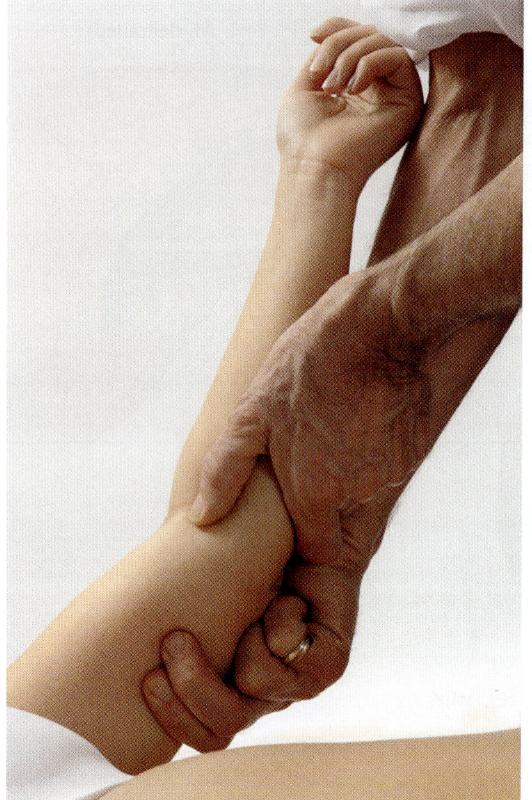

Abb. 13.10 Manipulation des N. medianus am Oberarm

Am Ellenbogen

In dieser Region trennt sich der Nerv von der A. brachialis, die nun lateral des Nervs verläuft. Gemeinsam mit der Arterie zieht der Nerv unter der Aponeurosis musculi bicipitis zum Unterarm. Dort verläuft er zwischen dem Caput humerale und dem Caput ulnare des M. pronator teres.

Auf dieser Höhe unterkreuzt der N. medianus die A. ulnaris, die anterior durch die Aponeurosis musculi bicipitis überdeckt wird. In der Folge steigt er zwischen dem M. flexor digitorum superficialis und profundus weiter zum Handgelenk ab.

Lokale klinische Zeichen

Häufig anzutreffende Zeichen sind:

- Schweregefühl, Steifigkeit oder Krämpfe in der Hand.
- Parästhesien des Thenars und der ersten drei Finger.
- Schmerzen im Ellenbogen und im Unterarm im Bereich des M. pronator teres, manchmal in Verbindung mit einer Kontraktur.
- Schmerzen und Parästhesien bei einer kombinierten Bewegung gegen Widerstand mit Pronation des Unterarms und Flexion des Handgelenks.
- Motorische Störungen der Muskeln, die durch die distalen Äste des N. medianus, nach Austritt des Nervs aus dem M. pronator teres, innerviert werden. Der M. pronator teres bleibt ausgespart, der M. pronator quadratus ist betroffen.
- Hypästhesie am medialen Rand des Daumens und am lateralen Rand des Zeigefingers.

Technik

Die Patientin befindet sich erneut in Rückenlage, ihr Oberarm ruht in der kranialen Hand des Therapeuten. Ungefähr drei Fingerbreit unterhalb der Ellenbeuge findet man oft eine Fixierung des N. medianus. Der Therapeut palpiert zunächst den Puls der A. brachialis und lässt seine Finger dann vorsichtig nach medial gleiten. Er sucht nach kleinen sensiblen Nervenknoten oder einer Zone, die weniger gleitfähig ist (➤ Abb. 13.11).

CAVE

Der Ellenbogen ist ein mechanisch stark beanspruchtes Gelenk. Gerade bei Parästhesien der Finger oder einem Karpaltunnelsyndrom sollte die anteriore Seite des Gelenks systematisch untersucht werden.

Am Unterarm

Technik

Die Patientin befindet sich erneut in Rückenlage. Der N. medianus verläuft exakt in der Mitte des Unterarms, zwischen dem M. flexor digitorum superficialis und profundus (➤ Abb. 13.12).

Zwei Bereiche sollten genauer untersucht werden: der Bereich in der Mitte zwischen Ellenbogen und Handgelenk und ein Bereich im distalen Drittel des Unterarms. In diesem Bereich verläuft der N. medianus tiefer, es muss als etwas tiefer ertastet werden.

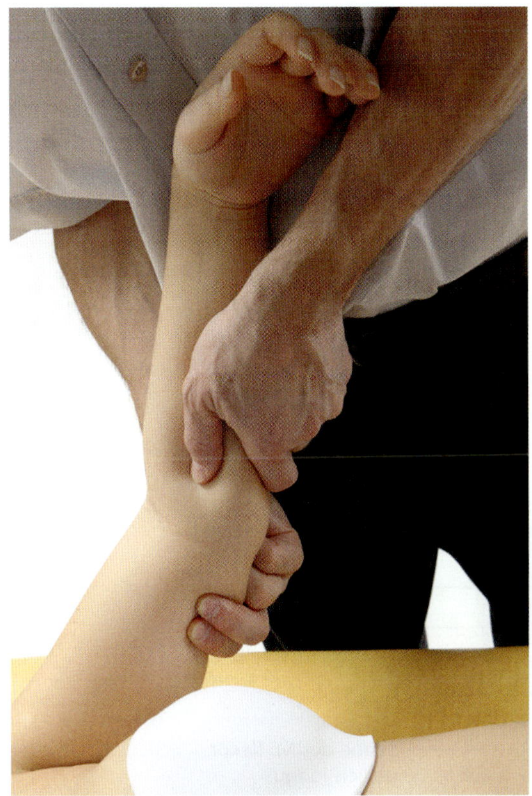

Abb. 13.11 Manipulation des N. medianus am Ellenbogen

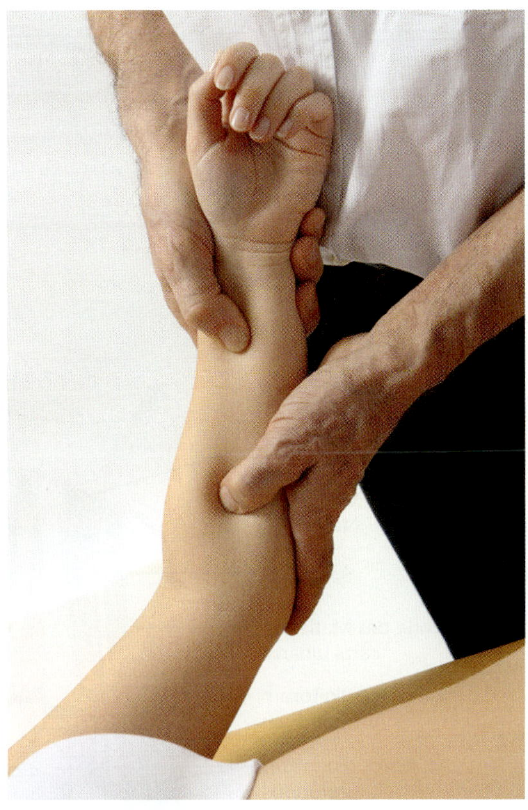

Abb. 13.12 Manipulation des N. medianus am Unterarm

CAVE

Diese Zone sollte bei Zervikobrachialsyndrom und bei Sehnen- und Faszienstörungen am Handgelenk und der Hand systematisch manipuliert werden.

Am Handgelenk

Schlüsselzone

Die Schlüsselzone liegt zwei Fingerbreit oberhalb der Handgelenkfalte, auf Höhe des Radiokarpalgelenks. Sie befindet sich zwischen dem M. flexor carpi radialis (lateral) und dem M. palmaris longus (medial), bevor der N. medianus unter das Retinaculum flexorum zieht.

Die Schlüsselzone befindet sich medial des M. palmaris longus. Man folgt der Zone und gleitet bis zur Handgelenkfalte. Oft findet man nahe am Ansatz des M. palmaris longus am proximalen Rand des Retinaculum flexorum einen Schlüsselpunkt (➤ Abb. 13.13).

Technik

Die Patientin liegt immer noch auf dem Rücken, ihr Ellenbogen ruht in der Hand des Therapeuten. Dieser sucht den sensiblen Punkt und lässt seinen Daumen von diesem Punkt aus nach proximal und distal gleiten. Er komprimiert die sensible Zone leicht und bewegt das Handgelenk in Flexion und Extension, um sie anzuspannen bzw. zu entspannen (➤ Abb. 13.14).

Normalerweise reichen vier bis fünf Bewegungen. Die aktive Phase der Technik findet während der Extension statt, in der der Nerv gedehnt wird.

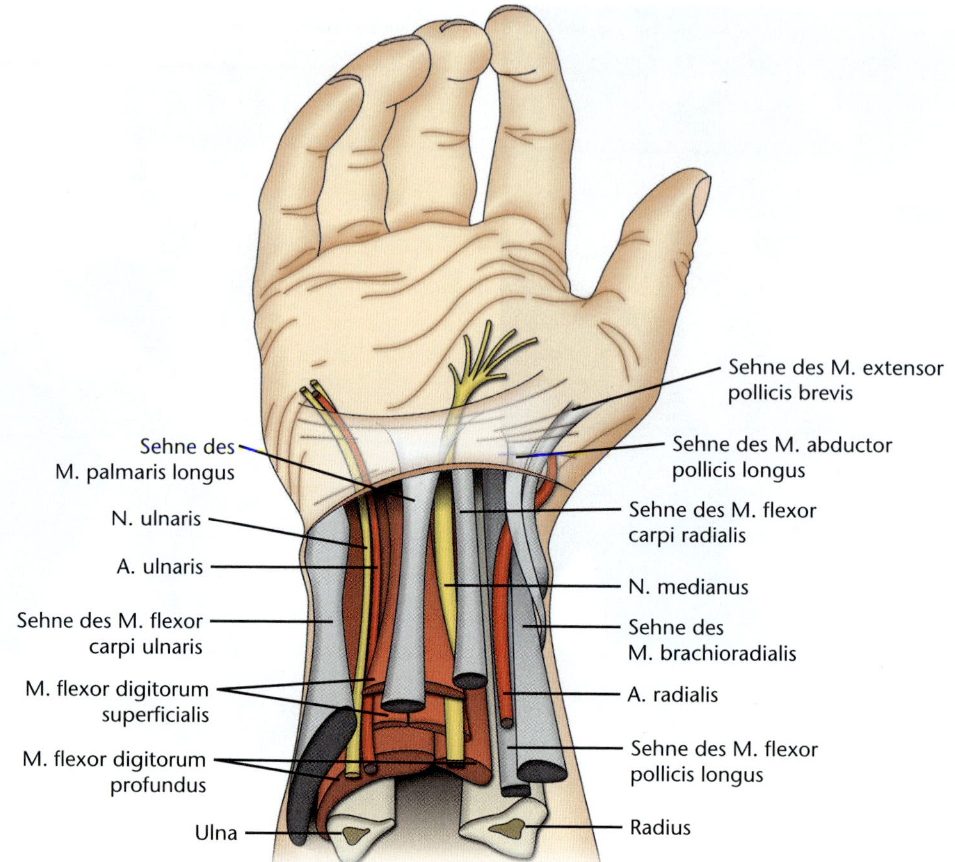

Abb. 13.13 Verlauf des N. medianus am Handgelenk (nach Gauthier-Lafaye)

Auf der Palmarseite der Hand

In der Handfläche besitzen Thenar und Hypothenar jeweils eine eigene Aponeurose. Die Handfläche wird von der Aponeurosis palmaris bedeckt, in diesem Bereich liegt auch der Ansatz des M. palmaris longus.

Die sechs Endäste des N. medianus entspringen hinter dem Retinaculum flexorum.

Technik

Der Therapeut legt seinen Daumen auf das Caput profundum des M. flexor pollicis brevis. Hier findet man oft einen kleinen sehr sensiblen Nervenknoten, den es zu lösen gilt. Er kann entweder leicht komprimiert werden, indem man die Hand in Flexion und Extension bewegt, oder man erzeugt einen Druckpunkt oberhalb und dann unterhalb des sensiblen Nervenknotens (➤ Abb. 13.15).

CAVE

Wie bereits erwähnt, sollte die Manipulation des N. medianus immer mit einer Manipulation des N. ulnaris verbunden werden. Der Hypothenar gehört zum Versorgungsgebiet des N. ulnaris. Hier liegt ebenfalls ein sensibler Nervenknoten, der sich weiter proximal als der Nervenknoten des N. medianus zwischen dem M. adductor minimus und dem M. flexor digitorum brevis befindet.

Im Bereich der Finger

Der N. medianus anastomosiert mit dem N. ulnaris. Es entsendet Nerven zu den Fingern (➤ Abb. 13.16), die die Hälfte der Finger abdecken. Die Anastomo-

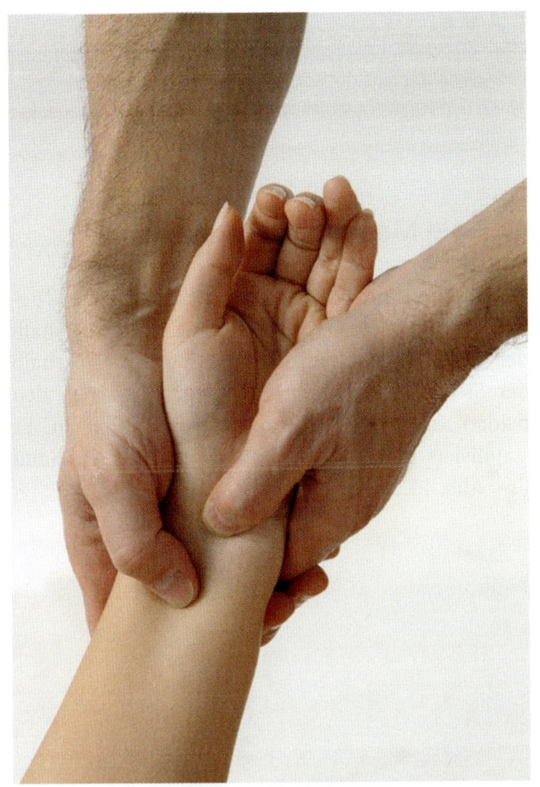

Abb. 13.14 Manipulation des N. medianus am Handgelenk

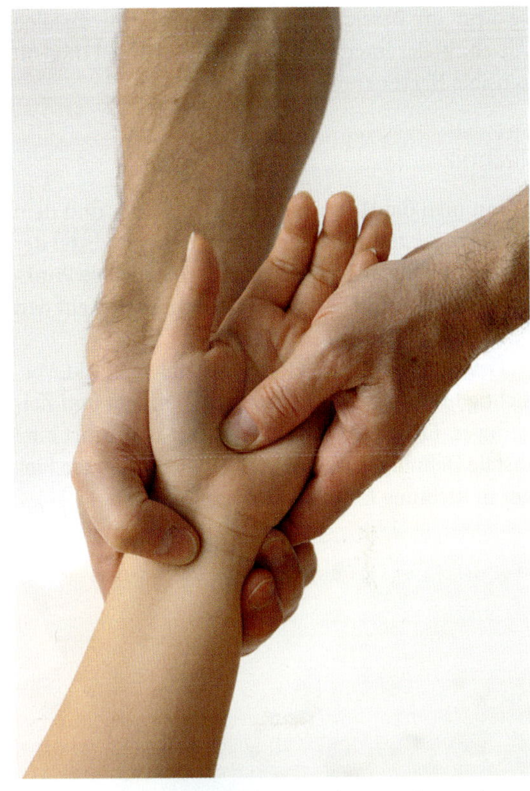

Abb. 13.15 Manipulation des N. medianus in der Hand

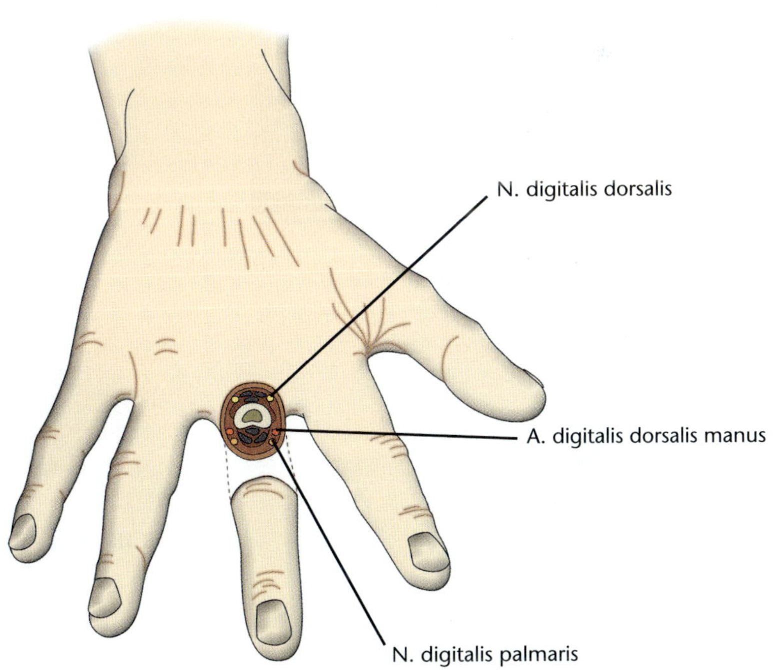

Abb. 13.16 Nn. digitales palmares (nach Gauthier-Lafaye)

se liegt im Bereich des Mittelfingers. Im distalen Abschnitt der Intermetakarpalgelenke findet man oft sensible Nervenknoten.

Technik

Wenn man die Haut zwischen dem Zeige- und dem Mittelfinger zusammendrückt, findet man distal der Metakarpophalangealgelenke oft sehr sensible Punkte. Die Behandlung dieser Punkte wirkt sich auf den N. medianus und den N. ulnaris aus.

Der Therapeut zwickt den sensiblen Punkt vorsichtig bis zur Schmerzgrenze mit Daumen und Zeigefinger. Er hält den Druck aufrecht und führt eine distale Dehnung aus, indem er die Hand und die Finger in Richtung Extension bewegt (➤ Abb. 13.17).

CAVE

Bei manchen schweren Zervikobrachialgien kann man mit dieser Technik die Schmerzen so weit reduzieren, dass man den Plexus brachialis anschließend direkt behandeln kann.

Globale Manipulation

Die Patientin befindet sich in Rückenlage. Der Therapeut legt einen Finger drei Fingerbreit unterhalb der Ellenbeuge auf den Unterarm, knapp oberhalb der Stelle, an der der N. medianus zwischen den beiden Köpfen des M. pronator teres eintaucht. Er stabilisiert den Ellenbogen mit der gleichen Hand (➤ Abb. 13.18).

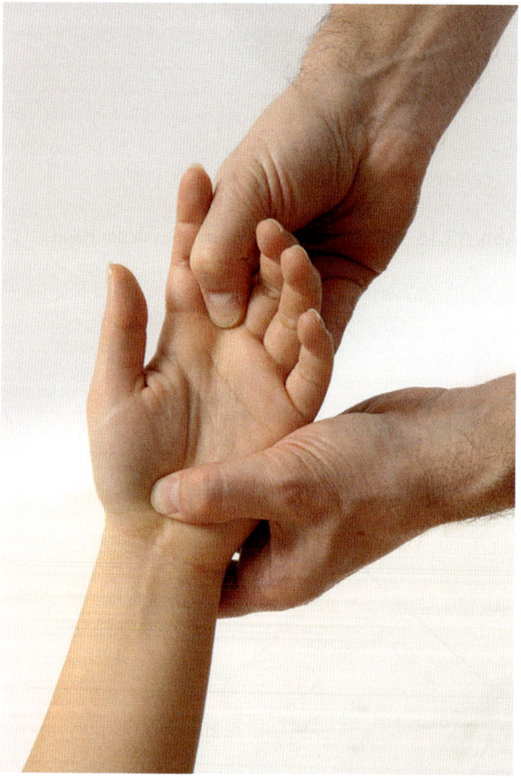

Abb. 13.17 Manipulation des N. medianus im Bereich der Finger

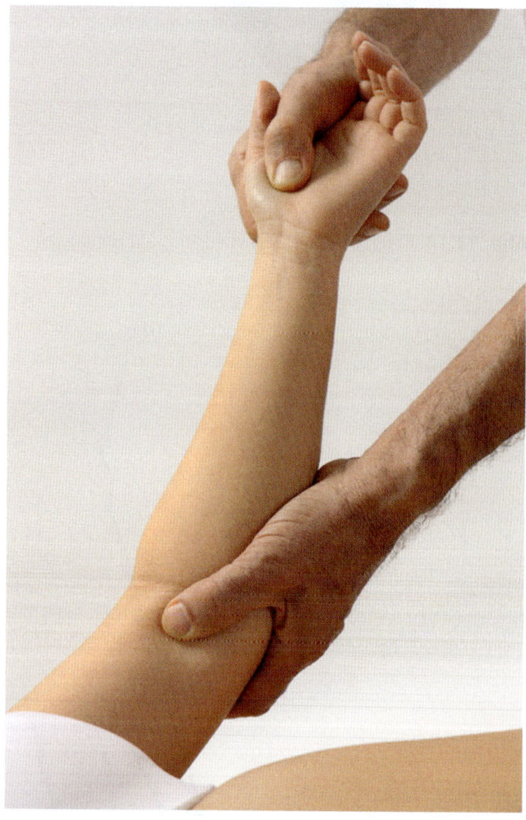

Abb. 13.18 Globale Manipulation des N. medianus

Mit der anderen Hand hält er das Handgelenk und legt den Daumen auf den M. palmaris longus am Beginn des Handgelenks oder auf den M. flexor digitorum brevis.

Er führt mit beiden Händen und beiden Daumen eine Dehnungs-Ecoute-Technik aus und wartet so lange, bis er die Entspannung im Nerv wahrnimmt. Zusätzlich kann man bei dieser Technik die obere Extremität bewegen.

Kombinierte Manipulationen

Auf der linken Seite

Die Manipulation des Schlüsselpunkts über der linken Ellenbeuge erhöht die Wirkung der Manipulationen im Bereich des Hiatus.

Auf der rechten Seite

Die Manipulation des Schlüsselpunkts über der rechten Ellenbeuge und des Punkts, der sich in der Mitte zwischen Ellenbogen und Handgelenk befindet, verbessert die Behandlung von Leber und Galle. Man sollte diesen Punkt mit dem Gallenblasenpunkt kombinieren, der am Kreuzungspunkt zwischen dem Rippenbogen und der Verbindungslinie zwischen Umbilicus und Mittelpunkt der Klavikula liegt, oder mit der Zone im Zentrum des rechten Hypochondriums (➤ Abb. 13.19).

Mit der Radix posterior der Zervikalnerven

Der Therapeut sucht die sensible Zervikalwurzel im Bereich von C4-C5-C6. Er führt eine leichte Kompressions-Ecoute-Technik aus und kombiniert sie mit den Schlüsselpunkten auf Oberarm und Unterarm.

Diese kombinierte Technik wirkt auch bei Krämpfen im Diaphragma und den Bronchien.

Praxistipp

Bei sehr schmerzhaften Zervikobrachialgien sollte man zunächst den N. medianus entspannen und erst dann den Plexus brachialis manipulieren.

Zur Erinnerung: Der N. medianus anastomosiert mit dem N. ulnaris und dem N. cutaneus antebrachii medialis. Entspannt man diese beiden Endäste, beeinflusst man damit auch den N. medianus und den Plexus brachialis.

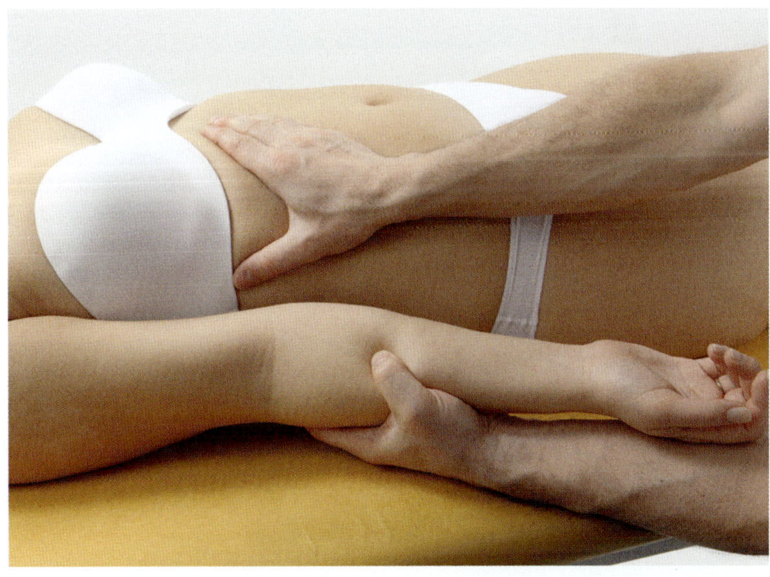

Abb. 13.19 Kombinierte Manipulation des N. medianus

KAPITEL

14 N. ulnaris

Neue französische Nomenklatur	Klassische französische Nomenklatur	Nomina anatomica	Englische Nomenklatur
nerf ulnaire	nerf ulnaire	N. ulnaris	ulnar nerve

KURZ GEFASST

Der N. ulnaris
- ist ein gemischter Nerv aus dem Fasciculus medialis des Plexus brachialis,
- enthält Nervenfasern aus den Spinalnervensegmenten C8 und Th1,
- bildet den wichtigsten Endast des Fasciculus medialis des Plexus brachialis,
- ist ein gemischt motorischer und sensibler Nerv mit beträchtlichen Anteilen an autonomen Fasern,
- gehört zum anterioren System des Plexus brachialis, das die anteriore Flexorengruppe der oberen Extremitäten innerviert,
- sichert die sensible Innervation der Griffhand,
- ist sehr anfällig für Engpasspathologien.

14.1 Anatomischer Überblick

14.1.1 Ursprung und Verlauf

Der N. ulnaris geht ebenso wie der N. cutaneus antebrachii medialis aus dem Fasciculus medialis hervor. Seine Nervenfasern stammen aus den Spinalnervensegmenten C8 und Th1. Der N. ulnaris ist ein motorischer und sensibler Nerv, der zudem zahlreiche autonome Fasern führt.

Der N. ulnaris entspringt in der Achselhöhle (➤ Abb. 14.1).

Er durchläuft folgende Regionen:
- Regio brachialis anterior und posterior
- Regio cubitalis posterior, Sulcus n. ulnaris
- Regio antebrachii anterior

14.1.2 Endäste

Der N. ulnaris endet am Handgelenk am distalen Rand des Os pisiforme und teilt sich in einen R. superficialis und einen R. profundus.

14.1.3 Lagebeziehungen

In der Achselhöhle

Muskelbeziehungen

Der N. ulnaris hat Verbindung zu folgenden Strukturen:
- Anterior: Fascia clavipectoralis, die vom M. pectoralis major überdeckt wird.
- Posterior: M. subscapularis und Sehnen der Mm. teres major und latissimus dorsi.
- Medial: Thorax, der vom M. serratus anterior bedeckt wird.
- Lateral: M. coracobrachialis.

Vaskuläre Beziehungen

Der N. ulnaris verläuft zunächst zwischen A. axillaris und V. axillaris und steht in Verbindung mit
- Lateral: A. axillaris, N. medialis und N. radialis
- Medial: V. axillaris, N. cutaneus antebrachii medialis und N. cutaneus brachii medialis

14

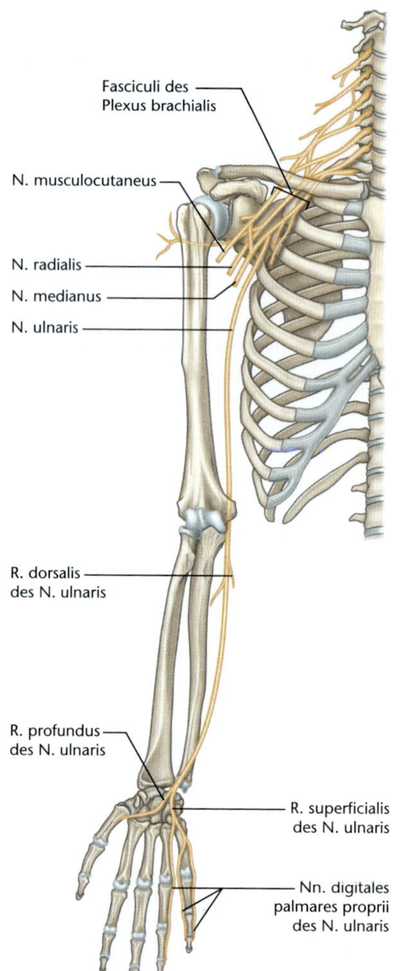

Abb. 14.1 Verlauf des N. ulnaris (nach Rohen und Yokochi)

Am Oberarm

Im proximalen Drittel

Der Nerv verläuft auf der Vorderseite des Arms und hat Verbindung zu:

- Posterior: N. radialis und Caput longum N. triceps brachii
- Anterior und lateral: M. coracobrachialis
- Medial: Fascia brachii

Er folgt dem posterioren Rand der V. brachialis. Der N. cutaneus antebrachii medialis befindet sich anterior und der N. cutaneus brachii medialis posterior des N. ulnaris.

In den zwei distalen Dritteln

Der N. ulnaris verläuft im Compartimentum brachii extensorum (Extensorenloge) (➤ Abb. 14.2).

Er zieht zwischen dem Septum intermusculare brachii mediale (anterior) und dem Caput mediale m. triceps brachii (posterior) nach kaudal.

Er wird von der A. collateralis ulnaris superior begleitet.

OSTEOPATHISCHE RELEVANZ

Der N. ulnaris verläuft am Oberarm in der Extensorenloge (M. triceps brachii). Das Septum intermusculare trennt ihn vom M. brachialis, von der A. brachialis und vom N. medianus. Dieses Septum bietet einen guten Orientierungspunkt für die Palpation.

Am Ellenbogen

Der Nerv zieht hinter dem Epicondylus medialis humeri durch den Sulcus n. ulnaris und weiter unter der Osborne-Arkade zwischen Caput humerale und Caput ulnare des M. flexor carpi ulnaris in die antebrachiale Flexorengruppe nach distal.

OSTEOPATHISCHE RELEVANZ

Der Epicondylus medialis ist der wichtigste Orientierungspunkt für die Palpation des N. ulnaris am Ellenbogen. Im Sulcus n. ulnaris wird der N. ulnaris durch ein kleines gut tastbares Faszienband von der Haut getrennt.

Am Unterarm

Muskelverbindungen

In den zwei proximalen Dritteln

Der Nerv befindet zunächst auf der medialen Seite, dann auf der anterioren Seite des M. flexor digitorum profundus und wird vom M. flexor carpi ulnaris bedeckt.

Im distalen Drittel

Der N. ulnaris verläuft auf dem M. pronator quadratus. Er grenzt medial an die Sehne des M. flexor carpi ulnaris und lateral an die Sehnen der Mm. flexor

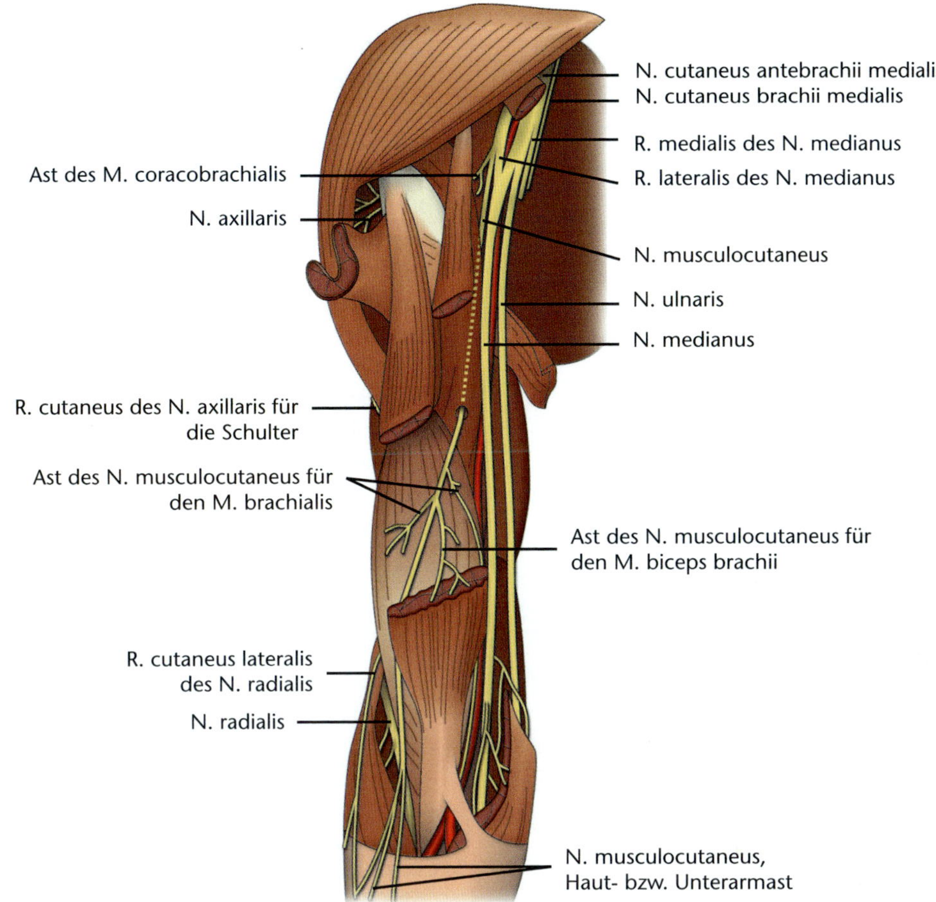

Abb. 14.2 N. ulnaris am Oberarm (nach Testut)

digitorum superficialis und profundus. Hier wird er von der Fascia antebrachii bedeckt.

Vaskuläre Verbindungen

In der Mitte des Unterarms nähert sich die A. ulnaris dem Nerv an und folgt seinem lateralen Rand.

OSTEOPATHISCHE RELEVANZ

Im distalen Drittel des Unterarms setzt sich der Nerv vom M. flexor carpi ulnaris ab und wird nur noch von der Fascia antebrachii bedeckt.

Am Handgelenk

Muskelverbindungen

Der Nerv quert die Fascia antebrachii oberhalb des Retinaculum flexorum und zieht durch den Canalis ulnaris (Guyon-Loge) der von folgenden Strukturen begrenzt wird:

- Posterior: Retinaculum flexorum
- Medial: Os pisiforme und Sehne des M. flexor carpi ulnaris
- Anterior und lateral: palmarer Ausläufer des Retinaculum extensorum

14

Vaskuläre Verbindungen

Der N. ulnaris wird lateral durch die A. ulnaris begleitet (➤ Abb. 14.3).

OSTEOPATHISCHE RELEVANZ

Das Os pisiforme, die Sehnen des M. flexor carpi ulnaris und die A. ulnaris sind wichtige Orientierungspunkte für den N. ulnaris am Handgelenk. Am besten palpiert man den Nerv auf Höhe des Proc. styloideus ulnae.
Der Nerv zieht durch eine Engstelle zwischen dem Os pisiforme (medial) und dem Os hamatum (lateral).

14.1.4 Äste

Am Oberarm gibt der N. ulnaris zwar keine Äste ab, hat aber am Unterarm zahlreiche Nervenäste:

- Die Gelenkäste (Rr. articulares) entspringen im Bereich des Sulcus n. ulnaris und innervieren die posteriore Seite des Ellenbogengelenks.
- Die Muskeläste (Rr. musculares) ziehen zum M. flexor carpi ulnaris und versorgen den medialen Anteil des M. flexor digitorum profundus.
- Der Gefäßast des N. ulnaris ist der die A. ulnaris versorgende Henlé-Nerv, der im mittleren Drittel des Unterarms entspringt, er zählt zu den längsten Gefäßnerven des menschlichen Körpers.
- Der R. dorsalis manus ist der Hautnerv des N. ulnaris, der den Handrücken versorgt. Er geht im distalen Drittel des Unterarms ungefähr drei bis vier Fingerbreit oberhalb der Handgelenks aus dem Hauptnervenstamm hervor.

Er zieht nach distal und medial, verläuft unter der Sehne des M. flexor carpi ulnaris und gelangt, nach-

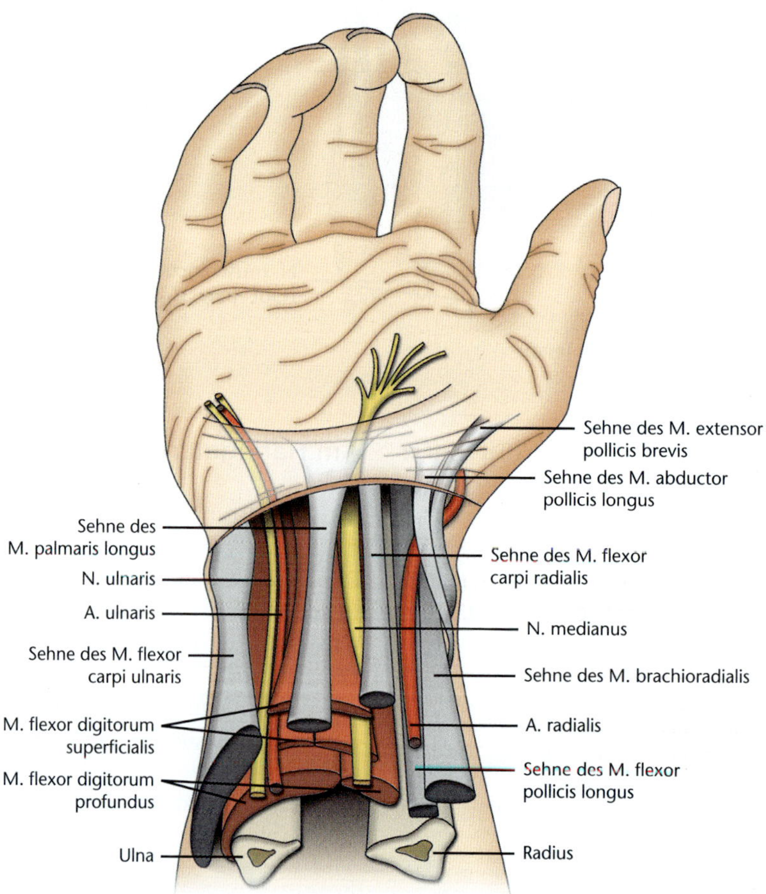

Abb. 14.3 N. ulnaris am Handgelenk (nach Gauthier-Lafaye)

dem er die Fascia antebrachii durchquert hat, an die posteriore Seite des Handgelenks. Dort gibt er die Nn. digitales dorsales manus ab:
  - Nn. digitales dorsales mediales und laterales des Kleinfingers
  - Nn. digitales dorsales mediales und laterales des Ringfingers
  - N. digitalis dorsalis medialis des Mittelfingers
- Der R. palmaris manus entspringt oberhalb des Retinaculum flexorum, er innerviert die Haut des Hypothenars.

14.1.5 Endäste

R. superficialis

Dieser sensible Ast des N. ulnaris zieht zwischen der Palmaraponeurose und den Muskeln des Hypothenars nach distal, er wird lateral von der A. ulnaris begleitet.

Er liefert sensible Fasern für den Hypothenar und gibt einen Hautast für den M. palmaris brevis ab.

Er teilt sich in drei Fingernerven für den Ring- und den kleinen Finger und anastomosiert mit dem N. medianus.

R. profundus

Dieser motorische Ast des N. ulnaris ist voluminöser als der sensible Ast und entspringt am lateralen Rand des Os pisiforme.

Er verläuft zwischen dem M. abductor digiti minimi und dem M. flexor digiti minimi brevis.

Er umrundet den Knochenvorsprung (Hamulus ossis hamati) des Os hamatum und zieht zwischen M. flexor digiti minimi brevis und M. opponens digiti minimi durch und beschreibt einen langen nach lateral und kranial gerichteten konkaven Bogen.

Er quert den proximalen Teil der Mittelhandknochen des Mittel- und Ringfingers und wird von den entsprechenden Sehnen der Mm. flexores digitorum bedeckt.

Schließlich überquert er die beiden Köpfe des M. adductor pollicis.

Er wird vom Arcus palmaris profundus begleitet.

OSTEOPATHISCHE RELEVANZ

Die wichtigste Struktur zur Auffindung des R. profundus n. ulnaris ist das zwischen Os pisiforme und Hamulus ossis hamati ausgespannte bogenförmige fibröse Band.

14.1.6 Anastomosen

Der N. ulnaris anastomosiert
- am Oberarm: mit dem N. medianus.
- am Unterarm: mit dem N. medianus (inkonstante Martin-Gruber-Anastomose) und mit dem N. cutaneus antebrachii medialis.
- in der Hand: am Handrücken mit dem N. radialis und in der Handfläche mit dem N. medianus (Riche-Cannieu-Anastomose).

14.1.7 Funktionen

Sensible und autonome Funktion

Das sensible Versorgungsgebiet des N. ulnaris befindet sich auf der Medialseite der Hand und betrifft die Finger, die an der Griffhand beteiligt sind. Der N. ulnaris innerviert
- die mediale Palmarregion, die durch eine Linie, die der Mittelachse des Ringfingers folgt, begrenzt wird,
- die mediale Handrückenregion, die durch eine Linie, die der Achse des Mittelfingers folgt, begrenzt wird; ausgenommen sind die laterale Hälfte der proximalen Phalanx, die beiden distalen Phalangen des Mittelfingers und die laterale Hälfte der beiden distalen Phalangen des Ringfingers.

Bei Läsionen des N. ulnaris kommt es am medialen Rand der Hand und des Ringfingers zu Sensibilitätsstörungen, am stärksten ist jedoch der kleine Finger betroffen.

Der N. ulnaris enthält, ebenso wie der N. medianus, zahlreiche sympathische Fasern.

Daher kommt es bei Lähmung des N. ulnaris auch zu trophischen und vasomotorischen Störungen.

Dabei wird die Haut des Hypothenars und des kleinen Fingers kalt, trocken und manchmal blass. Der Nagel des kleinen Fingers kann sich verformen. Die Wundheilung im Versorgungsgebiet des N. ulnaris ist schlecht.

Motorische Funktion

Der N. ulnaris ist vor allem der Nerv der Hand (Flexion, Ulnardeviation) und der Finger (Greifbewegungen und seitliche Bewegungen).

Motorische Ausfälle des N. ulnaris verursachen

- Atrophie des Hypothenars und Krallenhand (Flexion der 2. und 3. Phalanx des Ring- und kleinen Fingers) erzeugt durch die Lähmung der Mm. interossei und der Mm. lumbricales III und IV,
- Vertiefung der dorsalen Intermetakarpalräume durch die Atrophie der Mm. interossei und der Mm. lumbricales III und IV, die im Bereich des ersten Intermetakarpalraums besonders ausgeprägt ist.

14.2 Engpasspathologien

14.2.1 Lokalisation

Im Verlauf des N. ulnaris werden fünf klassische Engstellen beschrieben:

- Am Ellenbogen in Höhe des Sulcus n. ulnaris („Musikantenknochen")
- Distal des Sulcus n. ulnaris, im Bereich des Arcus tendineus musculi flexoris carpi ulnaris (Osborne-Arkade) zwischen Caput humerale und Caput ulnare des M. flexor carpi ulnaris (Kubitaltunnelsyndrom)
- Am Handgelenk, im Bereich des R. dorsalis n. ulnaris
- Am Handgelenk, im Bereich des Canalis ulnaris (Guyon-Loge)
- In der Hand, im Bereich des Arcus palmaris profundus

14.2.2 Ätiologie und Pathogenese

Kompressionen des N. ulnaris entstehen u. a. durch:

- Knochenkallus, schlecht versorgte Frakturen oder Prellungen des Ellenbogens, die oft zum Cubitus valgus führen.
- Entzündungen oder Fibrosen infolge einer beruflichen oder sportlichen Überbelastung der Muskulatur. Betroffen ist hauptsächlich der Ellenbogen. Sportarten, bei denen der Ellenbogen wiederholt stark gebeugt wird, können eine Gefahr für den N. ulnaris darstellen (Bergsteigen, Klettern, Gewichtheben, Tennis, Boxen, Skifahren, Wurfsportarten wie Speerwerfen oder Baseball).
- Längerer oder wiederholter Druck durch Aufstützen des Ellenbogens auf einer harten Unterlage (Tisch, Stuhllehne).
- Arthrose des Ellenbogengelenks mit Fibrosierung des Sulcus n. ulnaris und des Arcus tendineus musculi flexoris carpi ulnaris (Osborne-Arkade).
- Von den Gelenken ausgehende Läsionen (Synovialzyste oder Bursitis im Bereich des Os pisiforme).
- Anatomische Fehlbildungen des Os hamatum oder des Os pisiforme.
- Mikrotraumata der Hand oder des Handgelenks (Golf, Tennis, Pelota-Spiel, lange Fahrten mit dem Fahrrad oder dem Motorrad, Druck durch die Schlaufe des Schistocks oder durch den Schraubenzieher in der Handfläche).
- Tragen eines zu engen Uhrbands und dadurch Kompression des R. dorsalis n. ulnaris.

14.3 Manipulation

14.3.1 Indikationen

Gelenke

- Rezidivierende Schmerzen am Ellenbogen.
- Epikondylitis.
- Karpaltunnelsyndrom aufgrund der Anastomose mit dem N. medianus.

- Schmerzen des medialen Anteils des Handgelenks, v. a. im Bereich des Os pisiforme. Der Nerv kann im Canalis ulnaris gereizt werden, der medial durch das Os pisiforme, posterior durch das Retinaculum flexorum und anterior durch das Retinaculum extensorum begrenzt wird.
- Schmerzen am medialen Handrand.

Manche Menschen benutzen das Os pisiforme bei bestimmten Arbeiten wie einen Hammer und riskieren damit eine Nervenläsion.

Trophische und vasomotorische Indikationen

Die Störungen treten häufig gemeinsam mit Problemen des N. medianus auf. Meist handelt es sich um Hauterkrankungen an den Handflächen, der anterioren Seite der Finger und des Unterarms. Oft treten sie gemeinsam mit Veränderungen der Nägel (Rillen, brüchige Nägel, Verfärbung) auf.

Viszerale Indikationen

- Linke Körperseite:
  - Herz
  - Ösophagus
  - Unterer Ösophagussphinkter
  - Halsregion
- Rechte Körperseite:
  - Leber, Gallenblase
  - Flexura coli dextra
- Auf beiden Seiten:
  - Schilddrüse
  - Pleura

14.3.2 Manipulationstechniken

Am Oberarm

Wie der N. medianus befindet sich auch der N. ulnaris medial des M. biceps brachii, allerdings weiter posterior. Orientierungspunkte sind somit die A. brachialis und der N. medianus, der N. ulnaris befindet sich weiter posterior. Der N. ulnaris entfernt sich in seinem weiteren Verlauf von der A. brachialis.

Technik

Die Patientin befindet sich in Rückenlage. Die Rückseite ihre Ellenbogens liegt in der Handfläche der kranialen Hand des Therapeuten. Der Therapeut sucht mit den Fingerkuppen dieser Hand den Schlüsselpunkt, der fast immer druckempfindlich ist. Er befindet sich drei oder vier Fingerbreit oberhalb des medialen Anteils der Ellenbeuge. Mit der anderen Hand mobilisiert der Therapeut den Unterarm mehrmals in Richtung Flexion-Extension, um die Dehnbarkeit des Nervs zu verbessern (> Abb. 14.4).

Am Ellenbogen

Der N. ulnaris zieht durch den Sulcus n. ulnaris. Distal des Sulcus tritt der Nerv zwischen dem Caput humerale und dem Caput ulnare des M. flexor carpi

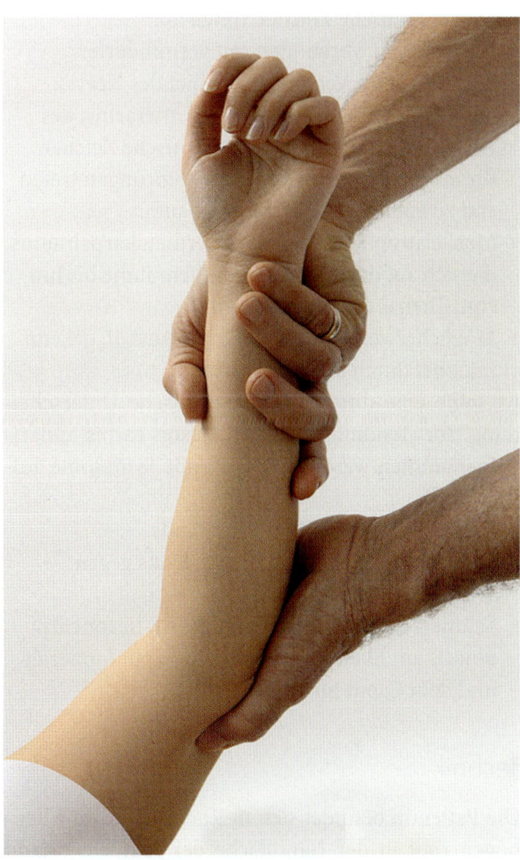

Abb. 14.4 Manipulation des N. ulnaris am Oberarm

ulnaris in die Flexorenmuskulatur des Unterarms ein. Die Köpfe des Muskels sind über einen bogenförmigen Faszienzug verbunden, der den N. ulnaris überspannt. Er verläuft quer zwischen dem Olekranon und dem Epicondylus medialis und wird als Osborne-Arkade (Arcus tendineus musculi flexoris carpi ulnaris) bezeichnet.

Die Osborne Arkade ist ein Überbleibsel eines Muskels, der bei vielen Säugetieren zu finden ist und als M. epitrochleocubitalis bezeichnet wird.

Dieser Faszienzug kann bei Schwerarbeitern oder bei Personen, die immer wiederkehrende Bewegungen ausführen und den Ellbogen und seine Muskeln aktivieren (streichen, stricken, bohren, meißeln, Reifen montieren usw.), fibrosieren.

Bei der Behandlung geht es vordringlich darum, die Elastizität der Osborne-Arkade wiederherzustellen.

Lokale klinische Zeichen

Folgende klinische Zeichen treten auf:

- Parästhesien, verbunden mit verminderter Sensibilität im Versorgungsgebiet des Nervs, entlang des ulnaren Rands des Unterarms, des Handgelenks und der Hand. Klinische Zeichen für motorische oder trophische Störungen treten erst zu einem späten Zeitpunkt auf.
- Muskelatrophie des ersten Intermetakarpalraums, die sich auf die anderen Zwischenräume bis hin zum Thenar ausdehnen kann.
- Möglicherweise ein motorischer Ausfall, gekennzeichnet durch eine Krallenhand.

Es sollte eine differenzialdiagnostische Unterscheidung zur Tendinitis des M. flexor carpis ulnaris vorgenommen werden, die folgende Symptome aufweist:

- Parästhesie des ulnaren Handrands.
- Flexion-Adduktion des Handgelenks gegen Widerstand ist schmerzhaft.
- Schmerzen an den Ansätzen des M. flexor carpi ulnaris am Ellenbogen, auf dem Caput humerale und dem Caput ulnare.

Technik

Die Patientin befindet sich in Rückenlage, ihr Ellenbogen ruht in der Handfläche der kranialen Hand des Therapeuten. Dieser legt seinen Daumen ungefähr zwei Fingerbreit oberhalb des Olekranons auf den Arm. Der Zeigefinger seiner kaudalen Hand liegt unterhalb des Daumens der kranialen Hand und gleitet in kaudaler Richtung zum Sulcus n. ulnaris. Der Therapeut sucht nach einer fibrösen oder punktförmigen Zone (➤ Abb. 14.5).

Wenn es sich um eine fibröse Zone handelt, liegt eine Fixierung der Osborne-Arkade vor. Diese sollte längs oder quer zum Verlauf so lange mobilisiert werden, bis eine Verbesserung der Mobilität erkennbar ist.

Wenn es sich um eine punktförmige schmerzhafte Zone handelt, ist man in Kontakt mit dem Nerven. In diesem Fall legt der Therapeut seine Finger zu beiden Seiten des sensiblen Punkts und bewegt den Nerv mittels Traktion nach proximal und distal. Die Dehnung kann durch Bewegungen des Ellenbogengelenks verstärkt werden.

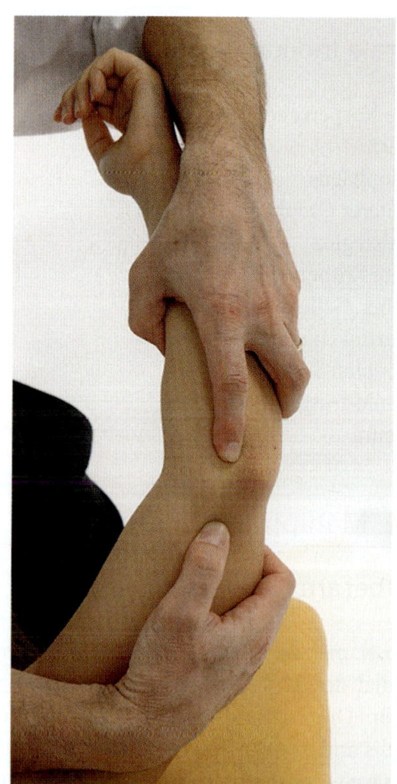

Abb. 14.5 Manipulation des N. ulnaris im Sulcus n. ulnaris

Anmerkung

Diese Technik führt vor allem zu einer lokalen Verbesserung. Nach Frakturen oder Luxationen des Ellenbogens sowie nach einer Epikondylitis sollte man unbedingt den Sulcus n. ulnaris überprüfen.

An den drei Nerven des Ellenbogens

Im anterioren Teil des Ellenbogens, zu beiden Seiten der Ansatzzone des M. biceps brachii, hat man lateral Zugang zum N. radialis und medial zum N. medianus. Im posteromedialen Teil des Ellenbogens kann man den N. ulnaris palpieren.

Mit einem globalen Ansatz kann man diese drei Nerven überprüfen und Fixierungen lösen (➤ Abb. 14.6).

Zur Behandlung des N. radialis und des N. medianus palpiert der Therapeut mit seinen Daumen die Gewebe zu beiden Seiten des M. biceps brachii und sucht nach einer sensiblen Zone. Gleichzeitig legt er einen oder zwei Finger hinter den Epicondylus medialis oberhalb der Ellenbeuge.

Er führt mit beiden Daumen eine Druck-Induktionstechnik am N. radialis und am N. medianus aus und dehnt den N. ulnaris mit den Fingern in lateromedialer Richtung.

Diese Technik verwendet man für Schmerzen am Epikondylus und nach einem Trauma am Ellenbogen.

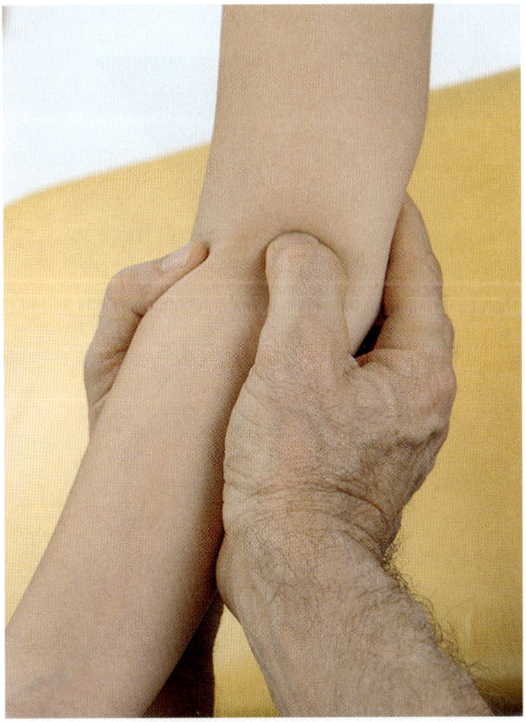

Abb. 14.6 Manipulation der drei Nerven des Ellenbogens

Am Unterarm

Am Unterarm gibt es eine Zone, die man vor allem am N. medianus, aber auch am N. ulnaris findet, die sich posterior des M. flexor carpi ulnaris befindet. Sie liegt ungefähr im distalen Drittel des Unterarms am Muskelsehnenübergang (➤ Abb. 14.7).

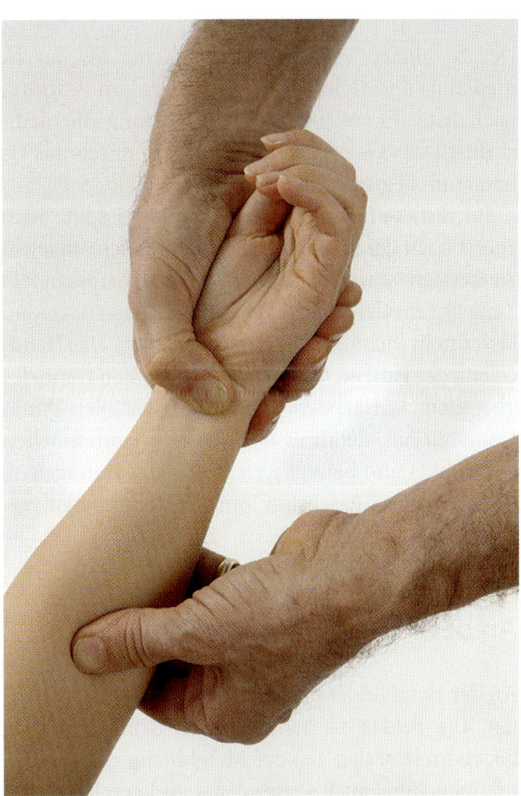

Abb. 14.7 Manipulation des N. ulnaris am Unterarm

Am Handgelenk

Lokale klinische Zeichen

Zu den klinischen Zeichen zählen:

- Sensibilitätsstörungen mit Parästhesien, die sich wie kleine Stromschläge anfühlen.
- Schmerzen im kleinen und im Ringfinger, die nach proximal ausstrahlen können.
- Hypästhesie oder Anästhesie des medialen Drittels der Handfläche, die dorsale Seite bleibt intakt, da sie vom R. cutaneus dorsalis innerviert wird, der oberhalb des Canalis ulnaris abzweigt,
- Leichte motorische Störungen wie etwa Paresen des Kleinfingers.
- Leichte Muskelatrophie des ersten Interossärraums und des Hypothenars.
- Schmerzen werden durch Klopfbewegungen oder Kompression des Os pisiforme verstärkt.

Technik

Der N. ulnaris verläuft oberflächlicher als der N. medianus und zieht vor dem Retinaculum flexorum nach distal. Er verläuft in einer Vertiefung, die medial durch das Os pisiforme und lateral durch das Os hamatum begrenzt wird.

Im distalen Abschnitt des Unterarms sollte man zuerst nach der A. ulnaris suchen, die nicht so leicht zu ertasten ist wie die A. radialis. Der Therapeut legt Zeigefinger oder Daumen medial der Arterie an und lässt ihn in Richtung Os pisiforme gleiten. Das Handgelenk des Patienten ruht auf der kranialen Hand des Therapeuten. Nachdem dieser den sensiblen Punkt gefunden hat, dehnt er den Nerv zu beiden Seiten des Punkts und bewegt gleichzeitig das Handgelenk in Flexion und Extension, um die Dehnung zu verstärken (➢ Abb. 14.8).

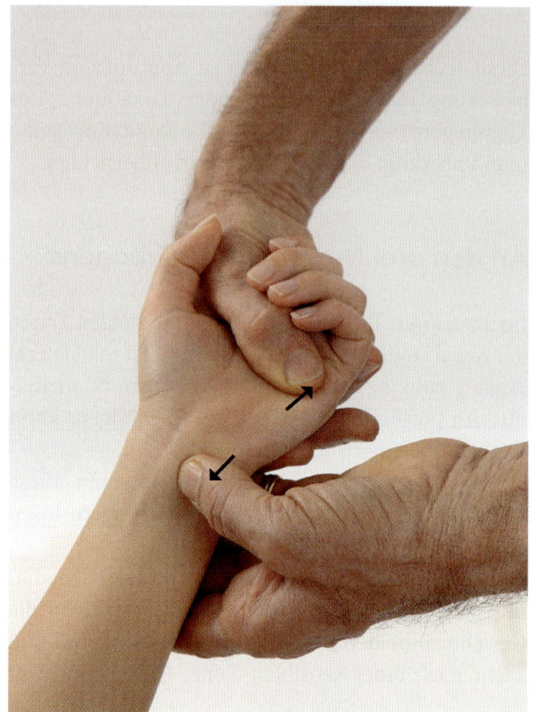

Abb. 14.8 Manipulation des N. ulnaris am Handgelenk

An der Hand

An der Hand findet man den N. ulnaris im Hypothenar. Die beiden zu behandelnden Schlüsselpunkte liegen im lateralen Teil des M. adductor digiti minimi, manchmal auch weiter distal im lateralen Anteil des M. flexor digiti minimi brevis (➢ Abb. 14.9).

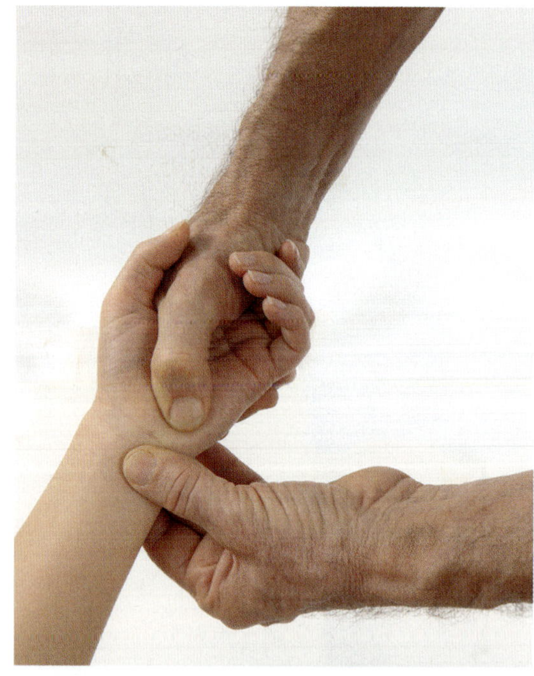

Abb. 14.9 Manipulation des N. ulnaris in der Hand

Meist findet man Fixierungen in Form von sehr sensiblen Nervenknoten, die man durch Druckkontakt proximal und distal der betroffenen Stelle zu lösen versucht. Noch effizienter wird die Technik, wenn man die Hand in Flexion und Extension dehnt und den Nervenknoten direkt mit leichtem Druck behandelt.

An den Fingern

Der N. medianus anastomosiert mit dem N. ulnaris. Der N. ulnaris innerviert die mediale Hälfte der Finger, d. h. die Hälfte des Mittelfingers sowie den Ring- und Kleinfinger.

Der Therapeut sucht nach einem kleinen sehr sensiblen Nervenknoten in der Haut zwischen den Metakarpophalangealgelenken. Er komprimiert den Nervenknoten leicht und führt eine Dehnung nach distal aus (➤ Abb. 14.10).

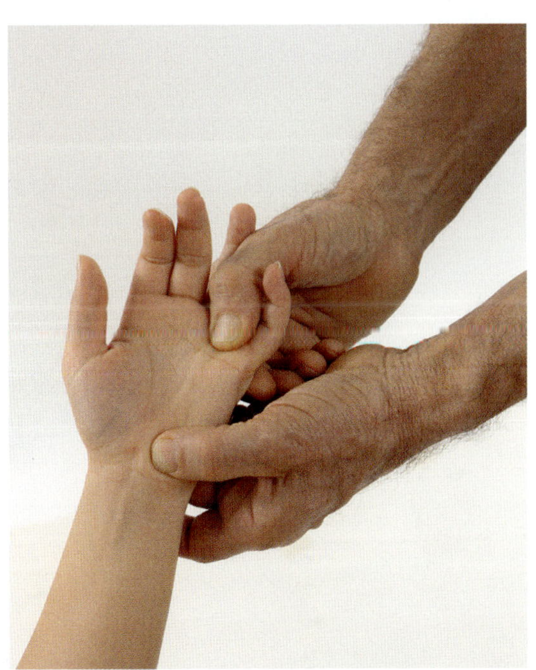

Abb. 14.10 Manipulation des N. ulnaris an den Fingern

CAVE

Wie beim N. medianus, kann man auch über die zwischen den Fingern liegenden kleinen Nervenknoten des N. ulnaris Schmerzen im Zervikobrachialbereich reduzieren und damit den Zugang zum Plexus brachialis erleichtern. Bei manchen Periarthritiden an der linken Schulter kann eine einfache Manipulation dieser Nervenknoten die Mobilität in der Schulter verbessern.

14.3.3 Globale Manipulationen

Für einen globalen Ansatz verwendet man den Schlüsselpunkt, der drei oder vier Fingerbreit oberhalb des medialen Anteils der Ellenbeuge liegt, und verbindet ihn entweder mit dem Schlüsselpunkt im distalen Teil des Unterarms oder mit dem Schlüsselpunkt am Hypothenar.

Während man diese beiden Punkte komprimiert, folgt man der allgemeinen Ecoute-Bewegung der betroffenen oberen Extremität.

14.3.4 Kombinierte Manipulationen

Auf der linken Seite

Man verbindet die drei oder vier Fingerbreit oberhalb der Ellenbeuge liegende Schlüsselzone mit einer sensiblen Zone am Eingeweideschlauch des Halses, in der Hiatusregion oder der Präkordialregion. Man kann diese beiden viszeralen Zonen auch mit dem auf dem Hypothenar liegenden Punkt verbinden.

Die Manipulation des linken N. ulnaris scheint auf viszeraler Ebene bessere Reaktionen zu erzeugen als der rechte Nerv.

Auf der rechten Seite

Man sucht einen sensiblen Punkt am Knochenknorpelübergang der 9. Rippe, der der Leber und der Gallenblase entspricht, und verbindet ihn mit der Region des Hypothenars.

Auf beiden Seiten

Man sucht sensible Punkte am Plexus brachialis auf der Höhe von C6, C7 und Th1 und verbindet sie mit Zonen am Oberarm. Diese Punkte scheinen mit der Schilddrüse und der Pleura verbunden zu sein. Tatsächlich findet man bei Dysfunktionen dieser Organe oft sehr sensible Punkte auf dem N. ulnaris.

14.3.5 Praxistipp

Bei klinischen Zeichen, die auf Probleme mit dem N. ulnaris hinweisen, sollte man vorher eventuell vorhandene Nervenknoten an den posteroinferioren Zervikalwurzeln lösen.

KAPITEL

15 Zusammenfassung der peripheren Innervation der oberen Extremitäten

Gelenkschmerzen sind das häufigste Beschwerdebild in der osteopathischen Praxis, auch wenn andere Indikationen in den letzten Jahren zugenommen haben.

Diese kurze Zusammenfassung soll dazu beitragen, die osteopathische Behandlung bei Gelenkproblemen besser zu organisieren, ohne dabei das Konzept der globalen Läsion zu vernachlässigen. Symptome existieren, deshalb muss man sie berücksichtigen, ohne sie jedoch zum wesentlichen Element der Diagnose zu machen.

Die Ursache kann anderswo liegen. Bei Gelenkschmerzen sollte man immer auch daran denken, dass es sich um eine Schmerzprojektion handeln könnte.

Allerdings lässt sich die Innervation der Gelenke nicht bis ins letzte Detail systematisieren. Nervenfasern, die für die Vorderseite eines Gelenks bestimmt sind, können auch einige Äste an die Rückseite entsenden.

Zudem spielen die sensiblen Hautnerven eine wichtige Rolle. Die vorliegende Zusammenfassung der Innervation der Gelenke ist nicht vollständig. Es wurden speziell jene Nervenäste ausgesucht, mit denen die besten Ergebnisse erzielt werden können, d. h. mit denen durch die Manipulation die Gelenkfunktion verbessert werden kann.

15.1 Innervation der Gelenke der oberen Extremitäten

15.1.1 Gelenkkomplex der Schulter

Glenohumeralgelenk

Anteriorer Anteil

- Rr. posteriores des Plexus cervicalis
- N. suprascapularis, über einige kleine Fasern und über den N. supraspinatus
- Fasciculus posterior
- N. subscapularis

Posteriorer Anteil

- N. axillaris
- N. suprascapularis

Akromioklavikulargelenk

- N. suprascapularis
- Rr. superficiales des Plexus cervicalis

Sternoklavikulargelenk

- Rr. superficiales des Plexus cervicalis

Skapulothorakalgelenk

- N. accessorius (Ansätze des M. trapezius an der Skapula)
- N. levator scapulae

15.1.2 Ellenbogen

Anteriorer Anteil

- N. musculocutaneus
- N. medianus
- N. ulnaris

Posteriorer Anteil

- N. radialis (laterale Seite)
- N. ulnaris (mediale Seite)

15.1.3 Handgelenk

Anteriores Handgelenk

- N. medianus
- N. ulnaris

Posteriores Handgelenk

- N. radialis
- N. ulnaris

15

15.1.4 Anmerkung

Die Grenze zwischen den anterioren und posterioren Gelenknerven lässt sich manchmal nicht eindeutig feststellen. Als allgemeine Regel für die Manipulation von Gelenknerven sollte man immer sowohl die anterioren als auch die posterioren Nerven behandeln.

15.2 Dermatome

Genaue Kenntnisse über die sensiblen Versorgungsgebiete der Haut (Dermatome) helfen, die Diagnose von direkten und projizierten Schmerzen in einer bestimmten Zone zu verfeinern (➤ Abb. 15.1).

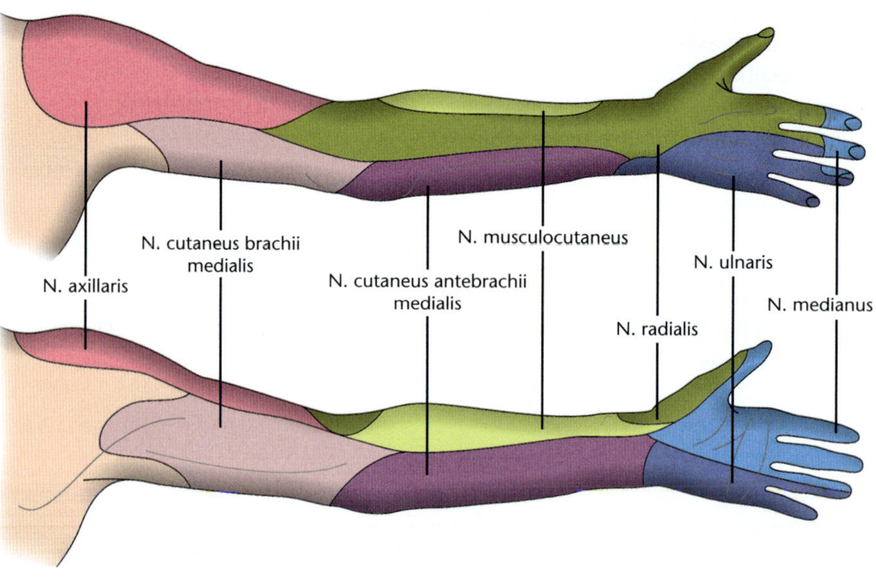

Abb. 15.1 Dermatome an der oberen Extremität (nach Gauthier-Lafaye)

IV Plexus lumbalis

KAPITEL

16 Plexus lumbalis

KURZ GEFASST

Der Plexus lumbalis
- wird aus den Rr. anteriores der Spinalnervensegmente L1–L4 gebildet,
- liegt vor den Querfortsätzen der Lendenwirbelsäule,
- steht in enger Beziehung zur Rückseite der Nieren und zum M. psoas major.

16.1 Anatomischer Überblick

Der Plexus lumbalis (➤ Abb. 16.1) ist ein Nervengeflecht, das aus den anterioren Ästen (Rr. anteriores) der Spinalnerven der Segmente L1–L4 gebildet wird. Er innerviert vor allem die Bauchwand, die äußeren Geschlechtsorgane und die unteren Extremitäten.

16.1.1 Aufbau

- Der R. anterior von L1 nimmt eine Anastomose des N. subcostalis (anteriorer Ast des 12. Thorakalnervs) auf und teilt sich in drei Äste : N. iliohypogastricus, N. ilioinguinalis und N. genitofemoralis.
- Der R. anterior von L2 teilt sich in unterschiedliche Äste und ist an folgenden Nerven beteiligt: N. genitofemoralis, N. cutaneus femoris lateralis, N. obturatorius, N. femoralis.
- Der R. anterior von L3 teilt sich in drei Äste, durch die er am Aufbau folgender Nerven beteiligt ist: N. cutaneus femoris lateralis, N. obturatorius, N. femoralis.
- Der R. anterior von L4 teilt sich in drei Äste, durch die er am Aufbau folgender Nerven beteiligt ist: N. obturatorius, N. femoralis, Truncus lumbosacralis.
- Der R. anterior von L5 (Plexus sacralis) ist am Aufbau des Truncus lumbosacralis beteiligt, der die Verbindung zwischen Plexus lumbalis und Plexus sacralis herstellt (➤ Abb. 16.2).

16.1.2 Lage und Lagebeziehungen

Der Plexus lumbalis breitet sich in der Tiefe entlang der Wirbelkörper aus, er liegt vor den Querfortsätzen und zwischen den Ursprüngen des M. psoas major (➤ Abb. 16.3).

Der Plexus lumbalis hat eine enge Beziehung zur V. lumbalis ascendens, die Teil des ableitenden Systems der parietalen Venen ist und kranialwärts in die V. azygos und V. hemiazygos einmündet.

Er hat auch engen Kontakt zur Rückseite der Nieren.

OSTEOPATHISCHE RELEVANZ

Die tiefe Lage des Plexus lumbalis nahe der Wirbelsäule erschwert bzw. verhindert eine direkte Manipulation des Nervengeflechts. Aus diesem Grund wird dieser Plexus hauptsächlich über seine Äste und Endäste behandelt. Es empfiehlt sich, vor der Manipulation der Nervenstrukturen den posterioren Nierenbereich zu behandeln, um den Plexus lumbalis von eventuell vorhandenen mechanischen Belastungen zu befreien.

16.1.3 Anastomosen

Der Plexus lumbalis hat Verbindungen zu folgenden Nerven:
- N. subcostalis.
- 5. Lumbalnervenpaar.
- Lumbale Grenzstrangganglien: Jeder Lumbalnerv nimmt ein oder zwei Rr. communicantes grisei, L1 und L2 auch einen R. communicans albus auf.

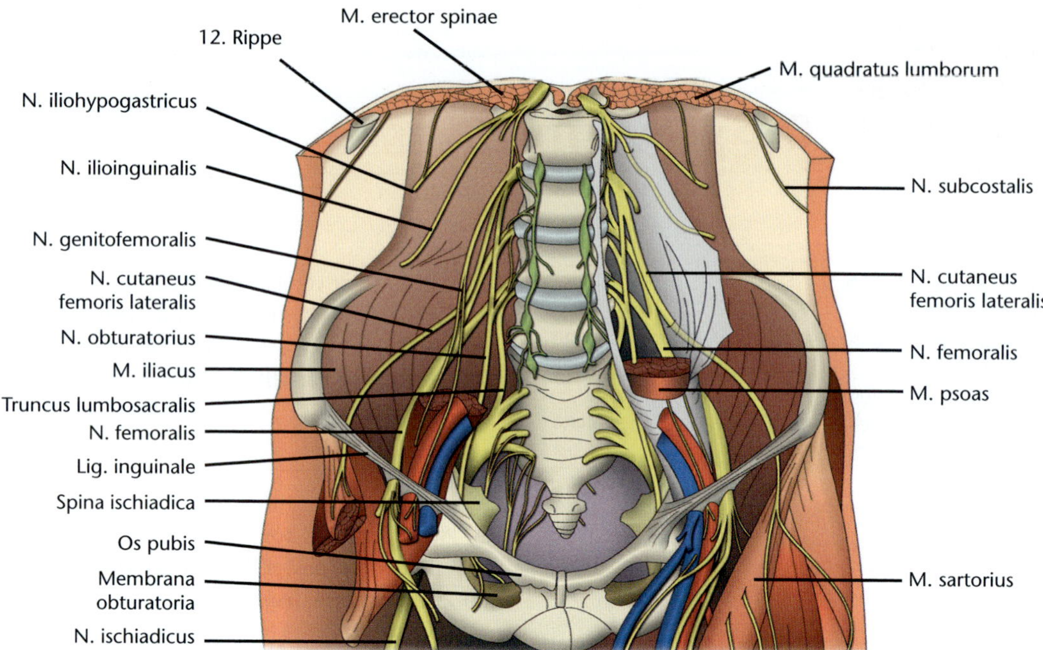

Abb. 16.1 Plexus lumbalis

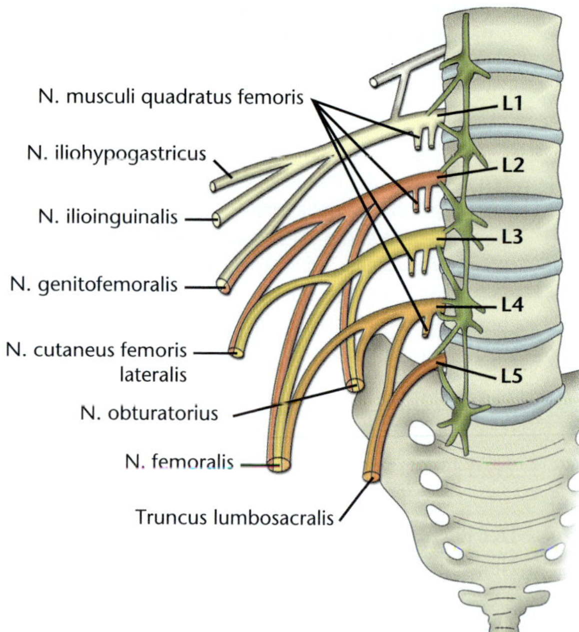

Abb. 16.2 Plexus lumbosacralis

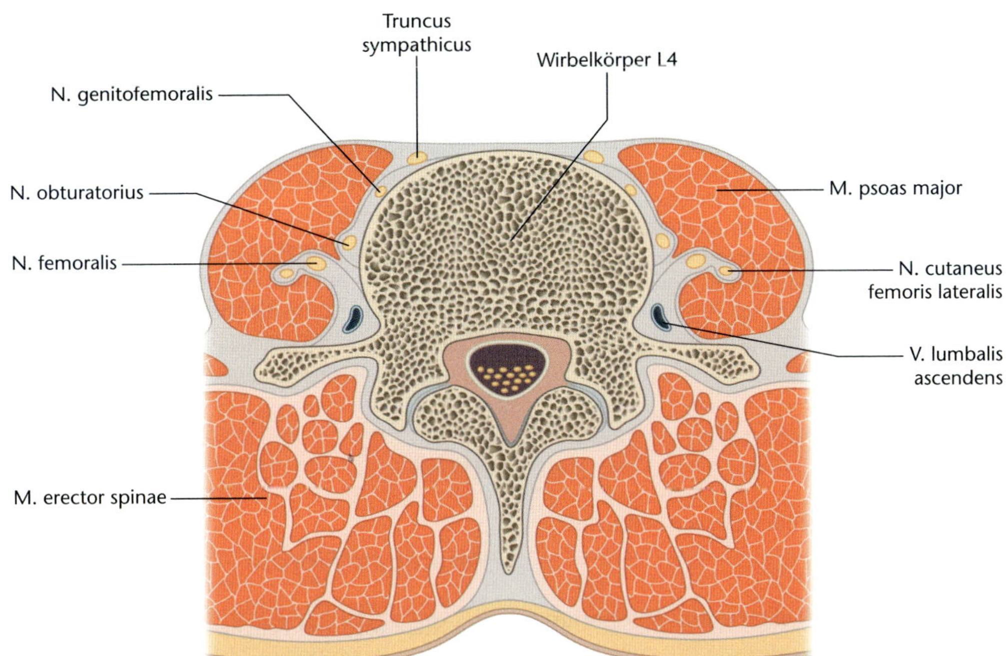

Abb. 16.3 Lage des Plexus lumbalis

16.1.4 Äste

Die Hauptäste des Plexus lumbalis sind:

- N. iliohypogastricus
- N. ilioinguinalis
- N. cutaneus femoris lateralis
- N. genitofemoralis

N. iliohypogastricus

Der N. iliohypogastricus ist ein gemischt motorischer und sensibler Nerv, der aus den Segmenten Th12 und L1 entspringt. Er durchquert zunächst den posterokranialen Anteil des M. psoas und zieht anschließend zwischen dem Peritoneum und dem M. quadratus lumborum nach kaudal. Er teilt sich in einen R. cutaneus lateralis und einen R. cutaneus anterior.

Der R. cutaneus lateralis gibt einen R. perforans ab, der die Haut und den lateralen Teil des M. rectus abdominis sensibel versorgt.

Der R. cutaneus anterior zieht durch den Inguinalkanal und entsendet Nervenfasern zum Os pubis und zum Genitalbereich.

OSTEOPATHISCHE RELEVANZ

Der zum Genitalbereich führende Ast des N. iliohypogastricus ist über den Anulus inguinalis superficialis (äußerer Anteil des Leistenkanals) zugänglich und kann über diesen Zugang behandelt werden.

N. ilioinguinalis

Der N. ilioinguinalis ist ein gemischt motorischer und sensibler Nerv, der ebenfalls Fasern aus Th12 und L1 führt.

N. cutaneus femoris lateralis

Der N. cutaneus femoris lateralis ist ein rein sensibler Nerv, der aus den Segmenten L2–L3 hervorgeht. Am Ausgang des Beckens verläuft er in einer Duplikatur der Fascia lata. Ein bis zwei Fingerbreit unter der Spina iliaca anterior superior teilt sich der Nerv in einen R. glutealis und einen R. femoralis.

OSTEOPATHISCHE RELEVANZ

Der R. femoralis des N. cutaneus femoris lateralis gibt einen R. perforans ab, der an der anterolateralen Seite des Oberschenkels ertastet werden kann.
Der R. genitalis kann über den Anulus inguinalis superficialis erreicht werden. Über diesen Zugang können auch die Rr. genitales des N. iliohypogastricus und des N. ilioinguinalis beeinflusst werden.

16.1.5 Endäste

Als Endäste werden folgenden Nerven bezeichnet:
- N. femoralis
- N. obturatorius
- Manchmal auch der N. obturatorius accessorius

16.2 Pathologien

Isolierte traumatische Läsionen des Plexus lumbalis sind selten. Schädigungen der Nervenfasern können im Rückenmarkkanal, im Bereich der Cauda equina oder in den Foramina intervertebralia entstehen.

Funktionelle Störungen durch die Irritation der verschiedenen Nervenäste sind sehr häufig. Hinzu kommen die zahlreichen Verbindungen zwischen dem Plexus lumbalis und bestimmten Organen, auf die im Weiteren noch eingegangen wird.

16.3 Manipulation

16.3.1 Entspannung des Plexus lumbalis

Die topografische Anatomie lässt erkennen, dass sich der Plexus lumbalis in unmittelbarer Nähe der Nieren befindet.

Die Niere liegt, nur durch die Fascia retrorenalis getrennt, dem M. psoas direkt auf. Je nach Lage der Niere hat das Organ Verbindung zum N. cutaneus femoris lateralis oder zum N. genitofemoralis.

Zwischen M. psoas und M. quadratus lumborum trifft die Niere auf den N. iliohypogastricus und den N. ilioinguinalis.

Der untere Nierenpol kommt zwischen M. iliacus und M. psoas mit dem N. femoralis in Berührung. In seltenen Fällen kann die Niere an der Medialseite des M. psoas auf den Truncus lumbosacralis und den N. obturatorius Druck ausüben.

16.3.2 Plexus lumbalis und Fixierungen der Nieren

Pararenale Fibrose

Die Niere wird von Fettgewebe umgeben, das durch ein Trauma an Dichte zunehmen, fibrosieren bzw. verhärten kann. Dabei muss zwischen dem perirenalen Fett (Capsula adiposa perirenalis), das von der Fascia renalis umschlossen wird, und dem pararenalen Fettgewebe unterschieden werden.

Das pararenale Fettgewebe, das auch als Corpus adiposum pararenalis bezeichnet wird, liegt zwischen dem retrorenalen Blatt der Fascia renalis und dem M. quadratus lumborum bzw. dem M. psoas. Dieses Fettgewebe kann durch Druck Schmerzen im Plexus lumbalis erzeugen. Unserer Meinung nach werden Reizungen der Nervenfasern des Plexus lumbalis mehr durch den Corpus adiposum pararenalis als durch die Capsula adiposa perirenalis verursacht.

Während des Geburtsvorgangs kann es zu einem Nierentrauma kommen. Auch ein Sturz auf das Os coccygis, auf den Rücken, ein direkter Schlag auf die Lendenregion oder ein Aufprall während eines Autounfalls kommen als Ursache für eine traumatische Verletzung der Niere infrage.

Durch das Trauma entsteht eine Fibrose des pararenalen Fettgewebes, die die Gleitfähigkeit (Verschieblichkeit) der Niere bei der Körperbewegung und der Atmung beeinträchtigt.

Im gesunden Zustand bewegt sich die Niere bei forcierter Atmung um bis zu 9 cm.

Nach und nach verliert die Niere ihre Beweglichkeit und es entsteht eine Fixierung an der posterioren Wand der Nierenloge. Dadurch kann es zu mechanischen Belastungen des Plexus lumbalis kommen, die Schmerzprojektionen auslösen können.

Anfänglich sind vor allem die kranial verlaufenden Nerven des Plexus betroffen.

Nierensenkung

Bei der Nierensenkung (Nephroptose) unterscheidet man drei Schweregrade, die unterschiedliche Symptome verursachen.

Nephroptose 1. Grades

Die Niere befindet sich noch in ihrer anatomischen Position, allerdings drückt das fibrosierte pararenale Fett die Niere gegen den Plexus lumbalis, den N. iliohypogastricus, den N. ilioinguinalis und den N. cutaneus femoris lateralis. Gelegentlich wird auch der N. subcostalis gereizt.

Der Patient spürt ein leichtes unangenehmes Ziehen im Lendenbereich und im Abdomen.

Nephroptose 2. Grades

Die Niere ist weiter normal beweglich. Da sie aber etwas tiefer liegt und mehr nach lateral gedreht ist, drückt sie auf den N. cutaneus femoris lateralis. Das ist die häufigste Form der Nephroptose. Der Patient wacht früh morgens mit Lendenschmerzen auf, manchmal verspürt er auch Atembeschwerden und eine leichte Reizung auf der anterolateralen Seite des Oberschenkels.

In dieser Phase kann es auch zu Nierenkoliken und Infektionen kommen.

Nephroptose 3. Grades

Die Niere liegt sehr weit kaudal. Ihr oberer Pol hat mit dem Diaphragma keinen Kontakt mehr. Jetzt werden N. genitofemoralis, N. obturatorius und in seltenen Fällen (über den Truncus lumbosacralis) auch der N. ischiadicus gereizt.

Seltsamerweise ist die Senkung 3. Grades oft asymptomatisch. Als einzige Beschwerden treten manchmal ein unangenehmes Gefühl im Unterleib und eine Reizung an der Innenseite des Oberschenkels auf. Es besteht ein erhöhtes Risiko für Harnwegsinfekte oder Steinbildungen (Lithiase).

CAVE

Auch wenn Fixierungen der rechten Niere häufiger vorkommen, sollte man grundsätzlich immer beide Nieren untersuchen bzw. behandeln.

Fixierungen der linken Niere lassen sich schwieriger diagnostizieren, müssen aber unbedingt behandelt werden, da ein erhöhtes Risiko für Erkrankungen der Urogenitalregion besteht (➢ Abb. 16.4).

Technik in Rückenlage

Unter den uns bekannten Behandlungstechniken wurde jene ausgewählt, die sich für die Nervenstrukturen des Plexus lumbalis am wirksamsten erwiesen hat. Da am häufigsten eine Nierensenkung 2. Grades auftritt, bezieht sich die beschriebene Technik auf Fixierungen 2. Grades.

Die Patientin befindet sich in Rückenlage und stellt das Bein auf der Behandlungsseite auf.

Der Therapeut legt den Zeigefinger seiner kranialen Hand, verstärkt durch den Mittelfinger, in das Trigonum lumbale (Grynfelt-Dreieck), das von der Crista iliaca, der 12. Rippe und der Paravertebralmuskulatur begrenzt wird.

- Phase 1: Der Therapeut bewegt seine Finger so weit wie möglich in Richtung Querfortsatz von L3 (➢ Abb. 16.5).
- Phase 2: Er bewegt seine Finger langsam nach anterior, während er mit der kaudalen Hand das Bein in Flexion bewegt (➢ Abb. 16.6).
- Phase 3: Er bewegt das Bein in Abduktion, Extension und Innenrotation und mobilisiert gleichzeitig die Nieren nach anterior und in Innenrotation (➢ Abb. 16.7).

Die Technik wird mehrmals wiederholt, bis man spürt, dass sich die Fossa lumbalis entspannt. Häufig spürt man während der ersten Manipulationen eine leichte Krepitation oder ein leichtes Knistern unter den Fingern, ein Zeichen, dass die pararenale Fibrose gelöst wird.

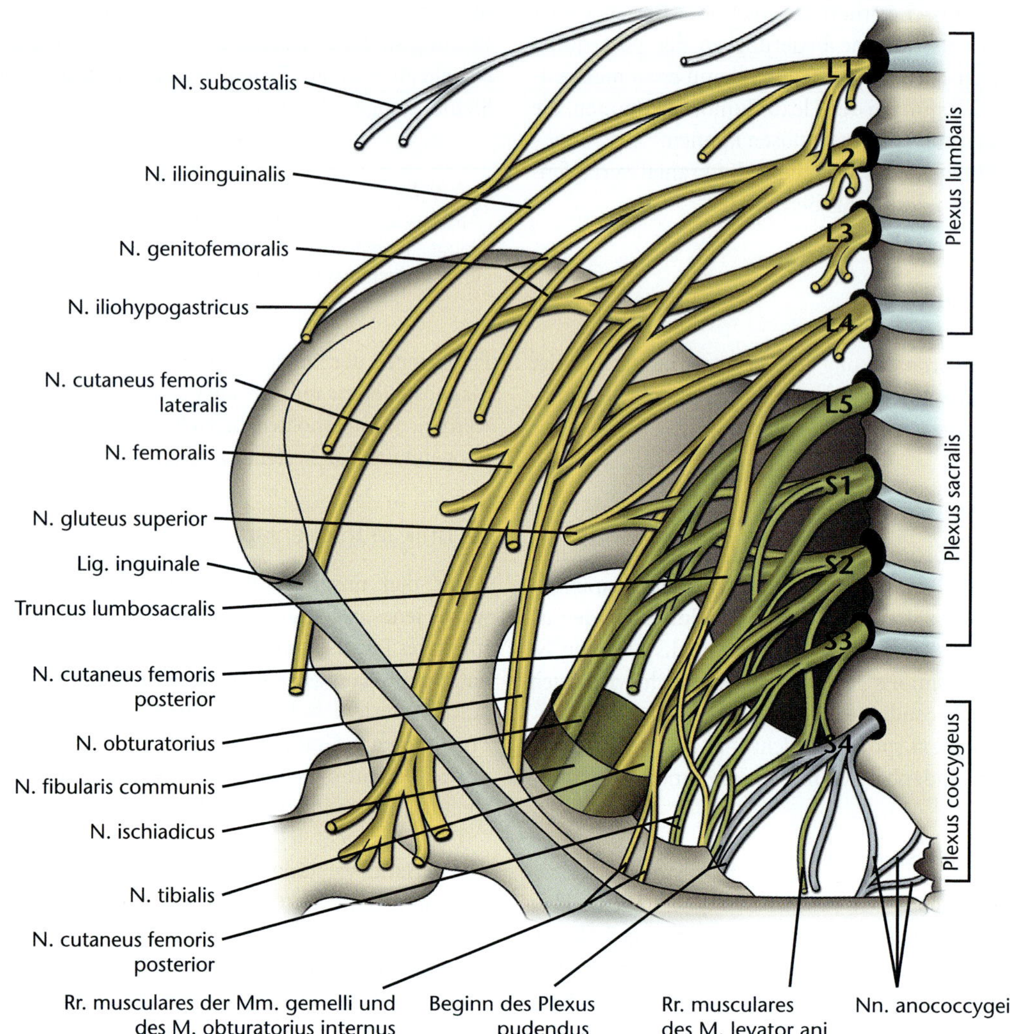

Abb. 16.4 Plexus lumbalis

Technik in Seitenlage

Die Patientin befindet sich in Seitenlage, die zu behandelnde Seite oben. Sie beugt das Bein und legt ihr Knie auf dem Oberschenkel des Therapeuten, der auf der Behandlungsliege abgestützt wird, ab (➤ Abb. 16.7).

Der Therapeut legt zwei Finger einer Hand in den kranialen Abschnitt des Trigonum lumbale und zwei Finger der anderen Hand in den kaudalen Abschnitt.

Die Finger liegen seitlich neben den Querfortsätzen von L3 und L4 und gleiten vorsichtig nach anterior und dringen dabei in die lumbale Bauchwand ein, so als wollten sie in den Raum zwischen Niere und Querfortsätzen vordringen.

Die Dehnung erfolgt in lateraler und leicht kaudaler Richtung.

Manipulation des Lig. inguinale

Es hat sich als nützlich erwiesen, das Lig. inguinale vor der Manipulation der anterioren Nerven des Plexus lumbalis zu behandeln. Dieses Ligament ist oft angespannt, manchmal fibrosiert und kann all diese Nerven belasten (➤ Abb. 16.8).

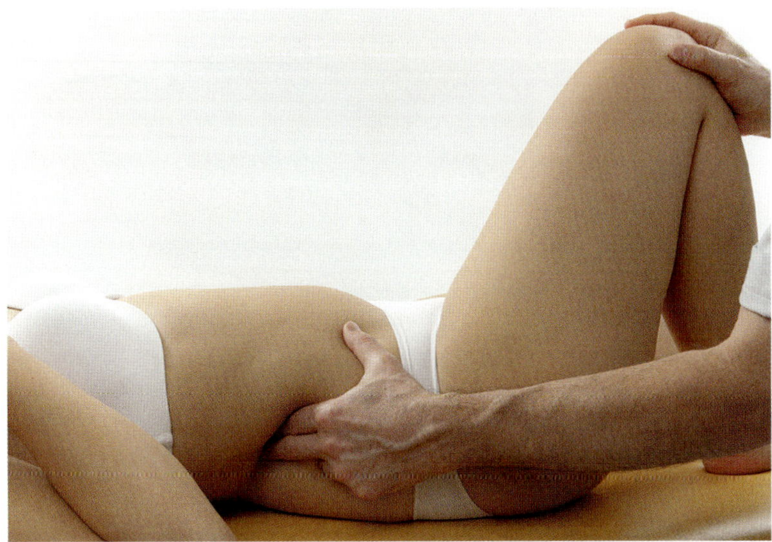

Abb. 16.5 Behandlung des Plexus lumbalis (Phase 1)

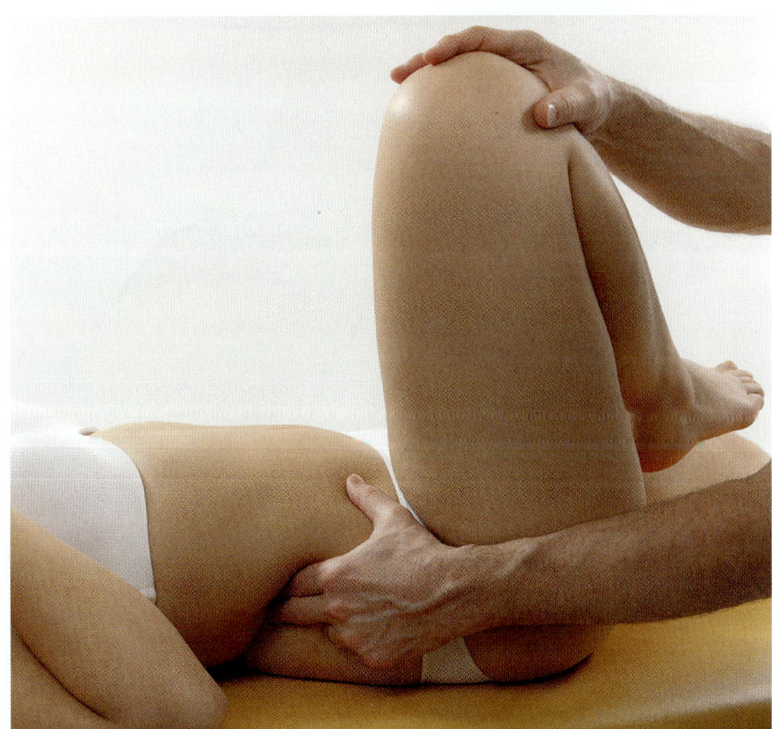

Abb. 16.6 Behandlung des Plexus lumbalis (Phase 2)

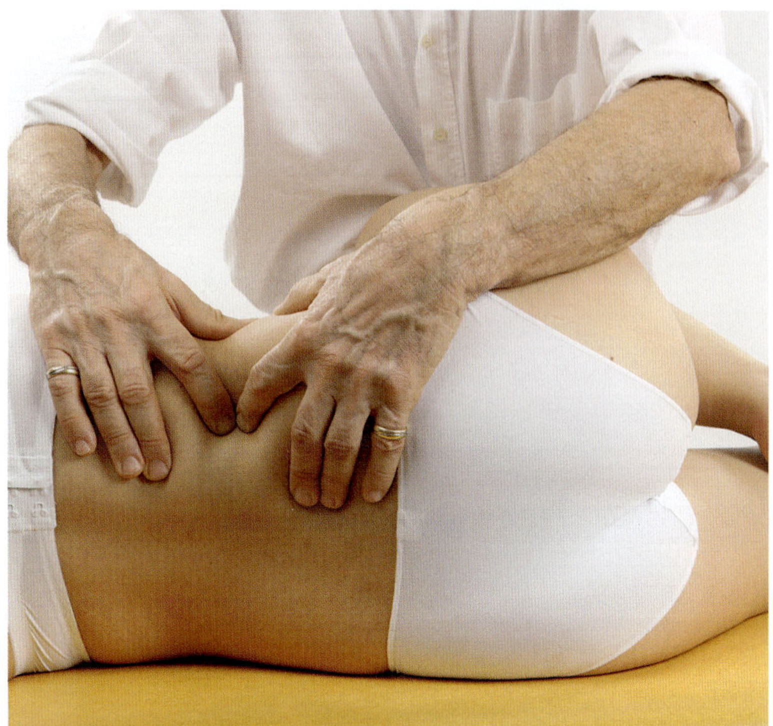

Abb. 16.7 Behandlung des Plexus lumbalis in Seitenlage

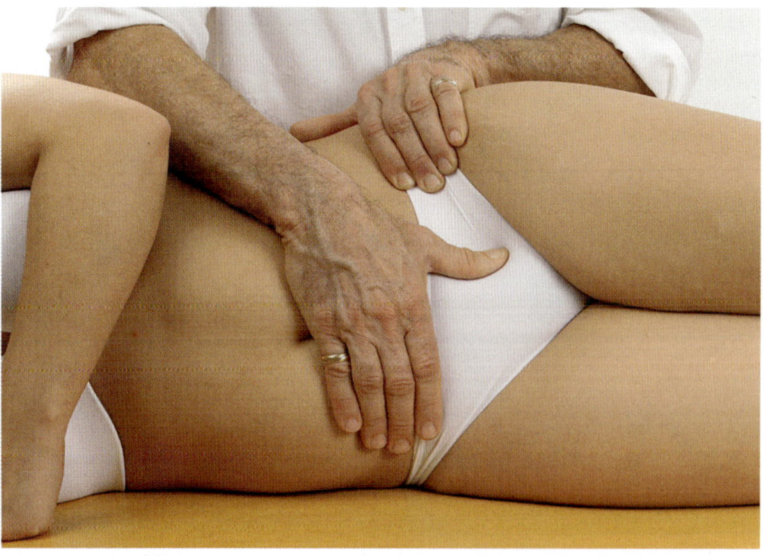

Abb. 16.8 Manipulation des Lig. inguinale in Seitenlage

Die Patientin befindet sich in Seitenlage. Der Therapeut legt eine Hand flach auf das Abdomen der Patientin und kontaktiert mit dem Daumen die Spina pubica, um den medialen Ansatz des Ligaments zu stabilisieren.

Er legt zwei Finger seiner anderen Hand auf die Innenseite der Spina iliaca anterior superior und führt eine Traktion nach lateral aus, um das Lig. inguinale zu dehnen (➤ Abb. 16.9).

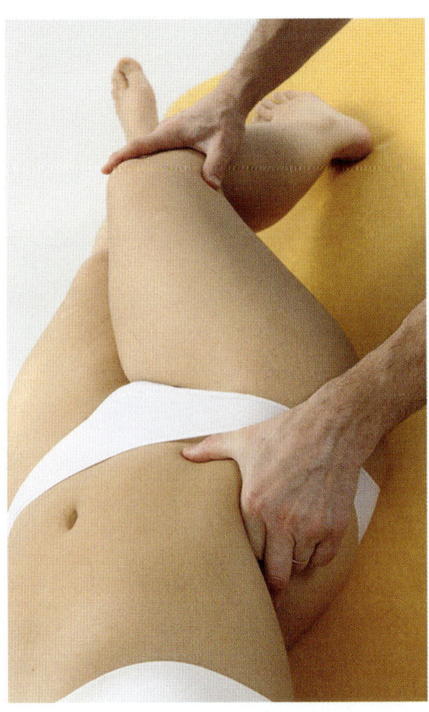

Abb. 16.9 Befreiung des Plexus lumbalis (3. Phase)

CAVE

Während der Zeigefinger die Rückseite der Niere behandelt, sollte man den Druck des Fingers immer wieder verändern und den Finger zunächst etwas mehr nach medial, dann nach kranial und schließlich nach kaudal richten, nur so können alle Fixierungen erreicht werden.

KAPITEL

17 N. genitofemoralis, N. iliohypogastricus, N. ilioinguinalis

17.1 N. genitofemoralis

Neue französische Nomenklatur	Klassische französische Nomenklatur	Nomina anatomica	Englische Nomenklatur
nerf génit-ofémoral	nerf génit-ofémoral	N. genit-ofemoralis	genitofem-oral nerve

KURZ GEFASST

Der N. genitofemoralis
- ist ein gemischt motorischer und sensibler Nerv mit Nervenfasern aus den Spinalnervensegmenten L1 und L2,
- sorgt mit seinem R. genitalis für die motorische Innervation des M. cremaster (Muskeltonus) und die sensible Innervation des Skrotums, der Labia majora und des oberen Abschnitts der Innenseite des Oberschenkels,
- innerviert über den R. femoralis das Trigonum femorale (Scarpa-Dreieck).

17.1.1 Anatomischer Überblick

Ursprung und Verlauf

Dieser gemischt motorische und sensible Nerv wird anatomisch als Ast des Plexus lumbalis betrachtet.

Theoretisch stammen seine Fasern aus den Segmenten L1 und L2, für manche Autoren nur aus L2.

Der N. genitofemoralis gibt zwei Äste ab: Ramus genitalis und Ramus femoralis. Er folgt einem schräg nach kaudal und anterior ziehenden Verlauf und teilt sich nahe dem Lig. inguinale in seine Äste auf.

Lagebeziehungen

- Der N. genitofemoralis quert zunächst den M. psoas major,
- verläuft anschließend unter der Fascia iliaca, wobei er anterior zunächst von der A. und V. testicularis/ovarica und dann vom Ureter überkreuzt wird,
- zieht schließlich lateral entlang der A. iliaca communis und A. iliaca externa weiter kaudal.

Äste

Der N. genitofemoralis gibt Gefäßäste für die A. iliaca externa ab.

Endäste

R. genitalis

- Der R. genitalis zieht zum Anulus inguinalis profundus, den er gemeinsam mit dem Samenstrang (Funiculus spermaticus) bzw. dem Lig. teres uteri (Lig. rotundum) durchläuft.
- Er innerviert den M. cremaster, das Skrotum bzw. die Labia majora und die Haut über dem Os pubis. Der kleine quer gestreifte M. cremaster umhüllt den Samenstrang und zieht durch seine Kontraktion die Hoden nach kranial in Richtung Leistenring. Der M. cremaster stabilisiert die Hoden im Skrotum.

R. femoralis

- Der R. femoralis folgt der A. iliaca externa und zieht im Septum femorale unter das Lig. inguinale.
- 2–3 cm unterhalb des Leistenbands dringt er in die Fascia cribosa ein und innerviert die Haut im Trigonum femorale (Scarpa-Dreieck). Er innerviert auch die A. femoralis.

Funktionen

Sensible und autonome Funktion

- Der N. genitofemoralis sorgt für die sensible Versorgung des Skrotums bzw. der Labia majora und der Haut im oberen Anteil des Trigonum femorale.
- Er innerviert die A. femoralis (➤ Abb. 17.1).

Motorische Funktion

Der N. genitofemoralis innerviert den M. cremaster.

17.2 N. iliohypogastricus

Neue französische Nomenklatur	Klassische französische Nomenklatur	Nomina anatomica	Englische Nomenklatur
nerf iliohypogastrique	nerf iliohypogastrique	N. iliohypogastricus	iliohypogastric nerve

KURZ GEFASST

Der N. iliohypogastricus
- entsteht aus Nervenfasern des Spinalnervensegments L1,
- hat engen Kontakt zur Niere und zum Corpus adiposum pararenale,
- sorgt für die sensible Innervation der Haut (Regio glutealis, Regio pubica, Skrotum und Labia majora).

17.2.1 Anatomischer Überblick

Ursprung und Verlauf

Der N. iliohypogastricus ist ein gemischt motorischer und sensibler Nerv und ein Ast des Plexus lumbalis. Seine Fasern stammen aus dem Spinalnervensegment L1.

Der Nerv verläuft zunächst posterior des M. psoas auf dem M. quadratus lumborum, posterior der Niere und dem Corpus adiposum pararenale.

Er quert den M. psoas in seinem posterokranialen Anteil und verläuft zwischen dem M. transversus abdominis und dem M. obliquus internus.

Er zieht der Crista iliaca entlang und teilt sich in einen abdominalen Ast (R. cutaneus lateralis) und einen genitalen Ast (R. cutaneus anterior).

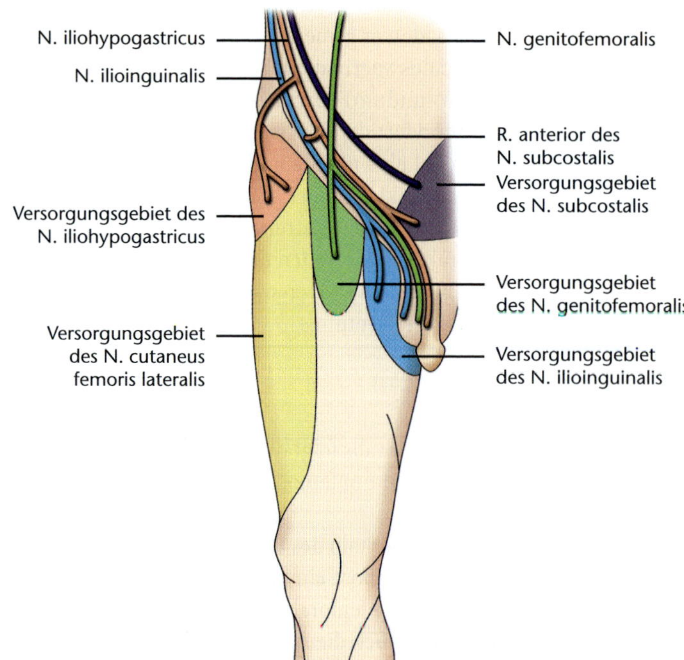

Abb. 17.1 Sensibles Versorgungsgebiet des N. genitofemoralis (nach Kamina)

R. cutaneus anterior

Der N. iliohypogastricus verläuft zwischen dem M. obliquus internus und dem M. obliquus externus und dringt in den Inguinalkanal ein.

Am Ausgang des Inguinalkanals gibt er Nervenfasern ab, die die Haut über dem Os pubis, das Skrotum bzw. die Labia majora versorgen.

Äste

- Nn. Intercostales.
- Rr. musculares für die motorische Versorgung der Bauchmuskulatur.
- R. perforans innerviert den superolateralen Abschnitt des Oberschenkels.
- R. cutaneus lateralis für die sensible Innervation der Bauchwand, weitere Äste ziehen zum M. rectus abdominis und zum M. pyramidalis.
- R. cutaneus anterior.

Anastomosen

Es bestehen Anastomosen mit dem N. ilioinguinalis und dem N. subcostalis.

Funktionen

Sensible und autonome Funktion

Innervation der Haut: anterosuperiorer Bereich der Regio glutealis, Regio pubica, Skrotum bzw. Labia majora.

Motorische Funktion

Rr. musculares versorgen den M. rectus abdominis und den M. pyramidalis.

17.3 N. ilioinguinalis

Neue französische Nomenklatur	Klassische französische Nomenklatur	Nomina anatomica	Englische Nomenklatur
nerf ilioinguinal	nerf ilioinguinal	N. ilioinguinalis	ilioinguinal nerve

KURZ GEFASST

Der N. ilioinguinalis
- ist ein gemischt motorischer und sensibler Nerv mit Nervenfasern aus dem Spinalnervensegment L1,
- entsendet über seinen R. abdominalis
  - motorische Fasern an die Bauchmuskulatur,
  - sensible Fasern an die Haut des Abdomens,
- innerviert mit seinem R. genitalis die Innenseite des Oberschenkels, das Skrotum, den Penis und die Labia majora (sensible Innervation).

17.3.1 Anatomischer Überblick

Ursprung und Verlauf

Der N. ilioinguinalis ist ein gemischt motorischer und sensibler Nerv aus dem Plexus lumbalis, der Nervenfasern aus dem Segment L1 führt. Er ist viel dünner als der N. iliohypogastricus.

Der N. ilioinguinalis verläuft parallel zum N. iliohypogastricus über dem M. quadratus lumborum in der Bauchwand nach anterior. Dort durchbricht er den M. transversus abdominis und den M. obliquus internus abdominis, um seitlich in den Leistenkanal zu ziehen.

Er gibt Äste für das Abdomen (Rr. musculares) und den Genitalbereich (Rr. genitales) ab.

Rr. genitales

Die Rr. genitales durchziehen den Leistenkanal und teilen sich anschließend in Äste für die Haut oberhalb des Os pubis und Äste für die Genitalien auf. Letztere – Nn. scrotales bzw. labiales anteriores – innervieren die Innenseite des Oberschenkels, das Skrotum, die Peniswurzel bzw. die Labia majora.

Funktionen

Der N. ilioinguinalis ist vor allem ein sensibler Nerv. Es werden auch einige motorische Fasern beschrieben, die die Abdominalmuskulatur mit Ausnahme des M. rectus abdominis innervieren.

Sensible Funktion

Der N. ilioinguinalis gibt sensible Fasern für die Haut des Abdomens, den oberen und medialen Abschnitt des Oberschenkels, das Skrotum bzw. die Labia majora ab.

17

Motorische Funktion

Die Durchtrennung des N. ilioinguinalis führt zu
- Hypotonie der unteren Bauchwand.
- Lähmung des M. obliquus inferior. Da dieser Muskel an der Ausbildung des Leistenkanals beteiligt ist, kann die Schädigung des N. ilioinguinalis zur Entstehung einer Inguinalhernie beitragen.

17.3.2 Techniken für die drei Muskeln

Manipulationstechniken

N. iliohypogastricus, N. ilioinguinalis und N. genitofemoralis entsenden Endäste in den Leistenkanal. Um eine bessere Vorstellung von den Behandlungsmöglichkeiten in dieser Region zu bekommen, befassen wir uns zunächst mit dem Leistenkanal.

Inhalt des Leistenkanals

- Beim Mann: Samenstrang (Funiculus spermaticus), wird von der Tunica spermatica interna (Fascia transversalis) umhüllt.
- Bei der Frau: Lig. teres uteri und vom Uterus kommende Lymphgefäße.
- Bei beiden Geschlechtern: Äste von N. iliohypogastricus, N. ilioinguinalis und N. genitofemoralis. Aus diesem Grund ist es wichtig, den Leistenkanal zu untersuchen und gegebenenfalls zu behandeln.

Der N. genitofemoralis kann auch 2–3 cm unter dem Leistenband im Hiatus saphenus behandelt werden, sein R. femoralis durchbohrt die Fascia cribosa und gibt oberflächliche Rr. perforantes ab.

Leistenkanal

Der Canalis inguinalis (➤ Abb. 17.2) verläuft schräg durch die Bauchwand und wird durch folgende Strukturen gebildet:
- anterior: Aponeurose des M. obliquus externus abdominis und Muskelfasern des M. obliquus internus,
- kaudal: Lig. inguinale,
- posterior: Fascia transversalis,
- kranial: kaudaler Rand des M. transversus abdominis.

Der Leistenkanal endet mit zwei Faszienringen (Leistenringen):
- Anulus inguinalis superficialis: Der äußere Leistenring befindet sich als schlitzförmige Öffnung in der Faszie des M. obliquus externus.
- Anulus inguinalis profundus: Der innere Leistenring wird durch die Fascia transversalis gebildet, die sich in der Tunica spermatica interna fortsetzt.

An der Medialseite des inneren Leistenrings wird die Fascia transversalis durch das Lig. interfoveolare (Hesselbach-Band) verstärkt, dessen kontraktile Fasern gut auf Ecoute-Techniken ansprechen.

Die beiden Leistenringe stellen Schwachstellen in der Bauchwand dar.

Beim Descendus testis stülpt sich eine Aussackung des Peritoneums durch den Leistenkanal bis ins Skrotum vor (Proc. vaginalis peritonei). Diese wird in der Folge am oberen Ende verschlossen, sodass in der Folge keine Verbindung zwischen der Peritonealhöhle und dem Skrotum besteht.

Indikationen

Die Technik für die drei Nerven kann bei folgenden Indikationen eingesetzt werden:
- Bei Schmerzen:
  - Femoralgie.
  - Hüftschmerzen, vor allem bei Zerrungen des Kapsel-Band-Apparats nach einem Sturz, durch unphysiologische Bewegungen/Verdrehungen, längeres Verharren in einer ungünstigen Körperposition oder durch das thorakolumbale Syndrom (Maigne-Syndrom).
  - Knieschmerzen: Über Anastomosen kann man auf den Kapsel-Band-Apparat des Knies einwirken.
- Beckenschmerzen: Die Manipulation der durch den Leistenkanal ziehenden Nerven vermindert Schmerzen im Bereich des Os pubis und der Genitalien. Bei Frauen scheint man auch auf den Lymphabfluss einwirken zu können. Der Leistenkanal sollte bei allen Problemen im kleinen Becken untersucht werden.
- Nieren: Über den Plexus lumbalis kann man indirekt Einfluss auf die Nieren nehmen, insbesondere auf den Abgang von Nierensteinen und Stauungen in den Nieren.

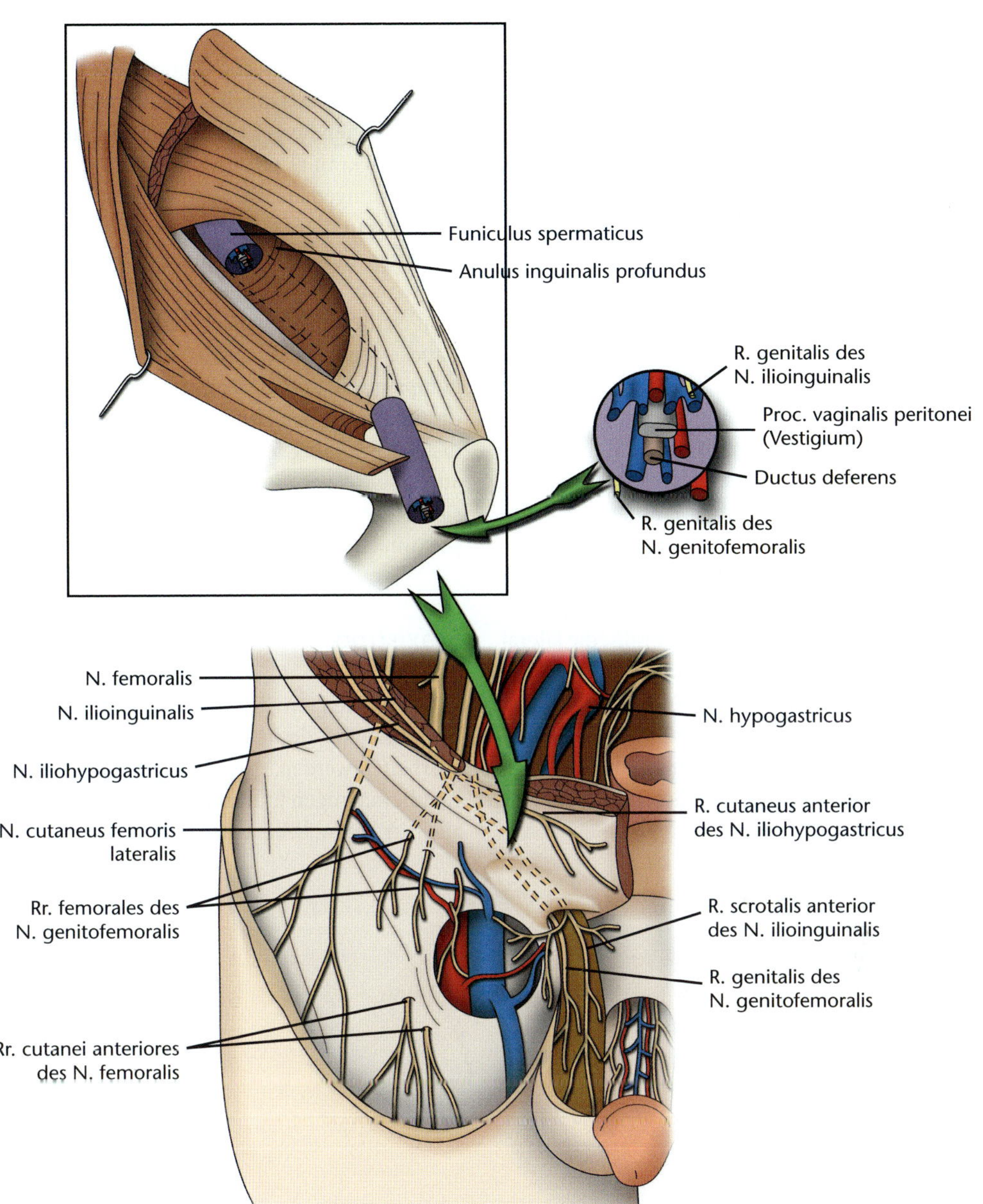

Abb. 17.2 Der Leistenkanal und sein Inhalt

Techniken

Manipulation des Leistenkanals

Der Therapeut folgt vom Os pubis ausgehend dem Verlauf des Lig. inguinale. Er legt den Zeigefinger seiner kranialen Hand über das Lig. inguinale und sucht im Haut- und Unterhautgewebe nach der Öffnung des Leistenkanals. Er führt den Zeigefinger vorsichtig in die Öffnung ein und sucht nach einem sensiblen oder schmerzhaften Punkt, den er mit einer Kompressions-Ecoute-Technik entspannt. Mit der anderen Hand übt er Gegendruck aus und ermöglicht damit ein leichteres

Eindringen des Zeigefingers der kranialen Hand (➤ Abb. 17.3).

CAVE

Um ein nachhaltigeres und besseres Ergebnis zu erzielen, sollte man beide Seiten untersuchen und gegebenenfalls behandeln. Dabei kann man mit dem Zeigefinger auch kleine Rotationen ausführen und etwas weiter in den Leistenkanal eindringen.

Manipulation des N. genitofemoralis

Palpation des Hiatus saphenus

Der Therapeut palpiert zunächst den Puls der A. femoralis durch die den Hiatus saphenus (Fossa ovalis femoris) bedeckende Fascia cribosa. Die Ränder des Hiatus werden durch den Margo falciformis hiatus sapheni (Allain-Burns-Ligament) verstärkt.

Im Hiatus saphenus liegen die Nodi lymphatici inguinales profundi sowie die V. femoralis, die lateral von der A. femoralis begleitet wird.

Unmittelbar außerhalb des Hiatus saphenus findet man den R. femoralis des N. genitofemoralis. Ein oder zwei Fingerbreit lateral verlaufen die perforierenden Äste des N. femoralis, an diesen Nerven wird die gleiche Technik angewandt.

Technik

Der Therapeut legt den Daumen oder Zeigefinger distal des Hiatus saphenus auf den Oberschenkel. Er bewegt seinen Finger vorsichtig nach lateral und lässt ihn nach kranial gleiten und sucht dabei die Austrittsöffnungen für die oberflächlichen Äste des N. femoralis und des N. genitofemoralis (➤ Abb. 17.4).

Sollten diese kleinen Bewegungen sensibel oder gar schmerzhaft sein, legt der Therapeut den Daumen seiner proximalen Hand auf den kranialen Rand der Nervenaustrittsöffnung. Gleichzeitig komprimiert er mit Daumen oder Zeigefinger der distalen Hand den Nerv ganz leicht und dehnt ihn in distaler Richtung. Zeigefinger oder Daumen können auch die Nervenaustrittsöffnung komprimieren und sie in der vom Ecoute angezeigten Richtung nach proximal dehnen.

Praxistipp

In dieser Region gibt es zahlreiche Gefäße und Lymphknoten, deshalb sollte nur mit leichtem Druck gearbeitet werden. Die Manipulation sollte durch Gleitbewegungen und mit leichter Kompression parallel zur Verlaufsebene des Nervs erfolgen.

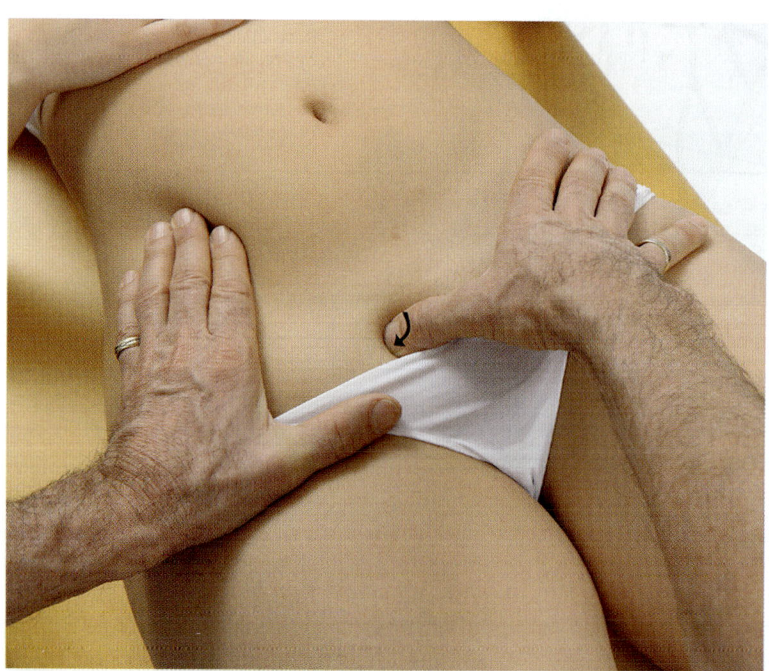

Abb. 17.3 Manipulation des Leistenkanals

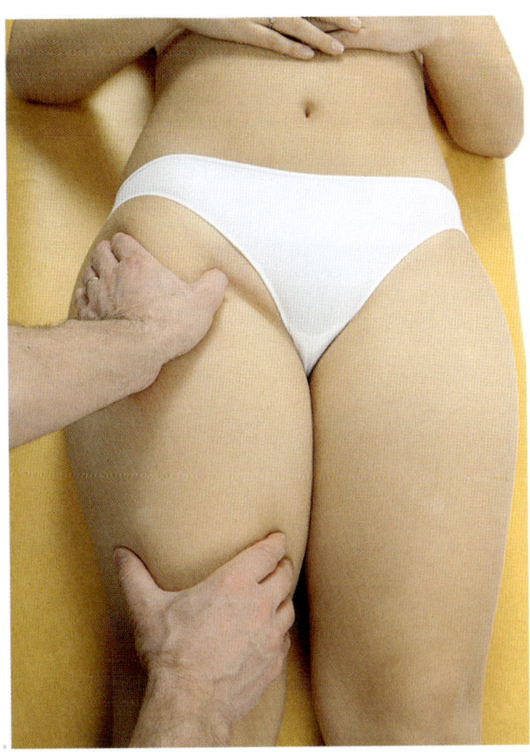

Abb. 17.4 Manipulation des N. genitofemoralis

Eine Reizung des N. genitofemoralis kann auch durch den Abgang eines Nierensteins in den Ureter verursacht werden. Der Verdacht kann durch akute, vor allem nachts plötzlich auftretende Schmerzen in der Lendenregion erhärtet werden.

KAPITEL

18 N. cutaneus femoris lateralis

Neue französische Nomenklatur	Klassische französische Nomenklatur	Nomina anatomica	Englische Nomenklatur
nerf cutané latéral de la cuisse	nerf femoro-cutané	N. cutaneus femoris lateralis	lateral femoral cutaneous nerve

KURZ GEFASST

Der N. cutaneus femoris lateralis
- ist ein rein sensibler Nerv,
- wird aus Nervenfasern aus den Spinalnervensegmenten L2 und L3 gebildet,
- innerviert die Haut im superolateralen Abschnitt der Glutealregion und die laterale Seite des Oberschenkels,
- kann durch Harnleitersteine oder häufiger durch Irritationen des Zäkums eine Neuralgie entwickeln.

18.1 Anatomischer Überblick

18.1.1 Ursprung und Verlauf

Der N. cutaneus femoris lateralis ist ein sensibler Nerv, dessen Nervenfasern aus den Segmenten L2 und L3 stammen.

Der Nerv verläuft schräg über den M. iliopsoas in Richtung Spina iliaca anterior superior.

18.1.2 Lagebeziehungen

Der N. cutaneus femoris lateralis tritt auf Höhe der Crista iliaca am lateralen Rand des M. psoas major aus.

Er verläuft, überdeckt von Peritoneum, auf dem M. iliacus.

Er zieht – meist in einem osteofibrösen Kanal, einer Duplikatur des Lig. inguinale – unter oder durch das Leistenband (Lacuna musculorum) und befindet sich ca. 1 cm medial der Spina iliaca anterior superior.

Schließlich verläuft er auf dem M. sartorius, wo er sich in zwei Äste aufteilt.

18.1.3 Äste

Der N. cutaneus femoris lateralis (➤ Abb. 18.1) gibt in der Fossa iliaca Äste für das Peritoneum ab.

OSTEOPATHISCHE RELEVANZ

Der N. cutaneus femoris lateralis liefert, so wie andere aus dem Plexus lumbalis stammende Nerven, einen Großteil der Innervation des Peritoneum urogenitale. Daher sollte er bei Funktionsstörungen im Abdominal- und Beckenbereich und insbesondere nach einem operativen Eingriff in dieser Region behandelt werden.

18.1.4 Endäste

R. posterior

Dieser auch als R. glutealis bezeichnete Ast tritt durch die Fascia lata und innerviert die Haut des superolateralen Oberschenkels.

R. anterior

Dieser auch als R. femoralis bezeichnete Ast zieht unter die Fascia lata ca. 10 cm in vertikaler Richtung nach kaudal und tritt durch die Faszie. Er innerviert den anterolateralen Oberschenkel bis zum Knie.

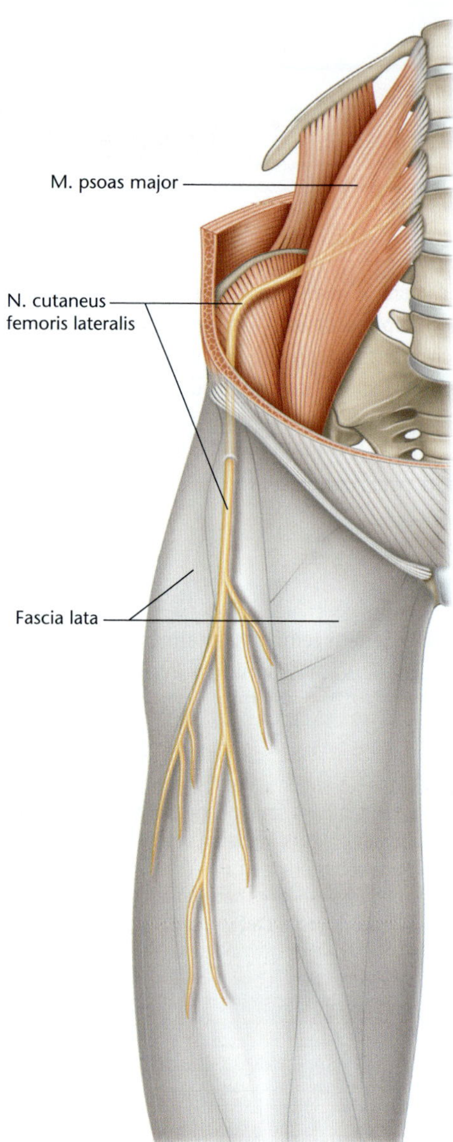

Abb. 18.1 N. cutaneus femoris lateralis (nach Testut)

18.2 Engpasspathologie

Der N. cutaneus femoris lateralis kann unter dem Lig. inguinale geschädigt werden.

18.2.1 Klinik

Meist treten die Beschwerden plötzlich auf, es gibt jedoch auch progrediente Verlaufsformen.

Die Sensibilitätsstörungen (Meralgia paraesthetica) betreffen vor allem den anterolateralen Oberschenkel. Sie beginnen auf Höhe der SIAS und breiten sich bis zum oberen Patellarand aus.

Es handelt sich meist um eine Hyp- oder Hyperästhesie der Haut. Häufig treten Parästhesien in Form kleiner elektrischer Schläge, als schmerzhaftes Kribbeln oder starkes Brennen auf. Das Temperaturempfinden ist eingeschränkt. Der Kontakt mit Kleidung kann sehr unangenehm sein. Manchmal zeigen sich trophische Störungen mit glänzend glatter Haut ohne Behaarung.

Patienten klagen auch über eine atypische Schmerzausstrahlung ins Gesäß, in die Leistenbeuge oder ins Skrotum. Die Beschwerden werden durch Gehen und Stehen verstärkt.

Durch Druck auf einen Punkt ungefähr einen Fingerbreit medial und kaudal der Spina iliaca anterior superior kann der Schmerz provoziert werden.

Die Beschwerden lassen sich durch Überstreckung des Hüftgelenks bei gleichzeitiger Beugung im Knie in Seitenlage provozieren (umgekehrtes Lasègue-Zeichen).

18.2.2 Ätiologie und Pathogenese

Schulmedizinisch wird meist ein Engpasssyndrom vermutet. Dabei wird davon ausgegangen, dass eine Verengung der Lacuna musculorum, in der der Nerv unter dem Lig. inguinale durchzieht, vorliegt.

Tatsächlich ist der Nerv oft an zwei Stellen beengt:

- Unter dem Lig. inguinale (Lacuna musculorum)
- Beim Durchtritt durch die Fascia lata

Bei der Adduktion des Beins wird der N. cutaneus femoris lateralis an diesen Engstellen gedehnt. Gleiches kann bei fortgesetzter Beckenkippung, schlechter Oberkörperhaltung oder aufgrund von Muskelspasmen am Schenkelansatz passieren.

Mögliche weitere Ursachen sind:

- Direktes Trauma auf die Spina iliaca anterior superior (Fußball, Rugby, Boxen).
- Mikrotrauma, wie das Tragen schwerer Lasten auf dem Oberschenkel.
- Kompression durch ein Korsett oder einen Verband, durch Narben oder einen Tumor.

- Hypertonie des M. psoas, der Bauchmuskeln oder des. M. tensor fasciae latae durch intensives Muskeltraining.
- Fixierung oder Ptose der Niere, Nieren- oder Harnleitersteine.
- Störungen in der Statik des Hüftgelenks.
- Beinlängendifferenz, ein deutlich verkürztes Bein wird durch verstärkte Adduktion der anderen Seite kompensiert.
- Narbe an der Außenseite des Oberschenkels.
- Herpes zoster.
- Lumbale Arthrose.
- Gynoide Adipositas, Fetteinlagerungen in der Unterhaut, unter der Fascia iliaca und der Fascia lata können den Nerv durch Kompression oder Verengung der Lacuna musculorum irritieren.
- In sehr seltenen Fällen, tuberkulöse Spondylitis.

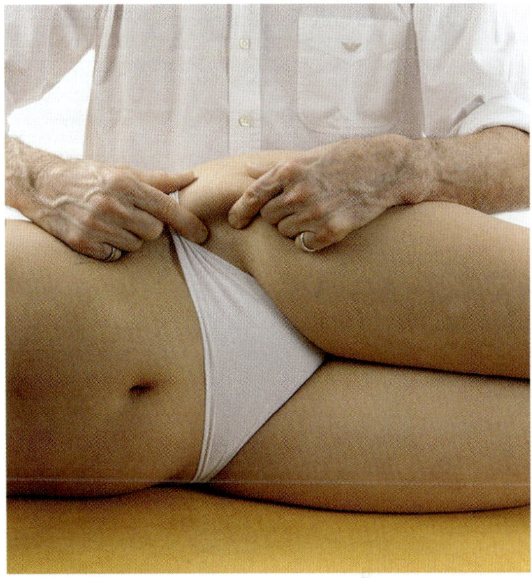

Abb. 18.2 Manipulation des N. cutaneus femoralis lateralis

18.3 Manipulation

18.3.1 Manipulationstechniken

An der Spina iliaca anterior superior

Die Patientin befindet sich in Seitenlage, die zu behandelnde Seite oben (➤ Abb. 18.2).

Der Therapeut positioniert einen Finger medial der Spina iliaca anterior superior, unmittelbar oberhalb des Lig. inguinale und einen Finger der anderen Hand etwas weiter distal und lateral.

Die Nervenfasern sind nicht leicht zu ertasten, außer wenn bereits ein Problem besteht. Der Therapeut bewegt sie so lange quer zum Verlauf und nach distal bis die Sensibilität oder der Schmerz verschwinden.

Am R. anterior

Der N. cutaneus femoris lateralis lässt sich am besten über seinen anterioren Ast behandeln. Dieser Ast durchbohrt die Haut etwa zwei Fingerbreit distal einer unter dem Os pubis verlaufenden horizontalen Linie (➤ Abb. 18.3).

18.3.2 Technik

Wie bei den perforierenden Hautästen der anderen Nerven erfolgt die Palpation von distal nach proximal, immer an der Oberfläche (➤ Abb. 18.4).

Die Patientin befindet sich in Rückenlage, ihre Beine sind ausgestreckt. Der Therapeut lässt den Daumen seiner kranialen Hand am anterolateralen Oberschenkel nach proximal gleiten, wobei er in der Mitte des Oberschenkels beginnt. Am Übergang zwischen dem proximalen und dem mittleren Drittel des Oberschenkels findet man den N. cutaneus femoris lateralis.

Bei einer Nervenläsion ist medial, im vorderen Bereich der Fascia lata eine kleine verhärtete und druckempfindliche flache Stelle in der Haut zu spüren. Man behandelt die flache Stelle, um Spannungen zu lösen und den perforierenden Nerv zu befreien.

Die Patienten sind oft überrascht, wie viele Schmerzpunkte der Therapeut entdeckt und wie schnell sie durch die Behandlung wieder verschwinden.

18.3.3 Kombinierte Manipulationen

Der N. cutaneus femoris lateralis kann mit den Nieren und eventuell auch mit dem Zäkum oder dem Sigmoid behandelt werden.

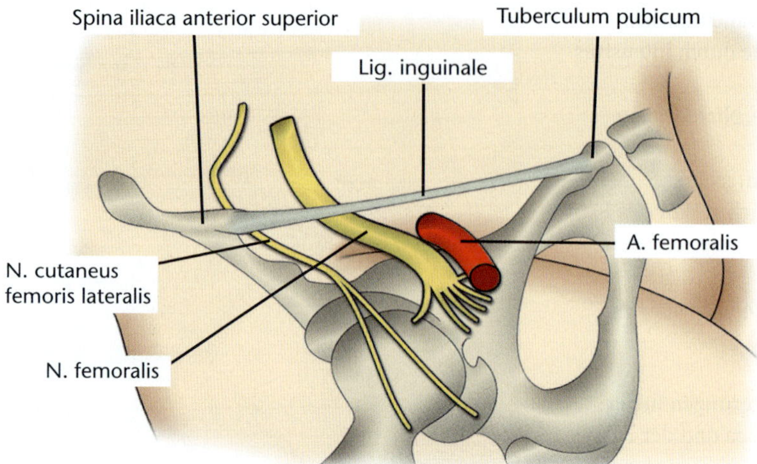

Abb. 18.3 Manipulation des N. cutaneus femoris lateralis (nach Gauthier-Lafaye)

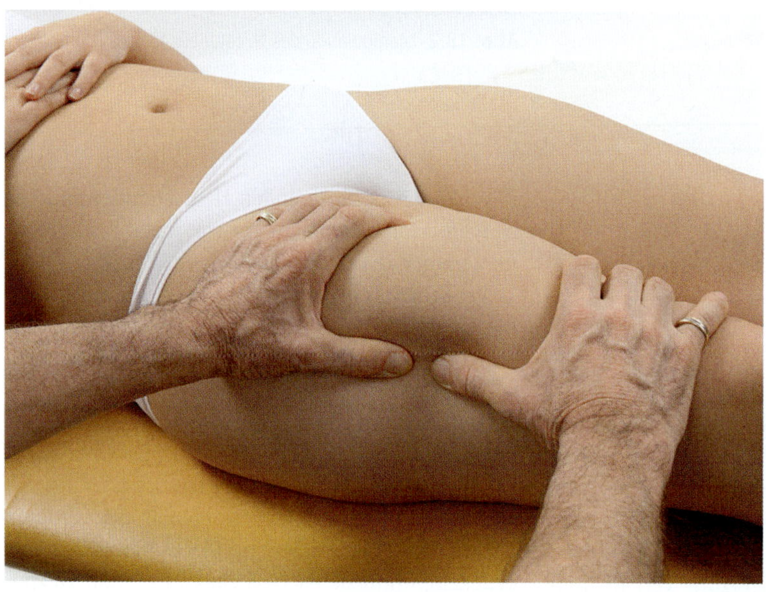

Abb. 18.4 Manipulation des N. cutaneus femoris lateralis

18

18.3.4 Praxistipp

Eine Neuralgie des N. cutaneus femoris lateralis – ohne erkennbares Trauma oder Anzeichen einer Lumbalgie – kann auch ein Hinweis auf Nierensteine oder eine Mikrolithiase sein. Die kleinen Steine werden oft spontan und vom Patienten unbemerkt über den Urin ausgeschieden.

Schlechte Ernährung, zu viel Zucker und rotes Fleisch können zur Reizung und Vergrößerung des Zäkums führen. Erste Anzeichen können Schmerzen im Versorgungsgebiet des N. cutaneus femoris lateralis und des N. femoralis sein.

Der Therapeut sollte dem Patienten raten, auf tierische Proteine weitgehend zu verzichten und ausreichend Flüssigkeit zu sich zu nehmen (öfter kleine Mengen trinken).

KAPITEL

19 N. obturatorius

Neue französische Nomenklatur	Klassische französische Nomenklatur	Nomina anatomica	Englische Nomenklatur
nerf obturateur	nerf obturateur	N. obturatorius	obturator nerve

KURZ GEFASST

Der N. obturatorius
- ist ein gemischt motorischer und sensibler Nerv,
- erhält Nervenfasern aus den Spinalnervensegmenten L2, L3 und L4,
- innerviert die Haut an der Innenseite des Oberschenkels (sensible Versorgung),
- innerviert die Mm. adductores und den M. obturatorius externus (motorische Versorgung),
- anastomosiert mit dem N. femoralis,
- ist ein wichtiger Nerv für Knie und Hüfte sowie für die Organe des kleinen Beckens.

19.1 Anatomischer Überblick

19.1.1 Ursprung und Verlauf

Der gemischt motorische und sensible N. obturatorius führt Fasern aus den Segmenten L2, L3 und L4, die sich im M. psoas zum N. obturatorius verbinden.

Der Nerv zieht medial des M. psoas major, lateral des Ureters und etwas unterhalb der Linea terminalis an der Wand des kleinen Beckens entlang nach kaudal.

Er unterkreuzt die Vasa iliaca communis und tritt nach kaudal durch den Canalis obturatorius aus dem Becken aus.

Im Bereich des Canalis obturatorius teilt er sich in einen R. anterior und einen R. posterior.

19.1.2 Lagebeziehungen

Fossa iliolumbalis (Cuneo und Marcille)

Der N. obturatorius liegt dem Proc. transversus von L5 und der Ala sacralis auf und kreuzt das Iliosakralgelenk. Er steht in Beziehung mit folgenden Strukturen:

- Lateral: N. femoralis
- Medial: Truncus lumbosacralis und A. lumbalis ascendens
- Anterior: Bifurkation der A. iliaca communis und Nodi lymphatici iliaci

Im kleinen Becken

Der N. obturatorius zieht nach kaudal und anterior.

Er verläuft entlang des M. obturatorius internus, oberhalb der A. und V. obturatoria.

Medial des Nervs, auf gleicher Höhe, liegt beim Mann der Ductus deferens, bei der Frau hat er – indirekt über das Peritoneum – Verbindung zur Fossa ovarica.

OSTEOPATHISCHE RELEVANZ

Die Nähe des N. obturatorius zur Fossa ovarica erklärt, wie bei Adnexitis oder Endometriose die Schmerzen bis in den M. obturatorius ausstrahlen können.

Im Canalis obturatorius

Im Canalis obturatorius verläuft der Nerv oberhalb der Arterie.

OSTEOPATHISCHE RELEVANZ

In Bereich des Canalis obturatorius kann der Nerv durch eine Hernia obturatoria komprimiert werden (Howship-Romberg-Syndrom).

Die Membrana obturatoria interna wird posterior durch ein Band verstärkt (Gunsee-Ligament), das an der Abschnürung der Hernie beteiligt ist.

Der Canalis obturatorius ist 3 cm lang und verläuft schräg nach kaudal, anterior und medial. Begrenzt wird der Canalis obturatorius durch folgende Strukturen:

- Kranial: Os pubis
- Kaudal: Oberrand des M. obturatorius internus, kranialer Rand der Membrana obturatoria interna (Gunsee-Ligament) und kranialer Rand des M. obturatorius externus

19.1.3 Äste

- In der Fossa iliolumbalis gibt der Nerv einige Äste ab, die den anterioren Teil des Iliosakralgelenks innervieren (Hilton, Testut).
- Unmittelbar vor seinem Eintritt in den Canalis obturatorius löst sich ein R. muscularis für den M. obturatorius externus. Dieser Ast zieht mit dem N. obturatorius durch den Canalis obturatorius und verteilt sich erst nach dem Austritt aus dem Kanal über dem M. obturatorius externus.
- Zusätzlich gibt der N. obturatorius Gelenkäste an die Vorderseite des Hüftgelenks ab.

19.1.4 Endäste

R. anterior

Dieser Ast des N. obturatorius verläuft nach dem Austritt aus dem Canalis obturatorius zwischen folgenden Strukturen dem Bein entlang:

- Anterior: M. pectineus und M. adductor longus
- Posterior: M. obturatorius externus und M. adductor brevis

Er gibt folgende Äste ab:

- Rr. musculares für den M. pectineus, die Mm. adductor longus und brevis und den M. gracilis
- R. cuntaneus für das distale Drittel des medialen Oberschenkels

OSTEOPATHISCHE RELEVANZ

Der N. adductor longus anastomosiert mit dem N. saphenus und schickt Nervenfasern zur Synovialis des Kniegelenks.

R. posterior

Dieser Ast verläuft zwischen dem M. adductor brevis und dem M. adductor magnus (➤ Abb. 19.1).

Rr. musculares

Nach dem Verlassen des Canalis obturatorius sendet der R. posterior Muskeläste zum M. adductor magnus und zum M. obturatorius externus.

Rr. articulares

- Für den medialen Teil der Hüfte
- Für den posterioren Anteil des Knies

19.1.5 Anastomosen

Der N. obturatorius verbindet sich mit dem N. femoralis. Der R. anterior des N. obturatorius bildet mit dem N. saphenus und dem N. cutaneus femoris medialis unter dem M. sartorius, im distalen und medialen Teil der Oberschenkels, einen Plexus (subsartorial plexus).

19.1.6 Funktionen

Sensible und autonome Funktion

Das sensible Versorgungsgebiet des N. obturatorius umfasst die Innenseite des Oberschenkels.

Motorische Funktion

Der N. obturatorius innerviert die Adduktoren und Außenrotatoren der Hüfte. Bei Lähmung des Nervs können die Beine nicht mehr richtig überkreuzt werden.

19.2 Engpasspathologie

Der N. obturatorius kann bei einer Beckenfraktur oder einem Eingriff im Urogenitalbereich direkt geschädigt werden.

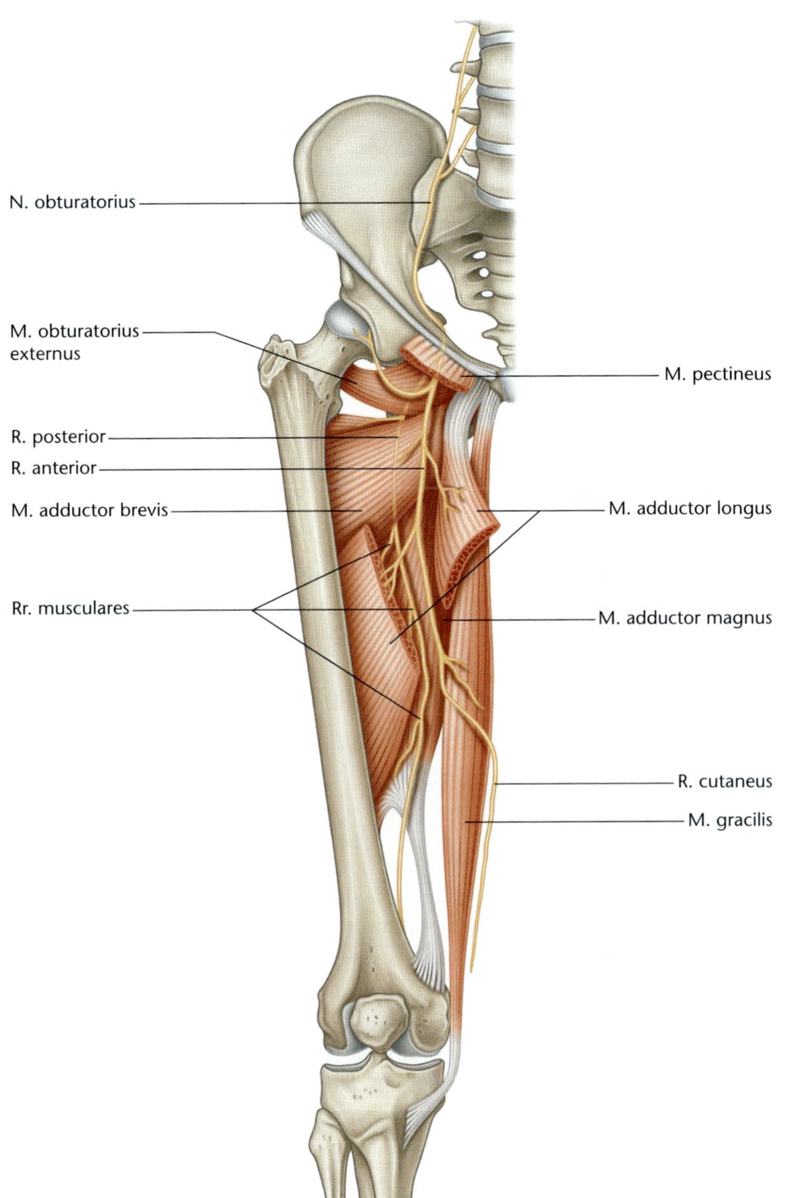

Abb. 19.1 N. obturatorius

Eine Hernia obturatoria verursacht Schmerzen im Versorgungsgebiet des Nervs, die durch erhöhten abdominalen Druck, z. B. beim Husten, verstärkt werden.

Auch Entzündungen des Os pubis können den Nerv komprimieren, insbesondere dann, wenn der Canalis obturatorius durch ein Ödem in den umliegenden Geweben verkleinert wird.

19.3 Manipulation

19.3.1 Indikationen

Hüftgelenk

Schmerzen im Hüftgelenk entwickeln sich manchmal nach

- unabsichtlichen oder falschen Bewegungen, z. B. wenn man über eine Stufe stolpert,
- längerem Hocken oder Sitzen in schlechter Position,
- Koxarthrose,
- Reizung des Nervenstamms, der durch die Niere oder das Zäkum bzw. reflektorisch komprimiert wird.

Kniegelenk

- Baker-Zyste
- Synovitis
- Gelenksteife
- Meniskus- und Ligamentschmerzen

Bestimmte Organe

Nieren

Die Beziehung zwischen den Nieren, dem Plexus lumbalis und seinen Endäste wurden bereits ausführlich beschrieben.

Ovarien

Bei Nulliparae besteht eine besondere Beziehung zwischen dem Ovar und dem N. obturatorius. Bei diesen Frauen liegt das Ovar in der Fossa ovarica und damit unterhalb der Linea innominata und auf Höhe des N. obturatorius und den Gefäßen.

Probleme zwischen dem Ovar und dem N. obturatorius treten meist in der Pubertät auf. Durch die hormonelle Umstellung wächst das Ovar und kann die umliegenden Gewebe irritieren. Dadurch wird auch der Nerv irritiert und dies führt zu projizierten Schmerzen im Knie.

Bei jungen Mädchen wird in der Pubertät häufig die Diagnose einer Patellaluxation, Meniskusläsion oder anderer Knieschmerzen gestellt. Oft bleiben in solchen Fällen die therapeutischen Erfolge jedoch aus.

CAVE

Beidseitige Knieschmerzen haben nur selten eine mechanische Ursache. Bilaterale Gelenkschmerzen sind im Allgemeinen projizierte Schmerzen.

Zäkum

Um das 10. Lebensjahr kommt es häufig zu Schwellungen der mesenterialen Lymphknoten (Lymphadenitis mesenterialis) im Zäkumbereich, die zu einer Reizung des N. obturatorius führen können. Diese Pseudoappendizitis löst sich von selbst. Manchmal treten dabei auch Schmerzen in der Leiste und am Knie auf.

Nervenkompressionen in der Schwangerschaft und während des Geburtsvorgangs

Durch die intrauterine Lage kann der N. obturatorius im Becken direkt durch den Kopf des Babys komprimiert werden, wodurch es zu verminderter oder erhöhter Sensibilität an der Innenseite der Oberschenkel kommt.

Schwangeren Frauen kann man Erleichterung verschaffen, indem man mittels Ecoute kleine Bewegungen am Fötus und am Uterus erzeugt. Wichtig hierbei ist, dass man dabei den Fötus in die Richtung begleitet, in die er sich selbst bewegen möchte, es handelt sich also mehr um eine Induktion als um eine Mobilisation.

Zudem kann man der Mutter Atemübungen zeigen, die im Vierfüßlerstand mit aufgestützten Unterarmen ausgeführt werden. Man leitet die Patientin an, sodass sie ihre Kompressionszonen spürt und ihre Atembewegungen auf diese Zonen lenkt. Diese Übungen sollten mehrmals pro Tag durchgeführt werden.

Durch den Vierfüßlerstand kann der Druck, den der Fötus auf die Nieren und den Plexus lumbosacralis ausübt, reduziert werden und damit Schmerzen im Bereich der Lendenwirbelsäule und des N. ischiadicus gemildert werden.

19.3.2 Manipulationstechniken

Variante 1

Die Technik wird am Ausgang des Canalis obturatorius ausgeführt. Der Patient befindet sich in Rückenlage, das Bein wird aufgestellt. Der Therapeut gleitet mit dem Daumen seiner kranialen Hand entlang der Adduktoren nach proximal, meist wird die Bewegung des Daumens durch den M. pectineus gestoppt (➤ Abb. 19.2).

Am Übergang zwischen dem R. superior und dem R. inferior des Os pubis sucht er eine sensible Zone im Bereich der Symphysis pubica. Er behandelt diesen Punkt so lange mit einer Kompressions-Ecoute-Technik, bis der Schmerz nachlässt.

Variante 2

Die Patientin befindet sich in Rückenlage, das Bein auf der Behandlungsseite wird aufgestellt.

Kraniale Hand

Der Therapeut legt seine kraniale Hand auf den Unterbauch und den Zeigefinger auf den Oberrand der Symphysis pubica. Er streckt seinen Daumen und sucht eine kleine Vertiefung im Bereich der Adduktoren, unmittelbar lateral der Spina pubica.

Anschließend lässt er den Daumen nach kaudal und in die Tiefe zum Ansatz des Oberschenkels und zum kranialen Drittel des Foramen obturatorium gleiten. Dabei kommt er fast direkt in Kontakt mit dem N. obturatorius.

Kaudale Hand

Der Therapeut bewegt seine kaudale Hand in Supination und legt sie unter das Gesäß und den obersten Teil des Oberschenkels. Er legt den Daumen gegen den kaudalen und lateralen Rand des Foramen obturatorium und lenkt ihn in Richtung seines kranialen Daumens. Die Kontaktpunkte der beiden Daumen liegen einander gegenüber.

Ausführung der Technik

Der Therapeut versucht, den Nerv zwischen seinen beiden Daumen zu positionieren. Meist ist der Nerv nicht direkt palpierbar. Der Nerv sollte nicht direkt komprimiert werden, sondern nur mit einer Dehnungs-Ecoute-Technik in distaler Richtung entlang der Achse des gebeugten Beins gedehnt werden. Der Therapeut stellt sich dabei vor, dass er den Nerv im Canalis obturatorius nach distal, anterior und etwas nach lateral bewegt (➤ Abb. 19.3).

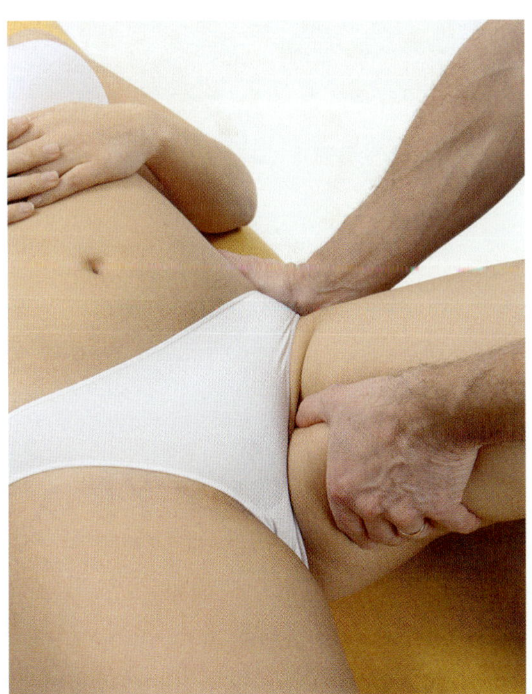

Abb. 19.2 Manipulation des N. obturatorius (Variante 1)

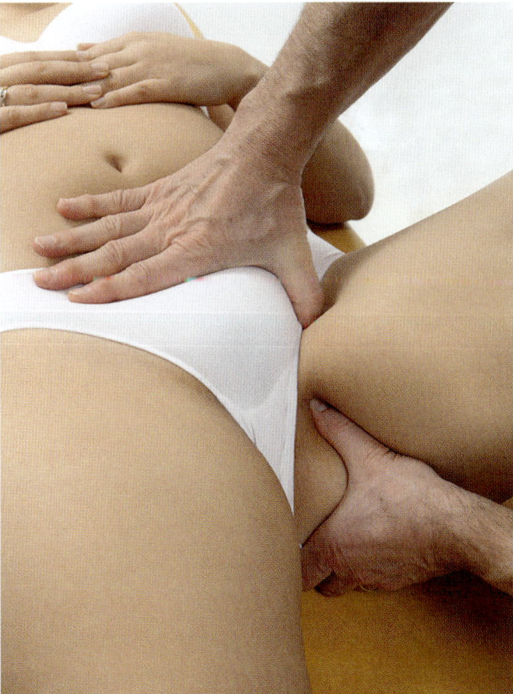

Abb. 19.3 Manipulation des N. obturatorius (Variante 2)

19.3.3 Kombinierte Manipulationen

Auf der rechten Seite

Die Manipulation des N. obturatorius kann mit einer Behandlung der Niere, des Ovars oder des Zäkums, seltener auch der Blase kombiniert werden. Welches Organ tatsächlich behandelt werden muss, wird durch den lokalen Ecoute bestimmt.

Die Patientin befindet sich in Rückenlage. Der Therapeut legt seine kraniale Hand auf den Unterbauch über das betreffende Organ und seine kaudale Hand in das Foramen obturatorium.

Auf der linken Seite

Die Vorgehensweise ist die gleiche wie auf der rechten Seite, nur dass der Therapeut nun die Manipulation des N. obturatorius mit der Behandlung des Sigmoids oder des linken Ovars kombiniert.

19.3.4 Praxistipp

Da der Therapeut bei dieser Technik sehr nahe am Genitalbereich arbeitet, sollte er den Patienten/die Patientin durch entsprechende Erklärungen gut auf die Manipulation vorbereiten und sehr vorsichtig und langsam vorgehen.

KAPITEL

20 N. femoralis

Neue französische Nomenklatur	Klassische französische Nomenklatur	Nomina anatomica	Englische Nomenklatur
nerf fémoral	nerf crural	N. femoralis	femoral nerve

KURZ GEFASST

Der N. femoralis
- ist ein gemischt motorischer und sensibler Nerv, dessen Nervenfasern aus den Spinalnervensegmenten L2, L3 und L4 stammen,
- ermöglicht die Hüftflexion und die Knieextension,
- sorgt für die sensible Innervation der Oberschenkelvorderseite und der Innenseite des Unterschenkels und des Fußes,
- ist ein wichtiger Nerv für Knie, Hüfte und Fuß,
- wird insbesondere auf der rechten Seite oft durch Nierenptosen beeinträchtigt.

20.1 Anatomischer Überblick

20.1.1 Ursprung und Verlauf

Der N. femoralis ist der größte und längste Nerv des Plexus lumbalis. Er ist ein gemischt motorischer und sensibler Nerv, der seine Nervenfasern aus den Segmenten L2, L3 und L4 bezieht.

Der N. femoralis zieht am lateralen Rand des M. psoas major entlang zum Lig. inguinale und unter diesem – lateral der A. femoralis – durch die Lacuna musculorum zur Vorderseite des Oberschenkels.

Dort teilt er sich in der Fossa iliopectinea in mehrere Äste auf:
- N. cutaneus femoris anterior (Rr. cutanei anteriores n. femoralis)
- Rr. musculares (N. musculi quadrati femoris)
- N. saphenus

20.1.2 Lagebeziehungen

Der N. femoralis hat einen sehr engen Bezug zum M. psoas major, in den er zunächst eingebettet ist, bevor er an der Fascia iliaca verläuft.

In der Fossa iliaca

Hier verläuft der Nerv im Inneren der Faszie des M. psoas major und hat Kontakt mit folgenden Strukturen:
- Lateral: M. iliacus
- Medial: M. psoas major
- Anterior: Peritoneum parietalis und über das Peritoneum mit dem Zäkum rechts und dem Sigmoid links

CAVE

Auch wenn der N. femoralis keinen direkten Kontakt zur Niere hat, ist er doch eng mit diesem Organ verbunden. Dieser Umstand macht sich vor allem bei einer Nierensenkung oder einer Fixierung der Niere bemerkbar.
Aufgrund seiner Beziehung zum Zäkum, kann es durch eine Vergrößerung des Zäkums oder eine Appendektomienarbe zu Schmerzen im Bereich des Nervs kommen. In diesem Fall sollten die Spannungen in den das Zäkum umgebenden Geweben gelöst werden, um den N. femoralis zu entlasten. Erwähnenswert ist auch der mehr oder weniger direkte Einfluss des Ovars auf den N. femoralis.

Unter dem Lig. inguinale

In diesem Bereich zieht der N. femoralis durch die Lacuna musculorum, welche durch Bindegewebssepten aus der Fascia lata gebildet wird, aus der Hüftregion zum Oberschenkel. Die Lacuna musculorum wird von folgenden Strukturen begrenzt:
- Posterior: M. iliopsoas.

- Anterior: Lig. Inguinale.
- Medial: Arcus iliopectineus, der die Lacuna musculorum von der Lacuna vasculorum trennt, in der die A. und V. femoralis verlaufen. Am Arcus iliopectineus zieht der R. femoralis des N. genitofemoralis entlang.

20.1.3 Äste

- Rr. musculares: zum M. iliacus, M. psoas major und M. pectineus
- Rr. vasculares: zur A. femoralis

20.1.4 Endäste

Der N. femoralis teilt sich in folgende Endäste auf (➤ Abb. 20.1):

- Anterior: N. cutaneus femoris anterior, der sich in einen N. cutaneus femoris intermedius und einen R. cutaneus femoris mediale aufteilt.
- Posterior: Rr. musculares (Mm. quadriceps femoris, sartorius).
- N. saphenus.

Wir beschränken uns im Folgenden auf die Beschreibung jener Äste, die wir tatsächlich behandeln können.

N. cutaneus femoris intermedius

Der perforierende Ast des N. cutaneus femoris intermedius folgt dem medialen Rand des M. sartorius und verläuft innerhalb der Muskelfaszie.

Er quert den Muskel in der Mitte des Oberschenkels und die Fascia lata im Bereich des Condylus medialis.

Er gibt einige Fasern zur Region oberhalb der Patella ab, die mit dem N. saphenus und seinem R. accessorius anastomosieren.

Der R. accessorius n. saphenus anastomosiert den Rr. cutanei cruris mediales und, über einen anderen Ast, den N. saphenus und den R. cutaneus des N. obturatorius.

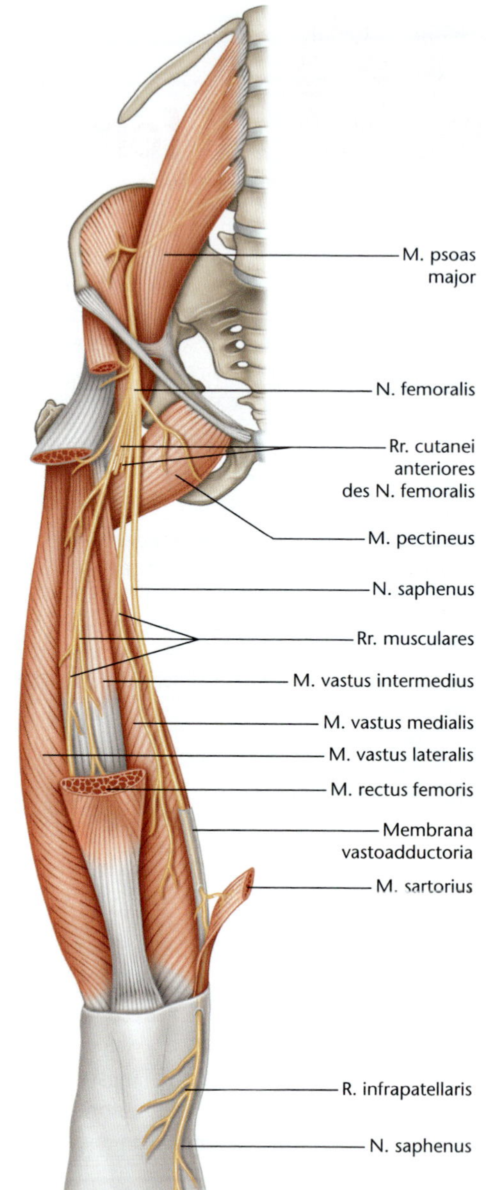

Abb. 20.1 Endäste des N. femoralis

N. cutaneus femoris medialis

Dieser Nerv gibt einen Gelenkast für das Hüftgelenk ab. Seine anderen Äste sind von geringerem Interesse.

N. saphenus

Dieser tiefe und medial verlaufende Endast ist der längste Ast des N. femoralis. Er begleitet die V. saphena interna im Unterschenkelbereich.

Im proximalen Abschnitt des Oberschenkels

Der Nerv verläuft zunächst in der Muskelfaszie des M. psoas, lateral der Lacuna vasculorum und dringt dann, am Übergang zwischen dem proximalen und dem mittleren Drittel des Oberschenkels, in den Adduktorenkanal ein. Hier verläuft er zunächst an der Vorderseite der A. femoralis, bis er die Membrana vastoadductoria durchbricht und nach anterior zieht.

Im Adduktorenkanal gibt er einen Gelenkast ab, der zur medialen Seite des Kniegelenks führt (R. infrapatellaris). Am proximalen Rand des Adduktorenkanals entsendet er zahlreiche Hautäste für die Innenseite des Unterschenkels (Rr. cutanei cruris mediales).

Beschwerden im Unterschenkel sind also nicht systematisch auf den N. ischiadicus zurückzuführen, sie können auch durch Äste des N. femoralis verursacht werden.

Der N. saphenus anastomosiert mit dem R. cutaneus des R. anterior n. obturatorius.

N. musculi quadrati femoris

Dieser Nerv gibt einen Ast für den M. vastus medialis ab, der bis zum Adduktorenkanal zieht und u. a. einen Gelenkast für die mediale Seite des Knies abgibt.

Rr. cutaneus cruris mediales

Diese Äste des N. saphenus verlaufen zunächst zwischen dem M. sartorius (lateral) und dem M. gracilis (medial).

In der Folge kreuzen sie die Sehne des M. gracilis, queren die Fascia cruris und folgen letztlich der V. saphena interna bis zum medialen Fußgelenk.

Sie geben einige Gelenkäste an das obere Sprunggelenk sowie Hautäste, die bis zur Basis der Großzehe reichen, ab.

OSTEOPATHISCHE RELEVANZ

Der N. femoralis kann im Leistenkanal, lateral der A. femoralis palpiert werden.

Sein lateraler Endast, der N. cutaneus femoris intermedius, kann über seine perforierenden Äste (R. cutaneus perforans superior und intermedius) manipuliert werden. Diese verlaufen im proximalen Abschnitt des Oberschenkels, medial des R. cutaneus femoris lateralis.

Es kann auch über den R. accessorius des N. saphenus, einem medialen Endast des N. femoralis manipuliert werden. Der N. saphenus kann im Bereich des Hiatus adductorius ertastet werden.

Der N. saphenus anastomosiert mit einem Ast des N. obturatorius und liefert einen konstanten Ast für die Synovialis des Kniegelenks. Er ist einer der Schlüsselpunkte für die Behandlung von Knieschmerzen.

Zusammenfassung

Der N. femoralis ist der längste aller Spinalnerven, er reicht von L2 bis zur Großzehe!

Er innerviert mit seinen Ästen die zahlreichen Muskeln des Oberschenkels und des Beckens: M. iliopsoas, M. pectineus, M. adductor longus, M. adductor major, M. vastus medialis, M. vastus lateralis, M. vastus intermedius und M. articularis genus.

Sein sensibles Versorgungsgebiet umfasst

- den anterioren und medialen Anteil des Oberschenkels,
- den anterioren und medialen Anteil des Kniegelenks,
- den medialen Anteil des Unterschenkels und den medialen Rand des Fußes.

Über den N. saphenus hat der N. femoralis Verbindung mit dem R. cutaneus des R. anterior n. obturatorius.

20.2 Manipulation

20.2.1 Indikationen

Wirbelsäulenschmerzen

Wirbelsäulenschmerzen im Bereich des Diaphragmas oder der oberen Lendenwirbelsäule. Diese von ihrer Ausbreitung her gürtelartigen Schmerzen betreffen häufig die Fossa lumbalis, also die Nierenregion. Patienten verschaffen sich oft Erleichterung, indem sie die LWS in Extension bewegen und ihre Daumen in die Fossa lumbalis drücken.

Beinschmerzen

Diese oft sehr beeinträchtigenden Schmerzen bedürfen unserer ganzen Aufmerksamkeit, da sie ein Hinweis auf ein viszerales Problem sein können.

Beinschmerzen treten u. a. bei Problemen der Niere, des Darms und des Beckenbereichs auf.

CAVE

Eine Reizung des N. femoralis kann oft nur zu Bein- und/oder Sprunggelenkschmerzen führen. Patienten fragen sich also völlig umsonst, wann oder wo sie sich den Knöchel verstaucht haben!

Nierenschmerzen

Wie bereits erwähnt, besteht zwischen den Nieren und dem Plexus lumbalis eine sehr enge Beziehung. Fixierungen oder Ptosen der Nieren können den N. femoralis irritieren. Sie entstehen häufig nach einer Entbindung oder einem Sturz auf das Gesäß, wobei die Symptome auch erst Jahre später auftreten können.

Die Niere wird von Fettgewebe (Corpus adiposum pararenale) umgeben, das sich nach einem Trauma verhärten und fibrosieren kann. Dieses Fettgewebe stabilisiert die Nieren bei der Atmung und bei körperlicher Aktivität und ermöglicht gleichzeitig die Gleitbewegungen des Organs.

Das Fettgewebe scheint auch bei der Propriozeption der Nierenlogen eine Rolle zu spielen. Welche Aufgaben das Corpus adiposum pararenale tatsächlich erfüllt, ist noch nicht vollständig erforscht.

Fibrosiertes Fettgewebe kann den N. femoralis irritieren. Frauen haben mehr pararenales Fett als Männer. Das wäre eine mögliche Erklärung, warum Frauen häufiger unter Fixierungen und Ptosen der Niere leiden.

Qualität der Nierenschmerzen

Es kommt immer wieder vor, dass Schmerzen im Lendenbereich, die als Gelenkschmerzen diagnostiziert wurden, ausschließlich durch die Nieren verursacht werden. Die Unterscheidung erfolgt häufig über die Art des Schmerzes.

Morgenschmerz

Der Patient wird durch seine Rückenschmerzen oft zwischen 4 und 5 Uhr morgens geweckt, ein gemütlicher Morgen im Bett ist nicht möglich. Schmerzen in der Lendenwirbelsäule, die durch Gelenk- oder Diskusprobleme verursacht werden, nehmen morgens meist ab und durch Bewegung und Aktivität wieder zu. Bei Rückenschmerzen, die durch Nierenprobleme verursacht werden, ist es genau umgekehrt.

Der Morgenschmerz lässt sich vielleicht dadurch erklären, dass die Nieren aus physiologischer Sicht am Ende der Nacht aktiver sind.

Schmerzen nehmen im Laufe des Tages ab

Sobald der Patient sich zu bewegen beginnt, nehmen die Schmerzen ab, oft bereits während des Morgens, nachdem der Patient seine Blase entleert und sich etwas bewegt hat.

Schmerzen kehren gegen Abend zurück

Gegen 18 Uhr kehren die Schmerzen wieder zurück und verstärken sich, bis der Patient zu Bett geht.

Schmerzen verringern sich während der Nacht

Nachts geht es dem Patienten besser, im Liegen werden die Schmerzen geringer, erst gegen 4 oder 5 Uhr morgens nehmen die Schmerzen wieder zu.

Ursachen von Nierenschmerzen

Schwangerschaft

Während der Schwangerschaft kann das Baby gegen die Nieren der Mutter drücken. Behandelt man ein Baby, sollte man die Mutter auch immer fragen, ob sie während der Schwangerschaft unter Rückenschmerzen litt. Möglicherweise litt das Baby unter Problemen am Kranium, die zur Kompression der Nieren der Mutter beitrugen.

Diese Schmerzen entstehen nicht ausschließlich durch den Druck auf den N. femoralis. Manchmal sind auch andere Äste des Plexus lumbalis betroffen. Dadurch verändert sich auch die Schmerzlokalisation und die Symptome treten in der Leistenbeuge, an der Innenseite des Knies oder an der Außenseite des Oberschenkels auf.

Entbindung

Presswehen zählen zu den möglichen Ursachen einer Nierensenkung. Wenn Frauen erzählen, dass sie während der Geburt ihres Kindes starke Schmerzen im Nierenbereich hatten, lässt sich vermuten, dass die Nieren und der Ureter durch das Baby komprimiert wurden. Unser Dank gilt dem Grenobler Gynäkologen Dr. Michel Debruyne, der diese Hypothese durch seine eigenen Beobachtungen bestätigte.

Langes Sitzen

Egal ob im Auto, im Flugzeug oder im Kino, langes Sitzen führt durch die Position der Nieren und die Reizung des Plexus lumbalis zu Lumbalgien und Schmerzen des N. femoralis. Dehydratation durch starkes Schwitzen, Lufttrockenheit und mangelnde Flüssigkeitszufuhr begünstigen Nierenschmerzen. Es ist wichtig, über den Tag verteilt kleine Mengen zu trinken, damit die Konzentration an Stoffwechselabfallprodukten im Harn nicht zu stark ansteigt.

Mikrolithiasen

Mikrolithiasen können innerhalb weniger Stunden entstehen, insbesondere wenn der Patient lange in einer sitzenden Haltung verharrte. Die ersten Symptome ähneln einem klassischen Lumbago. Vorsicht also bei Lumbalgien, die während der heißen Jahreszeit auftreten! Ihnen liegt meist ein Nierenproblem zugrunde.

Sturz auf den Rücken oder das Steißbein

Wenn ein Patient von einem Sturz auf den Rücken oder das Steißbein berichtet, sollte man ihn fragen, ob sein Harn nach dem Sturz dunkler war und etwa die Farbe von starkem schwarzem Tee hatte. Bei Kindern sollte man die Eltern ersuchen, nach dem Sturz einige Tag lang den Harn des Kindes zu prüfen.

Blut im Harn (Hämaturie) bedeutet, dass die Niere beeinträchtigt wurde. Tatsächlich kann es durch einen Autounfall, einen Sturz beim Ski- oder Snowboardfahren zu Einrissen oder zur Ruptur der Niere kommen.

In diesen Fällen ist von Manipulationen der Lendenwirbelsäule abzuraten. Bei der Manipulation der Lendenwirbelsäule wird auch die Niere, die sich an den Querfortsätzen der LWS abstützt, bewegt. Sie empfängt also einen Teil der Bewegungsenergie, die durch die Manipulation erzeugt wird. In den ersten vier Wochen nach einem Trauma können LWS-Manipulationen dazu führen, dass über den Harn Blut ausgeschieden wird.

Hüftschmerzen

Diese Schmerzen können, auch wenn sie mit einer Flexions- bzw. Adduktionseinschränkung im Hüftgelenk einhergehen und vorausgesetzt, dass keine schwere Koxarthrose vorliegt, durch die Manipulation des N. femoralis sofort reduziert werden. Die Hypomobilität des Hüftgelenks kann durch die Manipulation des N. femoralis unverzüglich und oft in spektakulärer Weise verbessert werden.

Vor der Behandlung des N. femoralis sollte man also immer auch das Hüftgelenk testen, um im Anschluss die Verbesserung der Mobilität feststellen zu können. Noch bessere Ergebnisse erzielt man, wenn man im Anschluss auch noch den N. ischiadicus behandelt, der die Rückseite der Hüfte innerviert.

Knieschmerzen

Über die Anatomie lässt sich zumindest teilweise erklären, warum eine Reizung des N. femoralis zu Knieschmerzen führt. Unserer Auffassung nach sind es die sensiblen Fasern des N. femoralis, die das anteromediale Knie innervieren und vor allem die Anastomosen mit dem N. obturatorius, die zu diesen Schmerzen beitragen.

Manipulationen des N. femoralis wirken sich in den meisten Fällen positiv auf Knieschmerzen aus, vor allem bei älteren Menschen mit Kniearthrose und jungen Mädchen, die in der Pubertät über Knieschmerzen klagen.

Fußschmerzen

Meist handelt es sich dabei um Schmerzen im anterioren Teil des Fußes und im oberen Sprunggelenk. Verantwortlich hierfür ist der N. saphenus, der die Innenseite des Sprunggelenks innerviert.

Zudem entsendet der N. saphenus einige Fasern ins obere Sprunggelenk. Betroffen sind Knöchelschmerzen, für die der Patient keine Erklärung findet, da er sich an keine traumatische Verletzung in diesem Gelenk erinnern kann.

CAVE

Sensorische Störungen und Schmerzen auf beiden Seiten sind, vor allem wenn sie früh am Morgen, während der ersten Schritte nach dem Aufstehen auftreten, oft ein Hinweis auf eine schlechte Ausscheidungsfunktion der Nieren. Dass der N. saphenus in diesem Fall sensibel reagiert, ist keineswegs erstaunlich.

Schmerzen in der Großzehe

Schmerzen dieser Art lassen zunächst an Gicht denken. Sie sind weniger intensiv, können aber auch nachts auftreten. Patienten erzählen, dass sie sogar das Gewicht des Lakens auf der großen Zehe nicht ertragen können. Ursache hierfür ist wahrscheinlich eine Stauung und eine mangelnde Ausscheidung der Niere, die zur Reizung des N. femoralis führen. Allerdings wird die große Zehe nicht durch den N. femoralis innerviert, es sind also vielleicht die kleinen Anastomosen mit den sensiblen Fasern des N. fibularis superficialis und des N. tibialis, die diese Schmerzen erklären helfen. In den meisten Fällen wird den Patienten eine proteinarme Kost und ausreichend Flüssigkeitszufuhr verschrieben.

20

Viszeraler Schmerz

Dickdarm

- Auf der rechten Körperhälfte besteht vor allem ein Zusammenhang mit dem Zäkum und dem Colon ascendens.
- Auf der linken Körperhälfte sind das Sigmoid und das Colon descendens betroffen.

Urogenitalsystem

Schmerzen betreffen v. a. die Ovarien, die Tuben und die Blase. Der Uterus wird über den Plexus sacralis innerviert.

Spasmen im Diaphragma

Spasmen im posteroinferioren Anteil des Diaphragmas können mit dem Plexus lumbalis in Bezug gebracht werden. Diese Spasmen können unangenehm bis schmerzhaft sein und in die Fossa lumbalis bzw. die Nierenregion ausstrahlen. Sie sind bezüglich Lokalisation und Intensität variabel.

Ischiasschmerzen

Es mag seltsam erscheinen, dass man bei Manipulationen des N. femoralis über Ischialgien spricht. Erklärt werden kann der Zusammenhang durch die Anastomosen zwischen dem Plexus lumbalis und dem Plexus sacralis. Die Entspannung des N. femoralis hat eine beruhigende Wirkung auf den Plexus sacralis und auf die periradikulären Spannungen der Dura mater und verbessert damit den primär respiratorischen Mechanismus (PRM).

Durchblutungsstörungen

Ein distaler Gefäßast des N. femoralis versorgt die A. femoralis. Um die Wirkung der Technik nachprüfen zu können, sollte man vor und nach der Behandlung den Puls messen. Bei manchen Patienten wird der Femoralispuls nach einer Manipulation des N. femoralis stärker und kräftiger.

Unabhängig davon, ob der Mangel bei den Arterien, den Venen oder den Lymphgefäßen liegt, lässt sich durch die Manipulation die Zirkulation verbessern. Wir vermuten, dass sich unsere Techniken vor allem auf die arteriovenöse Vasokonstriktion auswirken.

20.2.2 Manipulationstechniken

Wie beim Plexus brachialis richten sich unsere Manipulationen sowohl auf die Endäste als auch auf die oberflächlichen und tiefen Äste des N. femoralis. Im Folgenden werden zunächst die Techniken für den N. femoralis und im Anschluss die Techniken für den N. saphenus beschrieben. ((Im Kapitel über die obere Extremität))wurde erwähnt, dass der N. cutaneus brachii medialis an der Durchtrittsstelle durch die Fascia brachii behandelt werden kann. Dieser Nervenast ist nicht leicht zu palpieren, am besten erspürt man ihn, wenn man dem Nervenverlauf von distal nach proximal folgt. Ähnlich sollte man bei den Ästen des N. femoralis vorgehen.

Beim N. femoralis beginnt man mit dem N. cutaneus femoris intermedius, seinem lateralen Endast und seinen Hautästen.

N. femoralis in der Leistenbeuge

Unter dem Lig. inguinale verläuft der N. femoralis lateral der A. und V. femoralis. Als Eselsbrücke kann man sich das Wort Nave (Nerv-Arterie-Vene) merken.

Unmittelbar unterhalb des Lig. inguinale teilt sich der Nerv in mehrere Endäste, zu denen der N. cutaneus femoris intermedius und der R. cutaneus femoris medialis, beides Äste des N. cutaneus femoris anterior, zählen.

Technik

Die Patientin befindet sich in Rückenlage, ihr Bein ruht auf der Schulter des Therapeuten. Dieser legt beide Zeige- oder Mittelfinger flach unmittelbar unter dem Lig. inguinale zwischen den M. sartorius und die A. femoralis (➤ Abb. 20.2).

Er sucht nach einer empfindlichen Stelle und dehnt diese – ohne den Nerv zu komprimieren – nach distal, während er das Bein in die Extension bewegt. In dem Maße, in dem die Sensibilität abnimmt, erhöht er den Druck auf den Nerv. Dabei sollte er nie die A. femoralis komprimieren.

CAVE

Diese Technik hat eine positive Wirkung auf das Hüftgelenk und die arteriovenöse Zirkulation in der unteren Extremität.

Sollte der Nerv besonders stark fixiert sein, legt der Therapeut beide Daumen über die sensible Stelle auf dem N. femoralis. Er hält den Druck aufrecht, während er das Bein in die Extension bewegt. Er kann die Daumen während der Technik auch vorsichtig nach kranial gleiten lassen. Die Technik reduziert die perineuralen und faszialen Spannungen und beeinflusst die permanente Längsspannung des Nervs.

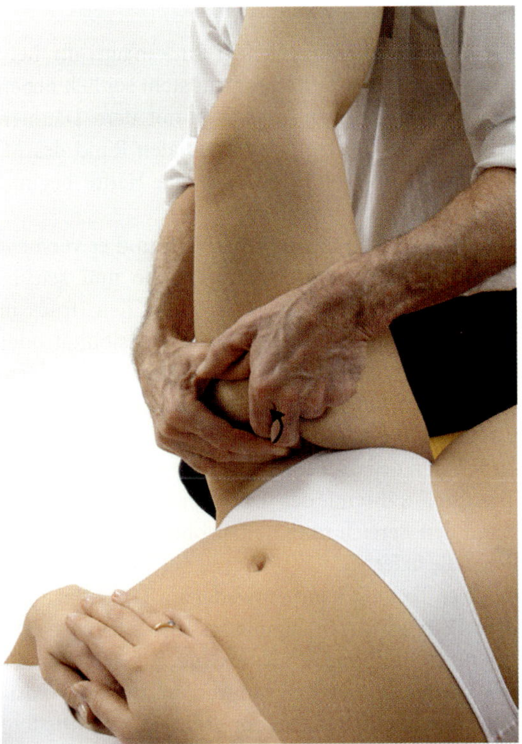

Abb. 20.2 Manipulation des N. femoralis in der Leistenbeuge

N. cutaneus femoris intermedius

Dieser aus dem N. cutaneus femoris anterior (Rr. cutanei anteriores) stammende Nerv gibt drei Hautäste ab: R. cutaneus perforans superior, R. cutaneus perforans intermedius und R. accessorius n. saphenus.

R. cutaneus perforans superior

Dieser Ast durchdringt den M. sartorius an seinem medialen Rand, im proximalen Viertel des Oberschenkels und innerviert die Haut am anterioren Oberschenkel.

20

Technik

Die Patientin befindet sich in Rückenlage, ihr Bein ist leicht gebeugt. Der Therapeut steht seitlich neben der Behandlungsliege und folgt mit dem Daumen seiner kranialen Hand dem medialen Rand des M. sartorius, wobei er in der distalen Hälfte beginnt (➤ Abb. 20.3).

Sein Kontakt bleibt oberflächlich und er versucht die kleine etwas widerstandsfähigere und sensiblere Flachstelle zu ertasten. Er erhöht den Druck in Ecoute-Richtung so lange, bis die Sensibilität oder der Schmerz deutlich nachlassen bzw. verschwinden.

Anschließend übt er mit seiner kaudalen Hand unmittelbar unterhalb der sensiblen Stelle leichten Druck auf den Nerv aus und erzeugt eine leichte Traktion, während der Daumen seiner kranialen Hand den Bereich unmittelbar oberhalb der sensiblen Stelle fixiert.

Diese Technik kann entweder in Rückenlage mit dem Bein auf der Behandlungsliege oder mit dem Oberschenkel bzw. der Kniekehle auf der Schulter des Therapeuten ausgeführt werden. In dieser Position kann man mit einem doppelten Ecoute arbeiten: ein Ecoute mit den auf dem Oberschenkel des Patienten liegenden Fingern, den anderen Ecoute mit der gesamten unteren Extremität. Am Beginn der Bewegung wird eine leichte Abduktion, gefolgt von einer Adduktion und letztlich einer Innenrotation durchgeführt.

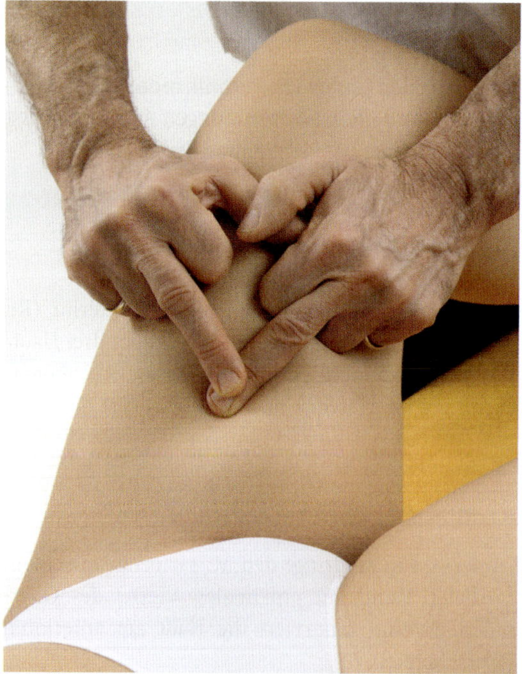

Abb. 20.3 Manipulation des R. cutaneus perforans superior

R. cutaneus perforans intermedius

Dieser Nerv befindet sich knapp unterhalb des R. cutaneus perforans superior und kann mit diesem leicht verwechselt werden. Die Behandlung erfolgt mit der gleichen Technik.

R. accessorius n. saphenus

Der R. accessorius teilt sich in zwei Äste: einen R. superficialis und einen R. profundus, wobei für uns nur der R. superficialis von Interesse ist.

Dieser oberflächliche Ast begleitet die V. saphena magna. Er verläuft entlang des medialen Rands des M. sartorius und anastomosiert an der medialen Seite des Kniegelenks mit dem N. saphenus.

Technik

Die Patientin liegt in der gleichen Position wie oben. Der Therapeut sucht einen sensiblen Punkt, ungefähr drei Fingerbreit oberhalb des Gelenkspalts des Knies (➤ Abb. 20.4).

Es handelt sich um oberflächliche Äste, die mit besonderer Vorsicht zu behandeln sind, wobei der Druck entsprechend angepasst werden muss. Der Therapeut sucht nach einer sensiblen Stelle und legt den Daumen seiner kaudalen Hand knapp unterhalb auf den Nerv, während er mit dem Daumen der kranialen Hand den Nerv fixiert. Er dehnt den Nerv in Richtung des Ecoute.

N. saphenus

Der N. saphenus (➤ Abb. 20.5) ist ein tiefer Endast, der einzige sensible Ast des N. femoralis.

Er verläuft zunächst lateral der A. femoralis bis zum Hiatus adductorius, durchquert den Adduktorenkanal, ungefähr vier Fingerbreit oberhalb des medialen Abschnitts des Gelenksspalts des Knies.

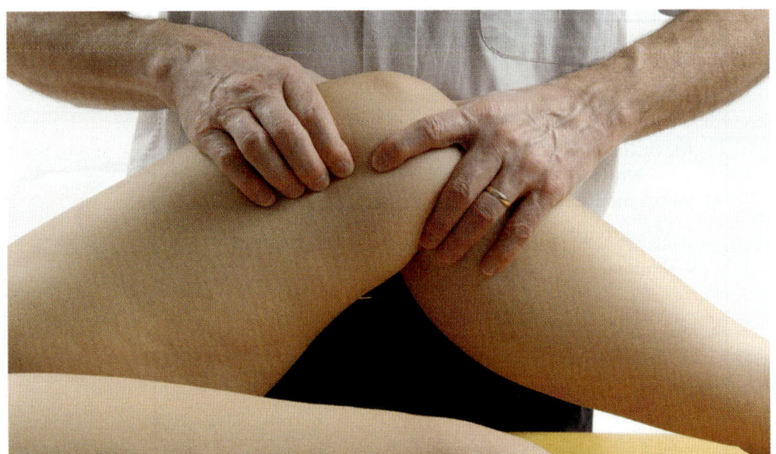

Abb. 20.4 Manipulation des R. accessorius n. saphenus

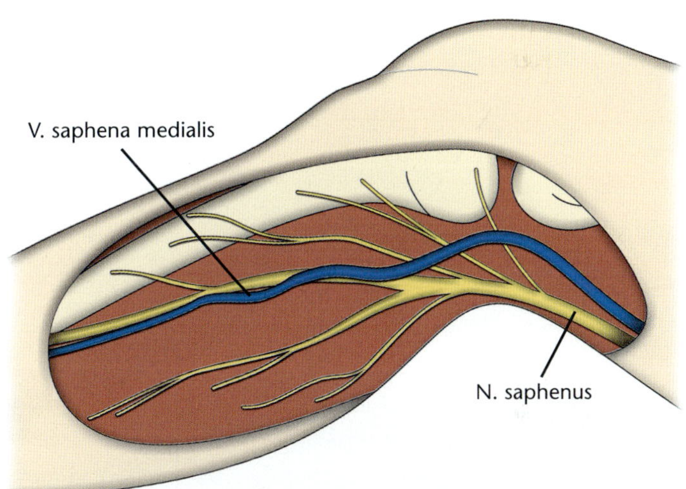

Abb. 20.5 N. saphenus (nach Gauthier-Lafaye)

Der Adduktorenkanal wird aus Fasern des M. adductor longus, des M. vastus medialis und des M. adductor magnus gebildet. Der N. saphenus zieht gemeinsam mit der A. descendens genus (Ast der A. femoralis) durch den Adduktorenkanal.

Er gibt einen Gelenkast für das Knie ab.

Technik

Die Patientin befindet sich in Rückenlage, das zu behandelnde Bein wird ausgestreckt. Der Therapeut sucht mit den Fingern seiner kaudalen Hand vier oder fünf Fingerbreit oberhalb des medialen Anteils des Gelenksspalts des Knies eine sensible Zone, die ein schmales, einige Zentimeter langes Band bildet (➤ Abb. 20.6).

Er legt die Finger beider Hände hinter dem M. sartorius auf den medialen Anteil des Oberschenkels und positioniert sie zu beiden Seiten des sensiblen Punkts. Anschließend dehnt er den Bereich sowohl nach proximal als auch nach distal, so als wollte er die Finger so weit wie möglich voneinander entfernen (➤ Abb. 20.7).

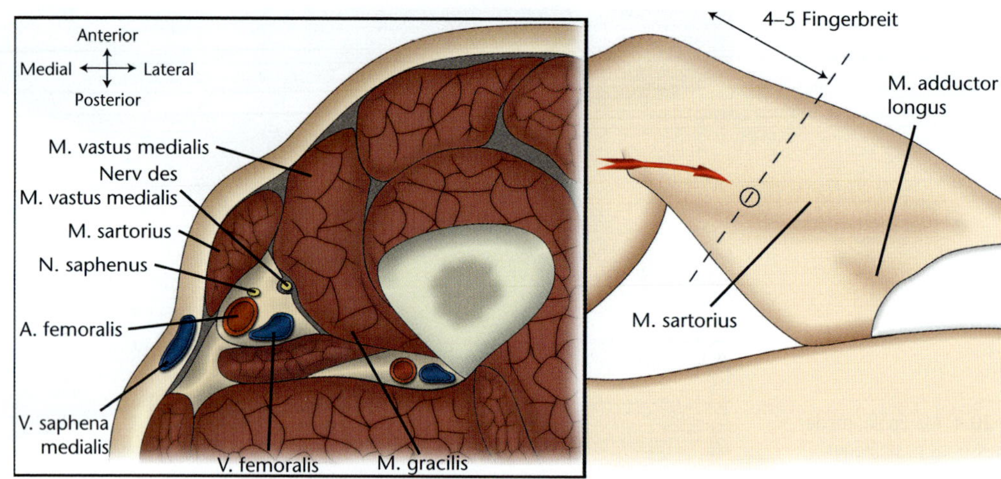

Abb. 20.6 Austrittsstelle des N. saphenus (nach Gauthier-Lafaye)

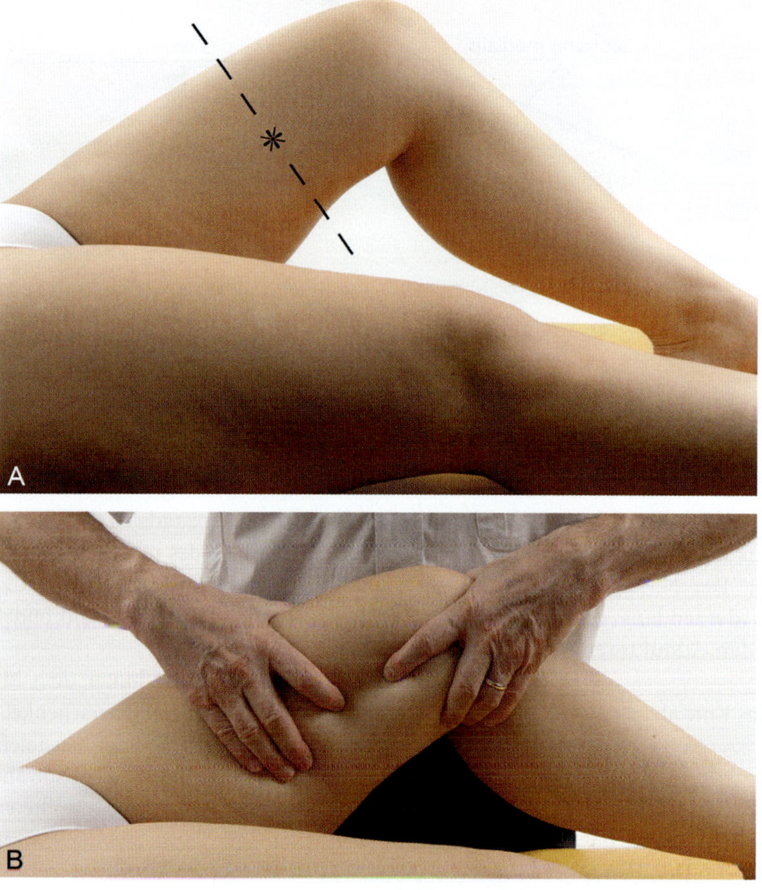

Abb. 20.7 Manipulation des N. saphenus

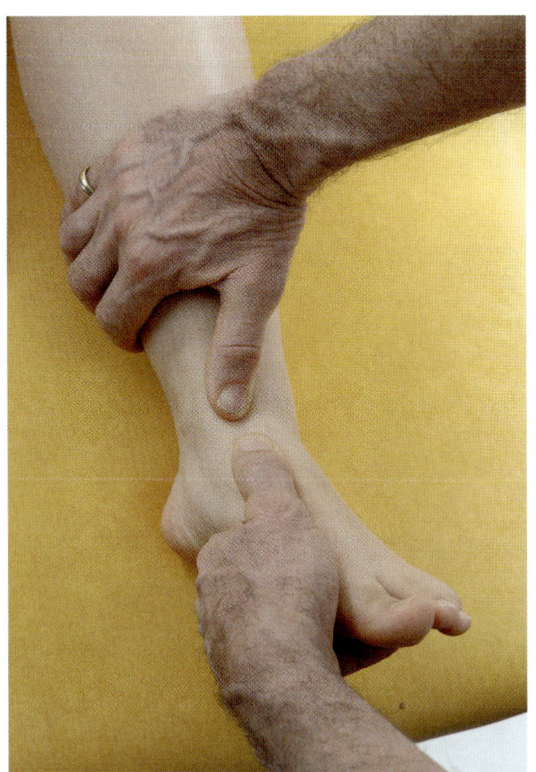

Abb. 20.8 Manipulation der Rr. cutanei cruris mediales

CAVE
Diese Technik wird zur Behandlung von Knieschmerzen sehr empfohlen, vor allem bei Entzündungen des Kapsel-Band-Apparats und nach Knieoperationen.

Rr. cutanei cruris mediales

Diese Äste interessieren uns vor allem im Bereich des Fußes. Auf Höhe des Sprunggelenks gehen einige Gelenkäste für das obere Sprunggelenk ab. Man findet diese Äste lateral der V. saphena im anterioren Teil des Malleolus (➤ Abb. 20.8).

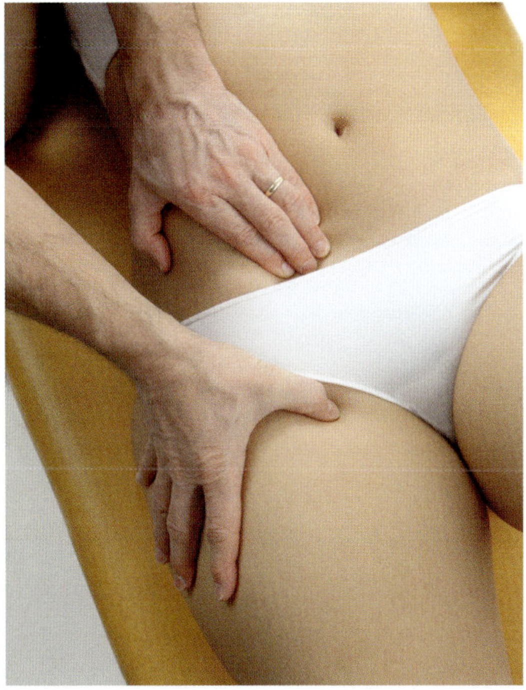

Abb. 20.9 Kombinierte Manipulation des N. femoralis

Kombinierte Manipulationen

Kombiniert werden die Techniken für den N. femoralis und seiner Äste vor allem mit den Nieren, dem Zäkum und dem Sigmoid (➤ Abb. 20.9).

Man kann die Manipulation des proximalen Anteils des N. femoralis auch mit der Manipulation des N. saphenus am Eingang zum Adduktorenkanal oder mit dem anterioren Anteil des oberen Sprunggelenks kombinieren.

V Plexus sacralis

KAPITEL

21 Plexus sacralis

KURZ GEFASST

Der Plexus sacralis
- besteht aus dem Truncus lumbosacralis und den anterioren Ästen der Spinalnervensegmente S1–S3,
- innerviert den Beckengürtel, die Beinrückseite und den größten Teil des Fußes,
- führt als wichtigsten Endast den N. ischiadicus,
- hat eine enge räumliche Beziehung zum M. piriformis.

21.1 Anatomischer Überblick

Der Plexus sacralis innerviert die unteren Extremitäten und den Beckengürtel.

Er setzt sich aus dem Truncus lumbosacralis und den Rr. anteriores der Spinalnerven S1–S4 zusammen. Man unterscheidet den eigentlichen Plexus sacralis (L4, L5, S1, S2, S3), der die unteren Extremitäten und den Beckengürtel versorgt, und den Plexus pudendus (S2, S3, S4), der die äußeren Genitalien und die Beckenorgane innerviert.

21.1.1 Aufbau

Der Plexus sacralis entsteht aus der Verbindung der Rr. anteriores der Segmente L4 und L5 sowie S1, S2 und S3 (➤ Abb. 21.1).
- Die Rr. anteriores von L4 und L5 vereinigen sich zum Truncus lumbosacralis.
- Die Rr. anteriores von S1, S2 und S3 verschmelzen großteils mit dem Truncus lumbosacralis und bilden den N. ischiadicus.

21.1.2 Lagebeziehungen

- Der Truncus lumbosacralis tritt am medialen Rand des M. psoas major aus und zieht vor der Ala ossis sacri und der Articulatio iliosacralis nach kaudal.
- Er liegt dem M. piriformis auf und wird von der Fascia pelvis parietalis überdeckt.
- Anterior liegen die A. und die V. iliaca interna und der Ureter.

OSTEOPATHISCHE RELEVANZ

Die den Plexus sacralis bildenden Nervenwurzeln können durch einen Tumor oder durch Diskushernien auf Höhe von L5 und S1 komprimiert werden.
Der Plexus selbst kann von Tumoren der Beckenorgane infiltriert werden. In diesem Fall sind die vermeintlichen „Ischiasschmerzen" ohne mechanische Ursache manchmal das einzige klinische Zeichen, das zur Diagnose des Tumors führt.

Aufgrund seiner Lage ist der Plexus sacralis vor den üblichen Traumata geschützt. Allerdings kann es bei Zangengeburten oder durch den Druck des Kopfs des Kindes in utero zu Nervenläsionen kommen. Lazorthes zufolge leiden die Patientinnen in diesen Fällen an einer Parese oder Paralyse des N. fibularis.

CAVE

Der Plexus sacralis wird durch die Muskelfaszie gegen den M. piriformis gedrückt. Da sich der Plexus in der gleichen Loge wie der Muskel befindet, wirkt sich die Dehnung des Muskels auch auf die Nervenstrukturen aus.

21.1.3 Äste

Rr. anteriores

N. musculi obturatorii interni

Dieser rein motorische Nerv besteht aus Nervenfasern aus den Spinalnervensegmenten L5, S1 und S2.

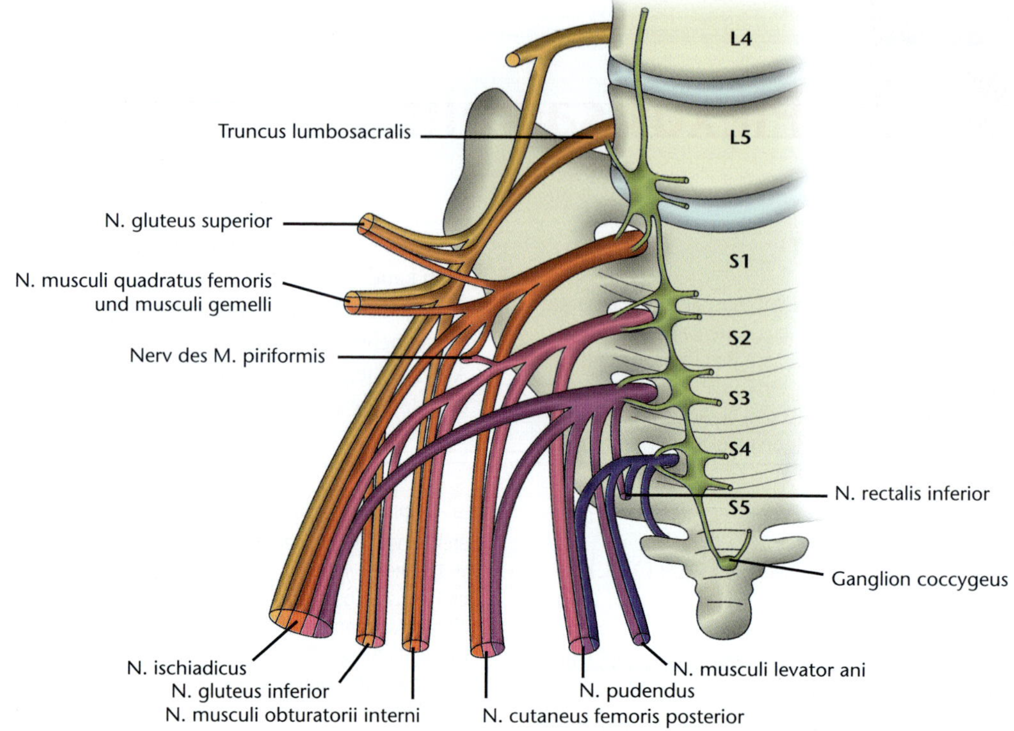

Abb. 21.1 Plexus sacralis

Er verlässt das Becken durch die Pars infrapiriformis des Foramen ischiadicum majus.

In der Regio glutealis zieht er zwischen dem N. ischiadicus (lateral) und der A. und V. pudenda interna (medial) nach kaudal und gibt einen Ast zum M. gemellus superior ab.

Er umrundet die Spina ischiadica und zieht an der Medialseite des M. obturatorius internus, den er innerviert, in die Fossa ischiorectalis.

N. musculi quadrati femoris

Dieser Nerv besteht aus Nervenfasern aus den Spinalnervensegmenten L4, L5 und S1. Er verlässt das Becken durch das Foramen ischiadicum majus.

In der Regio glutealis verläuft er anterior des N. ischiadicus, des M. obturatorius internus und der Mm. gemelli.

Er gibt einen Ast zum Hüftgelenk ab und innerviert den M. quadratus femoris und den M. gemellus inferior.

Rr. posteriores

N. musculi piriformis

Dieser Nerv besteht aus Nervenfasern aus den Spinalnervensegmenten S1 und S2 und verläuft an der Vorderseite des M. piriformis.

N. gluteus superior

Dieser Nerv enthält Nervenfasern aus den Spinalnervensegmenten L4, L5 und S1.

Er verlässt das Becken gemeinsam mit der A. und V. glutea superior durch die Pars suprapiriformis des Foramen ischiadicum major.

In der Regio glutealis teilt er sich in einen kranialen und einen kaudalen Ast, die zwischen den Mm. glutei medius und minimus verlaufen. Diese Nerven werden von Ästen der A. und V. glutea begleitet.

Der N. gluteus superior innerviert die Mm. glutei medius und minimus sowie den M. tensor fasciae latae.

OSTEOPATHISCHE RELEVANZ

Der N. gluteus superior ist oft für tief im Gesäß auftretende Schmerzen verantwortlich. Diese sehr therapieresistenten Schmerzen strahlen oft auch in den Bereich hinter dem Trochanter major aus. Oft erweist sich eine als Tendopathie des M. gluteus medius diagnostizierte Läsion als Neuritis.

Von diesen Schmerzen sind überwiegend Frauen betroffen. Klinisch zeigt sich oft ein Zusammenhang zwischen diesen Schmerzen und Dysfunktionen im Urogenitalbereich.

Stauungen im Becken sind ein sehr häufig auftretendes Phänomen, das sich auf das superiore Gefäß-Nerven-Bündel auswirkt und damit zumindest teilweise die Entstehung der Schmerzen im Glutealbereich erklärt.

N. gluteus inferior

Dieser Nerv enthält Nervenfasern aus den Spinalnervensegmenten L5, S1 und S2.

Er tritt durch die Pars infrapiriformis des Foramen ischiadicum majus aus dem Becken aus und teilt sich in der Tiefe des M. gluteus maximus, den er auch innerviert, in mehrere Äste.

N. cutaneus femoris posterior

Dieser sensible Nerv enthält Nervenfasern aus den Spinalnervensegmenten S1, S2 und S3.

Anmerkung

Der N. cutaneus posterior und der N. glutealis inferior haben häufig einen gemeinsamen Ursprung.

Der N. gluteus inferior gibt eine Hautast ab, der sich in drei Äste teilt, die zum Gesäß, zum Perineum und zum Oberschenkel führen. Letzterer zieht bis in den Unterschenkel und anastomosiert mit dem N. suralis, einem Ast des N. tibialis (➤ Abb. 21.2).

21.1.4 Endäste

Der kräftige Nervenstamm des N. ischiadicus bildet den einzigen Endast des Plexus sacralis.

21.1.5 Anastomosen

Der Plexus sacralis hat Nervenverbindungen zum Plexus lumbalis, zum Plexus pudendus und zu den sympathischen Grenzstrangganglien des Beckens (Ganglia sacralia).

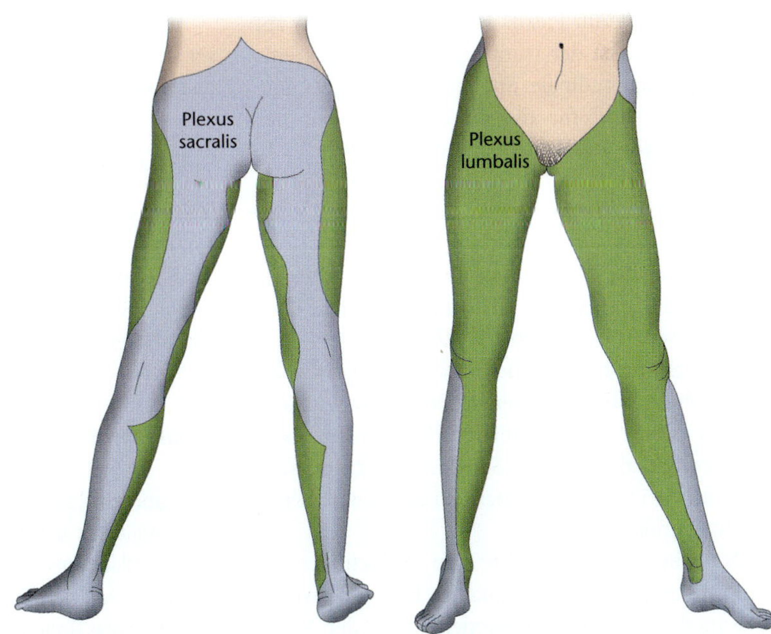

Abb. 21.2 Sensible Versorgung der unteren Extremität (nach Gauthier-Lafaye)

21.2 Manipulation

21.2.1 Indikationen

- Hüftschmerzen
- Retrotrochantäre Schmerzen
- Schmerzen und Stauungen im Becken
- Ischialgien

21.2.2 Manipulationstechniken

Plexus sacralis und N. ischiadicus

Die Abgrenzung zwischen Plexus sacralis und N. ischiadicus ist oft schwierig, da oft beide Strukturen beteiligt sind. Für den Plexus sacralis gibt es eine Technik, die am Ausgang der Pars infrapiriformis, unmittelbar kranial und medial der Spina ischiadica durchgeführt wird.

Der Plexus sacralis hat die Form eines Dreiecks, dessen Basis durch die Foramina sacralia anteriores (vor allem die ersten drei Foramina) verläuft, während sich die Spitze des Dreiecks im lateralen Anteil des Foramen ischiadicum major befindet.

Die Hauptachse verläuft von kranial nach kaudal, von medial nach lateral und von posterior nach anterior. Traktionen am Plexus sacralis wirken sich auf den kaudalen Teil der Dura mater aus. Eine kontinuierliche longitudinale Spannung und eine gute Dehnbarkeit sind für die Funktionsfähigkeit der Dura mater von großer Bedeutung.

Technik

Die Dehnung des Plexus sacralis erreicht man besser über den Ursprung des N. ischiadicus als direkt über den Plexus sacralis (➤ Abb. 21.3A, B).

Die Patientin befindet sich in Rückenlage, das zu behandelnde Bein ist gebeugt. Der Therapeut legt den Zeigefinger seiner kranialen Hand knapp oberhalb des kranialen Teils der Spina ischiadica, die sich ungefähr drei Fingerbreit oberhalb des Tuber ischiadicum befindet.

Der Therapeut versucht, den Zeigefinger so weit wie möglich nach kranial zu bewegen, wobei er Kontakt mit dem knöchernen Relief der Spina ischiadica vermeidet. Sein Zeigefinger sollte vorsichtig so weit wie möglich nach kranial und medial bewegt werden.

Bei Patienten, die unter einer Ischialgie leiden, ist es einfacher, den richtigen Punkt zu finden, weil der Schmerz ein guter Wegweiser ist. Man sollte allerdings schmerzhaften Druck vermeiden.

Der Therapeut legt seinen Zeigefinger flach auf die schmerzhafte Zone, die sich oft auch verhärtet anfühlt. Dabei sollte er zu starken Druck vermeiden, da er damit die Entzündung des N. ischiadicus und des Plexus sacralis verstärkt.

Die kaudale Hand des Therapeuten bewegt das gebeugte Bein in Flexion und Adduktion. Dadurch lässt sich der kraniale Zeigefinger noch besser positionieren. Anschließend bewegt er das Bein in Abduktion und Extension und letztlich in Innenrotation.

Durch die Innenrotation des Beins werden Plexus sacralis und N. ischiadicus maximal gedehnt. Betrachtet man die Hauptachse des Plexus sacralis, erkennt man, dass die Bewegung der unteren Extremität diese Achse dehnt und dass die abschließende Innenrotationsbewegung für eine effiziente Dehnung unerlässlich ist.

Der kraniale Zeigefinger des Therapeuten führt eine Traktion nach kaudal und etwas nach lateral aus, während die untere Extremität bewegt wird.

Auf den ersten Blick scheint die Ausführung dieser Technik schwierig, dennoch empfehlen wir sie, da sie sehr effizient ist.

Besondere Indikationen

Diese Technik ist nicht nur bei Ischialgien, die durch ein Diskusproblem verursacht werden, sehr effizient, sie hilft auch bei vielen Problemen im kleinen Becken: Beckenstauung, Dysmenorrhö, Stress-Harninkontinenz, Prostataadenom usw.

N. gluteus superior

Die Patientin befindet sich in Rückenlage, die untere Extremität der Behandlungsseite ist gebeugt und der Fuß liegt flach auf der Behandlungsliege auf. Der Therapeut sucht mit dem Zeigefinger seiner kranialen Hand den kranialen Rand des Trochanter major und bewegt

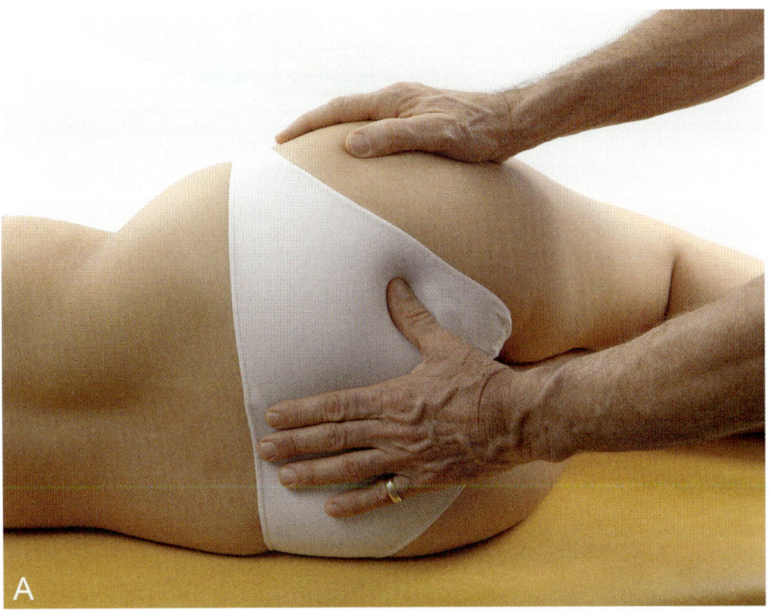

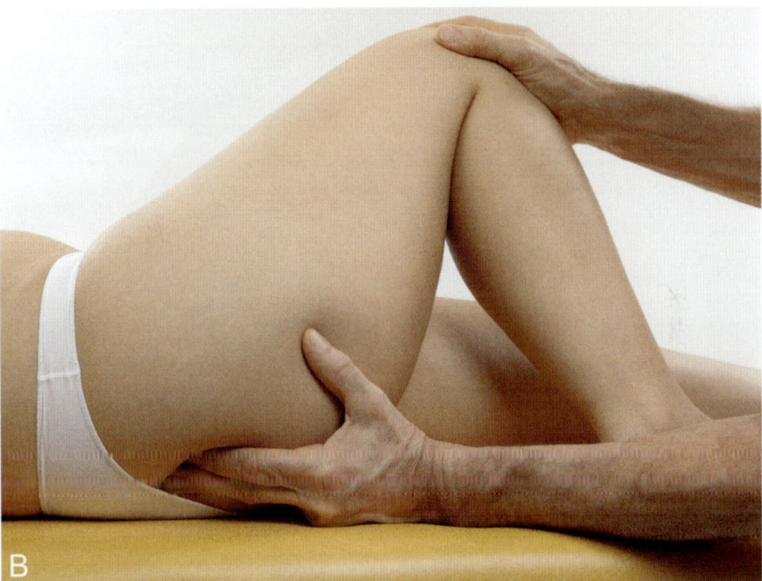

Abb. 21.3 A, B Palpation und Manipulation des Plexus sacralis

den Finger nach medial auf der Suche nach der Sehne des M. piriformis. Er lässt die Fingerkuppe am kranialen Rand der Sehne in die Tiefe der Gesäßmuskulatur gleiten. Anschließend legt er seine kaudale Hand auf das Knie des Patienten und bewegt das Hüftgelenk in Abduktion-Adduktion, um die Muskeln der Gesäßregion maximal zu entspannen (➤ Abb. 21.4A, B).

Sobald die Fingerkuppe die Pars suprapiriformis erreicht, findet der Therapeut oft eine kleine sensible Zone, die parallel zum Oberrand der Sehne verläuft. An dieser Stelle tritt das gluteale Gefäß-Nerven-Bündel aus.

Der Therapeut drückt diese sensible Zone vorsichtig gegen den Knochen und mobilisiert die Hüfte in Flexion, Abduktion und Außenrotation. Er nutzt den Wechsel zwischen Anspannung und Entspannung, der durch die Mobilisationsbewegungen erzeugt wird, um den Nerv in Richtung des Ecoute zu mobilisieren.

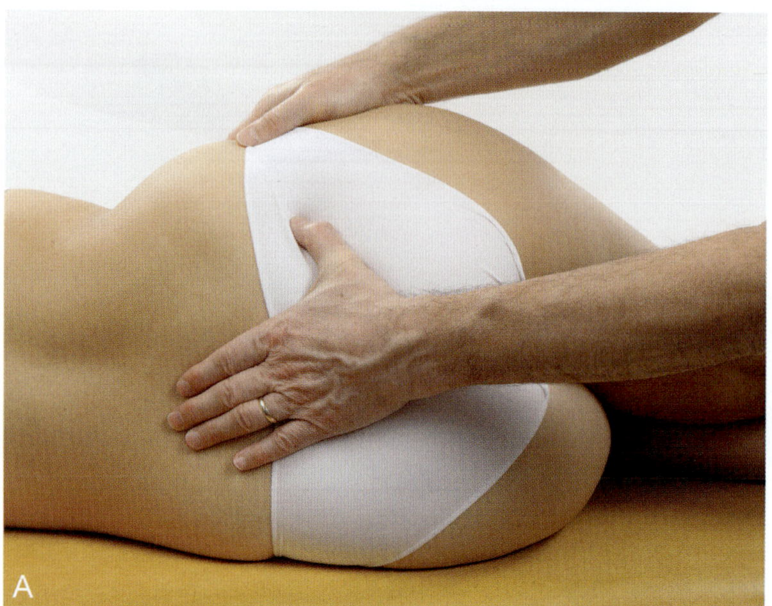

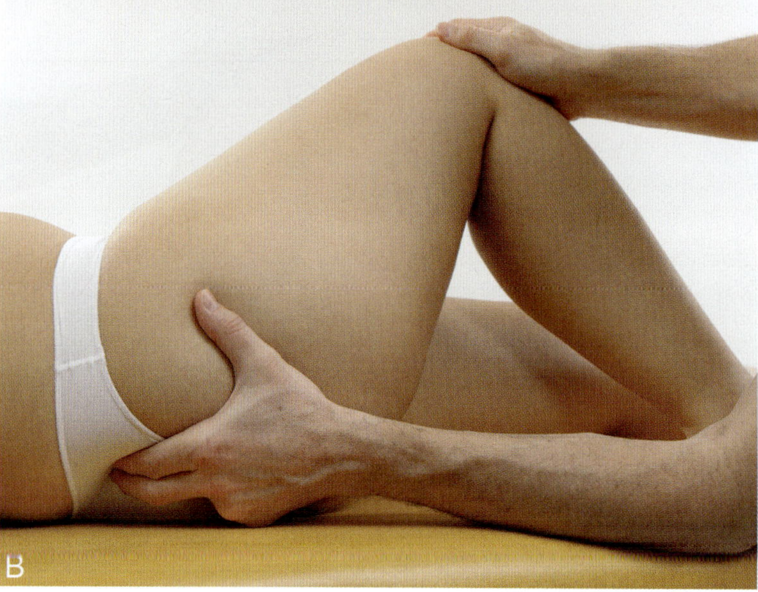

Abb. 21.4 A, B Palpation und Manipulation des N. gluteus superior

21.2.3 Praxistipp

Die Manipulation des N. gluteus superior und des Plexus sacralis unterscheidet sich nur durch die Tiefe, mit der der Finger in die Pars suprapiriformis eindringt.

Eigentlich führt man die Technik immer gleichzeitig an beiden Strukturen aus.

KAPITEL

22 N. ischiadicus

Neue französische Nomenklatur	Klassische französische Nomenklatur	Nomina anatomica	Englische Nomenklatur
nerf sciatique	nerf sciatique	N. ischiadicus	sciatic nerve

KURZ GEFASST

Der N. ischiadicus

- ist ein gemischt motorischer und sensibler Nerv,
- entsteht aus den Nervenfasern der Spinalnervensegmente L4, L5, S1, S2, S3,
- steht in enger Beziehung mit dem M. piriformis und dem Lig. sacrospinale,
- anastomosiert mit dem N. femoralis,
- führt zahlreiche autonome Fasern, insbesondere im N. tibialis,
- ist der mechanisch am stärksten belastete periphere Nerv,
- spielt eine sehr wichtige Rolle bei allen Gelenkproblemen der unteren Extremität.

22.1 Anatomischer Überblick

22.1.1 Ursprung und Verlauf

Der N. ischiadicus ist ein gemischt motorischer und sensibler Nerv, der den Endast des Plexus sacralis bildet. Seine Nervenfasern stammen aus den Spinalnervensegmenten L4, L5 (Truncus lumbosacralis), S1, S2 und S3.

Der N. ischiadicus ist der mächtigste Nerv des Körpers und gemeinsam mit dem N. femoralis, einer der längsten Nerven. Am Ursprung ist er breit und flach und in der Folge von rundlicher Form. An seinem Ursprung ist der Nerv 5 mm dick und 10–15 mm breit.

Er wird durch den Zweibeinstand des Menschen besonders beansprucht, wodurch sich auch viele Pathologien erklären.

Der N. ischiadicus verlässt das Becken durch die Pars infrapiriformis des Foramen ischiadicum major, verläuft in einem Bogen durch die Regio glutealis und zieht anschließend vertikal an der Rückseite des Oberschenkels nach kaudal (➤ Abb. 22.1).

22.1.2 Lagebeziehungen

Im Foramen ischiadicum major

Das Foramen ischiadicum major wird begrenzt von:

- Kranial: Os ilium
- Kaudal: Lig. sacrospinale
- Medial: Lig. sacrotuberale

Der M. piriformis verlässt das Becken durch das Foramen ischiadicum major und teilt es dabei in zwei Abschnitte:

- das Foramen suprapiriforme, durch das A. und V. glutea superior und N. gluteus superior ziehen,
- das Foramen infrapiriforme, durch das A. und V. glutea inferior, A. und V. pudenda interna, N. pudendus, N. musculi obturatorii interni, N. ischiadicus, N. gluteus inferior ziehen.

Im Foramen infrapiriforme verläuft der N. ischiadicus zwischen

- M. piriformis (kranial) und
- M. gemellus superior (kaudal).

Er grenzt dabei an folgende Strukturen:

- Posterior: N. gluteus posterior und N. cutaneus femoris posterior
- Medial: N. m. obturatorii interni und Nn. rectales inferiores und die begleitenden Gefäße

OSTEOPATHISCHE RELEVANZ

Aufgrund ihrer topografischen Nähe kann man über die Dehnung des Lig. sacrospinale den im Foramen ischiadicum liegenden Teil des N. ischiadicus beeinflussen.

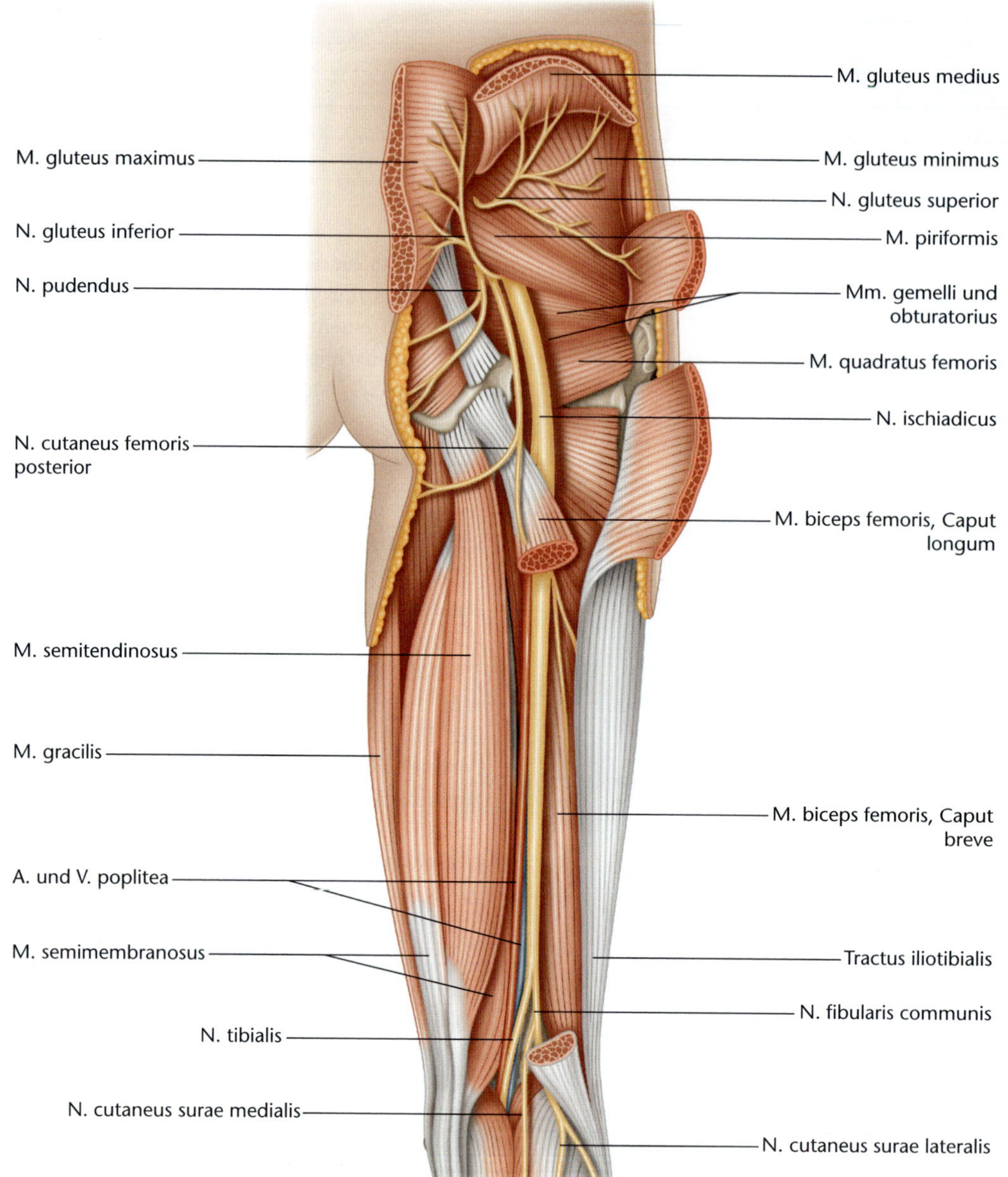

Abb. 22.1 N. ischiadicus (nach Testut)

Am Gesäß

Nachdem der N. ischiadicus zwischen M. piriformis und M. gemellus superior nach kaudal gezogen ist, verläuft er in einer knöchernen Rinne, die medial durch das Os ischion und lateral durch den Limbus acetabuli und den Trochanter major begrenzt wird.

Anterior wird der Nerv gegen die Außenrotatoren der Hüfte (pelvitrochantäre Muskelgruppe) gedrückt: M. gemellus superior, M. obturatorius internus, M. gemellus inferior und M. quadratus femoris.

Posterior wird er vom M. gluteus maximus überdeckt und geschützt. Zu seinem Schutz tragen auch die umgebenden Fett- und Bindegewebe bei.

In der posterioren Oberschenkelregion

Der N. ischiadicus verläuft vertikal posterior der Linea aspera im posterioren Bereich des Oberschenkels.

Er grenzt an folgende Strukturen:

- Anterior: M. adductor magnus, Caput breve m. bicipitis femoris.
- Posterior: M. gluteus maximus, Caput longum m. bicipitis femoris, der durch seinen nach kaudal und lateral ziehenden Verlauf den Nerv kreuzt.
- Medial: M. semimembranosus und M. semitendinosus.
- Lateral: M. biceps femoris.

Der N. ischiadicus wird von der A. comitans n. ischiadici begleitet.

Zudem wird er durch Bindegewebe geschützt, das, wenn es fibrosiert, den Nerv mechanisch belasten kann.

22.1.3 Äste

Rr. articulares

Die Rr. articulares versorgen

- die Rückseite der Hüfte,
- das Knie.

Sie spalten sich im kranialen Abschnitt des Nervs nahe dem das Caput breve m. bicipitis femoris innervierenden Ast ab und versorgen den posterolateralen Bereich des Kniegelenks.

Rr. musculares

Die Rr. musculares innervieren folgende Muskeln:

- M. semitendinosus (R. superior und R. inferior),
- M. semimembranosus,
- Caput longum m. bicipitis femoris,
- Caput breve m. bicipitis femoris,
- den posterioren Anteil des M. adductor magnus.

22.1.4 Endäste

In der Fossa poplitea, etwa vier Fingerbreit oberhalb des Gelenksspalts, teilt sich der N. ischiadicus in zwei Äste:

- N. tibialis.
- N. fibularis communis, dessen Nervenfasern aus dem Truncus lumbosacralis und den beiden ersten Sakralnerven stammen.

22.1.5 Anastomosen

Der N. ischiadicus anastomosiert mit:

- N. cutaneus femoris posterior
- N. femoralis
- N. cutaneus femoris lateralis

22.1.6 Funktionen

Sensible und autonome Funktion

Das sensible Versorgungsgebiet des N. ischiadicus erstreckt sich über den posterolateralen Anteil des Unterschenkels und den gesamten Fuß, mit Ausnahme des Malleolus medialis und des medialen Fußrands, die vom N. saphenus innerviert werden.

Der N. ischiadicus und vor allem der N. tibialis weisen einen hohen Anteil an autonomen Fasern auf. Daher kommt es bei einer Lähmung des N. ischiadicus häufig zu Ödemen in Bein und Fuß, die sogar eine Muskelatrophie verschleiern können. Die Haut ist trocken und blass. Auch eine Hyperkeratose der Fußsohle und Nagelverformungen sind keine Seltenheit. Der betroffene Fuß fühlt sich wärmer an und schwitzt nur an der Innenseite. Bereits eine einfache Abschürfung an der Fußsohle kann sich zu einem schlecht verheilenden Geschwür (Malus perforans pedis) entwickeln.

Motorische Funktion

Die Hauptfunktionen des N. ischiadicus sind die Knieflexion und die Flexion und Extension des Fußes.

Die Lähmung des N. ischiadicus zeigt sich durch

- Unvermögen, zu laufen, das Bein zu beugen, auf den Zehen oder Fersen zu stehen,
- fehlende Sehnenreflexe (Achillessehne und Fußsohle),
- Muskelatrophie und vasomotorische und trophische Störungen.

22.1.7 Verlaufsvarianten

Der N. ischiadicus kann den M. piriformis durchbohren (etwa 1 % der Fälle; ➤ Abb. 22.2).

Der mediale Anteil des Nervs, der dem N. tibialis entspricht, kann über den M. piriformis verlaufen (4 % der Fälle) oder den Muskel durchbohren (12 % der Fälle).

Der Nerv kann sich mehr oder weniger weit kranial teilen: In 20 % der Fälle im Bereich des Plexus sacralis oder im Becken. In diesem Fall durchbohrt der N. fibularis communis den M. piriformis und der N. tibialis verläuft im inferioren Abschnitt des M. piriformis.

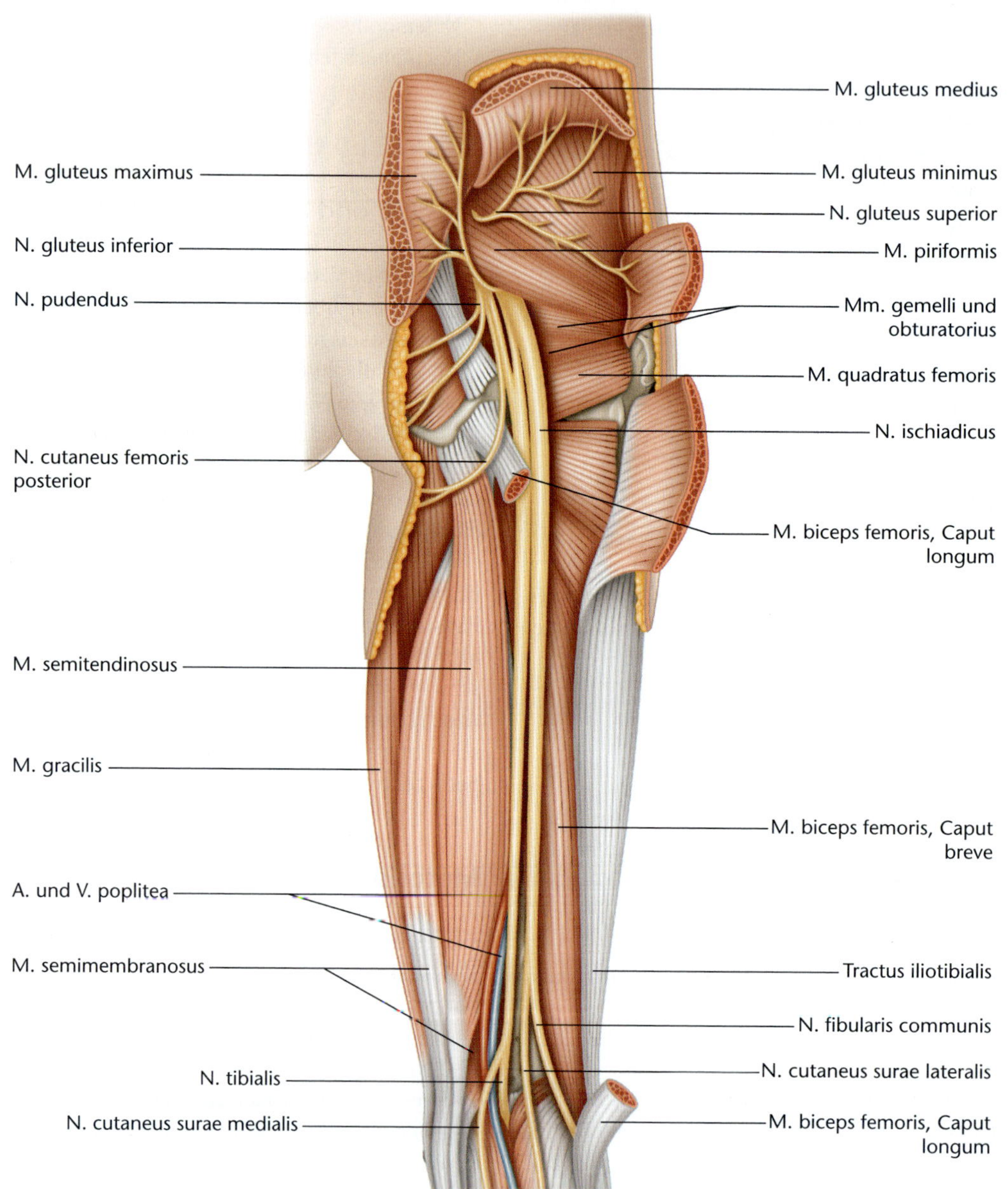

Abb. 22.2 Verlaufsvarianten des N. ischiadicus (nach Gauthier-Lafaye)

Meist spalten sich in diesem Fall fast alle kranialen Äste vom medialen Ast (N. tibialis) ab, mit Ausnahme des Caput breve m. bicipitis femoris und des zum Knie verlaufenden R. articularis.

22.2 Engpasspathologie

Bei „Ischias“ denkt man sofort an eine Diskushernie, dabei sollte man bedenken, dass der N. ischiadicus auch in anderen Bereichen verletzlich ist. So reagiert er auf wiederholte Aggressionen mit Entzündungsreaktionen und Fibrosen.

An drei Stellen ist der Nerv besonders läsionsanfällig:

- im Foramen ischiadicum major, beim Austritt des Nervs aus dem Becken (Foramen infrapiriforme),
- am Tuber ischiadicum,
- auf der Linea aspera des Femurs.

22.2.1 Ätiologie und Pathogenese

- Da der N. ischiadicus durch die Gesäßmuskulatur relativ gut geschützt wird, kommt es bei einem direkten externen Trauma nur selten zu Läsionen im Bereich des Foramen ischiadicum major.

Häufiger sind:

- Fibrosen nach einer intramuskulären Injektion, die den Nerv komprimieren.
- Hämatome, die sich zu fibrösem Narbengewebe organisieren.
- Bei Schädigung des Nervs im Foramen infrapiriforme kann es eventuell zu folgenden Phänomenen kommen:
  - Dehnung des Nervs im Bereich der Spina ischiadica durch eine kombinierte Bewegung aus Hüftflexion und Lendenlordose
  - Anhaltende Nervenkompression an der scharfen Kante des kaudalen Rands des Foramen infrapiriforme

Folgende traumatische Prozesse können den N. ischiadicus schädigen:

- Plötzlicher Sturz aus der Sitzposition auf eine harte Oberfläche. Dabei kommt es zu einem doppelten Trauma durch die Prellung der Region, in der der Nerv oberflächlich verläuft, und durch den starken Druck des Nervs gegen den Rand des Foramen.
- Langes Sitzen, wenn der kraniale Anteil des Oberschenkels gegen den Vorderrand des Stuhls gedrückt wird. Dabei kann der Nervenstamm im oberen Abschnitt des Caput longum m. bicipitis femoralis komprimiert werden und zu einer intra- oder extraneuralen Fibrose führen.
- Bei langen Autofahrten oder bei Aktivitäten, bei denen sehr viel gefahren werden muss. Die Kompression kann je nach Sitzgelegenheit, den mittleren oder kaudalen Teil des Oberschenkels betreffen.

22.2.2 Klinik

Ischiasschmerzen können in das Gesäß, auf die Rückseite des Oberschenkels und manchmal sogar auf die Fußsohle ausstrahlen.

Palpation oder Perkussion (Reflexhammer) erzeugt eine schmerzhafte Ausstrahlung.

Ist der Nerv kranial fixiert, kann die Innenrotation des Oberschenkels die Nervenkompression und somit die Symptome verstärken.

22.3 Manipulation

22.3.1 Ätiologie der Ischialgie

Obwohl man bei „Ischias“ sofort an eine Diskuspathologie denkt, sollte man auch andere Ätiologien in Betracht ziehen.

Die häufigsten Ursachen einer Ischialgie sind:

- Tumoren im Rückenmarkkanal
- Metastasierung im Plexus sacralis
- Fibrose der Dura mater
- Verengung des lumbalen Rückenmarkkanals
- Schwere Osteoporose
- Arthrose in der LWS
- Lumbosakrale Fehlbildung
- Fraktur in der LWS oder im Sakrum
- Angeborene oder traumatische Spondylolisthese
- Epidurale Venenstauung
- Arthritis
- Infektion

- Neuropathie
- Projektionsschmerz aus den Organen
- Ausgeprägte Beinlängendifferenz

22.3.2 Allgemeine Indikationen

Diskushernie

Diskushernien treten sehr häufig auf und sind besonders schmerzhaft und beeinträchtigend. Sie betreffen oft junge Patienten im Alter zwischen 35 und 40 Jahren.

In jüngster Zeit sehen Neurochirurgen meist von einem operativen Eingriff ab, da es in den nachfolgenden Jahren häufig zu Rezidiven kommt. Nach einem derartigen Eingriff sind die Patienten oft verzweifelt, da die nach der Operation zur Behandlung der Adhäsionen und Fibrosen der Dura mater durchgeführten Interventionen oft nicht sehr erfolgreich sind.

Wenn Hernien jedoch zu unerträglichen Schmerzen führen, die auch durch Morphinpräparate nicht gelindert werden können, oder wenn es zu motorischen Ausfällen kommt, ist der operative Eingriff natürlich die richtige Wahl. Ungefähr 10 % der unter Ischialgie leidenden Patienten fallen in diese Kategorie.

Unsere Techniken können bei bestimmten durch eine Diskusproblematik entstandenen Ischialgien zu erstaunlich guten Ergebnissen führen. In jedem Fall sind unsere Techniken keinesfalls kontraindiziert, außer der Patient kann nicht einmal kleinste Bewegungen mit seinem Bein ausführen.

Ischialgien haben auch andere Ursachen wie z. B. Entzündungen der meningealen Spinalnervenscheide, die durch venöse oder lymphatische Stasen entstehen, oder die reflexogene Ischialgie, ein Begriff, der verschiedenste Problematiken umfasst.

22

Entzündungen der meningealen Spinalwurzelscheide viszeraler Genese

Zusätzlich zur Ischialgie infolge eines mechanischen Konflikts zwischen Nervenwurzel und Diskus, können auch venöse Stauungen im Bereich der Nervenwurzeln des Plexus sacralis, manchmal auch des Plexus lumbalis, zu Ischialgien führen. Das epidurale Venensystem im Lumbosakralbereich ist mehr oder weniger vom Pfortadersystem und damit von der Leber abhängig. In diesen Venen entstehende Stasen können die Nervenwurzeln komprimieren und eine tatsächliche Ischialgie entstehen lassen. Diese Art der Ischialgie ist leichter zu behandeln als die durch eine Diskushernie verursachte.

In diesen Fällen ist die Längsdehnung der lumbosakralen Nervenwurzeln und des N. ischiadicus eingeschränkt, was zu einem positiven Lasègue-Zeichen führt.

Mit den betroffenen Patienten sollte man über Ernährung sprechen und ihnen erklären, dass sie alle Lebensmittel vermeiden sollten, die für Leber und Pankreas schädlich sind: Schokolade, Alkohol, Schlagsahne, orale Kontrazeptiva (Pille), zu viel Zucker, Lebensmittelzusatzstoffe auf Schwefelbasis (E220 bis E227). Die Erfahrung hat gezeigt, dass man diese Lebensmittel und Konservierungsstoffe besonders am Abend vermeiden sollte.

Gelenkschmerzen

Hüftgelenk

Hüftschmerzen kann man über den Gelenkast des N. ischiadicus, der den posterioren Teil der Gelenkkapsel innerviert, beeinflussen. Für ein besseres Ergebnis sollten auch der oberflächliche Hautast des N. femoralis, des N. ilioinguinalis und des N. iliohypogastricus gelöst werden.

Kniegelenk

Der posteriore Teil des Knies wird durch einen Ast des N. ischiadicus innerviert. Bei Kniebeschwerden sollte man die Behandlung durch das Auflösen eventuell vorhandener Spannungen am N. saphenus vervollständigen, der den anteromedialen Teil des Gelenks versorgt.

Oberes Sprunggelenk

Das Talokruralgelenk und der gesamte Fuß können durch die Behandlung des N. ischiadicus positiv beeinflusst werden. Dabei sollte man vor allem den N. cutaneus dorsalis lateralis, intermedius und medialis einbeziehen. Diese Nerven werden in ➤ Kap. 23 genauer beschrieben.

Beckenschmerzen

Obwohl es anatomisch nicht unbedingt einleuchtend ist, hat sich klinisch erwiesen, dass bei Beckenschmerzen nicht nur der N. femoralis und der N. genitofemoralis behandelt werden sollten, sondern auch der N. ischiadicus. Verständlicher wird der Zusammenhang, wenn man sich das Verteilungsmuster der Rr. cutanei des N. cutaneus femoris posterior im Gesäß und im Perineum vor Augen hält. Zusätzlich gibt es zahlreiche Anastomosen, die Ergebnisse erklären könnten, die mit Logik oft nicht zu erklären sind.

Durchblutungsstörungen

- Im kleinen Becken.
- An den unteren Extremitäten: Fast das gesamte Lymph-Arterien- und -Venen-System an der Rückseite der unteren Extremität hängt vom N. ischiadicus ab. Behandelt man also einen sensiblen oder einen Gelenkast des N. ischiadicus, wirkt man immer auch auf die Gefäße ein.

Hautprobleme

Patienten kommen selten aufgrund von Hautproblemen in die osteopathische Praxis. Trotzdem konnten wir insbesondere bei Hautgeschwüren und Varizen durchaus Verbesserungen erzielen.

Läsionen an Sehnen und Bändern

Nervenmanipulationen können sich auch positiv auf bestimmte Bindegewebsschwächen an Bändern und Sehnen auswirken. Wir denken dabei insbesondere an gewisse ligamentäre Instabilitäten und an Schwächen im Bereich der Achillessehne.

Bei Problemen an der Achillessehne sollte man Patienten auch immer empfehlen, auf ihre Ernährung zu achten. Auch wenn der Harnsäurespiegel im Normalbereich liegt, kann es sein, vor allem wenn die Werte im oberen Bereich liegen, dass die Säuren in Muskeln und Sehnen eingelagert werden.

Wie bei Nierenproblemen ist eines der typischen Symptome für einen erhöhten Harnsäurespiegel Schmerzen oder Parästhesien auf der Fußsohle morgens beim Ausstehen. Der Patient fühlt sich, als würde er auf Nadeln gehen. Diese Symptome verschwinden nach wenigen Schritten und treten fast immer auf beiden Seiten auf.

22.3.3 Kontraindikationen

Kontraindikationen sind selten. Selbst ein schwerer Bandscheibenvorfall ist keine Kontraindikation für eine Nervenmanipulation.

Vorsicht ist allerdings in folgenden Fällen geboten:

- Vergrößerte Lymphknoten in der Leiste oder in der Kniekehle
- Plötzliches Fieber
- Muskelatrophie
- Vorwiegend nachts (zwischen 1 und 3 Uhr morgens) auftretende Schmerzen

Gelegentlich wird eine Phlebitis mit einer Ischialgie verwechselt, wobei die Phlebitis keine bis ins Gesäß ausstrahlenden Schmerzen erzeugt und trotz eines leichten Fiebers keine Erhöhung des Pulses verursacht.

Auch die obliterierende Arteriopathie der unteren Extremitäten kann mit einer Ischialgie verwechselt werden. Es sollte also neben der neurologischen Untersuchung immer auch nach klinischen Krankheitszeichen für eine Gefäßerkrankung gesucht werden, wie z.B. das Palpieren der Pulse. Die Symptome einer Arteriopathie sind oft nur schwer von jenen zu unterscheiden, die z. B. bei einem verengten Rückenmarkkanal im LWS-Bereich auftreten.

Anmerkung zum Lasègue-Test: Dieser Test ist einfach auszuführen, seine Validität jedoch umstritten. Er zeigt ein Nervenleiden an, ohne Informationen über die Ursache zu liefern. Er ist nicht immer ein Hinweis auf einen Konflikt zwischen Diskus und Nervenwurzel.

In einer kürzlich an beschwerdefreien Freiwilligen mit einem Durchschnittsalter von 35 Jahren durchgeführten Studie wies das MRT bei 40 % der Probanden eine Diskushernie auf! Dies zeigt, dass die Diagnose einer Diskushernie relativiert werden sollte.

In privaten Gesprächen gaben befreundete Radiologen sogar zu, dass unter Berücksichtigung der falsch positiven und der falsch negativen Ergebnisse bei bildgebenden Verfahren (CT, MRT) das Fehlerrisiko bei 50 % liegt!

22.3.4 Manipulationstechniken

Natürlich kann man für die Behandlung des N. ischiadicus auch die Technik für den Plexus sacralis verwenden. Für den Gesäßbereich können noch zwei weitere Techniken hinzugefügt werden.

Am Gesäß

Zwei Zonen sind in diesem Bereich interessant:

- Die Austrittsstelle des N. ischiadicus im kaudalen Abschnitt des Foramen ischiadicum major, unmittelbar unterhalb des M. piriformis.
- Die Stelle, wo der Nerv den kaudalen Fasern des M. quadratus femoris, im kaudalen Teil des M. gluteus maximus aufliegt. Diese Stelle liegt genau auf der Linie zwischen Tuber ischiadicum und Trochanter major, und zwar in ihrem medialen Drittel. Der Nerv verläuft hier in einer Rinne zwischen Tuber ischiadicum und Trochanter minor.

Palpation

Der Ursprung des Nervs projiziert sich auf das kraniale Drittel einer Linie, die die Spina iliaca posterior superior mit dem Tuber ischiadicum verbindet (➤ Abb. 22.3).

Der Nervenverlauf befindet sich etwas medial des Mittelpunkts der Linie, die den Trochanter major mit dem Tuber ischiadicum verbindet.

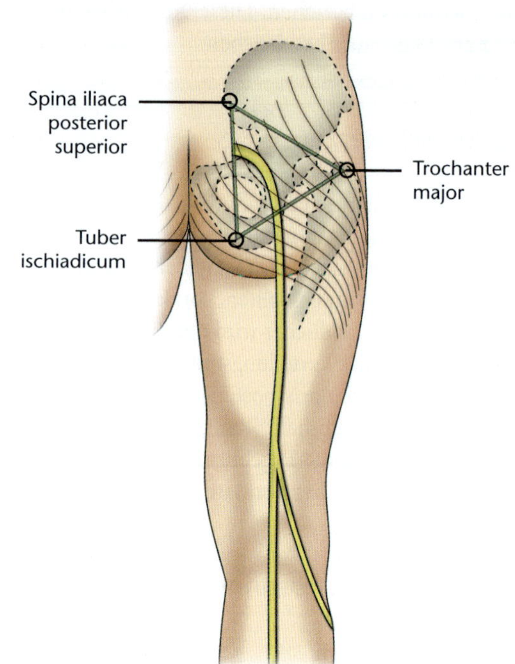

Abb. 22.3 Palpation des N. ischiadicus

Techniken

Die Patientin befindet sich in Rückenlage, sein Bein wird aufgestellt.

Foramen infrapiriforme

Für die Lokalisation des ersten Punkts palpiert der Therapeut zunächst die Spina ischiadica und lässt anschließend seinen kranialen Zeigefinger etwas nach lateral und kaudal gleiten. Er drückt den N. ischiadicus mit flachem Zeigefinger gegen den M. quadratus femoris, lateral der Sehne des M. biceps femoris.

Wie bei der Technik für den Plexus sacralis hält der Therapeut mit der kaudalen Hand das Knie und bewegt den Oberschenkel in Flexion-Adduktion. Dies hilft ihm, seinen Zeigefinger präzise zu positionieren und das Bein in Abduktion-Extension und Innenrotation zu bewegen.

Ziel ist es, dem N. ischiadicus seine natürliche Dehnbarkeit, die er durch die Ischialgie verloren hat, zurückzugeben. Durch die erste Bewegung wird der Finger richtig positioniert, durch die zweite wird eine optimale Dehnung des Nervs erzeugt. Der N. ischiadicus lässt sich normalerweise, abhängig von der Größe und dem Gewicht des Patienten, um mehrere Zentimeter dehnen:

- 1–2 cm im Bereich der die Nervenwurzel umgebenden Durahülle
- 1–2 cm im Foramen infrapiriforme
- > 2 cm im Sulcus zwischen Tuber ischiadicum und Trochanter minor
- > 2 cm in der Knickehle und im Bein

Sulcus zwischen Tuber ischiadicum und Trochanter minor

Für die zweite Lokalisation verwendet man die gleiche Technik, nur dass man nun den Zeigefinger flach etwas weiter kaudal anlegt. Der Therapeut palpiert zunächst den Tuber ischiadicum, dann das Femur, der N. ischiadicus verläuft durch den genau in der Mitte verlaufenden Sulcus (➤ Abb. 22.4).

Beide Punkte lassen sich leichter finden, wenn der Nerv schmerzhaft ist. Allerdings ist es in diesem Fall schwieriger, ihn von den benachbarten Strukturen zu unterscheiden.

CAVE

Wichtig ist, dass der Zeigefinger während der gesamten Bewegung und vor allem während der Innenrotation den Kontakt mit dem M. quadratus femoris aufrechthält, denn dort findet die größte Dehnung statt, sodass der Nerv leicht dem Druck des Fingers entgleitet.

In Seitenlage

Die Patientin befindet sich in Seitenlage, die zu behandelnde Seite liegt oben. Das Knie der Patientin wird entweder am Abdomen des Therapeuten oder auf seinem auf der Behandlungsliege platzierten Oberschenkel abgelegt. (➤ Abb. 22.5).

Der Therapeut sucht den N. ischiadicus mit einem oder zwei flachen Fingern im Sulcus zwischen Tuber ischiadicum und Trochanter minor.

Dieser Kontakt darf nicht schmerzhaft sein. Er dehnt den N. ischiadicus vorsichtig nach kaudal und lateral.

Manipulation des N. cutaneus femoralis posterior

Der N. cutaneus femoris posterior und der N. gluteus inferior haben häufig einen gemeinsamen Ursprung. Der Nerv ist vor allem wegen des R. perinealis, der unmittelbar unterhalb des M. piriformis abgeht, interessant, der oft mit dem N. pudendus verwechselt wird.

Technik

Der Therapeut verwendet die gleiche Technik wie für die Manipulation des kranialen Abschnitts des N. ischiadicus. Er bewegt seinen Finger nach kaudal und medial in Richtung des kaudalen Abschnitts des Sakrums und folgt dabei dem kaudalen Rand des M. piriformis. Der N. cutaneus femoris posterior liegt medial des N. ischiadicus.

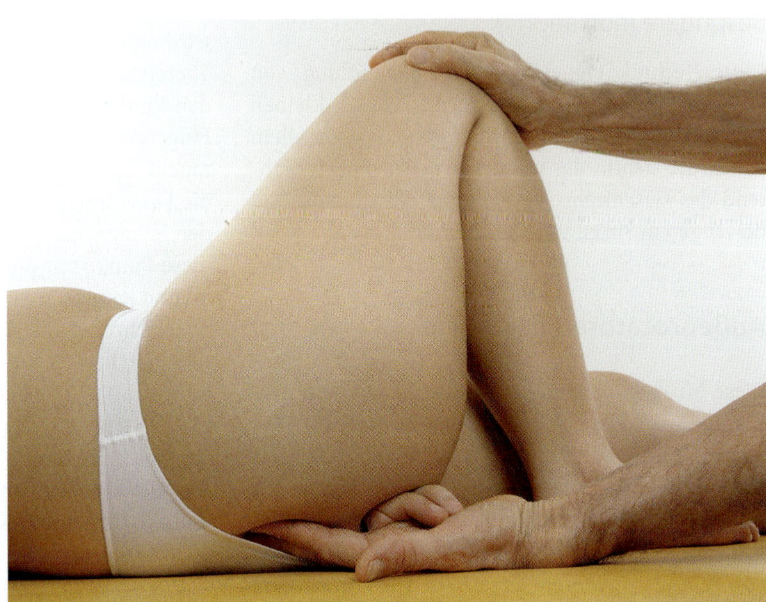

Abb. 22.4 Manipulation des N. ischiadicus am Gesäß

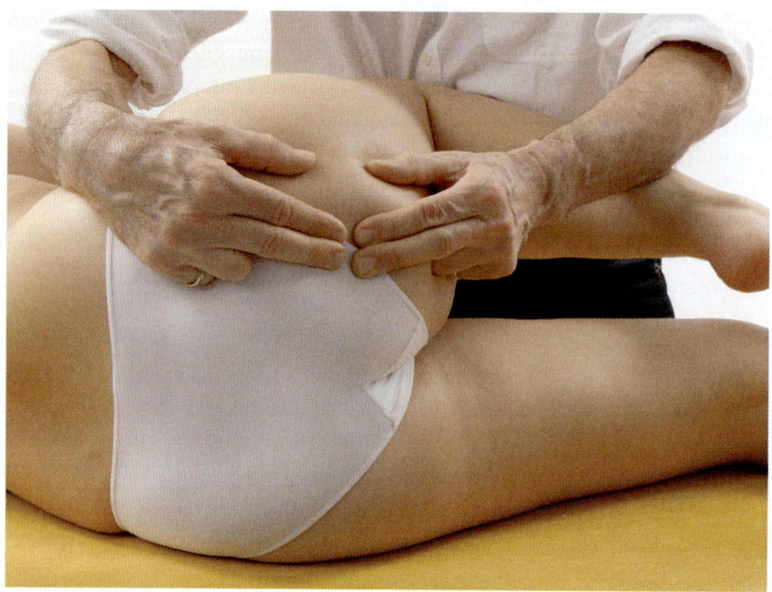

Abb. 22.5 Manipulation des N. ischiadicus in Seitenlage

Diese Technik ähnelt der Technik für den N. ischiadicus, allerdings versucht der Therapeut bei der Technik für den N. cutaneus femoralis posterior mit seinen Fingern den kaudalen Fasern des M. piriformis so weit wie möglich zu folgen. Das unterscheidet die beiden Techniken.

Besondere Indikation

Diese Technik eignet sich zur Behandlung von venös-lymphatischen Stauungen des kleinen Beckens und vor allem von Hämorrhoiden, vor allem jenen, die sich in der prämenstruellen Phase, während des Geschlechtsverkehrs, bei Obstipation und bei längerem Sitzen verschlechtern.

Außenrotatoren der Hüfte

Diese Muskeln verbinden das Becken mit dem Trochanter und sollten bei Ischialgie unbedingt gedehnt werden. Diese Dehnung wirkt sich sowohl auf das Hüftgelenk, den Plexus sacralis, den N. ischiadicus als auch die Außenrotatoren aus, die unter ständiger Belastung stehen.

Die Außenrotatoren der Hüfte (pelvitrokantäre Muskelgruppe) sind: M. piriformis, M. gemellus superior, M. obturatorius internus, M. gemellus inferior und M. quadratus femoris. Sie stabilisieren das Hüftgelenk im Stand und schützen das kleine Becken über ihren Einfluss auf die Membrana obturatoria.

Technik

Die Patientin befindet sich in Rückenlage, das Bein wird aufgestellt. Die Position der Patientin und des Therapeuten ist die gleiche wie bei der Technik für den Plexus sacralis und den N. ischiadicus, nur die Fingerposition ändert sich (➤ Abb. 22.6). Der Therapeut legt die Finger seiner kranialen Hand gegen die Fossa trochanterica und sucht im Ansatzbereich der Sehnen nach schmerzhaften Punkten. Er hält diese Punkte fest und dehnt sie vorsichtig nach lateral und kaudal.

Gleichzeitig hält er mit der kaudalen Hand das Knie und bewegt das Bein in Flexion-Abduktion. Am Ende führt er, wie bei der oben beschriebenen Technik, Extensions- und Innenrotationsbewegungen aus. Auch bei dieser Technik ist es wichtig, dass die abschließende Außenrotation exakt ausgeführt wird und die Finger den Kontakt mit dem N. ischiadicus nicht verlieren.

Um die richtige Ansatzsehne zu finden, sollte man, sobald sich die Finger der Fossa trochanterica

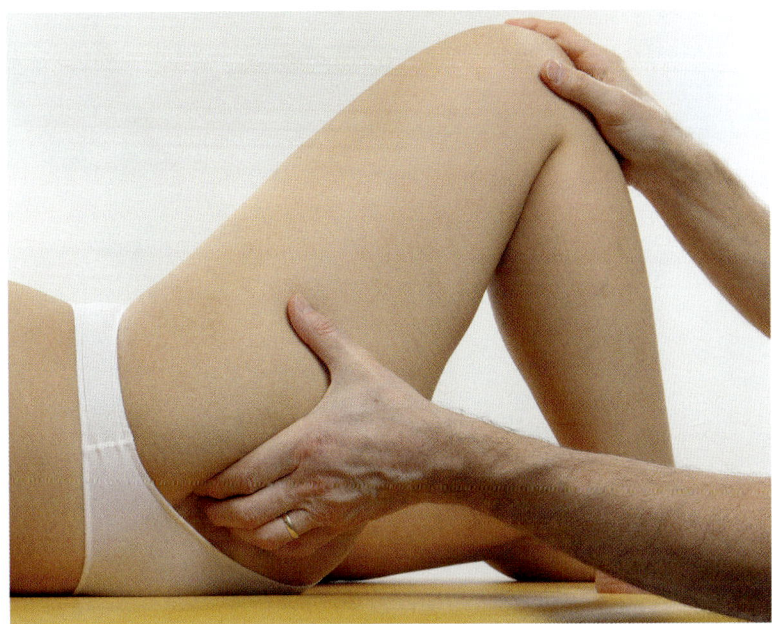

Abb. 22.6 Manipulation der Außenrotatoren der Hüfte

annähern, dem Ecoute folgen. Damit werden die Finger an die Stelle geleitet, die die Dehnung am meisten braucht. Wenn die ersten Bewegungen schmerzhaft sind, sollte man sich Zeit nehmen und die Dehnung langsam und vorsichtig verstärken.

Besondere Indikationen

Die Technik für die Außenrotatoren der Hüfte sollte bei Schmerzen im Lenden- und Sakralbereich, beu Lumboischialgien und bei allen Gelenkproblemen in der Hüfte ausgeführt werden.

Sie ist auch bei Frauen bei allen Problemen im Urogenitalbereich sehr wirksam. Auch hier lassen sich die Reflexzonen durch die Innervation dieser Muskeln, also durch den N. ischiadicus bzw. durch den Plexus sacralis erklären.

Auch bei Darmproblemen gibt es oft einen Mangel an Elastizität und Spasmen, der Außenrotatoren der Hüfte. Diese Muskeln sind im Stehen ständig unter Belastung und spiegeln mechanische oder viszerale Probleme im Inneren des Beckens wider. Einige dieser Muskeln sind auch für die Spannung der Membrana obturatoria und für die Kapselspannung des Hüftgelenks wichtig.

Hautnerven des Gesäßes

Für eine oberflächliche Manipulation des N. ischiadicus eignen sich vor allem zwei Zonen, von denen die eine durch die Nn. clunium superiores und die andere durch die Hautäste des N. hypogastricus innerviert werden (➤ Abb. 22.7).

Diese beiden Zonen liegen sehr eng zusammen und werden mit der gleichen Technik behandelt.

Der Therapeut beginnt mit dem Daumen im kranialen Anteil des M. gluteus maximus und lässt ihn in Richtung Crista iliaca gleiten. Die Nn. clunium superiores verlaufen häufig in der Mitte der Crista iliaca, während die Hautäste des M. hypogastricus im lateralen Drittel der Crista iliaca verlaufen. Wie bei allen oberflächlichen Hautnerven, geht man von distal nach proximal vor, um die Austrittsöffnung des Nervs in der Fascia glutaea zu ertasten.

Erweist sich eine der Öffnungen als schmerzhaft, wird sie komprimiert, so als wollte man mit dem Finger in die Öffnung eindringen, wobei man dem Ecoute folgt. Man wiederholt die Technik vier- oder fünfmal, das reicht, um den Schmerz oder die Empfindlichkeit aufzulösen.

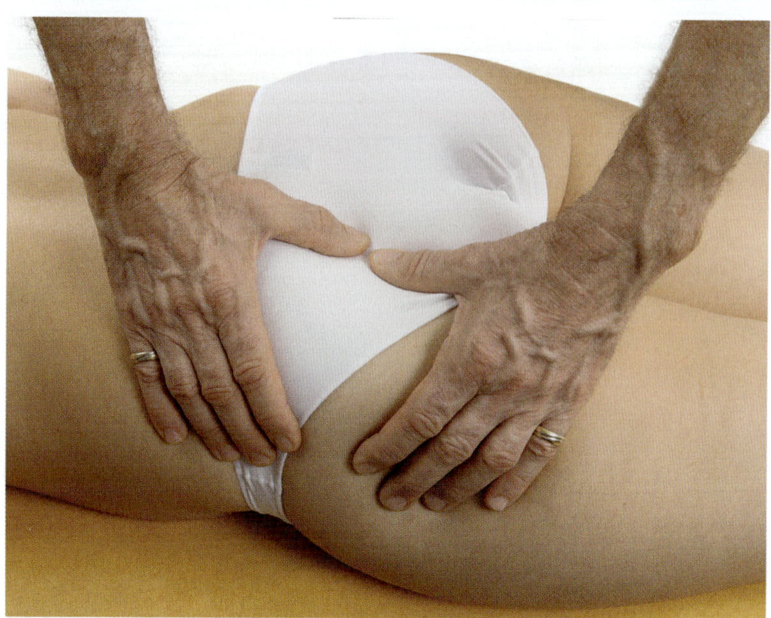

Abb. 22.7 Manipulation des N. ischiadicus im oberflächlichen Anteil des Gesäßes

Distales Drittel des Oberschenkels

Es ist besser, den N. ischiadicus vor seiner Aufteilung in N. tibialis und N. fibularis zu manipulieren, d. h. zwischen dem distalen Drittel des Oberschenkels und dem proximalen Teil der Kniekehle. Man befindet sich ungefähr fünf Fingerbreit oberhalb des Gelenkspalts des Knies.

Die Patientin befindet sich in Rückenlage, ihr Fuß ruht mit der Achillessehne auf der Schulter des Therapeuten. Dieser legt seine beiden Daumen übereinander und umgreift mit den Handflächen den Oberschenkel, fünf Fingerbreit oberhalb der Kniekehle. Die Daumen dringen zwischen M. biceps und M. semitendinosus und semimembranosus in die Gewebe ein. Der Therapeut bewegt die Daumen in kranialer Richtung, bis er einen sensiblen oder schmerzhaften Punkt spürt (➤ Abb. 22.8).

Am besten fixiert man zunächst eine Zone knapp unterhalb des sensiblen Punkts und dehnt sie nach distal, während man das Knie in Extension bewegt. Diese Bewegung wird so lange wiederholt, bis sich der N. ischiadicus entspannt. Ziel der Manipulation ist es, den N. ischiadicus in distaler Richtung zu dehnen, um seine Dehnbarkeit wiederherzustellen.

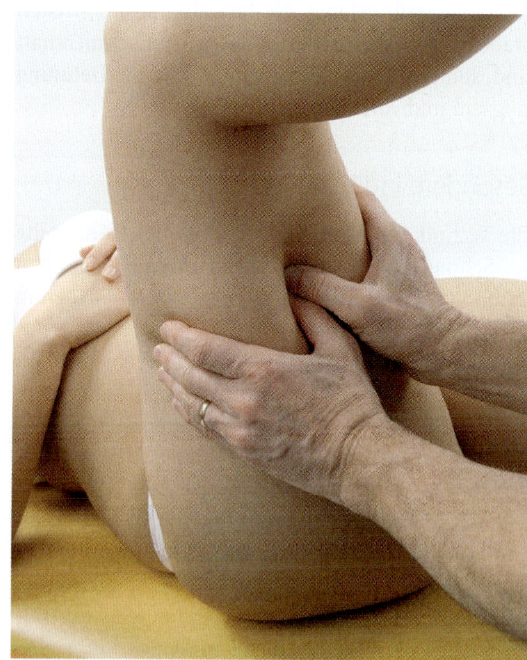

Abb. 22.8 Manipulation des N. ischiadicus im distalen Drittel des Oberschenkels

Am Ende der Behandlung legt der Therapeut seine Daumen auf die sensible Zone, die nun verschwunden sein sollte. Wenn sie weniger akut, aber immer noch vorhanden ist, fixiert der Therapeut den sensiblen Punkt und führt die Technik erneut aus, die Entspannung tritt rasch ein.

22.3.5 Besondere Indikation

Die zur Behandlung des Plexus sacralis und des N. ischiadicus beschriebenen Techniken werden vor allem bei Ischialgien mit einem positiven Lasègue-Zeichen eingesetzt. Mit etwas Übung lernt man, die Härte des Nervs und die verringerte Dehnbarkeit des Nervs zu erspüren.

Der N. ischiadicus ist der dickste Nerv des Körpers und trotzdem ist er, wenn er gesund ist, schwer zu palpieren. Ein schmerzhafter N. ischiadicus fühlt sich verhärtet an und lässt sich nicht leicht dehnen.

Nach einigen Manipulationen spürt man wie sich der Nerv entspannt und sich leichter dehnen lässt.

Man kann diese Manipulation auch bei schwerer Diskushernie gefahrlos ausführen. Vorsicht ist beim Druck geboten, dieser sollte sehr gering sein, da man zur bereits bestehenden Radikulitis nicht noch eine Entzündung hinzufügen möchte.

KAPITEL

23 N. tibialis

Neue französische Nomenklatur	Klassische französische Nomenklatur	Nomina anatomica	Englische Nomenklatur
nerf tibial	nerf sciatique poplité interne	N. tibialis	tibial nerve

KURZ GEFASST

Der N. tibialis
- ist ein gemischt motorischer und sensibler Nerv,
- führt Nervenfasern aus den Spinalnervensegmenten L4 bis S3,
- gibt Gelenkäste zum Knie ab,
- endet mit zwei Ästen: N. plantaris medialis und lateralis,
- sollte bei Schmerzen an den Fußsohlen und bei größeren propriozeptiven Störungen behandelt werden.

23.1 Anatomischer Überblick

Der N. tibialis geht als einer von zwei Endästen aus dem N. ischiadicus hervor, von dem er im proximalen Anteil der Kniekehle oder manchmal auch etwas weiter proximal abzweigt.

23.1.1 Ursprung und Verlauf

Die Nervenfasern des N. tibialis entstammen dem Plexus sacralis: L4, L5, S1, S2 und S3.

Der N. tibialis entspringt im proximalen Anteil der Kniekehle (➤ Abb. 23.1).

Er zieht zwischen den tiefen Flexoren und dem M. soleus in der tiefen Flexorenloge des Unterschenkels Richtung Fuß und endet am Sprunggelenk im Canalis malleolaris.

23.1.2 Lagebeziehungen

In der Kniekehle

In der Fossa poplitea verläuft der N. tibialis zwischen dem M. biceps (lateral) und den Mm. semitendinosus und semimembranosus (medial).

Weiter distal liegt er zwischen den Mm. gastrocnemii und wird in diesem Bereich von der Fascia poplitea überdeckt. Die A. poplitea liegt in der Tiefe der Fossa poplitea (➤ Abb. 23.2).

Unter dem Arcus tendineus musculi solei

Der N. tibialis liegt zwischen dem M. triceps surae und dem M. popliteus, auf dem er verläuft. Er liegt in der Tiefe der Kniekehle, allerdings weniger tief als die A. und die V. poplitea.

23.1.3 Äste

In der Fossa poplitea

- Muskeläste für folgenden Muskeln:
  - M. gastrocnemius medialis
  - M. gastrocnemius lateralis
  - M. soleus
  - M. plantaris
  - M. popliteus
- Gelenkäste: für den posterioren Anteil des Kniegelenks.
- N. interosseus cruris: Dieser Nerv steigt entlang der Membrana interossea bis zum distalen Tibiofibulargelenk ab und gibt Äste für den M. tibialis posterior, die Tibia und die Fibula ab.

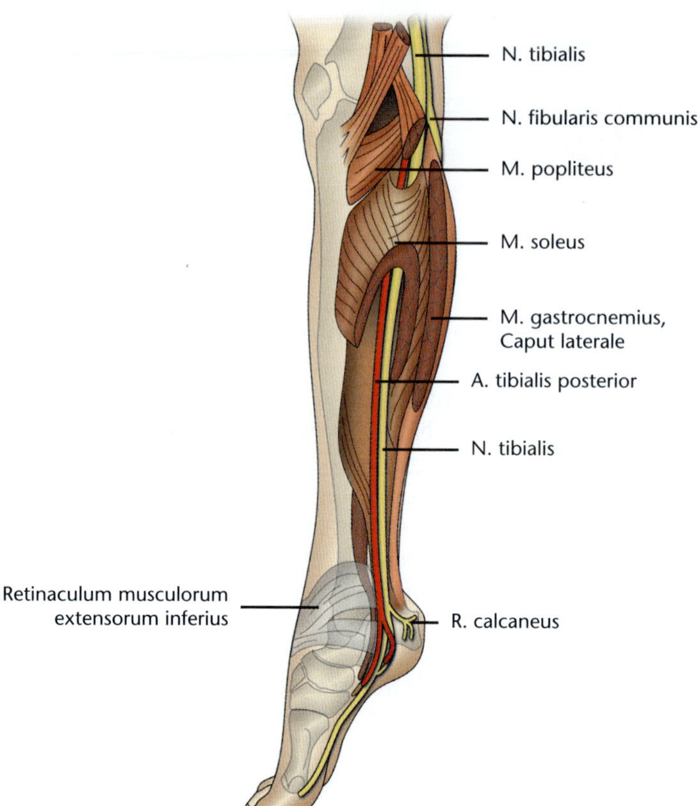

Abb. 23.1 N. tibialis (nach Gauthier-Lafaye)

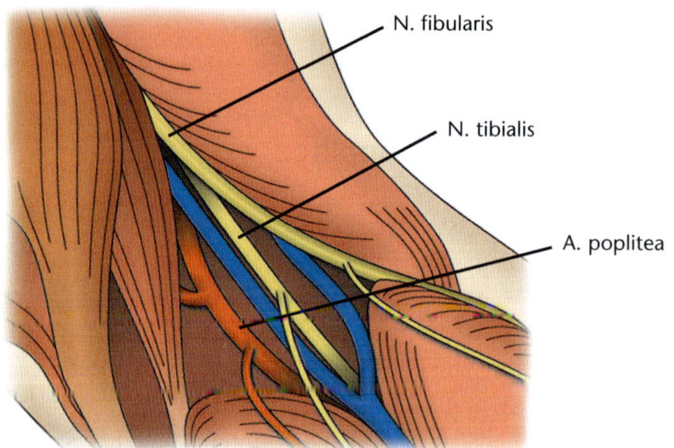

Abb. 23.2 N. tibialis in der Fossa poplitea

- Gefäßnerven: Sie innervieren die A. und V. poplitea und können Äste zum Knie abgeben.
- N. cutaneus surae medialis (➤ Abb. 23.3): Dieser Ast entspringt im distalen Abschnitt der Fossa poplitea und steigt in die von den beiden Köpfen des M. gastrocnemius gebildete Furche ab. Er vereinigt sich mit dem N. cutaneus surae lateralis aus dem N. fibularis communis zum N. suralis. Dieser verläuft zunächst durch einen faszialen Kanal, durchstößt in der distalen Hälfte

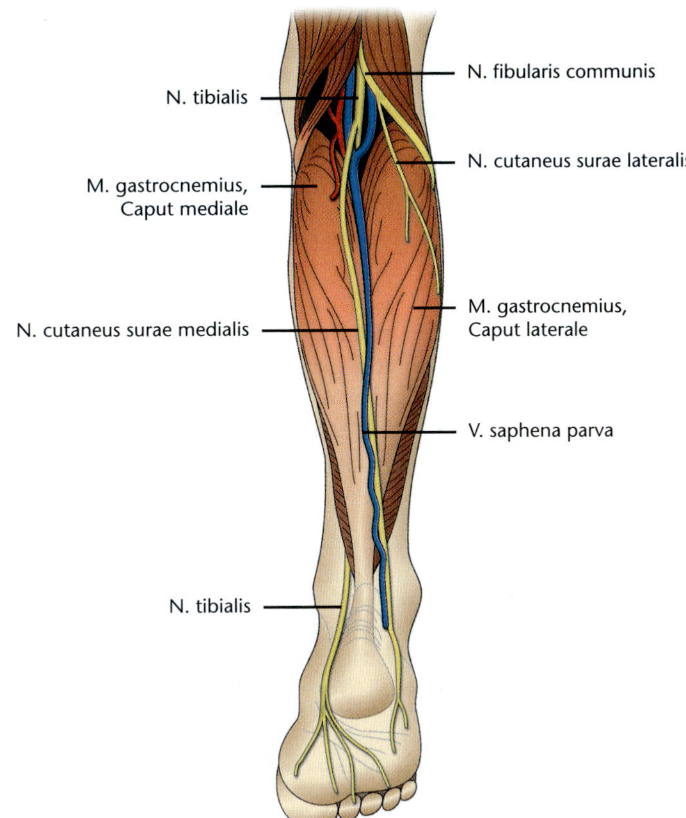

Abb. 23.3 N. suralis (nach Gauthier-Lafaye)

des Unterschenkels die Muskelfaszie des M. gastrocnemius und zieht zum lateralen Rand des Fußes, wo er sensible Fasern für das Talokruralgelenk abgibt.

Am Unterschenkel

- Muskeläste für folgende Muskeln:
  - M. tibialis posterior
  - M. flexor digitorum longus
  - M. flexor hallucis longus
  - N. soleus
- Gefäßnerven für die A. tibialis posterior, zusätzlich Fasern für das Talokruralgelenk.
- Gelenknerv für das Sprunggelenk.
- R. calcaneus medialis: Er entspringt oberhalb des Malleolus medialis, folgt der posterioren Seite der Achillessehne und versorgt die Haut der Ferse.

23.1.4 Endäste

Distal des Arcus tendineus m. solei verläuft der N. tibialis bis zum distalen Drittel des Unterschenkels in der Tiefe, neben dem M. tibialis posterior, dem M. flexor digitorum longus und dem M. flexor hallucis longus, er wird vom M. triceps surae überdeckt.

Im distalen Drittel des Unterschenkels nähert er sich der Oberfläche und zieht durch den Canalis malleolaris, wobei er lateral der Sehnen des M. tibialis posterior und des M. flexor digitorum longus und medial der A. tibialis posterior verläuft.

N. plantaris medialis

Dieser Nerv zieht unter dem Malleolus medialis und posterior der Sehnen des M. tibialis anterior, des M. flexor digitorum longus und der A. tibialis posterior nach distal.

Er verläuft zwischen dem Kalkaneus und dem M. adductor hallucis. Sein medialer Endast begleitet lateral die A. plantaris medialis. Sein lateraler Endast liefert die Nn. digitales palmares für die drei ersten Zehenzwischenräume.

N. plantaris lateralis

Dieser Nerv begleitet die A. plantaris lateralis zur lateralen Seite des Fußes. Er gibt Nervenfasern für die Talotarsal- und die Tarsometatarsalgelenke, den 3. und 4. M. lumbricalis pedis, den M. abductor hallucis und die Mm. interossei plantares und dorsales ab.

CAVE

Bei Schädigung des N. tibialis treten häufig auch vasomotorische und trophische Probleme am Fuß mit Ödemen, Verfärbungen und Hypothermie des Fußes auf. Patienten mit derartigen Problemen hatten oft komplizierte Verstauchungen des Tibiotarsalgelenks, bei denen die sensiblen Nervenfasern am Fuß verletzt wurden. Bei Verstauchungen, die sich auf die lateralen Bandstrukturen beschränken, treten diese Komplikationen weniger häufig auf.

23.1.5 Anastomosen

Der N. tibialis anastomosiert mit:

- N. fibularis communis
- N. femoralis
- N. cutaneus femoris posterior

23.2 Manipulationstechniken

23.2.1 In der Fossa poplitea

23

Man ertastet den Nerv vor allem in der Fossa poplitea, zwischen den Ansätzen der Mm. gastrocnemii oder etwas weiter distal, auf Höhe des Gelenkspalts. Er lässt sich palpatorisch nur schwer von anderen Strukturen des Gefäß-Nerven-Bündels der Kniekehle unterscheiden. Bei einer schweren Ischialgie lässt sich der Nerv durch den Schmerz lokalisieren.

Technik

Die Patientin befindet sich in Rückenlage, ihr Bein ruht auf der Schulter des Therapeuten. Dieser lässt einen Daumen langsam und vorsichtig zwischen die Mm. gemelli gleiten. Er kann auch beide Daumen übereinanderlegen, um in diesen Raum einzudringen und die beiden Muskeln voneinander zu trennen. Oft ist es die Sensibilität oder der Ischiasschmerz, der die genaue Lokalisation des Nervs ermöglicht (➤ Abb. 23.4).

23.2.2 Am Sprunggelenk

N. cutaneus dorsalis lateralis

Der N. suralis begleitet die V. saphena parva und anastomosiert mit einem oberflächlichen Ast des N. fibularis, der sich im N. cutaneus dorsalis lateralis fortsetzt. Dieser Nerv verläuft posterior des Malleolus lateralis, an dieser Stelle kann man ihn manipulieren.

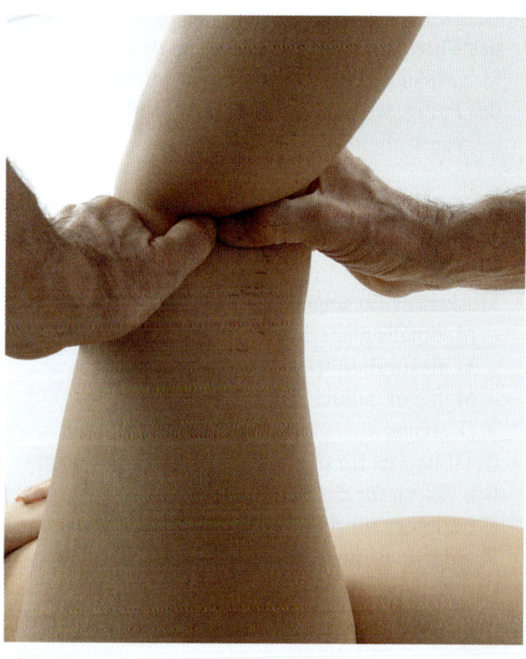

Abb. 23.4 Manipulation des N. tibialis in der Fossa poplitea

Technik

Die Patientin befindet sich in Bauchlage und beugt das Bein. Der Therapeut legt den Daumen posterior und etwas medial des Malleolus lateralis an und sucht mit dem Daumen einen sensiblen Punkt, der sich unterhalb, oberhalb oder anterior des Malleolus befinden kann.

Für die Manipulation erzeugt der Therapeut einen Fixpunkt auf der schmerzhaften Zone und einen weiteren Fixpunkt vor dem Schmerzpunkt und mobilisiert gleichzeitig das Sprunggelenk in Richtung Flexion (➤ Abb. 23.5).

Besondere Indikation

Diese Technik wird für Verstauchungen im lateralen Sprunggelenk, bei denen das Lig. collaterale laterale verletzt wurde, verwendet. Sie bewirkt nicht nur eine Schmerzmilderung, sondern führt auch zu einer schnelleren Wiederherstellung der Sprunggelenkfunktion.

N. tibialis

Dieser Nerv befindet sich posterior des Malleolus medialis, der Sehnen des M. tibialis posterior und des M. flexor digitorum longus und der A. tibialis posterior. Er zieht unter dem Retinaculum musculorum flexorum pedis weiter zum Fuß.

Technik

Die Patientin befindet sich in Bauchlage. Der Therapeut legt seinen Daumen hinter den Malleolus medialis und sucht den Puls der A. tibialis posterior. Er arbeitet sich von distal nach proximal vor und gleitet mit dem Daumen hinter der Arterie entlang. Dabei versucht er, einen sensiblen Punkt zu finden, den er mit der weiter oben beschriebenen Technik behandelt, d. h. er legt seine Daumen zu beiden Seiten des schmerzhaften Punkts, erzeugt eine Dehnung in distaler Richtung und begleitet diese mit einer Dorsalflexion des Fußes (➤ Abb. 23.6).

23.2.3 Auf der Fußsohle

Die Nn. plantares medialis und laterales, die Endäste des N. tibialis, findet man in der Tiefe der Fußsohle. Man sollte wissen, wie man sie manipuliert, vor allem bei akuter Ischialgie, da man über diese Technik den N. ischiadicus vor einer direkten Behandlung entspannen kann.

N. plantaris medialis

Am Ausgang des Canalis malleolaris liegt dieser Nerv anterior der A. tibialis posterior. Am besten ertastet man ihn zwischen dem Kalkaneus und dem M. adductor hallucis. Ein guter Orientierungspunkt ist der Puls der A. plantaris medialis, die sich medial in Kontakt mit dem N. plantaris medialis befindet.

Technik

Variante 1

Die Patientin befindet sich in Bauchlage und beugt das Bein. Der Therapeut schiebt mit seinem Daumen

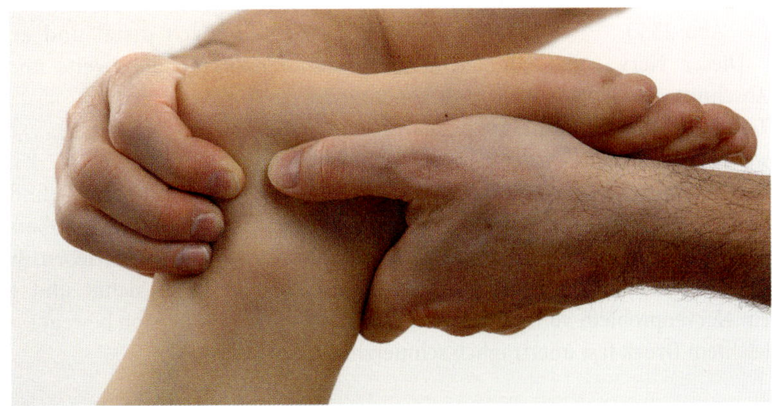

Abb. 23.5 Manipulation des N. cutaneus dorsalis lateralis

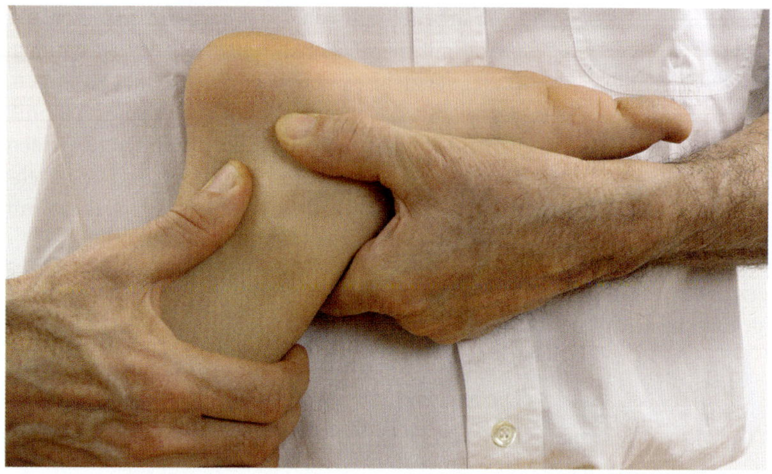

Abb. 23.6 Manipulation des N. tibialis

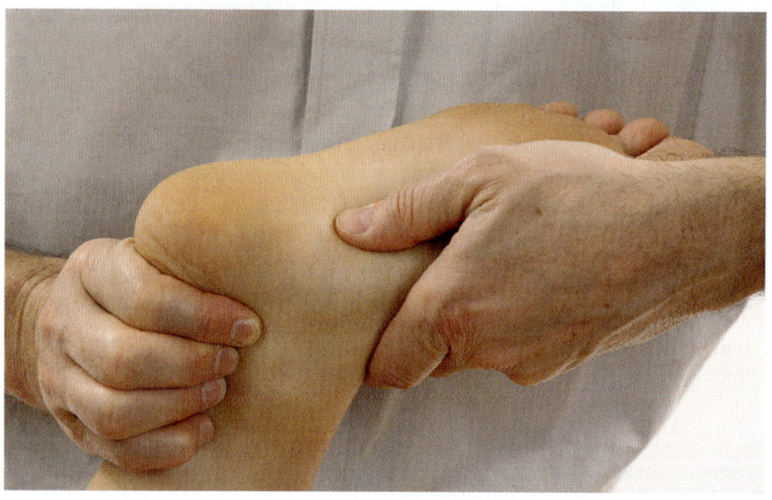

Abb. 23.7 Manipulation des N. plantaris medialis (Variante 1)

die oberflächliche Plantarfaszie nach lateral, um die A. plantaris, die sich in Richtung des Os metatarsale I befindet, besser wahrnehmen zu können (➤ Abb. 23.7).

Dieser Nerv sollte vor allem im posterioren Abschnitt des Fußes und insbesondere vor der Teilung in die Nn. digitales palmares manipuliert werden. An seinem Ursprung liegt der Nerv lateral in Kontakt mit dem M. adductor hallucis und der Ursprungssehne des M. flexor digitorum longus.

Der Therapeut lässt den Daumen entlang des Os naviculare von anterior nach posterior gleiten. Liegt ein Nervenproblem vor, ist der Punkt auch bei sehr leichtem Druck fast unerträglich schmerzhaft.

Der Therapeut legt den distalen Daumen vor den schmerzhaften Punkt und den proximalen Daumen hinter den Punkt. Er dehnt den Nerv nach distal und ersucht die Patientin, den Fuß und die zweite und dritte Zehe in Extension zu bewegen.

Variante 2

Die Patientin befindet sich in Rückenlage, ihr Fuß ruht auf dem Oberschenkel des Therapeuten. Wie oben beschrieben, sucht er eine schmerzhafte Zone, die er dehnt und gleichzeitig Fuß und Zehen in Extension bewegt (➤ Abb. 23.8).

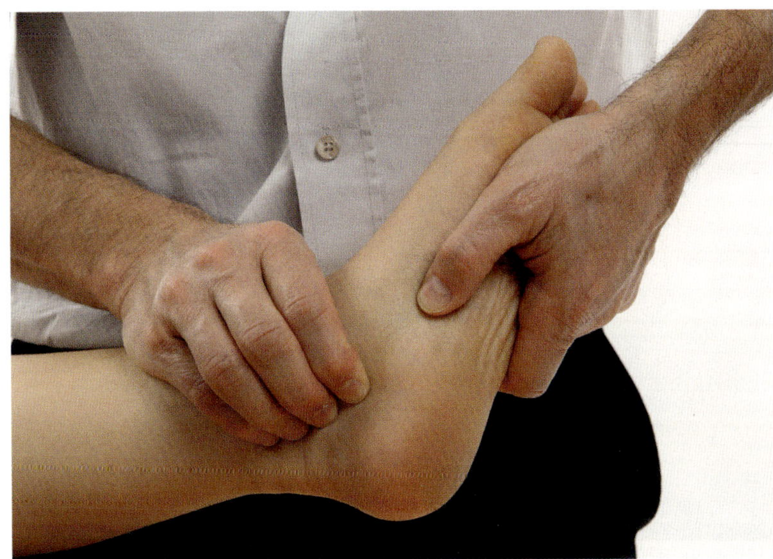

Abb. 23.8 Manipulation des N. plantaris medialis (Variante 2)

N. plantaris lateralis

Dieser Nerv befindet sich lateral des N. plantaris medialis. Der Therapeut legt seinen Daumen lateral der Sehne des M. flexor digitorum longus an und ersucht die Patientin kleine Flexionsbewegungen mit den Zehen zu machen.

Manchmal spürt man auch den Puls der A. plantaris lateralis, der N. plantaris lateralis liegt medial der Arterie.

Der Therapeut führt die gleiche Technik wie für den N. plantaris medialis aus und fügt eine Extension des Fußes und der 4. und 5. Zehe hinzu (➤ Abb. 23.9).

23.2.4 Besondere Indikationen

Wie bereits erwähnt, sollte man die Nn. plantares und insbesondere den N. plantaris medialis zur Erstversorgung einer akuten Ischialgie verwenden, vor allem wenn das Lasègue-Zeichen bereits bei geringem Anheben des Beins auftritt. Es wird auch empfohlen, zuerst die Spannungen in den Nn. plantares zu lösen, bevor man den N. ischiadicus selbst behandelt.

Eine Reizung des N. plantaris kann auch mit einer Fixierung des Os naviculare verwechselt werden.

Reflektorisch stehen diese Nerven mit dem Darm in Verbindung.

23.2.5 Morton-Neuralgie (Metatarsalgie)

Der Canalis metatarsi liegt jeweils im Bereich des Caput zweier nebeneinanderliegender Ossa metatarsalia. Er wird vom Lig. metatarsale transversum profundum überdacht und nach unten hin von der Aponeurosis plantaris abgeschlossen. Er umschließt den Nerv und die Gefäße für die Zehen sowie die Sehne des M. lumbricalis, die von einem Schleimbeutel umgeben wird.

Dieser nicht dehnbare Kanal befindet sich in einer Region, in der häufige Mikrotraumata und verschiedene morphologisch-statische Störungen auftreten. Der N. digitalis kann durch wiederholte mechanische Beanspruchung direkt irritiert werden, wobei der Kanal oftmals verengt ist.

Durch diese Nervenirritation kann es zur Ausbildung eines Neuroms kommen. Manchmal wird der Nerv auch durch den Kontakt mit anderen Strukturen innerhalb des Kanals gereizt, etwa bei einer entzündlichen Bursitis des M. lumbricalis.

Die Morton-Neuralgie verursacht blitzartig einschießende Schmerzen im anterioren Anteil des Intermetatarsalraums, meist im Bereich des Os metatarsale III. Zudem kommt es an den betroffenen Zehen zu Parästhesien, die durch längeres Gehen, Stehen oder durch das Tragen bestimmter Schuhe entstehen.

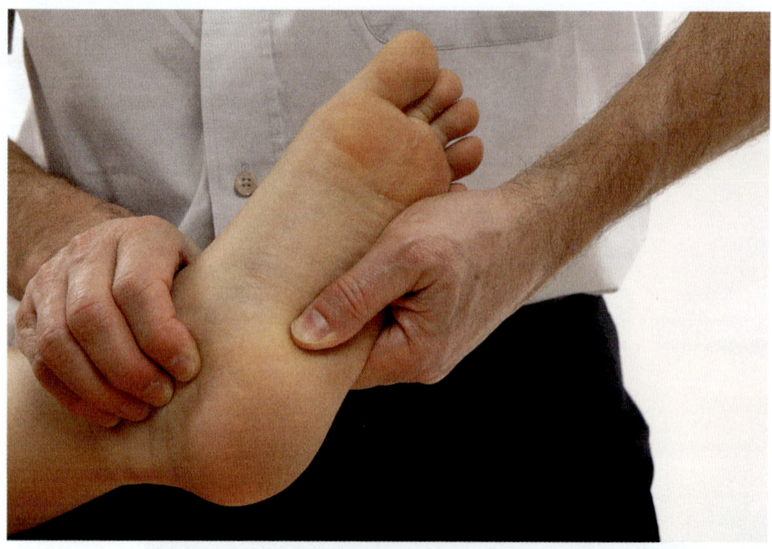

Abb. 23.9 Manipulation des N. plantaris lateralis

Die Schmerzen können durch Druck auf den plantaren Intermetatarsalraum, durch die Annäherung der Köpfchen der Ossa metatarsalia oder durch die Extension der Zehen ausgelöst werden. Häufig kommt es auch zu verminderter Sensibilität in den Zehen.

Viele Patienten kommen wegen einer Metatarsalgie in unsere Praxis. Globale Techniken führen bei der Morton-Neuralgie nie zum Erfolg, lokale Techniken konnten hingegen manchmal einen Eingriff verhindern.

Die Technik wird vor allem für die Nn. digitales plantares der 2. und 3. Zehe verwendet.

Die Patientin befindet sich in Bauchlage, ihr Bein wird gebeugt. Der Therapeut positioniert den Fuß so, dass das Fußgewölbe möglichst ausgeprägt ist, dadurch kann er tiefer zwischen die Ossa metatarsalia eindringen, um dort nach einer schmerzhaften Linie, einem schmerzhaften Punkt oder einer verhärteten Zone zu suchen.

Die Linie und der Punkt werden mit einer Dehnungs-Ecoute-Technik behandelt. Für die Verhärtung verwendet man eine Kompressions-Ecoute-Technik. Während der ersten Behandlung sollten die Schmerzen, bei richtiger Indikation, langsam nachlassen. Normalerweise müssen drei Behandlungen durchgeführt werden, um ein dauerhaftes Ergebnis zu erlangen.

Diese Techniken sollten mit Entspannungstechniken für die verschiedenen Nn. cutanei am Fuß und am Unterschenkel kombiniert werden. In diesem Zusammenhang sollte man auch die „eigenartige Verbindung“ (Lazorthes) zwischen den Nn. plantares und dem N. saphenus, insbesondere im Bereich des Adduktorenkanals, nicht vergessen.

KAPITEL

24 N. fibularis communis

Neue französische Nomenklatur	Klassische französische Nomenklatur	Nomina anatomica	Englische Nomen-klatur
nerf fibulaire commun	nerf sciatique poplité externe/ nerf péronier	N. fibularis communis	common fibular nerve

KURZ GEFASST

Der N. fibularis communis
- ist ein gemischt motorischer und sensibler Nerv,
- bildet den lateralen Ast des N. ischiadicus,
- ist im kranialen Anteil der Fossa poplitea gut zu ertasten,
- hat eine Schwachstelle am Collum fibulae,
- gibt Gelenknerven für Knie und Fuß ab,
- endet als N. fibularis profundus und N. fibularis superficialis,
- ist bei Knöchel- und Knieverletzungen ein wichtiger Nerv.

24.1 Anatomischer Überblick

24.1.1 Ursprung und Verlauf

Der N. fibularis communis (➤ Abb. 24.1) trennt sich im oberen Abschnitt der Kniekehle vom N. tibialis. Er folgt dem medialen Rand des M. biceps femoris und wird medial von M. semitendinosus und M. semimembranosus begleitet.

Oberflächlich, unter der Fascia poplitea, befindet er sich auf Höhe des M. gastrocnemius lateralis und des Fibulaköpfchens.

24.1.2 Lagebeziehungen

Canalis fibularis

Der N. fibularis communis zieht an der lateralen Seite des Fibulahalses durch eine Muskellücke im M. fibularis longus (Canalis fibularis), die bei einem direkten Trauma oder einer Fraktur eine Schwachstelle im Nervenverlauf darstellt.

Der osteomuskuläre Canalis fibularis befindet sich zwischen den beiden Ursprüngen des M. fibularis longus, die eine Verbindung zwischen der Extensorenloge und der Flexorenloge des Unterschenkels (Compartimentum cruris anterius und posterius) darstellen.

Auf dieser Höhe teilt sich der N. fibularis communis in zwei Endäste:
- Der N. fibularis profundus zieht in die Extensorenloge (Compartimentum anterius).
- Der N. fibularis superficialis verbleibt in der Fibularisloge (Compartimentum laterale) und steigt zwischen den beiden Ansätzen des M. fibularis longus an der Diaphyse der Fibula in Richtung Fuß ab.

24.1.3 Äste

- Gelenkast: zur Articulatio tibiofibularis superior.
- R. articularis recurrens: Gelenkast für die anteriolaterale Seite des Kniegelenks.
- R. communicans fibularis: begleitet im mittleren Abschnitt des Unterschenkels die V. saphena parva. Er anastomosiert mit dem N. cutaneus surae medialis (N. tibialis).
- N. cutaneus surae lateralis: anastomosiert in seinem proximalen Abschnitt mit dem N. cutaneus dorsalis lateralis und in seinem distalen Abschnitt mit dem N. cutaneus surae medialis (N. tibialis). Er innerviert die posterolaterale Seite des Knies und des Unterschenkels.
- Über die Rr. laterales superiores des N. fibularis profundus entsendet der N. fibularis communis auch einige Nervenfasern an die Art. tibiofibularis superior.

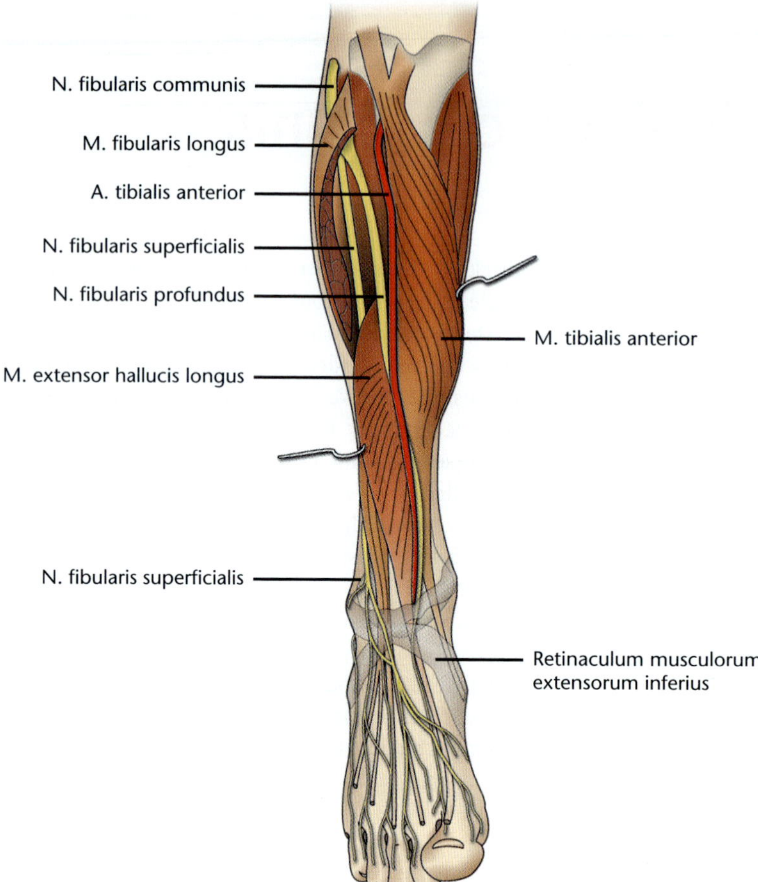

Abb. 24.1 N. fibularis communis (nach Gauthier-Lafaye)

OSTEOPATHISCHE RELEVANZ

Die zahllosen Fixierungen im superioren Tibiofibulargelenk lassen sich nicht immer auf ein Gelenkproblem zurückführen.

Bei Gelenkproblemen kann es sich als nützlich erweisen, die Spannung des Lig. sacrotuberale und des Lig. sacrospinale auf beiden Seiten zu überprüfen, da diese Bänder über einige Fasern mit der Sehne des M. biceps femoris verbunden sind. Die Fixierung dieser Strukturen deutet auf ein globales – mechanisches oder viszerales – Ungleichgewicht hin.

Zudem sollte auch der Zustand des Sprunggelenks überprüft und natürlich nach einer Fixierung des N. fibularis communis im Canalis fibularis gesucht werden.

24.1.4 Endäste

N. fibularis profundus

Der N. fibularis profundus (➤ Abb. 24.2) zieht von der Fibularisloge in die Extensorenloge durch einen Muskelfaszienraum, der wie folgt begrenzt wird:

- Posterior: Membrana interossea cruris
- Medial: M. tibialis anterior
- Lateral: M. extensor digitorum longus

Je weiter der Nerv nach distal absteigt, umso oberflächlicher wird sein Verlauf, besonders interessant ist der Nerv im Bereich des anterioren Sprunggelenks.

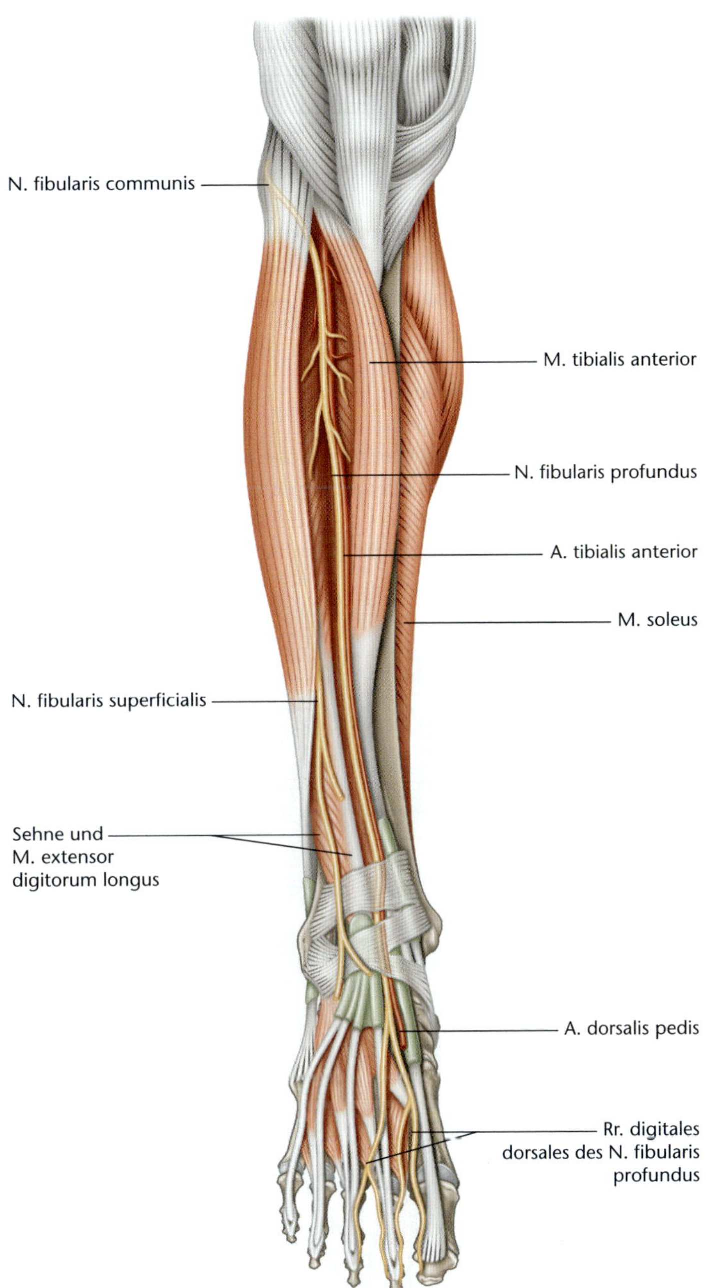

Abb. 24.2 N. fibularis profundus

Am anterioren Sprunggelenk

Im Bereich des Fußspanns verläuft der Nerv anterior der Gelenkkapsel des Talokruralgelenks unter dem Retinaculum musculorum extensorum. In diesem Bereich befindet er sich medial der A. dorsalis pedis, die ihrerseits medial des M. extensor digitorum longus verläuft.

Äste

Von besonderem Interesse sind die Gelenkäste für die anteriore Seite des Talokruralgelenks.

Endäste

Die Endäste ziehen unter anderem zu den Articulationes tarsi transversa und tarsometatarsales (Chopart- bzw. Lisfranc-Gelenklinie).

N. fibularis superficialis

Dieser Nerv zieht durch die Fibularisloge, wobei er einen Hautast zum anterolateralen Rand des M. extensor digitorum longus entsendet. Er nähert sich im distalen Drittel des Unterschenkels der Oberfläche an (➤ Abb. 24.3).

Endäste

Zu den Endästen des N. fibularis superficialis zählen u. a.:

- N. cutaneus dorsalis medialis: medialer Fußrand
- N. cutaneus dorsalis intermedius: anterior des Malleolus lateralis

24.1.5 Anastomosen

Der N. fibularis communis verfügt über zahlreiche Anastomosen, da sich die Nerven im Bereich des Fußes zu einem Netzwerk verbinden. Er anastomosiert mit folgenden Nerven: N. cutaneus femoris lateralis, N. cutaneus surae lateralis, N. suralis und N. cutaneus dorsalis medialis (➤ Abb. 24.4).

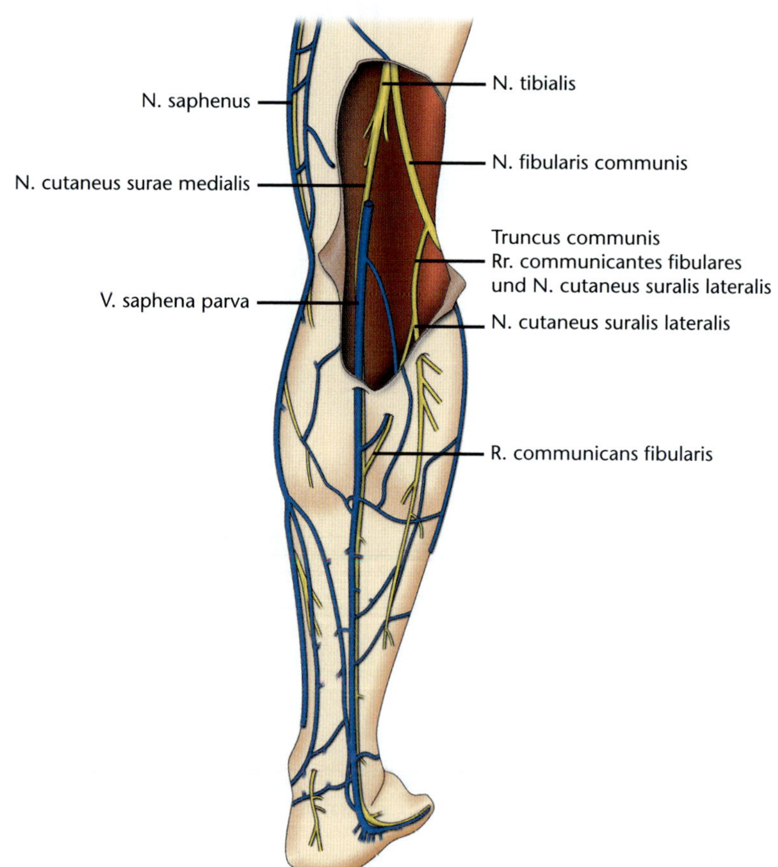

Abb. 24.3 Äste des N. fibularis superficialis (nach Testut)

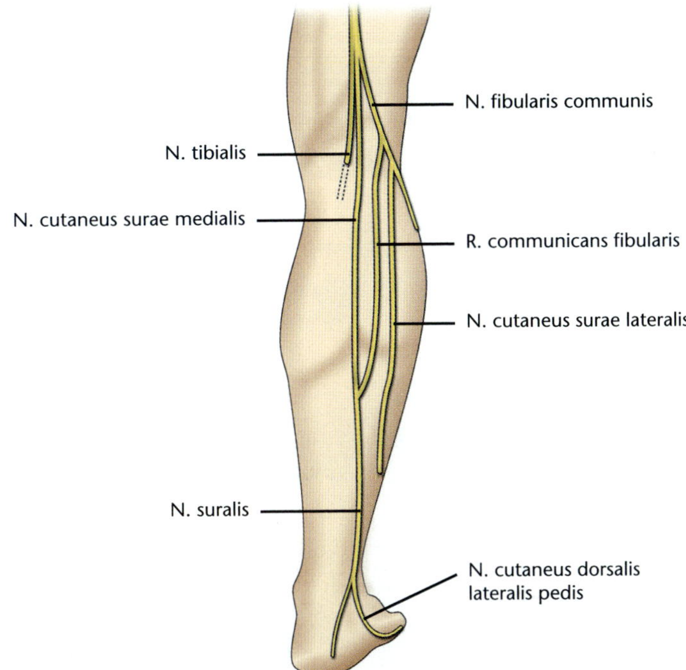

Abb. 24.4 Oberflächliche Anastomosen zwischen N. fibularis und N. tibialis (nach Kamina und Santini)

OSTEOPATHISCHE RELEVANZ

Die Beschreibung all dieser Nerven und ihrer Verbindungen zeigt, wie wichtig die Behandlung des N. ischiadicus bei Gelenkproblemen in den unteren Extremitäten ist. In ➤ Kap. 25 werden die Nerven im anterioren und lateralen Bereich des Sprunggelenks aufgelistet. In einem Bereich, der nur ungefähr 10 cm umfasst, trifft man auf fünf Nervenstämme und zahllose Nervenfasern.

24.2 Manipulationstechniken

24.2.1 In der Fossa poplitea

Technik

Im proximalen Anteil der Kniekehle trennt sich der N. fibularis communis vom N. tibialis.

Der Therapeut folgt mit dem Daumen dem medialen Rand des M. biceps femoris bis zum Fibulaköpfchen, d. h. der Daumen gleitet immer mehr zum lateralen Anteil des Knies. Der N. fibularis communis ist auch bei einer schweren Ischialgie nicht leicht zu ertasten.

Die Patientin befindet sich in Rückenlage, die Ausgangsposition ist die gleiche wie für den N. ischiadicus. Der Therapeut legt den Finger direkt auf den schmerzhaften Punkt und fügt der Dehnung des Nervs eine leichte Scheibenwischerbewegung nach lateral hinzu. Der Druck sollte sehr gering sein. Ziel der Technik ist es, dem Nerv im Canalis fibularis wieder mehr Bewegungsspielraum zu verleihen (➤ Abb. 24.5).

24.2.2 R. articularis recurrens für das Knie

Dabei handelt es sich um einen sehr feinen Ast, der jedoch unbedingt palpiert und behandelt werden sollte. Er kann durch direkte Schläge oder Stürze auf die Außenseite des Knies geschädigt werden und ist daher oft an Sportverletzungen am Knie beteiligt. Dieser Gefäßast aus dem N. fibularis communis verläuft zwischen der distalen Ansatzsehne

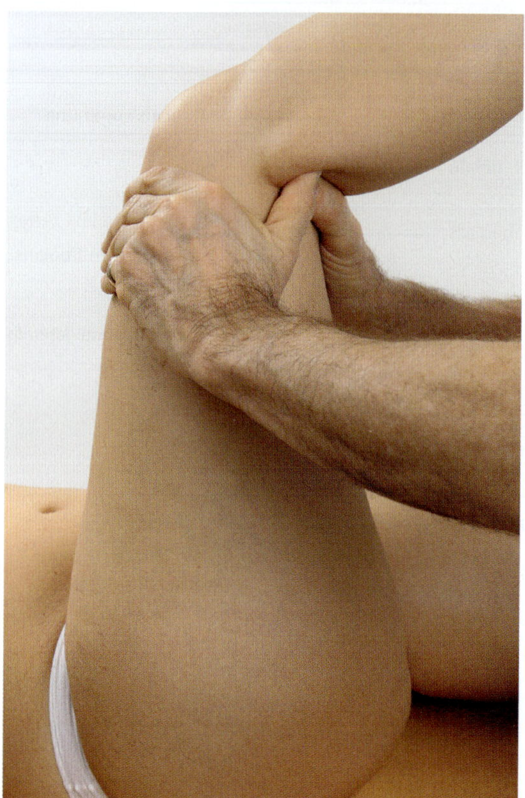

Abb. 24.5 Manipulation des N. fibularis communis in der Fossa poplitea

des M. biceps femoris und der lateralen Fläche des Tibiaplateaus.

Die Patientin befindet sich in Rückenlage, das zu behandelnde Bein ist gebeugt. Der Therapeut legt seine Daumen zu beiden Seiten des distalen Ansatzes des M. biceps femoris und führt eine Dehnungs-Induktionstechnik an den sensibelsten und am meisten verhärten Fasern aus (> Abb. 24.6).

Besondere Indikation: das Knie

Neben ihrer Verwendung zur Behandlung von Ischialgien wird diese Technik (gemeinsam mit der Technik für den N. tibialis) häufig für Kniegelenkprobleme verwendet.

Die meisten Therapeuten behandeln bei Knieschmerzen oder Steifigkeit im Kniegelenk die anteriore Seite des Knies und das, obwohl das Nervensystem des Knies vor allem in der Kniekehle verläuft. Mithilfe dieser Technik gelang es uns, Extensionsdefizite nach einem operativen Eingriff sehr positiv zu beeinflussen, ohne direkt an der Extension zu arbeiten.

Natürlich werden bei der Mobilisierung des N. fibularis communis auch die Fascia poplitea und die Gelenkkapsel des Knies gedehnt. Der Therapeut sollte den N. fibularis communis zunächst nach distal

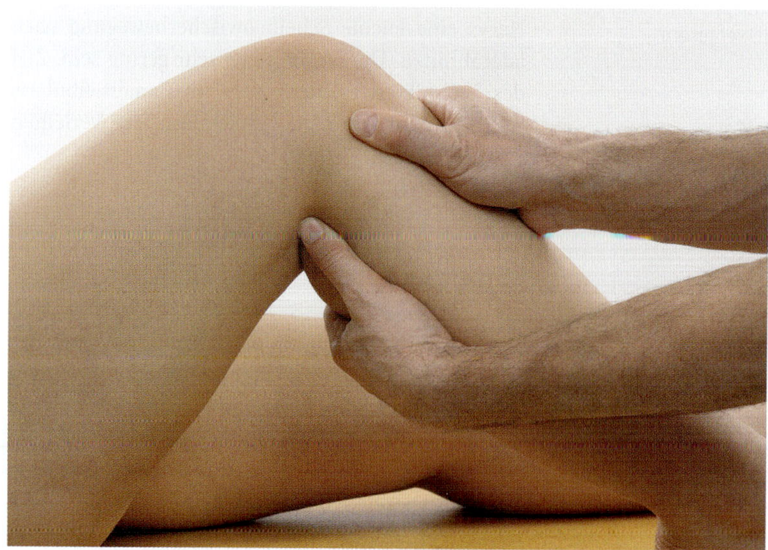

Abb. 24.6 Manipulation des R. recurrens für das Knie

dehnen und seinen Daumen dann nach proximal gleiten lassen, um auch die Kapsel zu beeinflussen.

Die beiden Techniken – am Nerv in distaler Richtung und an der Kapsel in proximaler Richtung – bewirken unmittelbar eine große Erleichterung. Bei Schmerzen oder Gelenksteifigkeit im Knie sind diese beiden Techniken sehr zu empfehlen.

24.2.3 N. fibularis profundus

Dieser Nerv entspringt am Fibulahals und zieht durch den Canalis fibularis, der durch die Fibula (medial) und den M. fibularis longus (anterior und posterior) gebildet wird.

Der N. fibularis profundus wird vor allem über seinen Hautast am anteriolateralen Rand des M. extensor digitorum longus behandelt.

Er tritt im distalen Drittel des Unterschenkels – manchmal auch etwas weiter proximal – an die Oberfläche.

Es sollte nochmals wiederholt werden, dass die Behandlung der oberflächlichen Austrittsöffnungen der Hautnerven oft zu guten Ergebnissen führt. Über diesen Zugang kann man auf die tieferen Nervenfasern und auf die mit ihnen verbundenen Organe einwirken.

Technik in proximaler Richtung

Die Patientin befindet sich in Rückenlage, das zu behandelnde Bein ist gebeugt und der Fuß liegt flach auf der Behandlungsliege auf. Der Therapeut lässt seinen proximalen Daumen am lateralen Rand der Tibia nach proximal gleiten. Anschließend lenkt er ihn zum lateralen Rand des M. tibialis anterior und, noch etwas lateraler, zum lateralen Rand des M. extensor digitorum longus (➤ Abb. 24.7).

Die Austrittsstelle des Nervs liegt ungefähr zwischen den Sehnen des M. fibularis longus und des M. extensor digitorum longus, am Muskel-Sehnen-Übergang.

Sobald der Therapeut die schmerzhafte oder empfindliche Stelle gefunden hat, komprimiert er sie mit dem proximalen Daumen, wobei er seinen Druck nach der Richtung des Ecoute ausrichtet.

Besondere Indikationen

Man unterscheidet zwei Arten von Indikationen: traumatische und viszerale.

- Traumatische Indikationen: Diese Technik empfiehlt sich zur Behandlung schwerer

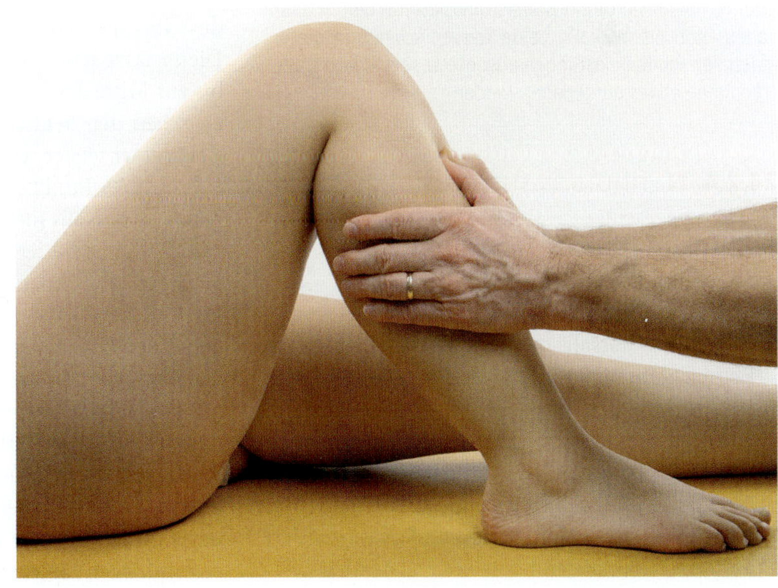

Abb. 24.7 Manipulation des N. fibularis profundus in proximaler Richtung

Sprunggelenkverstauchungen, bei denen die Fibula einer großen Spannung ausgesetzt wurde und Sportverletzungen, bei denen ein direkter Schlag oder Sturz auf das Bein stattgefunden hat.
- Viszerale Indikationen: Der Reflexpunkt sollte in Zusammenhang mit Darm- oder Nierenproblemen behandelt werden.
  - Rechts: rechte Niere, Zäkum, Colon ascendens, Flexura coli dextra
  - Links: linke Niere, Sigmoid, Colon descendens und Flexura coli sinistra

Technik in distaler Richtung

Das Bein der Patientin wird wieder gebeugt und der Fuß flach auf der Behandlungsliege aufgestellt. Der Therapeut legt seinen Daumen in die am Fußrücken zwischen der Großzehe und der zweiten Zehe liegende Faszienrinne.

Seine andere Hand stabilisiert den Fuß auf der Liege und nimmt über den Daumen Kontakt mit dem N. cutaneus dorsalis medialis auf.

Der Therapeut führt eine Dehnungs-Induktionstechnik in distaler Richtung aus (➤ Abb. 24.8).

CAVE

Der N. fibularis profundus anastomosiert mit dem N. cutaneus dorsalis medialis, beide Nerven können in dieser faszialen Rinne Belastungen ausgesetzt sein. Vorab sollte die Rinne etwas aufgedehnt werden.

24.2.4 N. fibularis superficialis

Technik in distaler Richtung

Der N. fibularis superficialis teilt sich in zwei Äste:
- N. cutaneus dorsalis medialis: Er zieht über das Retinaculum musculorum extensorum pedis, wo es sich in mehrere Äste teilt, die zum medialen Teil des Fußes (1., 2. und 3. Zwischenzehenraum) verlaufen.
- N. cutaneus dorsalis intermedius: Er verläuft anterior des Malleolus lateralis und anastomosiert mit dem N. suralis, mit dem er den lateralen Teil des Fußes innerviert.

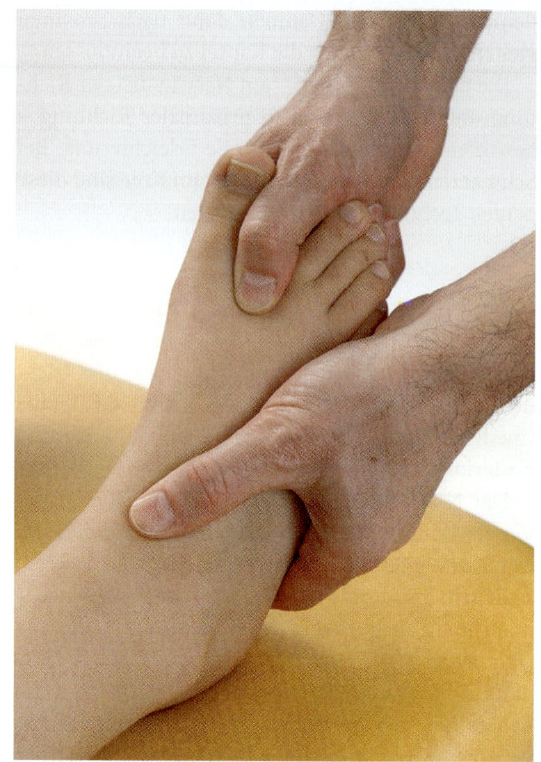

Abb. 24.8 Manipulation des N. fibularis profundus in distaler Richtung

Die Patientin befindet sich in Rückenlage, ihr Bein ist ausgestreckt, ihr Fuß liegt auf dem Oberschenkel des Therapeuten oder auf der Behandlungsliege. Dieser lässt seinen distalen Daumen nach proximal bis zur Mitte des Fußrückens – Streckenmittelpunkt zwischen den beiden Malleolen – und dann einige Zentimeter weiter nach proximal gleiten. Sollte hier ein sensibler Punkt ertastbar sein, sollte man den N. cutaneus dorsalis medialis behandeln.

Der Therapeut legt den proximalen Daumen mit leichtem Druck knapp oberhalb des sensiblen Punkts auf und den distalen Daumen knapp darunter. Er dehnt den N. cutaneus dorsalis medialis mit seinem distalen Daumen nach distal, während er den Fuß mit der Handfläche in Flexion bewegt, um den Dehnungseffekt zu verstärken (➤ Abb. 24.9).

Für den N. cutaneus dorsalis intermedius wird die gleiche Technik verwendet. Dieser Nerv befindet sich ungefähr im lateralen Viertel der die beiden Malleoli verbindenden Linie, einige Zentimeter oberhalb dieser Linie.

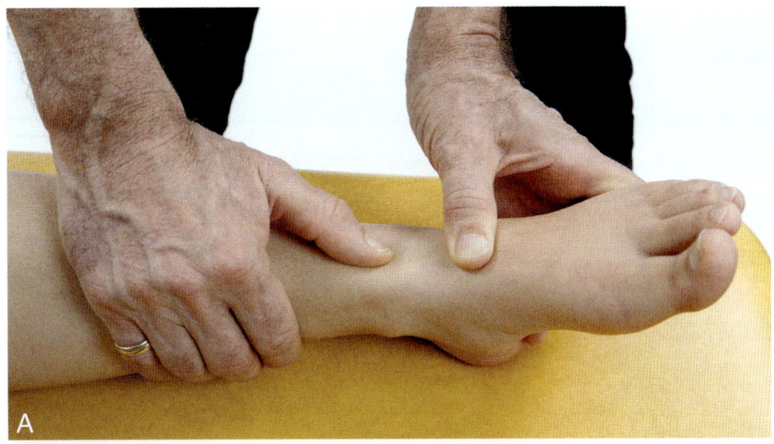

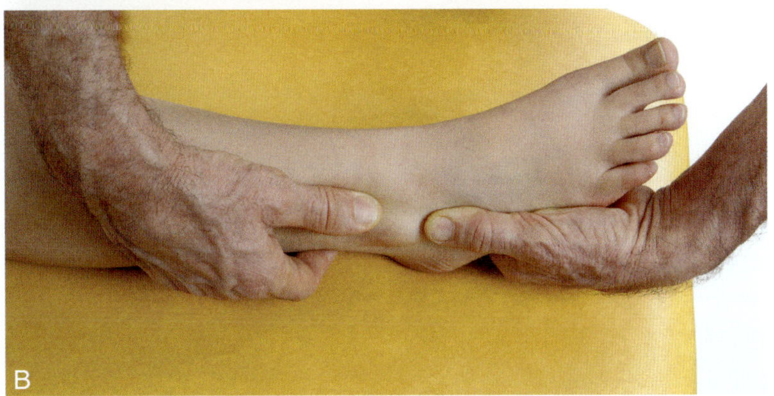

Abb. 24.9 A, B Manipulation des N. fibularis superficialis in distaler Richtung

Besondere Indikationen

Diese Technik ist sehr hilfreich bei Verstauchungen des Fußes, wenn der Fuß nicht nur in Richtung Varus gedehnt wurde, sondern auch in Flexion. Sie führt schnell zur Linderung der Schmerzen und des Gelenkergusses.

24.2.5 Globale Manipulation

Man kombiniert die Technik für den proximalen Anteil der Kniekehle mit der Technik für die Extensorenloge.

Die Patientin befindet sich in Rückenlage, ihre Achillessehne ruht auf der Schulter des Therapeuten. Dieser legt den Daumen seiner proximalen Hand im proximalen Abschnitt der Kniekehle auf den N. ischiadicus, während er mit dem Daumen der distalen Hand die Austrittsöffnung des N. fibularis superficialis berührt. Sie befindet sich am anterolateralen Rand des M. extensor digitorum longus, im distalen Drittel des Unterschenkels (➤ Abb. 24.10).

24.2.6 Kombinierte Manipulationen

Neben den Organen des kleinen Beckens beeinflusst die Manipulation des N. fibularis communis auch den Darm und die Nieren, meist besteht die Verbindung auf der gleichen Körperseite.

Der N. fibularis superficialis hat eine wichtige Verbindung zum Ovar.

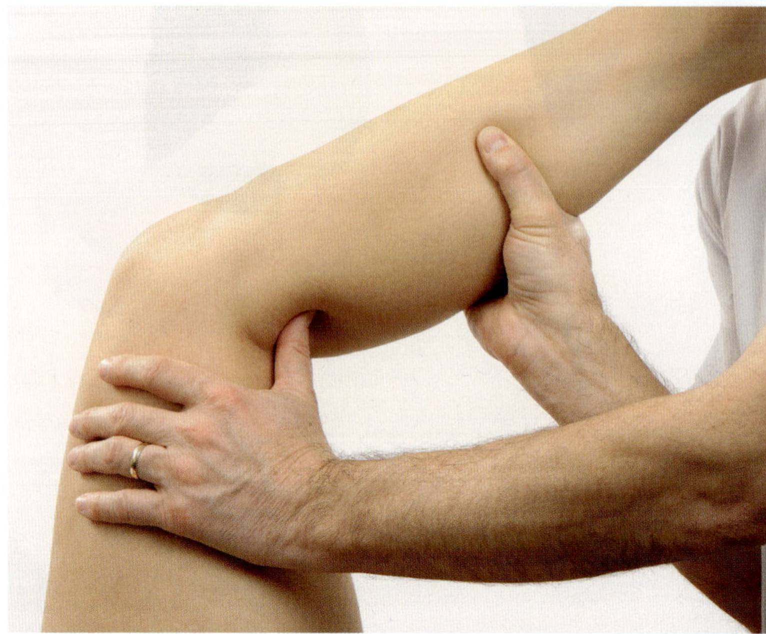

Abb. 24.10 Globale Manipulation des N. fibularis

KAPITEL

25 Zusammenfassung der peripheren Innervation der unteren Extremitäten

25.1 Innervation der Gelenke

Gelenkschmerzen sind das häufigste Beschwerdebild in der osteopathischen Praxis, auch wenn andere Indikationen in den letzten Jahren zugenommen haben.

Diese kurze Zusammenfassung soll dazu beitragen, die osteopathische Behandlung bei Gelenkproblemen besser zu organisieren, ohne dabei das Konzept der globalen Läsion zu vernachlässigen. Symptome existieren, deshalb muss man sie berücksichtigen, ohne sie jedoch zum wesentlichen Element der Diagnose zu machen.

Die Ursache kann anderswo liegen. Bei Gelenkschmerzen sollte man immer auch daran denken, dass es sich um einen projizierten Schmerz handeln könnte.

Allerdings lässt sich die Innervation der Gelenke nicht bis ins letzte Detail systematisieren. Nervenfasern, die für die Vorderseite eines Gelenks bestimmt sind, können auch einige Äste an die Rückseite entsenden.

Zudem spielen die sensiblen Hautnerven eine wichtige Rolle. Die vorliegende Zusammenfassung der Innervation der Gelenke ist nicht vollständig. Es wurden speziell jene Nervenäste ausgesucht, mit denen die besten Ergebnisse erzielt werden können, d. h. mit denen durch die Manipulation die Gelenkfunktion verbessert werden kann.

25.2 Innervation der Gelenke der unteren Extremitäten

25.2.1 Hüftgelenk

Anteriorer Anteil

Die Hüfte wird durch den N. femoralis und den N. obturatorius innerviert.

- N. femoralis: Seine Gelenkäste (Rr. articulares) werden über den N. pectineus, ein Ast des N. cutaneus femoris medialis, und den den M. rectus femoris versorgenden Nerv verteilt.
- N. obturatorius: Die zur Hüfte verlaufenden Nervenfasern kommen über einen R. acetabularis aus dem Canalis obturatorius.

Posteriorer Anteil

In diesem Bereich ist die Innervation weniger präzise und setzt sich aus Nervenfasern, die den M. quadratus femoris, den M. gastrocnemius innervieren sowie aus dem N. ischiadicus zusammen.

25.2.2 Kniegelenk

Medialer Anteil

Die Nervenfasern für das Kniegelenk stammen aus dem N. femoralis, dem Nerv für den M. vastus medialis, dem N. saphenus und dem N. obturatorius.

Posteriorer Anteil

Diese Nervenfasern kommen vom N. ischiadicus, vom N. tibialis und vom N. fibularis.

25.2.3 Sprunggelenk

Anteriorer Anteil

Die Nervenfasern entstammen dem N. fibularis profundus.

Posteriorer Anteil

Die Nervenfasern entstammen dem N. tibialis.

25.2.4 Anmerkung

Aus unserer Erfahrung wissen wir, dass die sensiblen Hautnerven eine große Rolle bei Gelenkproblemen der unteren Extremitäten spielen können. Manchmal ist der Weg zwischen Theorie und Praxis sehr lang.

Durch die Behandlung der oberflächlichen sensiblen Äste gelingt es uns immer wieder, bei Gelenkschmerzen in den unteren Extremitäten erstaunliche Ergebnisse zu erzielen.

25.3 Dermatome

Genaue Kenntnisse über die sensiblen Versorgungsgebiete der Haut (Dermatome) helfen, die Diagnose von direkten und projizierten Schmerzen in einer bestimmten Zone zu verfeinern (➤ Abb. 25.1, ➤ Abb. 25.2, ➤ Abb. 25.3, ➤ Abb. 25.4)

25.4 Nerven des Sprunggelenks

Nachstehend führen wir die Nerven an der anterioren und lateralen Seite des Fußes auf. In einem sehr beschränkten Raum haben wir Zugang zu fünf Nervenstämmen und ihren Ästen, bei denen es sich hauptsächlich um Rr. cutanei handelt.

Diese verschiedenen Äste können bei Verstauchungen des Sprunggelenks, Frakturen am Fuß, aber auch bei Verletzungen des Knies oder des Unterschenkels mechanisch geschädigt werden. Bei manchen Verstauchungen werden die Nerven „überdehnt" und müssen unbedingt behandelt werden.

Ohne sich auf eine reine Symptombehandlung zu beschränken, sollte man nach jeder Verstauchung diese Nerven einzeln überprüfen.

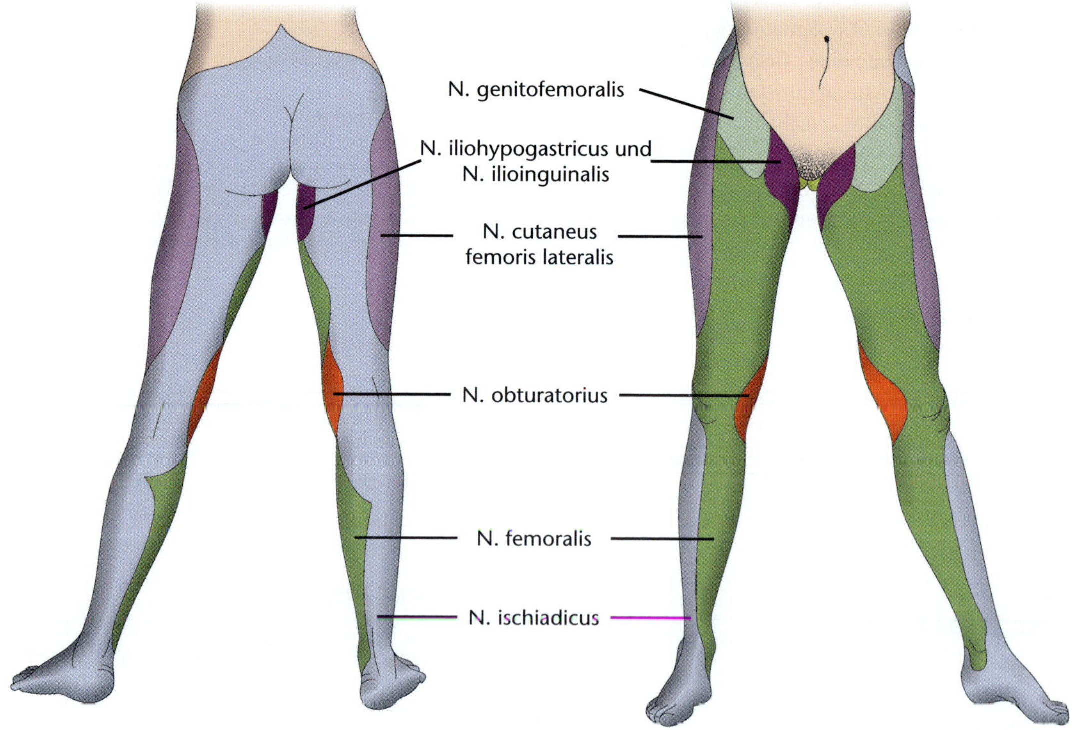

Abb. 25.1 Dermatome an der unteren Extremität (nach Gauthier-Lafaye)

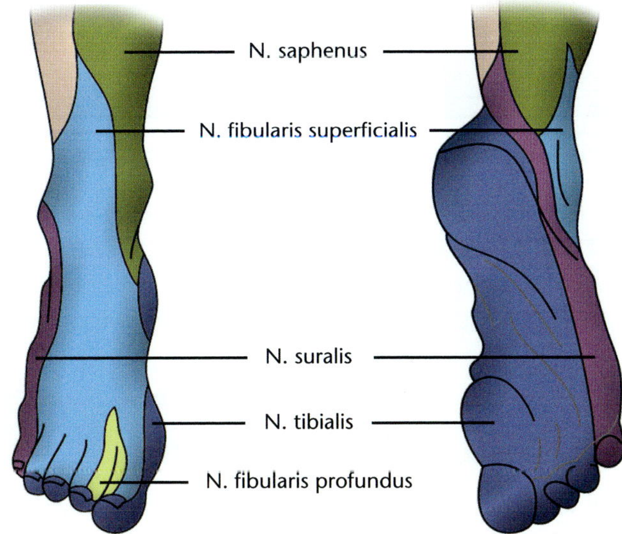

Abb. 25.2 Dermatome am Sprunggelenk, am Fuß und auf der Fußsohle (nach Gauthier-Lafaye)

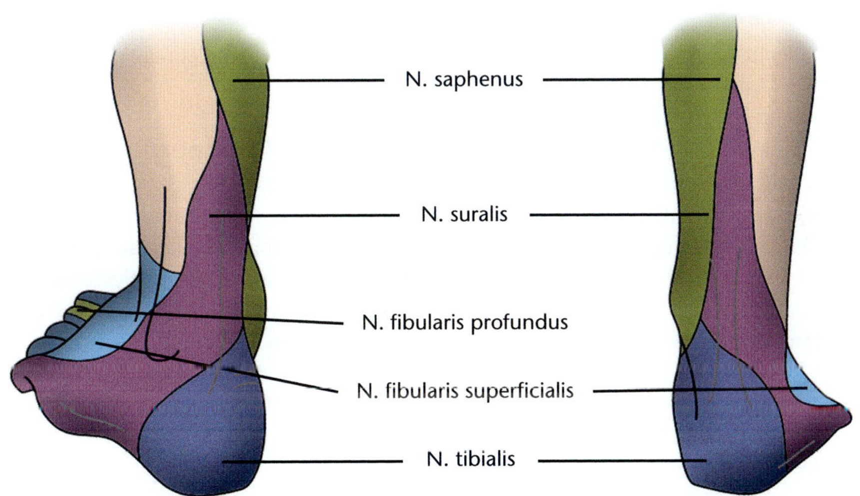

Abb. 25.3 Dermatome auf der posterioren Seite des Sprunggelenks und des Fußes (nach Gauthier-Lafaye)

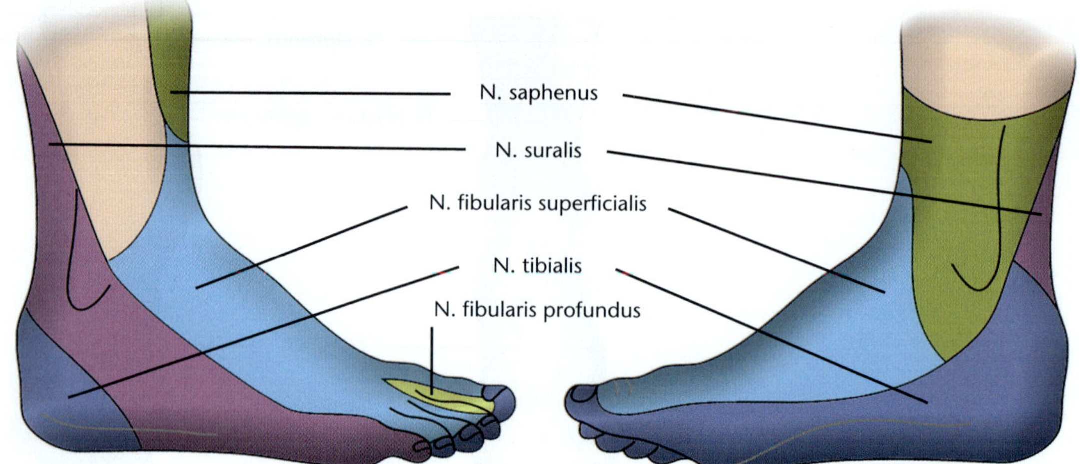

Abb. 25.4 Dermatome auf der Medial- und der Lateralseite des Sprunggelenks und des Fußes (nach Gauthier-Lafaye)

25.4.1 Anteriore Seite des Fußes

Subkutane Ebene

- Unter dem Malleolus lateralis: N. cutaneus dorsalis lateralis (Ast des N. suralis).
- Anterolateraler Anteil: N. cutaneus dorsalis intermedius (lateraler Endast des N. fibularis superficialis).
- Mittlerer Anteil: N. cutaneus dorsalis medialis (medialer Endast des N. fibularis superficialis).
- Anteromedialer Anteil: N. saphenus.

Unter der Aponeurose

Mittlerer Anteil: N. fibularis profundus. Dieser Nerv verläuft unter dem Retinaculum musculorum extensorum, unter der Fascia dorsalis pedis. Man findet diesen Nerv am medialen Rand der A. dorsalis pedis (Puls).

25.4.2 Regio retromalleolaris medialis

Subkutane Ebene

Auf dieser Ebene findet man Äste des N. saphenus.

Unter der Aponeurose

Der N. tibialis sowie A. und V. tibialis posterior verlaufen im Canalis malleolaris, der zwischen dem Retinaculum musculorum flexorum und dem Calcaneus entsteht. Um den N. tibialis zu lokalisieren, orientiert man sich am Puls der A. tibialis posterior, der N. tibialis befindet sich hinter der Arterie. Die Endäste des Nervs sind die Nn. plantares medialis und lateralis (➤ Abb. 25.5).

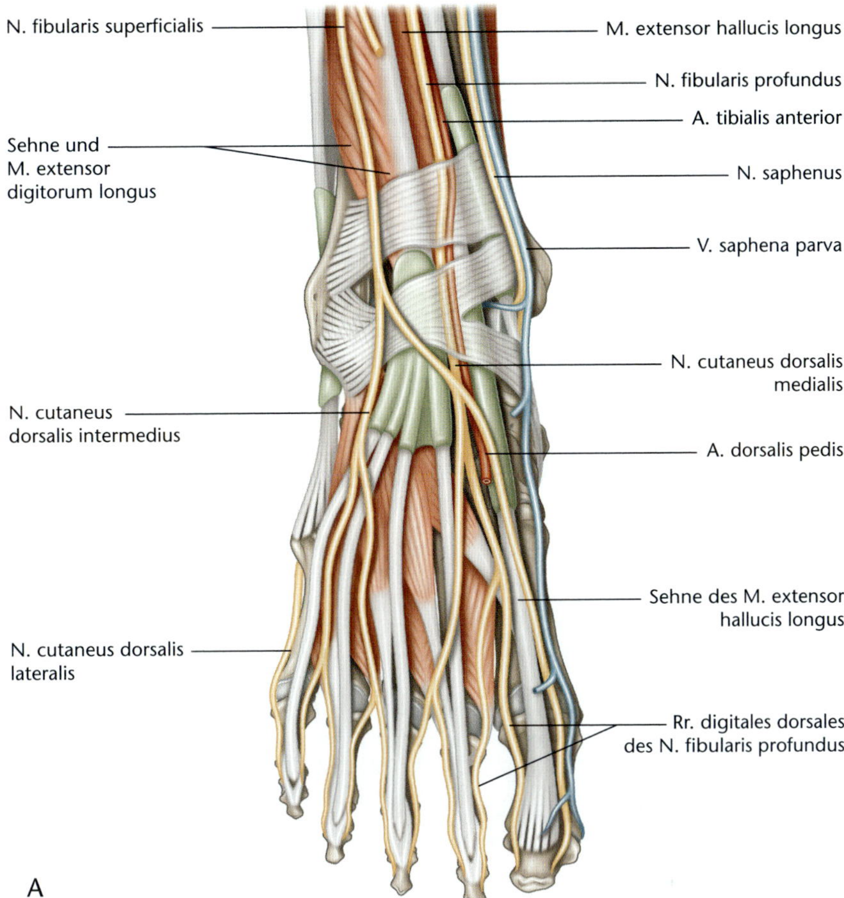

Abb. 25.5 Nerven des Sprunggelenks

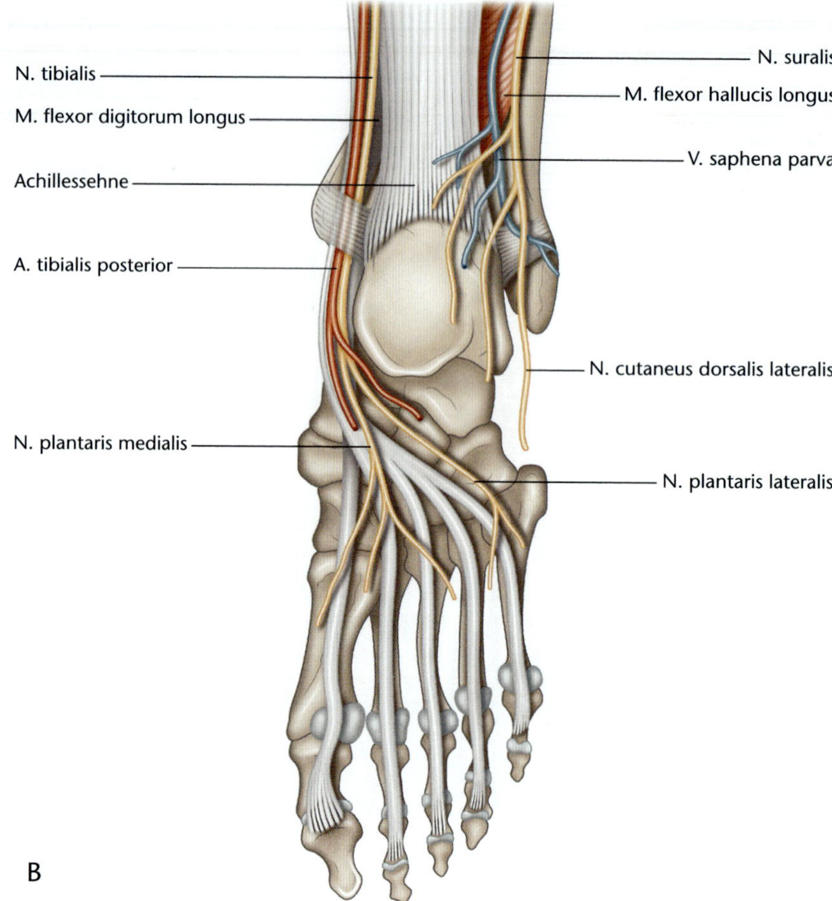

Abb. 25.5 Nerven des Sprunggelenks *(Forts.)*

VI Plexus pudendus und Plexus coccygeus

VI

KAPITEL

26 Plexus pudendus und N. pudendus

KURZ GEFASST

Chronische Beckenschmerzen

Schmerzen im Becken- und Beckenbodenbereich (Chronic Pelvic Pain) bilden eine relativ neue Gruppe von Pathologien, denen durch die Medizin erst in den letzten 15 Jahren mehr Aufmerksamkeit geschenkt wurde, was in weiterer Folge zu einer immer besseren Diagnose geführt hat. In diesen diagnostischen Bereich fällt auch die Pudendusneuralgie.

Der N. pudendus ist häufig an der Entstehung dieser Schmerzen beteiligt, kann jedoch nicht alle Schmerzphänomene in der Becken- und Beckenbodenregion erklären.

Die Beckenorgane projizieren Schmerzen gerne in den Beckenboden und verzerren damit das Krankheitsbild.

Auch die Nn. coccygei können für diese Schmerzen verantwortlich sein, die sich in diesem Fall mehr auf den Anus und die Ränder des Anus konzentrieren. Probleme in dieser Region treten nach Entbindungen oder auch nach einem Sturz oder einem direkten Schlag oder Stoß auf das Os coccygis auf.

Das Perineum ist ein wichtiger Kreuzungspunkt von Nerven, das über eine besondere Sensibilität verfügt, die einerseits mit Lust (durch die Sexualität), andererseits auch mit Kontrolle (Zurückhalten von Gasen, Kontrolle der Miktion und der Defäkation usw.) verbunden ist.

Auch in dieser Region ist die genaue Kenntnis der Nervenanatomie für eine exakte Untersuchung und in weiterer Folge für eine präzise Diagnose der Schmerzen unerlässlich.

26.1 Anatomischer Überblick

26.1.1 Plexus pudendus

Dieses Nervengeflecht aus motorischen und sensiblen Nervenfasern wird von den Rr. anteriores der 2., 3. und 4. Sakralnerven gebildet (➢ Abb. 26.1). Der Plexus pudendus anastomosiert

- über seinen kranialen Anteil mit dem Plexus sacralis,
- über seinen kaudalen Anteil mit dem Plexus coccygeus,
- über seinen medialen Anteil mit dem 3. und 4. Sakralganglion,
- über seinen anterioren Anteil mit dem Plexus hypogastricus.

Der Plexus pudendus bildet eine 1–2 cm große Nervenschicht hinter der in der Tiefe des Beckens liegenden Fascia pelvis.

Er verfügt über viszerale und muskuläre Äste sowie einen Endast, den N. pudendus.

Rr. viscerales – Nn. splanchnici pelvici

Die Nervi splanchnici pelvici (Nn. erigentes) sind dünne Nervenfasern, deren Zahl variiert. Sie ziehen nach anterior zu den lateralen Seiten der Beckenorgane, wo sie an der Ausbildung des Plexus hypogastricus inferior beteiligt sind. Sie innervieren die Blase, die Prostata, die Samenbläschen, den Uterus und den Enddarm.

Sie beinhalten Nervenfasern, die die Miktion, die Defäkation sowie die Erektion kontrollieren und die sensible Innervation der Beckenorgane sicherstellen.

Rr. musculares

Die muskulären Äste stammen hauptsächlich aus der 4. – gelegentlich auch aus der 5. – Sakralnervenwurzel und umfassen folgende Nerven:

- N. musculi levator ani, ein langer dünner Ast, der an der kranialen Fläche des Muskels endet
- N. coccygeus

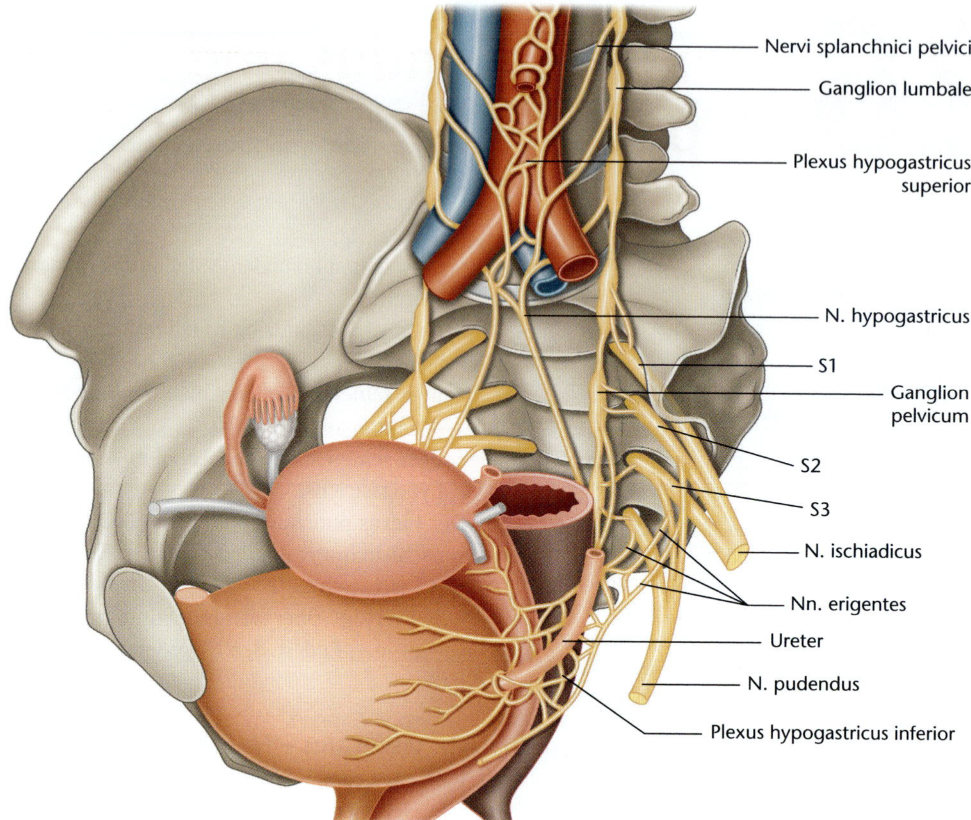

Abb. 26.1 Plexus pudendus

26.1.2 N. pudendus

Der N. pudendus bildet den Endast des Plexus pudendus. Dieser gemischte Nerv ist der wichtigste motorische Nerv des Perineums und seiner Muskeln und der wichtigste sensible Nerv für die äußeren Genitalen, deren Haut er sensibel innerviert.

Ursprung

Der N. pudendus entspringt hauptsächlich aus der dritten Sakralnervenwurzel, nimmt aber auch Nervenfasern aus S2 und S4 auf. Er zeigt zahlreiche anatomische Variationen, so kann etwa auch S4 die Hauptwurzel bilden, wobei keine Beteilung von S1 oder S5 beschrieben wird.

Verlauf

Der Verlauf des N. pudendus (➤ Abb. 26.2) umfasst drei Segmente:

- Im Becken: Dieses Segment entspricht der Ursprungsregion des Nervs im präsakralen Bereich. Es handelt sich um einen kurzen Abschnitt, der das kleine Becken über das Foramen ischiadicum majus (Foramen infrapiriforme) verlässt.
- Im Gesäß: Das zweite Segment entspricht dem Durchtritt durch den medialen Anteil des Foramen infrapiriforme, über das der Nerv in die Tiefe der Regio glutealis vordringt. Der Nerv zieht um die Spina ischiadica und gelangt über den medialen Anteil des Foramen ischiadicum minus zur dreieckigen Regio analis des Perineums.
- Im Perineum: Das dritte Segment betrifft den Teil des Nervs, der durch die Fossa ischiorectalis und

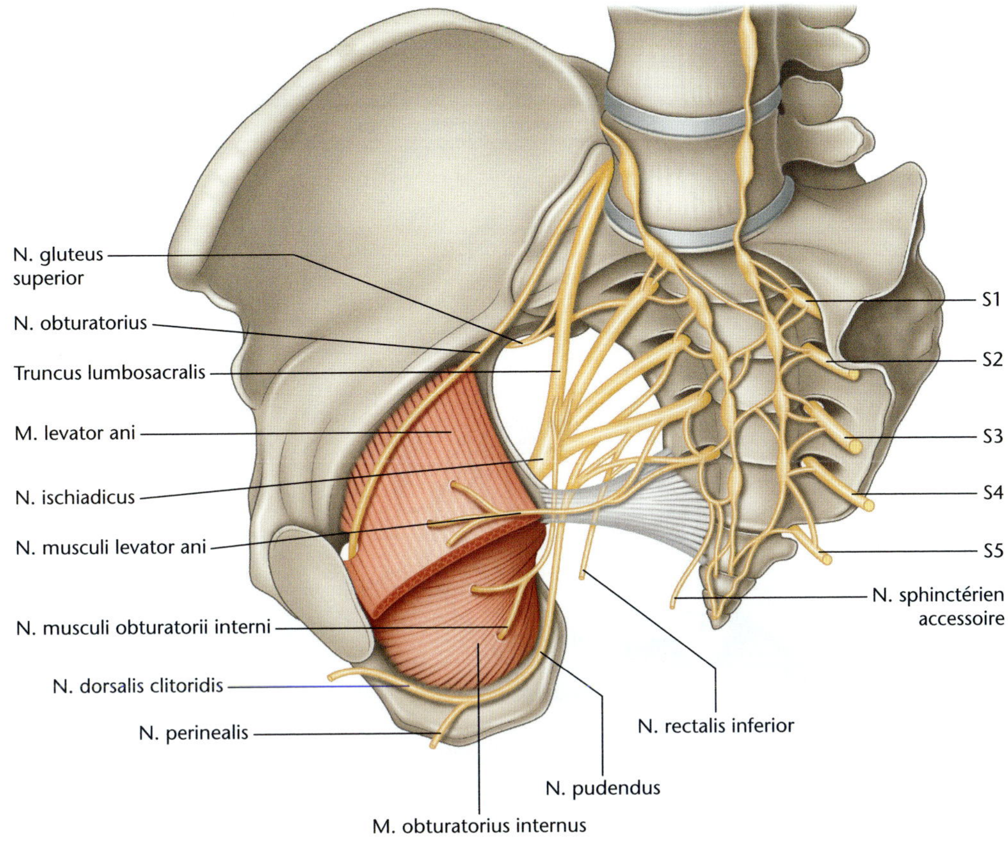

Abb. 26.2 Verlauf des N. pudendus

den Canalis pudendalis (Alcock-Kanal) zieht. Der Nerv umrundet quert das Lig. sacrospinale und zieht unter dem M. levator ani in die Regio perinealis. Dabei verläuft er in einer Duplikatur der Faszie des M. obturatorius internus, die an der Ausbildung des Canalis pudendalis beteiligt ist, dem Tuber ischiadicum entlang. In diesem Segment verläuft der Nerv schräg nach kaudal und anterior entlang der lateralen Wand der Fossa ischiorectalis.

Lagebeziehungen

In der Regio praesacralis

Der N. pudendus verlässt die Regio praesacralis nach lateral und verläuft dabei medial und kaudal des N. ischiadicus.

Der posterior der Fascia pelvis, im kaudalen Abschnitt der anterioren Fläche des M. piriformis liegende Nerv hat Kontakt mit folgenden Strukturen:

- Anterior und lateral: A. pudenda, einem Ast der A. iliaca interna
- Posterior und medial: A. glutea inferior

In der Regio glutealis

Der N. pudendus verlässt die Beckenregion über das Foramen ischiadicum majus (➤ Abb. 26.3).

Im Foramen infrapiriforme, dessen medialen Anteil er einnimmt, hat der Nerv kranial Kontakt mit dem M. piriformis und kaudal mit dem M. coccygeus. Diese anatomische Region bildet ein myofasziales Nadelöhr und damit die erste Stelle, an der der Nerv komprimiert werden kann.

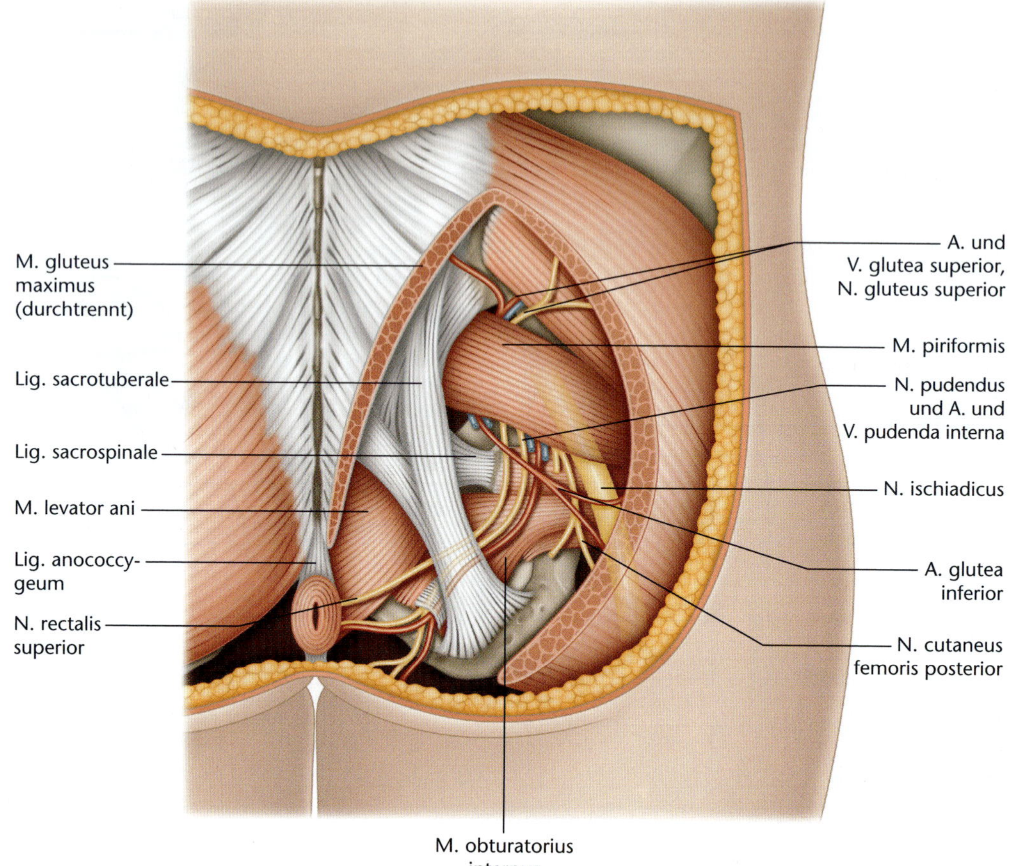

Abb. 26.3 Lagebeziehungen des N. pudendus in der Regio glutealis

Der N. pudendus liegt zwischen:

- Medial: N. rectalis inferior (an seinem Ursprung am Plexus pudendus) und A. glutea inferior und ihrer Begleitvene
- Anterolateral: A. pudenda und V. pudenda.

Etwas weiter lateral, in etwas Abstand zur Arterie, findet man von medial nach lateral folgende Nerven:

- N. musculi obturatorii interni
- N. ischiadicus
- N. cutaneus femoris posterior, posterior des N. ischiadicus
- N. musculi quadrati femoris und Nerv für den M. gemellus inferior, anterior des N. ischiadicus

In seinem kurzen Verlauf durch die Regio glutealis umrundet der Nerv die posteriore Seite der Spina ischiadica oder meist den kaudalen Ansatz des Lig. sacrospinale. In diesem Bereich ist er auch mit der anterioren Seite des Lig. sacrotuberale in Kontakt. Hier liegt die zweite mögliche Engstelle: Der Nerv wird durch diese beiden Ligamenta „in die Zange" genommen, sodass eine Kompression entstehen kann (Pudendusneuralgie ➤ Kap 26.2).

In der Regio perinealis

Der N. pudendus verläuft unterhalb des M. levator ani. N. pudendus, A. und V. pudenda interna münden in den von Benjamin Alcock beschriebenen Canalis pudendalis. Der Kanal wird durch eine Duplikatur der Faszie des M. obturatorius internus gebildet und liegt oberhalb des Processus falciforme, der aus Fasern des Lig. sacrotuberale besteht (➤ Abb. 26.4).

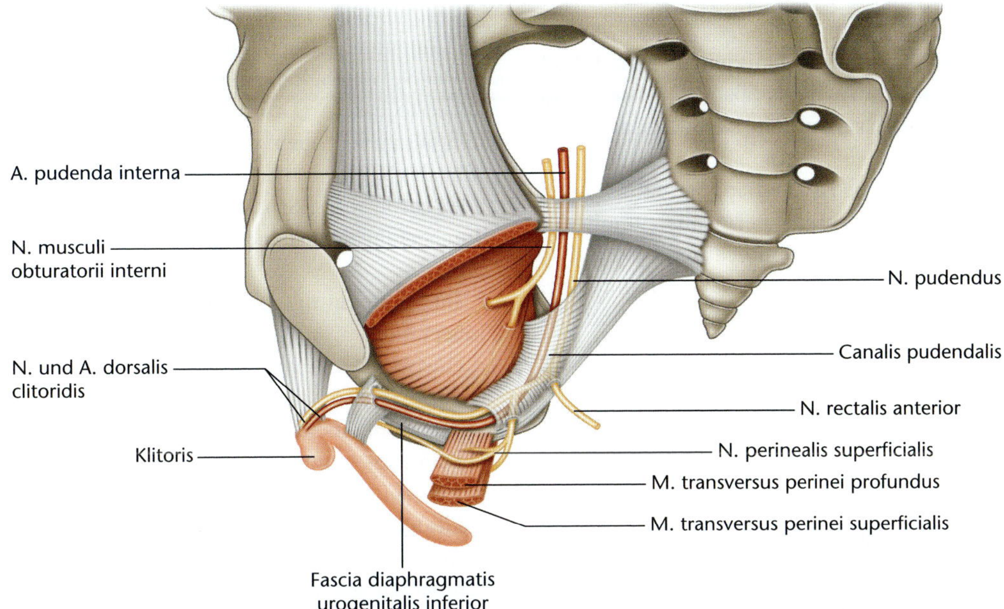

Abb. 26.4 N. pudendus im Canalis pudendalis (Alcock-Kanal)

Innerhalb des Alcock-Kanals verläuft der Nerv meist kaudal der Arterie, unmittelbar oberhalb des Processus falciforme des Lig. sacrotuberale.

In diesem Abschnitt gibt der Nerv Äste für das Perineum ab, die die Faszie durchbohren und zu den verschiedenen Strukturen des Perineums ziehen.

Der Bereich innerhalb des Alcock-Kanals bildet die dritte Engstelle für den N. pudendus.

Äste und Endäste

Die Anatomie der Endäste des N. pudendus ist komplex und weist zahlreiche individuelle Variationen auf.

Der N. pudendus besitzt im Wesentlichen drei Endäste: N. rectalis inferior, N. perinealis und N. dorsalis penis bzw. clitoridis, die von Ästen der A. pudenda interna begleitet werden (➤ Abb. 26.5).

N. rectalis inferior

Der N. rectalis inferior kann entweder kranial – manchmal sogar direkt aus dem Plexus pudendus oder im pelvinen Abschnitt des N. pudendus – oder weiter kaudal in der Fossa ischiorectalis, an der Medialseite des Tuber ischiadicum entspringen. Er besteht oft aus mehreren Ästen.

Er durchquert die Faszie des Canalis pudendalis und zieht über die Fossa ischiorectalis nach medial, um die motorische Innervation für den M. sphincter ani externus und für die Muskelfasern in den dem M. levator ani nahe liegenden Regionen sicherzustellen. Der Nerv liefert auch sensible Fasern für den Rand des Anus und die Haut der Regio analis.

N. perinealis

Der N. perinealis tritt ebenfalls aus dem Canalis pudendalis aus. Er zieht zur Regio urogenitalis und gibt motorische und Hautäste ab.

Seine in der Tiefe verlaufenden motorischen Äste innervieren die Skelettmuskeln im Spatium perineale superficialis – M. ischiocavernosus und M. bulbocavernosus – sowie im Spatium perineale profundum – M. sphincter urethrae externus.

Die sensiblen Äste verlaufen oberflächlicher und versorgen die Haut der Region: Centrum tendineum perinei, Skrotum, Labia majora pudendi usw. Die dicksten sensiblen Nervenäste sind die Nn. scrotales posteriores beim Mann und die Nn. labiales posteriores bei der Frau.

N. dorsalis clitoridis /N. dorsalis penis

Der N. dorsalis clitoridis/penis gilt als Endast des N. pudendus. Er dringt in das Spatium perineale profundum ein und verläuft am lateralen Rand dieses Raums.

Er tritt durch die Fascia diaphragmatis urogenitalis inferior (Membrana perinealis) unmittelbar unterhalb der Symphysis pubica aus, wo er auf den Corpus clitoridis/Corpus penis trifft, und zieht zunächst zur Facies dorsalis des Corpus und dann zur Glans clitoridis/Glans penis. Der N. dorsalis clitoridis/penis ist ein sensibler Nerv und sorgt vor allem für die Sensibilität der Glans clitoridis/penis.

Aufbau

Der N. pudendus führt Nervenfasern aus den Segmenten S2–S4.

Aufgrund der Pudendusneuralgie wurde die Anatomie dieses Nervs sehr genau erforscht. Shafik et al. (1995) unterstreichen, dass der N. pudendus ein gemischter Nerv ist, der aus motorischen, sensiblen und autonomen Fasern besteht.

Der Nerv enthält mehr nichtmyelinisierte als myelinisierte Fasern (Lazorthes 1981). Diese Tatsache hilft uns zu verstehen, warum die vollständige Genesung des Nervs nach einer chronischen Kompression oder chronischen Schmerzen selbst nach einer gut durchgeführten Behandlung viel Zeit in Anspruch nimmt.

Im Perineum unterscheidet man zwei Arten von Innervation:

- eine somatische Innervation über den N. pudendus,
- eine autonome Innervation, die auf sensibler Ebene aus sympathischen Fasern besteht, die sowohl über den N. pudendus als auch über den Plexus hypogastricus inferior vermittelt werden.

Beim Schmerzsyndrom sind die somatischen Schmerzen gut zu lokalisieren und können nach Nervenwurzel oder Nervenstamm systematisiert werden. Die autonomen Schmerzen, die über mehreren Nervenwurzeln entstehen, sind diffus und erstrecken sich über mehrere Metamere (Labat et al. 2010).

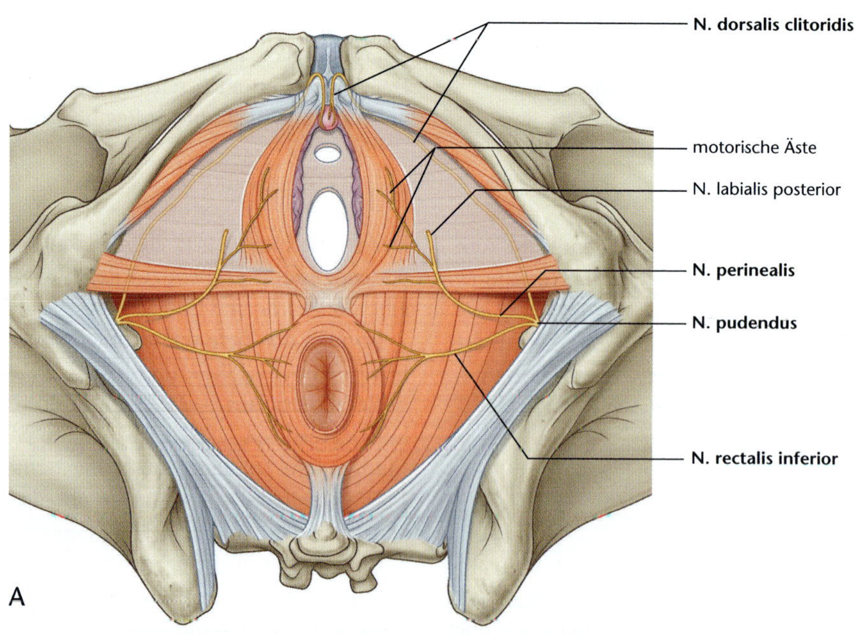

Abb. 26.5 Äste des N. pudendus

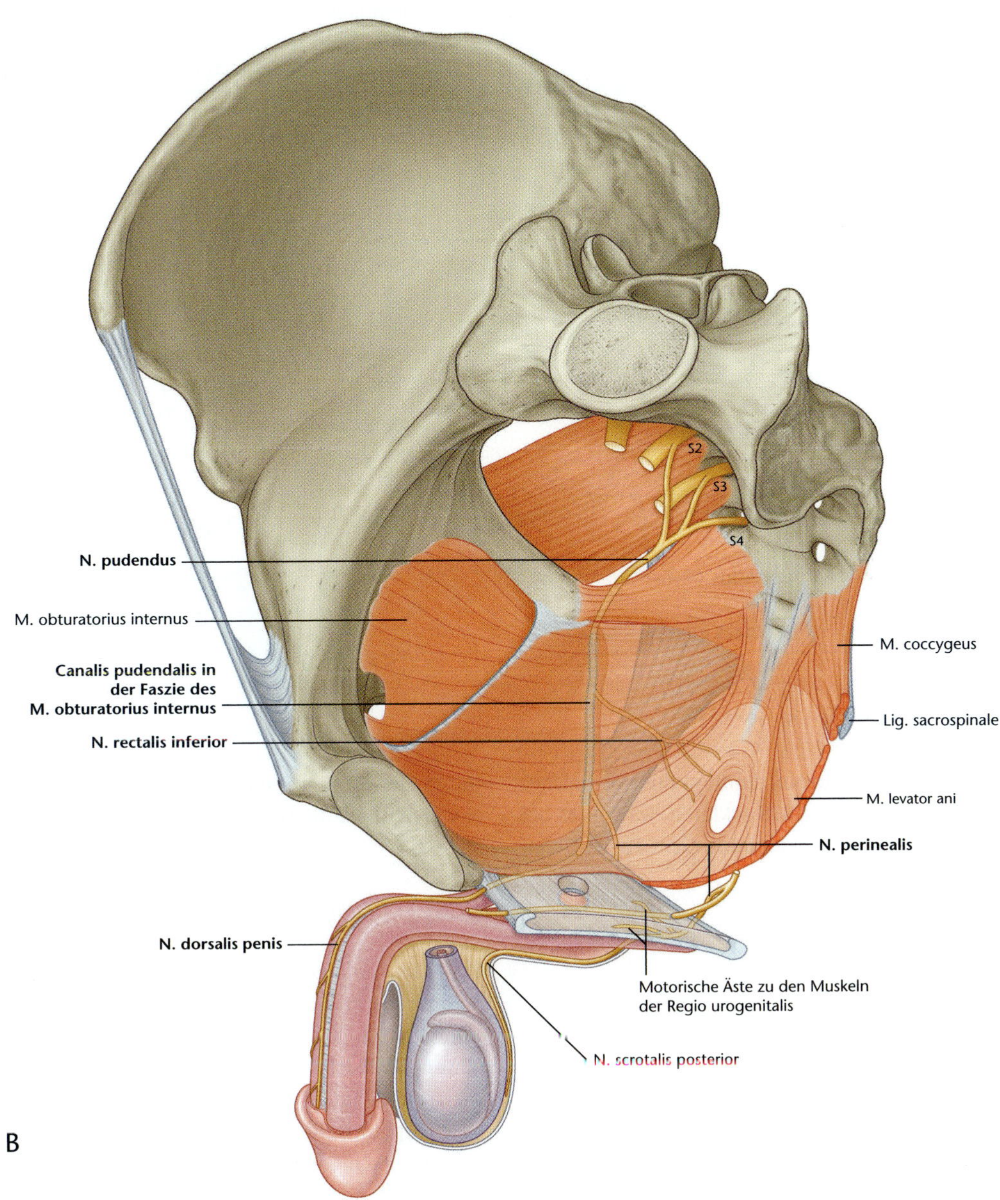

Abb. 26.5 Äste des N. pudendus *(Forts.)*

26.1.3 Hautinnervation des Perineums

Eine genaue Kenntnis der sensiblen Innervation des Perineums ist von großer klinischer Signifikanz. Sie ermöglicht es dem Therapeuten, neuropathische Schmerzen dem N. pudendus oder anderen Ursachen zuzuordnen (➤ Abb. 26.6).

Sensibel wird die Haut der Perinealregion hauptsächlich durch den N. pudendus versorgt. Allerdings gibt es auch Überlappungen mit Dermatomen folgender Nerven: N. ilioinguinalis, N. iliohypogastricus,

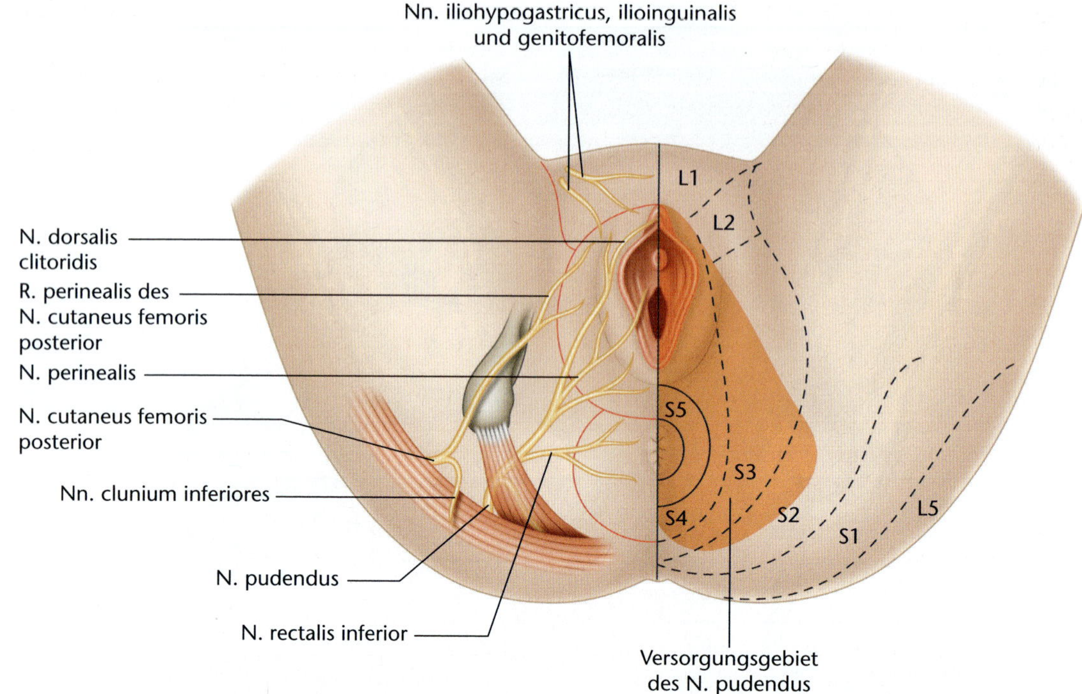

Abb. 26.6 Hautinnervation des Perineums

N. genitofemoralis und Nn. clunium inferiores. Über diese Nerven lässt sich auch erklären, warum es bei der Schädigung des N. pudendus nicht zu sensiblen Ausfällen kommt.

26.2 Pudendusneuralgie

Lange Zeit wurden Pathologien im Bereich des N. pudendus immer mit dem Canalis pudendalis (Alcock-Kanal) in Verbindung gebracht. Dabei wurde angenommen, dass es im Kanal zu einem Engpasssyndrom kommt, das durch die Fibrose der myofaszialen Gewebe, die den Kanal bilden, entsteht.

Neuere Erkenntnisse haben gezeigt, dass auch wenn der Canalis pudendalis an der Neuralgie beteiligt sein kann, dies nicht die einzige Region ist, in der die Funktion des Nervs beeinträchtigt werden kann. Tatsächlich scheint die Einklemmung des Nervs durch das Lig. sacrotuberale und das Lig. sacrospinale viel häufiger die Ursache zu sein.

26.2.1 Klassische Symptome

Patienten leiden vor allem beim Sitzen unter Schmerzen im Versorgungsgebiet des N. pudendus. Die klinische Befundung und die Röntgenuntersuchung der Becken- und Beckenbodenregion zeigen meist keine Auffälligkeiten. Eine vollständigere klinische palpatorisch-osteopathische Untersuchung lässt jedoch verschiedene schmerzhafte Zonen erkennen.

Dabei handelt es sich um Nervenschmerzen, die spontan auftreten oder ständig präsent sind, ein brennendes Gefühl erzeugen und zu Parästhesien führen. Die Schmerzen können kontinuierlich sein oder krisenhaft auftreten, sie sind elektrisierend, von großer Intensität, überwältigend und strahlen in das Becken aus.

Es sind typische Nervenschmerzen, die durch die sitzende Position verstärkt werden können. Langes

Sitzen bei der Arbeit, im Sport, im Theater, im Restaurant oder im Auto wird damit unmöglich.

Oft wird davon auch die sexuelle Aktivität beeinträchtigt, oft aus mangelndem Verlangen und Angst vor den Schmerzen.

26.2.2 Medizinische Diagnose

Die medizinische Diagnose erfolgt im Wesentlichen klinisch. Das diagnostische Hauptkriterium basiert auf den Symptomen, der Topografie der Schmerzen in einem oder mehreren Versorgungsgebieten der Endäste des N. pudendus.

Die Schmerzen werden durch Rückenlage, Stehen und Gehen beruhigt, durch Sitzen werden sie verstärkt. Die Tatsache, dass die Schmerzen in Rückenlage und im Stehen nachlassen, wird als typisches Zeichen für eine Belastung des N. pudendus betrachtet.

Ein weiteres diagnostisches Element kann die Ursache oder den Auslöser des Schmerzes manchmal genauer eingrenzen. Tatsächlich kann der Schmerz oft durch Berührung der Beckenregion oder durch einfachen Druck auf den Nervenstamm des N. pudendus ausgelöst werden. Damit lässt sich meist auch die betroffene Zone lokalisieren.

26.2.3 Nantes-Kriterien

Die sogenannten Nantes-Kriterien gelten in der Medizin als die entscheidenden Kriterien zur Diagnose der Pudendusneuralgie. Man sollte diese Kriterien kennen, auch wenn sie für die manuelle osteopathische Klinik und Diagnose noch vervollständigt werden müssen.

Bevor wir uns diesen auf dem Konsensweg erstellten Kriterien zuwenden, noch einige Worte zum Begriff des Konsenses. Unter Konsens versteht man die mehrheitliche Meinung einer Gruppe von Personen, die der gleichen Kultur und dem gleichen Fachgebiet angehören. Diese Meinung muss natürlich respektiert werden, auch wenn sie nur eine Sicht auf eine gegebene Realität widerspiegelt.

Im Rahmen eines Symposiums aus Experten haben Labat et al. (2007) diagnostische Kriterien für die Pudendusneuralgie festgelegt, die in der Folge unter dem Begriff Nantes-Kriterien veröffentlicht wurden. Insgesamt wurden fünf Kriterien beschrieben:

- Schmerzen im Versorgungsgebiet des N. pudendus: vom Anus bis zum Penis oder zur Klitoris
- Schmerzzunahme beim Sitzen
- Kein Nachtschmerz
- Schmerz ohne objektive sensible Schädigung
- Schmerzreduktion durch diagnostischen Pudendusblock

Ergänzende Kriterien:

- Vaginales oder rektales Fremdkörpergefühl
- Schmerzzunahme im Tagesverlauf
- Allodynie
- Neurophysiologische Untersuchung negativ (eine negative neurophysiologische Beurteilung schließt jedoch die Diagnose nicht aus)

Ausschlusskriterien:

- Ausschließlich gluteale Schmerzen
- Pubalgie
- Kokzygodynie
- Pruritus (Juckreiz)
- Ausschließlich anfallartige Schmerzen

Die genannten Ausschlusskriterien lassen eine andere Ursache für die Schmerzen vermuten (Schmerzen im Bereich der Nn. clunium, dermatologische Pathologie, Schädigung eines Beckenorgans, Proctalgia fugax, interstitielle Zystitis usw.)

26.2.4 Differenzialdiagnose

Robert et al. (2009) unterstreichen, dass eine Hypästhesie oder eine perineale Anästhesie eine andere Pathologie vermuten lassen sollte, insbesondere Tumoren an den Sakralwurzelns. In diesem Fall hat der Schmerz nicht die für ein Canalis-pudendalis-Syndrom charakteristische Lokalisation oder zeitliche Komponente.

Schmerzen im Bereich der Sakralwurzeln treten im Versorgungsgebiet der Nervenwurzeln von S2 und S3 auf, die das Gebiet des N. pudendus abdecken. In diesem Fall liegt die Beeinträchtigung weiter lateraler. Schmerzen sind nur selten neuralgische Schmerzen, sondern vielmehr Parästhesien oder Taubheitsgefühl im Perineurium.

Sie können von Dysurie, Obstipation und sexuellen Störungen begleitet werden. Bei einem progredienten

Cauda-equina-Syndrom sollte man nach einem Tumor im Sakralbereich suchen.

26.2.5 Osteopathische Kriterien

Neben dem klinischen Kontext und den Beschwerden des Patienten ist es vor allem die umfassende und präzise manuelle Befundung, die eine Schädigung des N. pudendus erkennen lässt.

In folgenden Bereichen des Nervenverlaufs kann der Schmerz durch leichten, direkten oder indirekten Druck ausgelöst oder verstärkt werden:

- beim Durchtritt durch das Foramen infrapiriforme,
- bei Kompression des Os coccygis gegen das Sakrum,
- bei der lateralen Mobilisierung des Os coccygis,
- bei der spezifischen Dehnung des M. piriformis und des M. obturatorius internus,
- bei der Dehnung der Ligg. sacrospinale und sacrotuberale (Schmerz tritt nur auf einer Seite auf),
- bei der lateralen oder kranialen Kompression von Teilen des M. levator ani,
- im Alcock-Kanal und ganz allgemein in der Fossa ischiorectalis.

26.2.6 Schmerzmechanismus

Langes Sitzen

Pudendusschmerzen werden oft auch als „Sitzschmerzen" bezeichnet. Robert et al. (1998) konnten durch ihre Arbeit an Leichen nachweisen, dass sich die sitzende Position auf den Nerv auswirkt.

Unter normalen anatomischen Bedingungen zieht der Nerv über das Lig. sacrospinale, nahe seines Ansatzes an der Spina ischiadica, ein Umstand, der zu einer gewissen Längsspannung im Nerv führt.

In sitzender Position steigt das in der Fossa ischiorectalis vorhandene Fettgewebe, das die gesamte Regio analis verschließt, etwas nach oben und tritt mit dem Nervenstamm in Kontakt. Dadurch werden die mit dem Nerv verbundenen Gewebestrukturen einer zusätzlichen Belastung ausgesetzt (Robert et al. 2009).

Unter physiologischen Bedingungen kann der Nerv zwischen dem Lig. sacrospinale und dem Lig. sacrotuberale und im Canalis pudendalis ungehindert gleiten und sich somit an die durch die sitzende Position erzeugte zusätzliche Belastung anpassen.

Wenn jedoch die an den Nerv angrenzenden ligamentären und faszialen Strukturen ihre Elastizität verlieren oder verdicken, steigt das Fettgewebe etwas nach kranial und verstärkt damit den Druck und eine bereits vorher bestehende Konfliktsituation. Da sich der Nerv der Belastung nicht entziehen kann, wird er komprimiert.

Läsionsanfällige Zonen im Nervenverlauf

Entlang des Nervenverlaufs gibt es mehrere Bereiche, in denen der N. pudendus komprimiert, gedehnt, entzündet oder durch die Veränderung des Allgemeinzustands beeinträchtigt werden kann.

Foramen infrapiriforme

Dabei handelt es sich um ein myofasziales Nadelöhr, durch das der N. pudendus das Becken verlässt. Das Foramen infrapiriforme wird von folgenden Strukturen begrenzt:

- M. piriformis: ist häufig von Verspannungen und Spasmen betroffen.
- M. coccygeus: Er vervollständigt posterior des M. levator ani den Aufbau des Beckendiaphragmas, das an der Statik und der viszeralen Dynamik beteiligt ist und durch seine Spannung die Beckenorgane unterstützt.

Ligamentäre Kompressionszone

Der N. pudendus verläuft zwischen dem Lig. sacrospinale (posterior) und dem Lig. sacrotuberale (anterior). Das Lig. sacrotuberale ist eine relativ starre und nur wenig dehnbare Struktur.

Die beiden Ligamenta erzeugen eine Kompressionszone, da sie den Nerv zwischen sich „einklemmen", wobei die Klemmkraft u. a. von der Nutation des Sakrums abhängt.

Zudem kann das Lig sacrospinale durch eine sklerosierte Narbe den N. pudendus gegen die anteriore

Seite des Lig. sacrotuberale drücken (Bautrant et al. 2003).

Medizinisch wird davon ausgegangen, dass der N. pudendus in 70–80 % der Fälle in diesem Bereich komprimiert wird.

Canalis pudendalis (Alcock-Kanal)

Der N. pudendus tritt gemeinsam mit seinen Begleitgefäßen durch eine Duplikatur der Aponeurose des M. obturatorius internus (Canalis pudendalis) in die Regio perinealis ein, dabei verläuft er entlang des Tuber ischiadicum und unmittelbar unter dem M. levator ani. Normalerweise verfügt der Nerv innerhalb des Kanals über ausreichende Gleitfähigkeit. Allerdings können zahlreiche Faktoren die Gleitfähigkeit und die Mobilität des Nervs beeinträchtigen:

- Das den Kanal bildende Bindegewebe kann sich verdicken, fibrosierte Fasern können zu Retraktionen führen und den Nerv gegen das knöcherne Relief drücken.
- Durch Narben verursachte Retraktionen des M. levator ani können ähnliche Auswirkungen haben.
- Stauungen in den Vv. pudendae können den Druck im Inneren des Alcock-Kanals erhöhen.
- Der Processus falciforme des Lig. sacrotuberale, der normalerweise unter dem Canalis pudendalis verläuft, kann einen sehr scharfen kranialen Rand aufweisen und damit das Gefäß-Nerven-Bündel beeinträchtigen. Er kann sogar mit der Aponeurose des M. obturatorius internus verschmelzen (Robert et al. 2009).

In der aktuellen medizinischen Literatur wird der Canalis pudendalis in ungefähr 20–30 % als Ursache für die Pudendusneuralgie genannt.

26.2.7 Ursachen der Pudendusneuralgie

Die Ursachen der Pudendusneuralgie sind vielfältig und längst noch nicht alle geklärt. Vermutlich wird es immer Fälle geben, in denen eine objektive Erklärung dieser extrem schmerzhaften Neuralgie nicht möglich ist. Meist sind es mehrere Ursachen, die letztlich dazu führen, dass der Patient leidet.

Häufig lässt sich auch nicht zwischen Ursachen, begünstigenden Faktoren und auslösenden Faktoren unterscheiden.

In der medizinischen Literatur werden zwar viele Symptome für die Pudendusneuralgie angeführt, aber nur wenige tatsächliche Ursachen genannt.

Unsere Erfahrung hat gezeigt, dass es bestimmte Faktoren gibt, die oft bei dieser Art der Neuralgie auftreten. Wir unterscheiden im Folgenden zwischen den begünstigenden und den auslösenden Faktoren, wobei die Grenzen fließend sind. Es sind vor allem die klinischen Befunde, die uns zu dieser Einteilung führten.

Begünstigende Faktoren

Allgemeinzustand

In der Medizin wird die Fibrose des Canalis pudendalis meist als „idiopathisch" oder „essenziell" bezeichnet, d. h., dass objektiv keine Ursache definiert werden konnte.

Dennoch sollten bestimmte begünstigende Umstände wie eine vorher bestehende Neuropathie, ein Diabetes oder Alkoholismus, bestimmte Erkrankungen wie die rheumatoide Polyarthritis oder eine Hypothyreose in die Betrachtungen einbezogen werden.

Alter

Die Pudendusneuralgie tritt üblicherweise im Alter zwischen 50 und 70 Jahren auf. Bei jüngeren Personen kann auch eine anatomische Prädisposition vermutet werden. Diese „Schwäche" kann entweder aufgrund von bestimmten Auslösern früher zu den Schmerzen führen oder aber einen spontanen Ausbruch der Pathologie um das 60. Lebensjahr verursachen.

Überempfindlichkeit des Genitalbereichs

Manche Menschen haben aus unbekannten Gründen eine besonders sensible Innervation im Bereich der Genitalien. Bei Frauen wird sie oft von Dyspareunie begleitet. Bei diesen Frauen ist der N. pudendus besonders empfindlich und kann durch sexuelle Aktivität gereizt werden, was häufig zu Konflikten in der Beziehung führt.

Hormonelles Ungleichgewicht

Dabei handelt es sich nicht um das hormonelle Ungleichgewicht, das zum Zeitpunkt der Menopause auftritt und durch Progesteronmangel die Weichgewebe beeinträchtigt und eine Periarthritis humeroscapularis oder ein Karpaltunnelsyndrom verursacht.

Zu unseren Patienten zählen viele junge Frauen, die an einer Pudendusneuralgie leiden. Es scheint, dass die Nerven im Allgemeinen und der N. pudendus im Besonderen bereits auf ein geringes hormonelles Ungleichgewicht reagieren.

Auslösende Faktoren

Liegen bereits begünstigende Faktoren vor, kann es bei Patienten in bestimmten Situationen zur Entstehung einer Pudendusneuralgie kommen.

Dabei ist es nicht immer möglich den Beginn der Symptome mit einem genauen Ereignis in Verbindung zu bringen, da zwischen diesen beiden Ereignissen mehr oder weniger Zeit (einige Wochen oder mehrere Monate) vergehen kann, sodass ein klarer Bezug schwer herzustellen ist und die Diagnose oft verspätet erfolgt.

Traumata und Mikrotraumata

Sturz auf das Sakrum oder das Steißbein

In der Osteopathie ist bekannt, dass ein direkter Sturz auf das Os coccygis extrem schmerzhaft ist, ohne dass dabei notwendigerweise der N. pudendus betroffen sein muss. Mit einer einfachen Mobilisierung des Sakrokokzygealgelenks lässt sich leicht feststellen, ob eine artikuläre Läsion vorliegt.

Bei einem Sturz auf das Steißbein verspürt der Patient unmittelbar einen sehr starken Schmerz. In diesen Fällen erweisen sich interne und externe osteopathische Techniken oft als sehr wirksam.

Kokzygodynien treten nie unmittelbar nach dem Sturz auf. Es kann Monate oder gar Jahre dauern, bis der Patient Schmerzen verspürt. Daher stellen Patienten auch keinen Zusammenhang zwischen dem Sturz und den Schmerzen im Steißbein her.

Treten die Schmerzen erst nach einem längeren Zeitraum auf, sind Manipulationen des Os coccygis wenig effizient und können die Problematik sogar verstärken.

Hinzu kommt, dass Stürze auf das Gesäß auch das Spannungsgleichgewicht der Ligg. sacrospinale und sacrotuberale beeinträchtigen, wodurch das in der Fossa ischiorectalis vorhandene Fettgewebe nach kranial gedrückt werden kann.

Lokale oder entfernte Frakturen

Frakturen der Schambeinäste, des Sakrums, des Femurs oder der gesamten unteren Extremität können Jahre später zu einer Pudendusneuralgie führen.

Körperliche Aktivität

Auch bestimmte Sportarten, die das Becken immer wiederkehrenden Vibrationen aussetzen, werden als Ursache genannt. So haben wir bei Marathonläufern und Joggern immer wieder eine Pudendusneuralgie festgestellt.

Auch Sportarten, bei denen über längere Zeit Druck auf den Beckenboden ausgeübt wird, vor allem wenn der Sport intensiv betrieben wird, können eine Neuralgie verursachen.

Alle Aktivitäten, bei denen man sehr lange sitzt, können den Ramus inferior ossis pubis komprimieren und eine Fibrose des Alcock-Kanals verursachen.

Ein schlecht angepasster Fahrradsattel kann den N. pudendus ebenfalls irritieren. Auch bei Motorradfahrern, Triathleten und Reitsportlern kann der N. pudendus beeinträchtigt werden.

Trauma entlang des Nervenverlaufs

Direkte Schläge oder einen Tritt auf das Gesäß können in den tiefen Gewebestrukturen zu Hämatomen führen und den N. pudendus komprimieren oder irritieren.

Langes Sitzen

Wie bereits erwähnt, kann langes Sitzen ein Auslöser für eine Pudendusneuralgie sein.

Langes Sitzen kann den Nerv irritieren, vor allem wenn bereits vorher eine erhöhte Spannung in den Ligg. sacrospinale und sacrotuberale oder eine venöse Stase im Becken vorlagen.

Bestimmte Berufe sind besonders betroffen, wie etwa Berufsfahrer, Sekretärinnen oder auch Personen, die aufgrund einer Pathologie z. B. im Rollstuhl sitzen müssen.

Dabei spielt die Dauer des Sitzens, aber auch die Qualität des Stuhls eine Rolle. Lange Flugreisen auf oft unbequemen Sitzen können manchmal unvergessliche Erinnerungen am N. pudendus oder am N. coccygeus hinterlassen.

Folgen von operativen Eingriffen

Chirurgische Eingriffe

Alle chirurgischen Eingriffe im kleinen Becken, sei es im Urogenital- oder im Verdauungssystem, wirken sich auf das sehr komplexe Nervensystem aus, das durch seine zahlreichen Anastomosen zwischen dem Plexus lumbalis und dem Plexus sacralis auch viele Wechselwirkungen umfasst.

Wir hatten Patientinnen, die nach einer Ovarektomie mehrere Jahre an einer Pudendusneuralgie litten. Anatomisch gesehen, gibt es keine direkte Verbindung zwischen der Innervation des Ovars und dem N. pudendus, aber der Körper verfügt über ein Nervennetzwerk mit einer Länge von 100.000 km und unzähligen Anastomosen, die noch längst nicht alle im Detail erforscht wurden.

Auch nach einer Hämorrhoidektomie kommt es immer wieder zu Neuralgien.

Orthopädische Eingriffe, etwa nach einer Schenkelhalsfraktur, können langfristig zu einer Irritation des N. pudendus und seiner Begleitgefäße führen.

Kompressionsphänomene im kleinen Becken

Raumforderungen im Becken können mehr oder weniger direkt Druck auf den Plexus pudendus oder den N. pudendus erzeugen. In folgenden Fällen konnten wir diesen Zusammenhang herstellen:

- Prostataadenom
- Anorektale Obstipation (trockener Stuhl, Kotsteine usw.)
- Tumoren

Folgen von gynäkologischen Eingriffen

Folgen der Periduralanästhesie

Wenn der Anästhesist den Zugang nicht sofort findet und ein zweites Mal ansetzen muss, um die Nadel einzuführen, kann es zur Reizung der Nervenfasern der Dura mater kommen. Manchmal entsteht sogar ein kleiner Spalt in der Dura mater. Dadurch kann Liquor cerebrospinalis austreten und das Druckgleichgewicht im Rückenmarkkanal beeinträchtigen.

Man kann dieser Sichtweise entgegenhalten, dass die Zone, in der die Periduralanästhesie vorgenommen wird, weit vom Plexus sacralis entfernt ist. Betrachtet man jedoch die Anatomie dieser Region, so erkennt man, dass der Conus medullaris zwar in der Lumbalregion liegt, gleichzeitig aber den Plexus sacralis kranial verankert.

Tieflage des Kindes

Wenn sich der Kopf des Babys zu früh in den Beckeneingang oder den Beckenausgang absenkt, kann er mehr oder weniger direkt den N. pudendus komprimieren. Dadurch können sehr schnell Schmerzen entstehen, die jedoch nach der Entbindung schnell wieder verschwinden, leider aber auch einige Monate oder sogar Jahre später wieder auftreten können.

Dystokie

Eine besonders lange und schwierige Geburt mit oder ohne Verwendung einer Zange, kann den N. pudendus ebenfalls verletzen.

Episiotomie

Beim Dammschnitt ist es nicht so sehr der Eingriff selbst, sondern die Narben, die den N. pudendus beeinflussen können. Es ist vor allem die laterale Schnittführung, bei der der Geburtsweg maximal erweitert wird, die zu Wundheilungsstörungen, Fibrosen und Sklerosen führen kann.

Sexuelle Traumata

Dabei kann es sich um einvernehmliche oder gegen den Willen der Betroffenen durchgeführte sexuelle Handlungen, aber auch um sexuelle Nötigung oder um Verstümmelung handeln.

Durchblutungsstörungen

Varizen in der Beckenregion

Im Becken treten Varizen häufig an der V. iliaca interna und ihren Ästen auf, wie man an den zahlreichen im Röntgenbild nachweisbaren Phlebolithen erkennen kann.

Die sich daraus ergebende venöse Stase kann sich auf das pudendale Gefäß-Nerven-Bündel auswirken und langfristig zu intraneuralen Fibrosen führen, die besonders schwierig zu diagnostizieren und zu behandeln sind.

Hämorrhoiden

Die Vv. rectales münden im Canalis pudendalis in die V. pudenda. Stauungen oder ein venöses Defizit in diesem Bereich können den N. pudendus beeinflussen.

Arterielle Probleme

Systemische Erkrankungen des arteriellen Systems können sich auf den gesamten Körper auswirken. So kann etwa Diabetes beachtliche vaskuläre Defizite verursachen. Im Canalis pudendalis verläuft die A. pudenda durch einen engen Raum, wird sie zusätzlich auch noch durch ein systemisches Zirkulationsproblem beeinträchtigt, kann dies auch Auswirkungen auf den N. pudendus haben.

Es entstehen Schmerzen, die durch den Druck auf den Nerv oder durch das vaskuläre Defizit in der Vasa nervorum entstehen.

Psychoemotionale Dekompensation

Die Pudendusneuralgie lässt sich auch mit einem charakteristischen psychologischen Profil in Verbindung bringen. Dabei handelt es sich um sehr sensible, hyperreaktive, ängstliche oder furchtsame Patienten, die es als ungerecht empfinden, dass sie leiden.

Allerdings sollte man nicht sofort eine psychische Ursache vermuten. Man sollte sich vielmehr die Frage stellen, wie sich ein Patient wohlfühlen kann, der ständig Schmerzen hat. Ein Gehirn, das ständig Schmerzimpulse empfängt, wird sehr reaktiv und erzeugt ein tief gehendes psychisches Ungleichgewicht.

Zu den zahlreichen psychischen Ursachen zählen Liebeskummer, Eheprobleme, berufliche Probleme. Hier ein Beispiel aus unserer eigenen Praxis. Eine Sekretärin, die sehr viel im Sitzen arbeitete, wurde von ihrem Vorgesetzten ständig unter Druck gesetzt. Ihr myofasziales System befand sich in einem permanenten Spannungszustand, zusätzlich hatte sie ständig Stress. All diese Faktoren führten längerfristig zu einer Pudendusneuralgie.

26.3 Manipulationstechniken

Es war ein langer Lernprozess, bis wir die notwendige manuelle Erfahrung erwarben, die für die Behandlung dieser Neuralgie erforderlich ist, und um zu verstehen, in welcher Notsituation sich Patienten befinden, die von dieser Pathologie betroffen sind.

Die Pudendusneuralgie ist sicherlich eine der unerträglichsten Neuralgien. Viele dieser Patienten wurden jahrelang als Patienten „mit schweren psychischen Problemen" eingestuft, ohne dass man ihnen eine geeignete Behandlung angeboten hätte.

Obwohl die Pudendusneuralgie heute besser bekannt ist, wird sie immer noch von „Spezialisten" behandelt.

Die bei dieser Neuralgie auftretenden Symptome sind nicht immer gleich und die klinische Erfahrung hat uns gezeigt, dass die Nantes-Kriterien oft nur wenig damit zu tun haben, was wir mit unseren Händen wahrnehmen. So haben wir z. B. festgestellt, dass die Pudendusneuralgie nicht immer Schmerzen im Sitzen erzeugt und manchmal auch nachts auftreten kann.

26.3.1 Behandlung der Pudendusneuralgie

Empfehlungen

Patienten, die an einer Pudendusneuralgie leiden, bilden eine eigene Kategorie, da ihre Schmerzen sehr stark und unerträglich sind und über Jahre bestehen können.

Es gibt nur wenige Neuralgien, die so anhaltend und so beeinträchtigend sind. Bei der manuellen Behandlung des N. pudendus muss man deshalb sehr sanft und sehr vorsichtig vorgehen. Anfänglich sollte man direkten Druck auf den Nerv vermeiden und sich auf die Dehnung des Nervs außerhalb der schmerzhaften Zonen beschränken.

Ein wichtiges Prinzip bei der Behandlung des N. pudendus ist: Nerven hassen Druck! Daher sollte immer mit minimalem Druck gearbeitet werden!

Der N. pudendus ist unglaublich reaktiv. Da die Patienten oft seit Jahren leiden, befindet sich das Gehirn ständig in Alarmbereitschaft. Bereits der geringste Kontakt mit dem Nerv wird als Angriff wahrgenommen.

Ziel der Techniken

Vorbereitung

Die Erfahrung hat gezeigt, dass die Außenrotatoren der Hüfte und ihre Faszien, das Lig. sacrospinale und das Lig. sacrotuberale, die Muskeln und Bänder des Perineums vorab behandelt werden sollten, um ein positives Ergebnis zu erreichen. Diese verschiedenen Techniken führen oft bereits zu einer ersten Reduzierung der Schmerzen und sind eine notwendige Voraussetzung für die Arbeit am N. pudendus.

Intraneuraler Druck

Die Dehnung des Nervs führt langsam und schrittweise zur Reduzierung des intraneuralen Drucks. Die intraneuralen Bindegewebe, die Nervi nervorum und die Vasa nervorum brauchen einen normalen intraneuralen Druck. Nur so können sie richtig funktionieren und keine nozizeptiven Impulse mehr aussenden.

Canalis pudendalis

Dieser Kanal, der durch die Aponeurose des M. obturatorius internus und Fasern des Lig. sacrotuberale gebildet wird, muss unbedingt entspannt werden. Diese Fasern können den N. pudendus „einklemmen" und einen permanentem nozizeptiven Input erzeugen.

Anzahl der Behandlungen

Man sollte den Patienten darauf vorbereiten, dass die Behandlung viel Zeit in Anspruch nehmen wird.

Man beginnt am besten mit drei Behandlungssitzungen im Abstand von etwa drei Wochen und erhöht die Abstände anschließend auf sechs Wochen. In unserem Beruf behandelt man Patienten mit chronischen Schmerzen selten mehr als drei- oder viermal. Die Pudendusneuralgie ist eine Ausnahme! Für die Behandlung dieser oft seit Jahren bestehenden Schmerzen sollte man neun bis zwölf Monate einplanen.

Kommt es zu Rezidiven?

Leider ja! Grundsätzlich sind die mit Osteopathie erzielten Ergebnisse dauerhaft. Erreicht man z. B. bei Ischiasschmerzen eine Verbesserung, sind sie bald kein Thema mehr.

Beim N. pudendus kommt es manchmal und ohne Grund oder Erklärung zu Rückfällen. Natürlich kann man immer auf psychische Faktoren verweisen, die sicherlich einen Einfluss haben, aber nicht alles erklären können.

Wie bereits erwähnt, führt der N. pudendus vor allem nichtmyelinisierte Fasern, die nach einer Kompression viel länger brauchen, um ihre volle Funktionsfähigkeit wieder zu erlangen.

Pudendusneuralgien werden im Gedächtnis sehr tief verankert und diese Erinnerung kann bereits durch den kleinsten nozizeptiven Impuls wieder geweckt werden. Dieser Umstand macht verständlich, warum es so lange dauert, bis ein nachhaltiges Ergebnis erzielt werden kann.

Das hormonelle Gleichgewicht ist sicherlich ein weiterer wichtiger Parameter, immerhin sind 80 % der Patienten, die an einer Pudendusneuralgie leiden, Frauen.

26.3.2 Externe Techniken

In Rückenlage

Die Patientin befindet sich in Rückenlage, das Bein auf der zu behandelnden Seite wird aufgestellt. Der Therapeut steht seitlich neben der Patientin (➤ Abb. 26.7).

Ausgehend vom Tuber ischiadicum oder von der Symphysis pubica folgt der Therapeut mit einem oder zwei Fingern dem medialen Teil des Ramus inferior ossis pubis bis zur schmerzhaften Zone. Dabei bewegt sich der Finger nach medial und sollte auch den medialen Aspekt des Schambeinasts und den Puls der A. pudenda spüren.

Variante 1

Der Therapeut nimmt mit seinen Fingern ober- und unterhalb der schmerzhaften Zone Kontakt mit dem Nerv auf und dehnt den Nerv und die

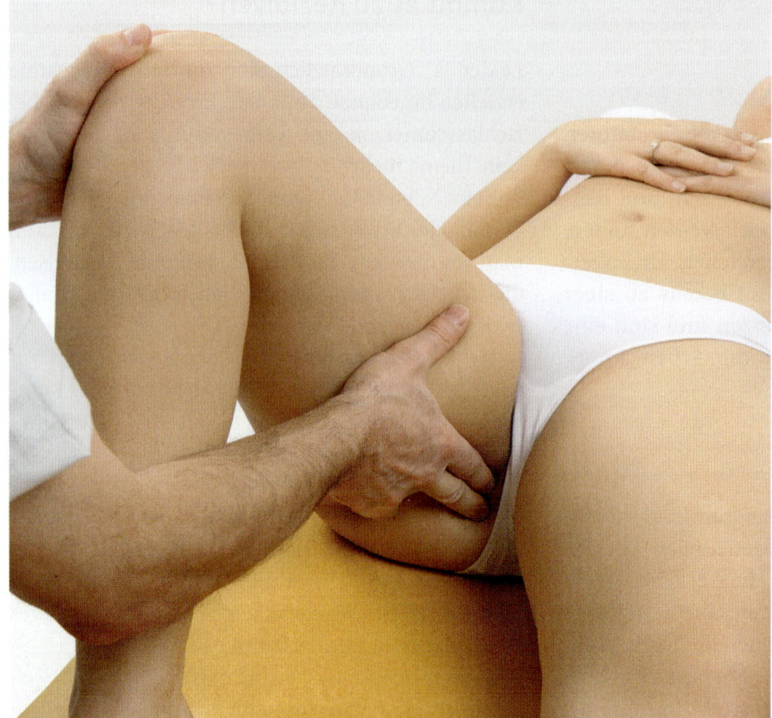

Abb. 26.7 Zugang zum N. pudendus in Rückenlage

Gewebe des Canalis pudendalis nach medial und lateral.

Variante 2

Der Therapeut ersucht die Patientin kleine Abduktions- und Adduktionsbewegung in der Hüfte auszuführen. Während der Abduktion erzeugt der Therapeut medial einen kleinen Fixpunkt, während der Adduktion lateral. Durch diese Bewegungen in der Hüfte werden eine Dehnung des Canalis pudendalis erzeugt und Fibrosen gelöst (> Abb. 26.8).

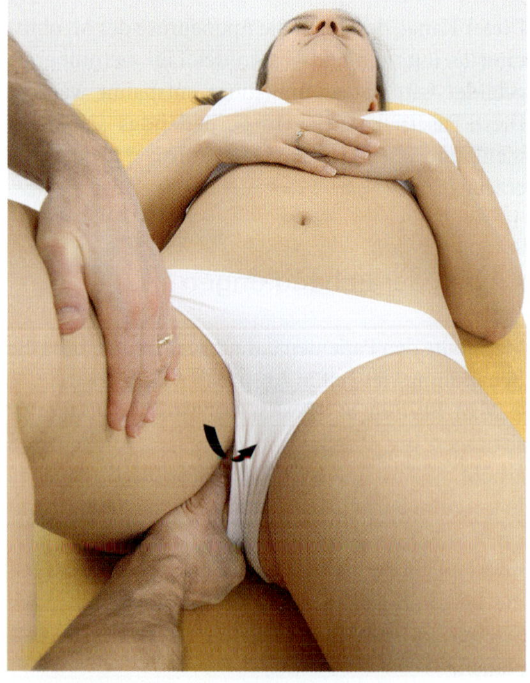

Abb. 26.8 Zugang zum N. pudendus – Variante 2

In Seitenlage

Im Bereich der Spina ischiadica

Die Patientin befindet sich in Seitenlage, die zu behandelnde Seite liegt oben. Der Therapeut steht vor der Patientin. Er beugt das Knie der Patientin und legt es entweder auf seinen auf der Behandlungsliege

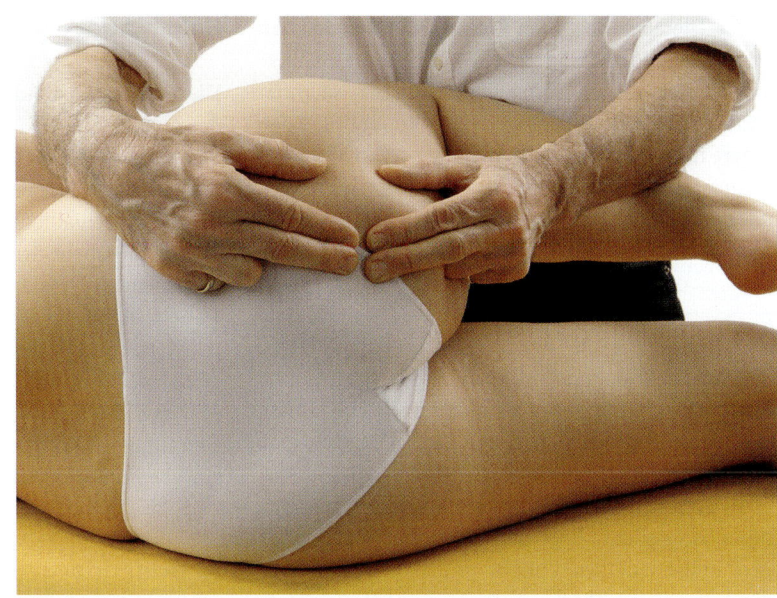

Abb. 26.9 Manipulation im Bereich der Spina ischiadica in Seitenlage

positionierten Oberschenkel oder stützt es an seinem Abdomen ab (➤ Abb. 26.9).

Der Therapeut hat beide Hände frei, er verwendet eine Hand, um das Becken entweder zu sich hinzuziehen oder von sich wegzubewegen.

Er legt einen Finger knapp unter die Spina ischiadica und sucht nach einer sensiblen Zone. Dabei vermeidet er jeden direkten Kontakt mit dem Nerv. Die Spina ischiadica liegt ungefähr drei Fingerbreit kranial und etwas medial des Tuber ischiadicum.

Diese Technik ähnelt der Technik, die zur Entspannung des M. piriformis, des M. obturatorius internus oder des M. gemellus superior verwendet wird, nur dass der Therapeut sich nun mehr auf die perineurale Region und weniger auf die Muskeln konzentriert.

CAVE

Lateral der Spina ischiadica verlaufen auch die Rr. perineales des N. cutaneus femoris posterior und der N. gluteus inferior, die durch diese Technik ebenfalls beeinflusst werden.

Öffnen der Kompressionszone zwischen Lig. sacrospinale und Lig. sacrotuberale

Die Patientin befindet sich in Seitenlage, die zu behandelnde Seite oben (➤ Abb. 26.10).

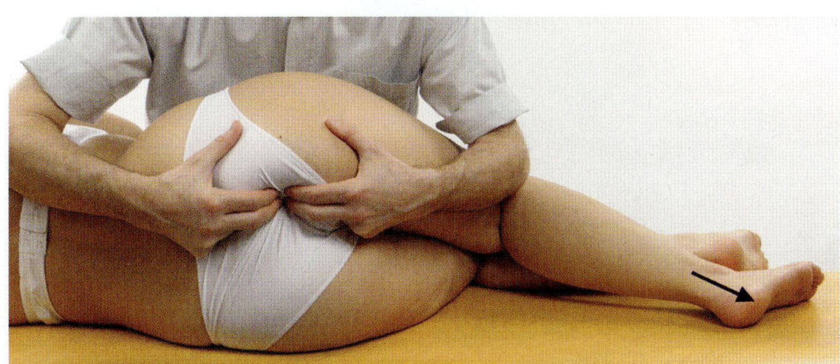

Abb. 26.10 Öffnen der Kompressionszone zwischen Lig. sacrospinale und Lig. sacrotuberale

Der Therapeut legt zwei Finger knapp medial der Spina ischiadica zu beiden Seiten der Kompressionszone zwischen Lig. sacrospinale und Lig. sacrotuberale, dabei wird ein Finger nach kranial und der andere nach kaudal ausgerichtet.

Gleichzeitig ersucht er die Patientin, ihren Fuß auf der Behandlungsliege nach kaudal gleiten zu lassen.

Am Canalis pudendalis

Die Patientin befindet sich in Seitenlage, die zu behandelnde Seite oben, sie stellt ihren Fuß hinter dem auf der Behandlungsliege liegenden Bein auf (➤ Abb. 26.11).

Ausgehend von der Symphysis pubica oder vom Tuber ischiadicum legt der Therapeut einen oder zwei Finger auf den Canalis pudendalis und lässt sie am medialen Abschnitt des Ramus inferior ossis pubis entlanggleiten.

Aufgrund der Position des Fußes befindet sich die Hüfte bereits in Abduktion, sodass der Canalis pudendalis leichter zugänglich ist.

Wie bei der Technik in Rückenlage, bewegt der Therapeut die Hüfte in Abduktion und Adduktion während er mit dem Finger die Faszie des M. obturatorius internus dehnt, um den Canalis pudendalis zu entspannen (➤ Abb. 26.12).

Bauchlage

Diese Technik ist aufgrund der Gesäßmuskulatur in der Ausführung etwas schwieriger (➤ Abb. 26.13).

Wie erwähnt, befindet sich die Spina ischiadica ungefähr drei Fingerbreit kranial und etwas medial des Tuber ischiadicum.

Der Therapeut drückt mit den beiden übereinanderliegenden Daumen in Richtung Spina ischiadica. Dabei kann er das Lig. sacrospinale gut spüren.

Er umrundet die Spina ischiadica lateral und gibt dabei leichten Druck, um den schmerzhaften oder sensiblen Punkt zu lokalisieren. Er führt eine Dehnungs-Induktionstechnik aus, um die Weichgewebe im Bereich dieses Punkts zu entspannen.

A. pudenda

Die A. pudenda geht aus der A. iliaca interna hervor, ihr Puls lässt sich relativ leicht ertasten. Der N. pudendus liegt der Arterie lateral an.

Man sollte die Pulse im Seitenvergleich testen. Auf der Seite der Pudendusneuralgie ist der Puls entweder schwächer oder sehr stark erhöht.

Das lässt sich leicht erklären: Ist der Canalis pudendalis sehr fibrosiert, wird die Arterie komprimiert und der Puls ist nur schwer wahrnehmbar. Wird der

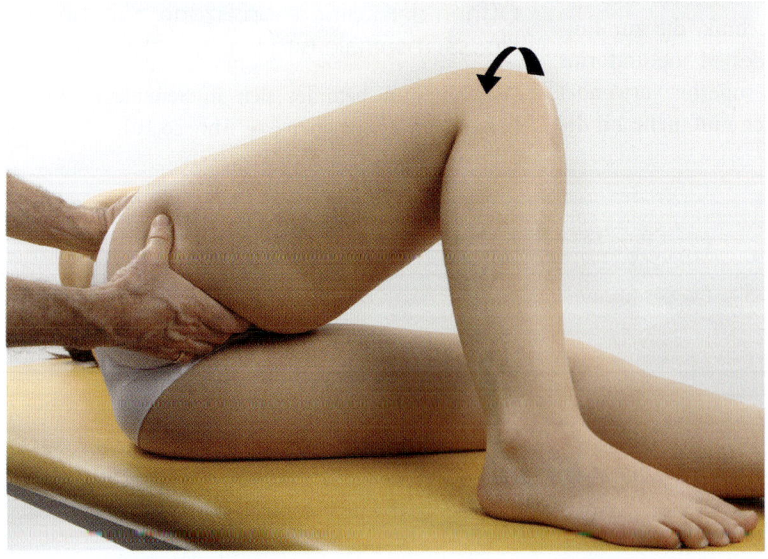

Abb. 26.11 Manipulation des Canalis pudendalis in Seitenlage

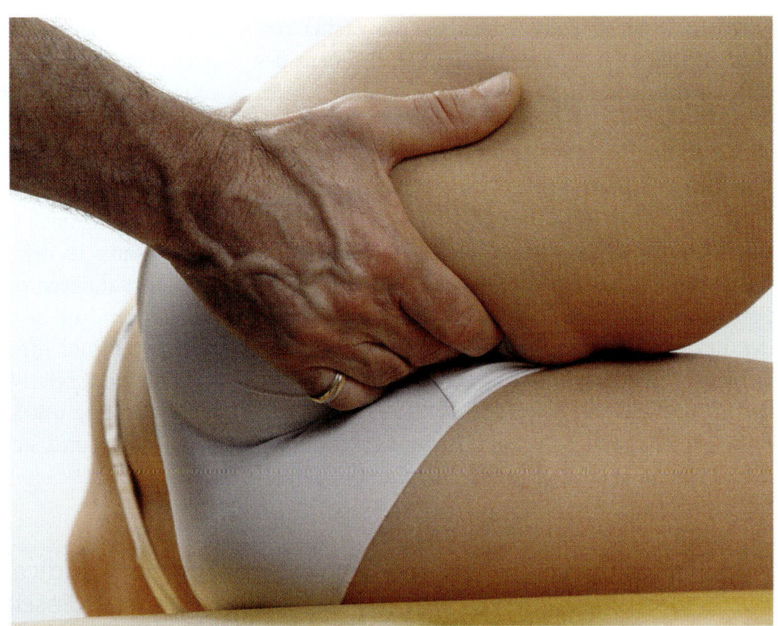

Abb. 26.12 Detailansicht der Handposition

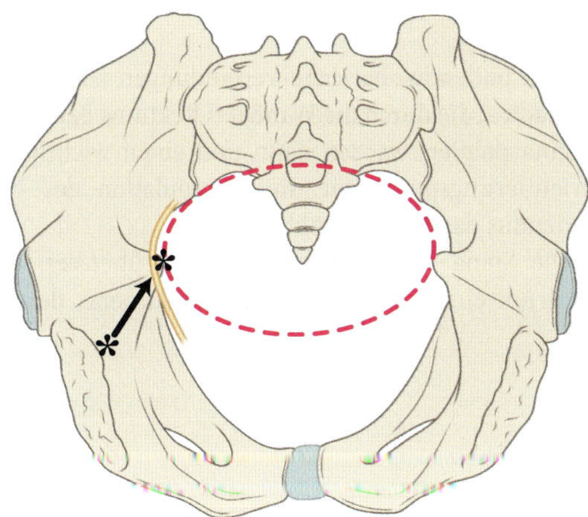

Abb. 26.13 Manipulation an der Spina ischiadica in Bauchlage

Canalis pudendalis jedoch nur ein bisschen angespannt, wird der Fluss in der A. pudenda erhöht, um die Fibrose im Kanal zu verhindern.

26.3.3 Interne Techniken

Für alle Therapeuten, die auch interne Techniken durchführen, sollte hier angemerkt werden, dass diese Techniken den besten Zugang zur präzisen Untersuchung und Behandlung des N. pudendus darstellen.

Die Patientin muss psychologisch für diese Techniken bereit sein. Da die Patienten meist sehr starke Schmerzen haben und nichts unversucht lassen wollen, sind sie meist auch gewillt, sich mit einer internen Technik behandeln zu lassen.

Vaginaler Zugang

Die Vagina hat Verbindung zu allen drei Segmenten des N. pudendus. Sie ist also ein interessanter Zugang für die Diagnose und die manuelle Behandlung des N. pudendus.

Im kaudalen Drittel wird die Vagina durch den M. levator ani vom Canalis pudendalis getrennt. Durch diesen Muskel kann man im Bereich des Ramus inferior ossis pubis und der medialen Seite des Ischion das pudendale Gefäß-Nerven-Bündel palpieren.

In den zwei kranialen Dritteln hat die Vagina Verbindung zur anterioren Seite des Lig. sacrospinale, zur Spina ischiadica und zum Foramen infrapiriforme. Somit hat der Therapeut auch Zugang zum zweiten Segment des N. pudendus, wo sich die bereits erwähnte Kompressionszone zwischen Lig. sacrospinale und Lig. sacrotuberale befindet.

Oberhalb der Spina ischiadica hat die Vagina Verbindung mit dem kurzen präsakralen Segment des N. pudendus und mit dem Plexus pudendus.

Rektaler Zugang

Auch über das Rektum kann man sich den verschiedenen Segmenten des N. pudendus annähern. In Bauchlage kann man über die posterolaterale Wand des Rektums mit der Spitze des Fingers die Spina ischiadica erreichen. Etwas weiter posterior lässt sich das Lig. sacrospinale palpieren.

In lateraler und anteriorer Richtung kann man durch den M. levator ani auch den Canalis pudendalis erreichen.

Positionierung

Bei rektalem oder vaginalem Zugang verwendet man üblicherweise die rechte Hand zur Untersuchung bzw. Behandlung des rechten N. pudendus und die linke Hand für den linken N. pudendus.

Therapeuten, denen es schwer fällt mit ihrer nicht dominanten Hand zu arbeiten, können folgendermaßen vorgehen. Sie verwenden ihre dominante Hand für den Zugang und ersuchen die Patientin anschließend sich auf die Seite zu legen, sodass die zu behandelnde Seite Richtung Decke gerichtet ist.

Dann dreht der Therapeut die Fingerkuppe seines im Rektum liegenden Zeigefingers oder die in der Vagina liegenden Finger Richtung Decke. Anschließend bewegt er die Finger vorsichtig nach lateral, etwas nach kranial und posterior. Auf diese Weise kann er die mediale Wand von Pubis und Ischion palpieren und die verschiedenen Strukturen suchen, die er behandeln möchte. Diese Position ist sowohl für die Patientin als auch für den Therapeuten relativ angenehm, sodass auch die Untersuchung und die Behandlung leichter auszuführen sind und sich die Patientn besser entspannen kann.

Spina ischiadica und Verstärkungszonen der Fascia pelvis

Anatomie

Der N. pudendus hat enge Verbindungen zur Spina ischiadica, die durch die Wand des Rektums bzw. der Vagina palpiert werden kann und einen wichtigen Orientierungspunkt für die Manipulation des N. pudendus darstellt (➤ Abb. 26.14).

Die Spina ischiadica befindet sich überdies im Zentrum einer faszialen Kondensationszone, deren

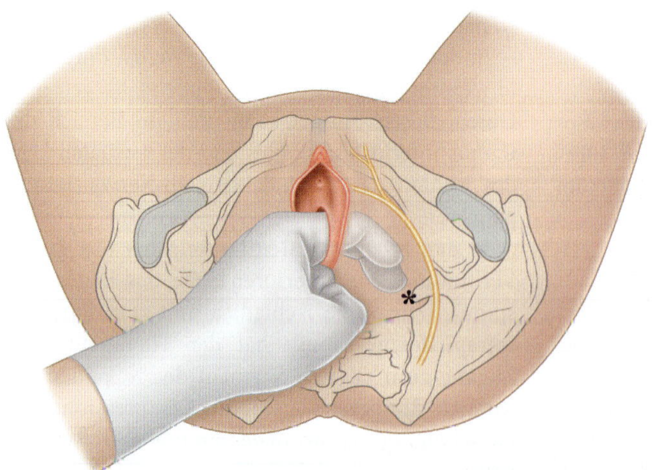

Abb. 26.14 Palpation der Spina ischiadica über einen internen Zugang

Gleichgewicht für den Plexus pudendus und den N. pudendus eine entscheidende Rolle spielt.

Auf der Spina ischiadica

- setzt das Lig. sacrospinale an, das das Foramen ischiadicum majus vom Foramen ischiadicum minus trennt,
- laufen die Sehnenbögen und die Verstärkungszonen der Fascia pelvis zusammen.

Diese verschiedenen Verstärkungszonen der Fascia pelvis werden auch als „Roggie's Star" (Perlemuter und Waligora 1975) bezeichnet, dessen Zentrum die Spina ischiadica ist (➤ Abb. 26.15). Diese sternartige Faszienverstärkung wird durch folgende Strukturen gebildet:

- dem nach kranial konkav verlaufenden Arcus tendineus fasciae pelvis, der vom posterioren Anteil des Os pubis zur Spina ischiadica verläuft,
- dem nach kranial und posterior konkav verlaufenden Arcus tendineus musculi levatoris ani, der sich von der inneren Öffnung des Canalis obturatorius bis zur Spina ischiadica erstreckt,
- einer dem anterioren Rand des Foramen ischiadicum majus folgenden Faszienverstärkung,
- der Plica ischiadica, einer schräg nach kaudal und medial verlaufende Verstärkung zwischen dem M. piriformis und dem M. coccygeus.

Interne Technik für die Verstärkungszonen der Fascia pelvis

Anormale Spannungen an einem der Äste des Roggie's Star verursachen eine mechanische Destabilisierung der Fascia pelvis im Bereich der Spina ischiadica. Diese Region sollte genauestens untersucht werden, da es sich um eine strategisch wichtige Zone für das Gleichgewicht des N. pudendus handelt.

Die Patientin befindet sich in Seitenlage, die zu behandelnde Seite nach oben gerichtet. Der Therapeut bewegt die Kuppe des internen Fingers nach lateral und etwas nach kranial und posterior und versucht das Relief der Spina ischiadica zu ertasten.

Anschließend bewegt er den Finger um die Spina ischiadica und spielt dabei mit den Ansatzzonen der Fascia pelvis an der Spina ischiadica.

In dieser Zone haben die Finger Zugang zum M. obturatorius internus, M. levator ani, M. piriformis, M. coccygeus und zum Lig. sacrospinale.

Der Therapeut sucht nach verhärteten Zonen oder nach angespannten Gewebezügen.

Durch sanften Druck mit der Fingerkuppe führt er einen Ecoute an den Problemzonen aus und behandelt sie mit Kompressions-Induktionstechnik, um jene Gewebe zu entspannen, die entweder den Plexus pudendus belasten oder den Verlauf des Nervs

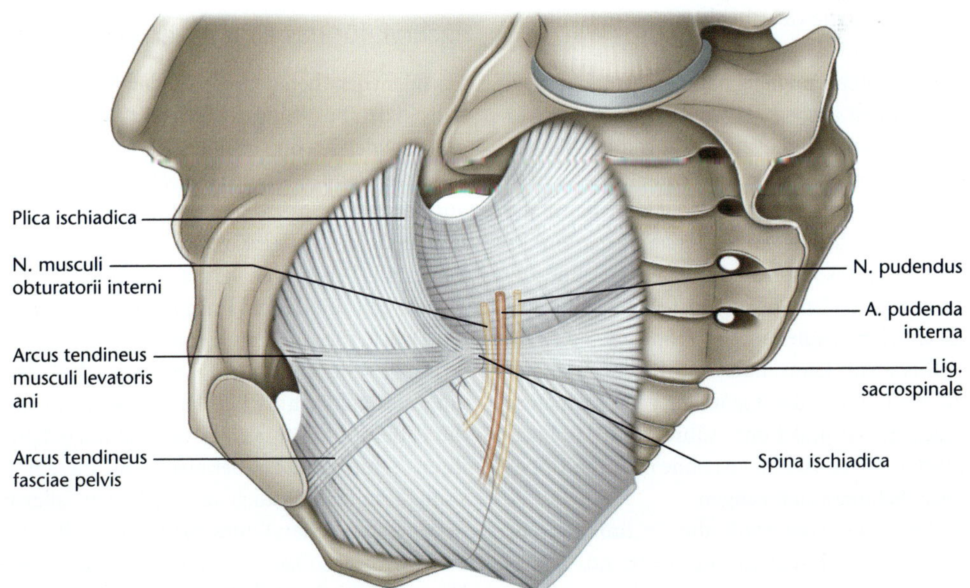

Abb. 26.15 Spina ischiadica und die sternförmige Verstärkung der Fascia pelvis (Roggie's Star)

im Beckenabschnitt oder in dem Bereich, wo er die Spina ischiadica umrundet, beeinträchtigen.

Abschließend versucht er, die Fascia pelvis im Bereich der Spina ischiadica und im Abschnitt der genannten Muskeln, der zugänglich ist, vorsichtig zu „glätten" bis er spürt, dass der Nerv ungehindert gleiten kann.

Interne Technik für das Lig. sacrospinale

Die Patientin befindet sich in Seitenlage, die zu behandelnde Seite oben. Der Therapeut bittet sie ihr Becken leicht nach anterior zu drehen, um das Lig. sacrospinale zur Decke hin auszurichten.

Die internen Finger legen sich vorsichtig auf die anteriore Seite des Lig. sacrospinale. Dieses Ligament ist leicht zu erkennen, denn es ist sehr dicht, wenig elastisch, ziemlich kurz und spannt sich zwischen der Spina ischiadica und dem Angulus inferior lateralis des Sakrums auf.

Dieses Ligament ist weniger in den M. coccygeus integriert. Der französische Anatom Testut schreibt, dass das Lig. sacrospinale immer auch Muskelfasern enthält. Dadurch kann sich auch sein Tonus verändern. Mit osteopathischen Techniken versucht man, seinen Spannungsgrad zu reduzieren.

Der Therapeut legt die Finger der externen Hand von außen, durch die Gewebe der Gesäßmuskulatur, auf das Ligament.

Mit seinen internen Fingern übt er leichten Druck auf das Ligament aus, so als wollte er es biegen. Er stellt dabei fest, dass die außen liegenden Finger, die durch die internen Finger erzeugte Bewegung wahrnehmen können. Der Therapeut kann damit die Position seiner außen liegenden Finger genau auf die posteriore Seite des Lig. sacrospinale legen und die von der internen Hand ausgeführte Bewegung mit der äußeren Hand begleiten.

Der Therapeut kann nun mit beiden Händen arbeiten. Er umfasst das Ligament gewissermaßen von beiden Seiten und führt während er das Ligament biegt, eine Induktion aus, ohne dadurch Unbehagen oder Schmerz zu erzeugen.

Der Therapeut wiederholt die Technik, bis er eine ausreichende Entspannung des Bands wahrnimmt.

Technik am Canalis pudendalis und am N. pudendus

Entspannung des Canalis pudendalis

Die Patientin befindet sich weiter in Seitenlage. Der Therapeut lenkt seinen internen Finger etwas nach kaudal und anterior und lässt ihn vorsichtig an der medialen Seite des Ischion entlanggleiten.

Pulspalpation der A. pudenda: Die A. pudenda beschreibt einen Bogen mit anteriorer und kranialer Konkavität. Der N. pudendus verläuft auf der konvexen Seite der Arterie, er befindet sich weiter posterior und kaudal als die Arterie im kranialen Abschnitt des Canalis pudendalis.

Der Therapeut folgt dem Nervenverlauf und sucht nach kleinen verhärteten und verdickten Zonen am Nervenstamm.

Er versucht, im Umkreis dieser Zonen den Wanddruck des Canalis pudendalis auf den Nerv zu verringern, wobei er sich vorstellt, dass er im Bereich der Problemzonen die Ränder des Kanals an das Gefäß-Nerven-Bündel annähert. Er bearbeitet den Kanal im rechten Winkel zum N. pudendus zu beiden Seiten des Nervenverlaufs.

Auf diese Weise arbeitet er sich von einer Zone zur nächsten.

Technik für das Gefäß-Nerven-Bündel

Nachdem der Therapeut die Ränder des Canalis pudendalis in den Belastungszonen gelöst hat, kann er direkt am N. pudendus und an der A. pudenda arbeiten.

Er verwendet einen besonders leichten Kontakt auf den Belastungszonen und behandelt mit Induktion und minimaler Kompression. Der Druck darf keinesfalls Schmerzen verursachen oder vorhandene Schmerzen verstärken. Es ist die Präzision und nicht der Druck, die zum Erfolg führt!

Dabei sollte man nicht vergessen, dass der Nerv ein gutes Gedächtnis hat. Es ist also nicht möglich, die Patientin mit nur einer Behandlungssitzung von ihren Schmerzen zu befreien. Aus diesem Grund kann diese Technik auch nur in seltenen Fällen bereits in der ersten Behandlungssitzung ausgeführt werden. Es ist wichtig so lange zu warten, bis ein Kontakt am Nerv tatsächlich möglich ist, sodass die Nozizeptoren während der Behandlung nicht aktiviert werden.

KAPITEL

27 Plexus coccygeus und N. coccygeus

27.1 Anatomischer Überblick

27.1.1 Plexus coccygeus

Der Plexus coccygeus ist ein kleines, aus den Rr. anteriores der Segmente S4 und S5 und dem N. coccygeus gebildetes Netzwerk aus Nervenfasern, die alle aus dem Endabschnitt des Rückenmarks, dem Conus medullaris (➤ Abb. 27.1) stammen.

Der fünfte Sakralnerv tritt im Gelenkspalt zwischen Os sacrum und Os coccygeum (Articulatio sacrococcygea) aus.

Die drei Nerven queren den M. coccygeus und bilden an der anterioren Seite zwei Nervenschleifen (Lazorthes 1981). Sie sind über die Rr. communicantes mit den Ganglia sacralia des Truncus sympathicus und mit dem Ganglion impar verbunden.

Lazorthes beschreibt auch viszerale Äste, die sich von diesem Plexus ausgehend im Plexus hypogastricus inferior und in der Wand von Rektum und Anus verteilen.

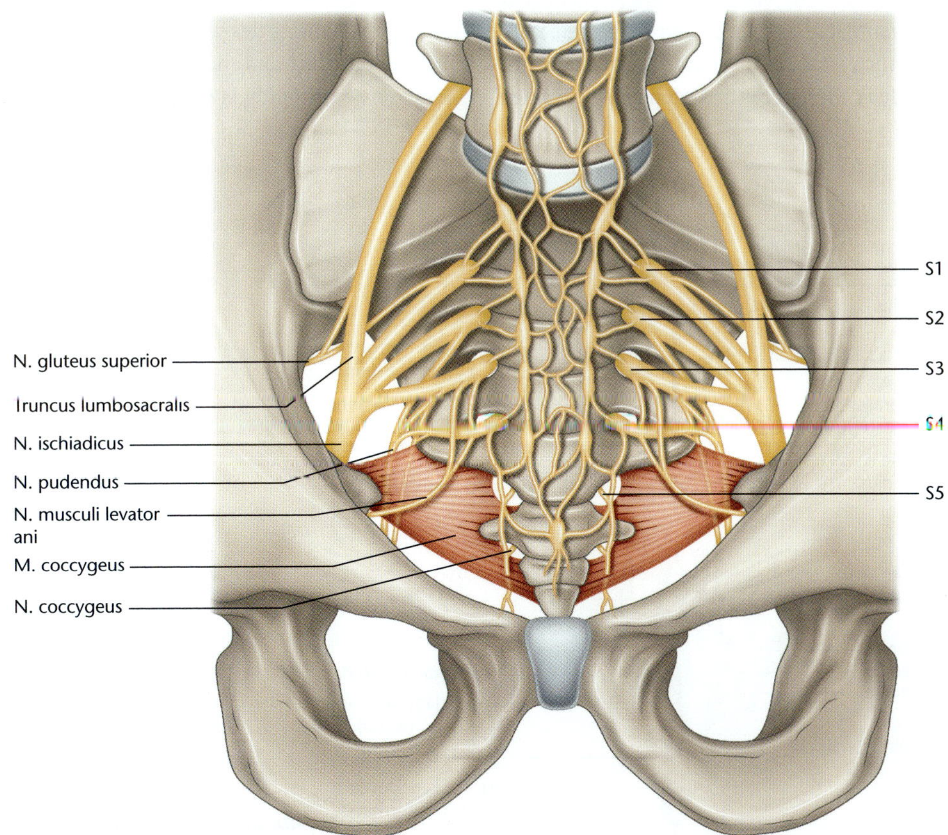

Abb. 27.1 Plexus coccygeus

27.1.2 N. coccygeus

Der paarige N. coccygeus quert den M. coccygeus und innerviert bzw. durchbohrt das Lig. sacrotuberale. Aus diesem Nerv stammende Nervenfasern verteilen sich in der Folge in der Articulatio sacrococcygea (➤ Abb. 27.2).

Seine Hautäste (Nn. anococcygei) versorgen das kleine Hautareal zwischen dem Apex des Os coccygis und dem Anus.

Lazorthes erwähnt eine einzelne Nervenendigung dieses Nervs im inferioren Anteil des M. gluteus maximus, der dem N. caudoperineale, der mit einem Schwanz versehenen Säugetieren entspricht.

27.2 Techniken

Läsionen des Plexus coccygeus oder des N. coccygeus sind meist traumatischer Natur und führen zu Kokzygodynie. Auch wenn in diesem Fall oft das Sakrokokzygealgelenk manipuliert werden muss, können dadurch manchmal die Schmerzen nicht vollständig reduziert werden. Bei Restschmerzen sollte man deshalb die Nerven im Umkreis des Os coccygis untersuchen und behandeln.

Die Technik eignet sich auch zur Behandlung der postpartalen Kokzygodynie, wenn die anteriore Seite des Os coccygis durch den Kopf des Kindes oder durch geburtshelferische Maßnahmen traumatisiert wurde.

27.2.1 Technik für den Plexus coccygeus

Der Therapeut sucht über einen rektalen Zugang die Ansatzzonen des M. coccygeus am anterolateralen Rand des Os coccygis. Im Falle einer neuralen Fixierung spürt er dort, zwischen den Muskelfasern und nahe am Periost, kleine Nervenknoten.

Er führt eine Ecoute-Technik aus, indem er diese Nervenknoten mit äußerst geringem Druck komprimiert. Anschließend löst er sie mittels Induktion und unter Beibehaltung des sehr leichten Drucks auf. Die Technik darf nicht schmerzhaft sein und auch keine besondere Sensibilität erzeugen.

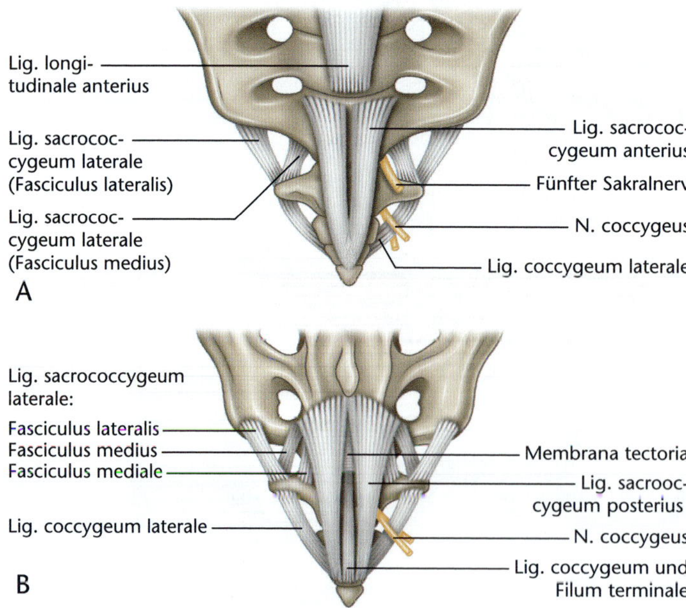

Abb. 27.2 N. coccygeus

27.2.2 Technik für die Nn. anococcygei

Diese Nerven sind von außen zugänglich (➤ Abb. 27.3). Die Patientin befindet sich in Seitenlage, sodass der Therapeut einen guten Zugang zu den Nerven auf der oben liegenden Seite hat. Diese befinden sich nahe dem lateralen Rand des Os coccygis zwischen den kaudalsten Muskelfasern des M. gluteus maximus.

Um diese Nervenfasern präzise lokalisieren zu können, ersucht der Therapeut die Patientin ihre Gesäßmuskeln anzuspannen, sodass er die Kontraktion der Muskelfasern im Ansatzbereich, nahe dem posterolateralen Rand des Os coccygis, spüren kann.

Sobald die Patientin die Muskeln wieder entspannt, lässt er die Haut über die Ansatzfaszie des M. gluteus maximus gleiten und konzentriert sich dabei auf den Bereich nahe dem Ursprung der Muskelfasern.

Im Falle einer neuralen Fixierung spürt er auch hier kleine Knötchen, die die Gleitbewegung des Fingers stoppen. Es handelt sich um sehr winzige Nerven, daher sind auch die Nervenknoten sehr klein. Dennoch sind sie sehr reaktiv und ihre Behandlung hat interessante Auswirkungen auf die Kokzygodynie.

Der Therapeut übt im Austrittsbereich des Nervs sehr leichten Druck aus und entspannt mittels Induktion den Nerv und eventuell auch die Muskelfasern, die die Durchtrittsöffnung umgeben.

27

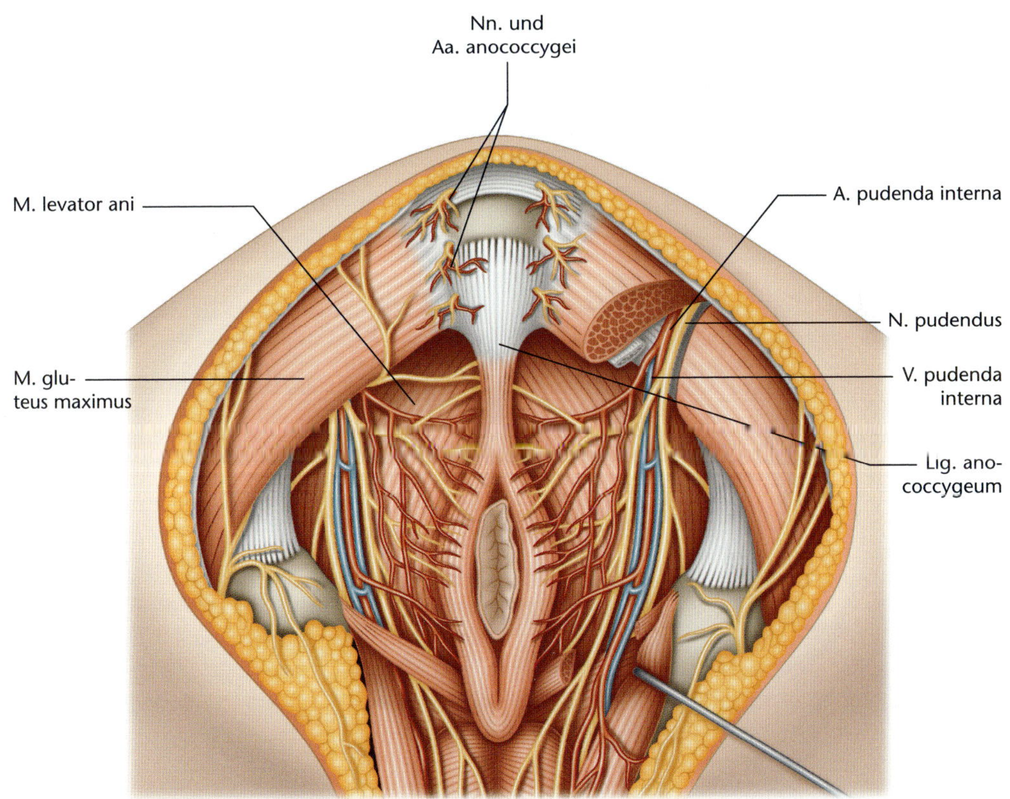

Abb. 27.3 Nn. anococcygei

Anhang

Schlussgedanken

Das Privileg, Patienten mit den Händen behandeln zu dürfen, erfordert viel Feingefühl, aber auch sehr profunde Kenntnisse der Anatomie. Es genügt nicht, „gute Hände“ zu haben, als Therapeut man muss seine Kenntnisse kontinuierlich erweitern und vervollständigen.

Das Nervensystem ist sehr subtil und Ziel dieses Buches ist es, Therapeuten durch die genaue Beschreibung der Palpation und der Techniken einen Zugang zu diesem subtilen Netzwerk zu erschließen.

Unsere Aufgabe besteht darin, alles zu tun, damit der Körper seine Gesundheit wiedererlangt. In diesem Prozess der Selbstheilung bildet die Behandlung der peripheren Nerven ein unerlässliches Element. Denn es sind die Nerven, die das Gehirn in Millionstelsekunden informieren, sodass es effizient und unmittelbar auf die Milliarden von Reizen reagieren kann.

Wurde die Tür zu diesem faszinierenden Gebiet der peripheren Nerven einmal aufgetan, eröffnet sich dem Therapeuten ein weites Feld, das ihm angesichts der Feinheiten und der Komplexität des menschlichen Körpers immer wieder erkennen lässt, wie gering sein Wissen letztlich ist. Gerade deshalb lohnt es sich, sich auf diesen Weg zu begeben, im Bewusstsein, dass es ein Weg ohne Ende ist.

Dieser Weg ist vielleicht nicht einfach, aber er hält immer wieder Neues für uns bereit und lässt uns immer wieder erkennen, wie wunderbar der Beruf des Osteopathen ist!

Glossar

Akroparästhesie: Parästhesie der Finger und Zehen.
Allodynie: gesteigerte Schmerzempfindlichkeit. Der Schmerz wird durch einen Reiz ausgelöst, der bei gesunden Menschen zu keinem Schmerz führt. Je nach Reiz unterscheidet man zwischen taktiler, mechanischer, thermischer usw. Allodynie.
Anisotension: Blutdruckdifferenz zwischen dem linken und dem rechten Arm, die Seite mit dem niedrigeren Wert zeigt meist die Läsionsseite an.
Astereognosie (Stereoagnosie): Tastlähmung, Unfähigkeit, Form und Größe eines Gegenstands durch Betasten zu erkennen, tritt manchmal bei Hemiplegie, vor allem bei Läsionen des Parietallappens auf.
Ataxie: unkontrollierte und überschüssige Bewegungen aufgrund einer Störung der Bewegungskoordination ohne Verlust der Muskelkraft.
Quervain-Krankheit (Tendovaginitis stenosans de Quervain): zeichnet sich klinisch durch Schmerzen im Bereich der Sehnen des M. abductor pollicis longus und des M. extensor pollicis brevis aus. Bewegungen verursachen Krepitationen und verstärken den Schmerz. Anatomisch lässt sich ein entzündungsbedingter Vorsprung am Proc. styloideus radii erkennen, der durch eine ringförmige knorpelige Verdickung des ersten Strecksehnenfachs entsteht.
Schmerzprojektion: Wahrnehmung von Schmerzen an einer Körperstelle, die nicht der Position des Stimulus entspricht. Dabei wird zwischen übertragenem Schmerz (Referred Pain) und projiziertem Schmerz unterschieden.
Übertragener Schmerz: Schmerz, der an einer anderen Stelle wahrgenommen wird als der ihn auslösende Reiz. Er entsteht durch die Konvergenz viszeraler und somatosensorischer Afferenzen im Rückenmark.
Projizierter Schmerz: Schmerz, der durch eine Erregung entlang des Nervenstamms (ektope Erregung), die auf die periphere Nervenendigung projiziert wird, entsteht (neuronale Konvergenz).
Dysästhesie: spontane oder provozierte unangenehme Empfindung im Ausbreitungsgebiet eines Nervs, wird manchmal als schmerzhaft empfunden, unabhängig vom auslösenden Reiz.
Tissulärer Ecoute/Gewebe-Ecoute (Listening): passive Anziehung der tastenden Hand durch eine Fixierung im Gewebe.
Faszikulation: unwillkürliche Kontraktion von Muskelfaserbündeln.
Fixierung (Fixation): Verlust an Mobilität, Motilität, Dehnbarkeit oder Elastizität eines Gewebes.
Hyperästhesie: Sensibilitätsstörungen, die sich durch stark erhöhte Empfindlichkeit gegenüber Berührungsreizen auszeichnen. Der Begriff umfasst auch die Hyperpathie und die Allodynie.
Hyperpathie: zentrales Schmerzsyndrom gekennzeichnet durch anhaltende, starke oder ausgedehnte Schmerzen als unangemessene Reaktion auf wiederholte (Schmerz-)Reize. Durch Erhöhung der Reizschwelle treten Schmerzen erst ab einer bestimmten Anzahl an Stimuli auf und klingen nach der Stimulation noch nach.
Hypästhesie: Sensibilitätsstörung mit verminderter Druck- und Berührungssensibilität.
Induktion: Verstärkung des tissulären Ecoute mit dem Ziel, Fixierungen im Gewebe zu lösen.
Myokimie: fast kontinuierliche, unwillkürliche Muskelaktivität, die nicht zu Bewegung führt.
Neuralgie: heftige Schmerzen im Versorgungsgebiet eines Nervs.
Paralyse: vollständige Lähmung eines Körperteils durch verringerte bzw. unterbrochene Nervenleitung. Je nach Intensität, Topografie, Ursache und Verlauf entstehen unterschiedliche Formen.
Parese: Teilausfall der motorischen Funktion eines Muskels und Schwächung der Kontraktilität.
Parästhesie: Sensibilitätsstörung mit spontanen oder provozierbaren nicht schmerzhaften Fehlempfindungen im Versorgungsgebiet eines oder mehrerer Nerven.
Propriozeption: Eigenempfindung des Körpers als Lage- und Bewegungssinn, größtenteils über Bewegungs- und vestibuläre Reize vermittelt. Durch die Stimulation der in Haut, Gelenkkapseln, Muskeln, Sehnen und Gleichgewichtsorgan befindlichen Propriozeptoren entstehen Reize, die im Gehirn ausgewertet werden. So können Stellung und Bewegung jedes einzelnen Körperteils sowie die Position bzw. Positionsänderungen des Körpers im Raum wahrgenommen werden und die Stärke der Muskelkontraktion gespürt werden.
Schwannom: In den Schwann-Scheiden peripherer Nerven wuchernder Tumor. Werden durch den Tumor Hirnnerven oder Rückenmarkwurzeln betroffen, kommt es zu Druckanstieg im Zentralnervensystem.
Somästhesie: umfassende Empfindungen unterschiedlicher Rezeptoren, d. h. taktile, Reize der Hautrezeptoren (Berührung, Vibration, Druck), thermische, nozizeptive oder (Schmerz-) Reize, Propriozeption (Muskeln, Gelenke, Sehnen, Vestibularapparat).
Direkte Technik: Manipulation gegen den mechanischen Widerstand eines Gewebes.
Indirekte Technik: Manipulation, die der Richtung des mechanischen Widerstands einer tissulären Fixierung entgegengesetzt ist (engl.: Direction of Ease).
Turgor(-Effekt): Eigenschaft von Hohlorganen innerhalb einer Körperhöhle, den ihnen zur Verfügung stehenden Raum maximal auszufüllen.

Schleudertrauma (engl.: Whiplash-Syndrom): ursprüngliche Bezeichnung für den Verletzungsmechanismus bei einem Auffahrunfall. Beschreibt den durch Trägheit (Widerstand eines Körpers auf einen von außen kommenden Bewegungsimpuls) entstehenden Läsionsmechanismus. Beim Schleudertrauma (Peitschenschlag-Syndrom) werden durch den Aufprall und die plötzliche Veränderung der Geschwindigkeit die relativ bewegliche Kopf- und Nackenregion gegen den Widerstand des Körpers plötzlich bewegt.

Literatur

Barral JP. Manipulations uro-génitales. Paris: Maloine; 1984.

Barral JP. Le thorax. Paris: Maloine; 1989.

Barral JP. Diagnostic thermique manuel. Paris: Maloine; 1994.

Barral JP. Manipulations viscérales 2. Paris: Elsevier; 2004.

Barral JP, Croibier A. Approche ostéopathique du traumatisme. Saint-Étienne: ATSA, CIDO–Actes Graphiques; 1997.

Barral JP, Ligner B, Paoletti S, Prat D, Rommeveaux L, Triana D. Nouvelles techniques uro-génitales. Aix-en-Provence: CIDO-De Verlaque; 1993.

Barral JP, Mathieu JP, Mercier P. Diagnostic articulaire vertébral. 2e ed. Aix-en-Provence: Cido–De Verlaque; 1992.

Barral JP, Mercier P. Manipulations viscérales 1. Paris: Elsevier; 2004.

Bear MF, Connors BW, Paradiso MA. Neurosciences. À la découverte du cerveau. Rueil-Malmaison: Pradel; 2002.

Bautrant E, et al. La prise en charge moderne des névralgies pudendales. À partir d'une série de 212 patientes et 104 interventions de décompression. J Gynecol Obstet Biol Reprod 2003; 32: 705–12.

Becker RO. The machine brain and properties of the mind. Subtle Energies 1990; 1: 79–87.

Becker RO. Evidence for a primitive DC electrical analog system controlling brain function. Subtle Energies 1991; 2: 71–88.

Besson J, et al. Physiologie de la nociception. J Physiol 1982; 78: 7–107.

Bonnel F, Georgesco M. Voies anatomiques et physiologie de la douleur. In: Simon L, editor. La douleur chronique. Paris: Masson; 1985. p. 1–22.

Bonnel F, Mansat M. Nerfs périphériques. Anatomie et pathologie chirurgicale. 1: Membre supérieur. Paris: Masson; 1989.

Bonnet F, Eledjam JJ. Actualité en anesthésie locorégionale. Paris: Arnette-Blackwell; 1995.

Bossy J. Neuro-anatomie. Paris: Springer-Verlag; 1990.

Bouche P, Vallat JM. Neuropathies périphériques. Polyneuropathies et mononeuropathies multiples. Paris: Doin; 1992.

Bouchet Y, Cuilleret J. Anatomie topographique, fonctionnelle et descriptive. Lyon: Simep; 1983.

Bove GM, Light AR. Calcitonin gene-related peptide and peripherin immunoreactivity in nerve sheaths. Somatosens Mot Res 1995; 12(1): 49–57.

Breig A. Adverse mechanical tension in the central nervous system. Stockholm: Almqvist & Wiksell–New York: London: Sydney: Toronto: John Wiley and Sons; 1978.

Butler DS. Mobilisation of the nervous system. London: Churchill Livingstone; 1991.

Cambier J, Masson M, Dehen H. Neurologie. 5e ed. Paris: Masson; 1985.

Carpenter MB. Human neuroanatomy. 7th ed. Baltimore: Williams & Wilkins; 1976.

Derouesné C. Pratique neurologique. Paris: Flammarion Médecine-Sciences; 1983.

Erlanger J, Gasser HS. Electrical signs of nervous activity. Philadelphia: University of Pennsylvania Press; 1937.

Falck B, Hillarp NA, Thieme G, Torp A. Fluorescence of cathecholamines and related compounds condensed with formaldehyde. J Histochem Cytochem 1962; 10: 348.

Fix JD. Neuro-anatomie. Paris-Bruxelles: De Boeck Université; 1996.

Frégnac Y, Schalchli L. La conscience. Un phénomène oscillatoire. Science & Vie 1991; HS 177: 12–91; Le cerveau et l'intelligence; 66–75.

Fressinaud C. Composition biochimique du nerf périphérique et transport axonal. In: Bouche P, Vallat JM, editors. Neuropathies périphériques. Polyneuropathies et mononeuropathies multiples. Paris: Doin; 1992. p. 115–22.

Gasser HS. Unmedullated fibers originating in dorsal root ganglia. J Gen Physiol 1950; 33: 651–90.

Gauthier-Lafaye P. Précis d'anesthésie loco-régionale. 2e ed. Paris: Masson; 1988.

Gauthier-Lafaye P, Muller A. Anesthésie loco-régionale et traitement de la douleur. 3e ed. Paris: Masson; 1996.

Gouazé A. Neuroanatomie clinique. 4e ed. Paris: Expansion Scientifique Française; 1994.

Gray H. Anatomy descriptive and surgical. 15th ed. New York: Bounty Books; 1977.

Grignon G. Cours d'histologie. Paris: Ellipses; 1996.

Hermann H, Cier JF. Précis de physiologie. 3: Système nerveux central. 3e ed. Paris: Masson; 1975.

Hromada J. On the nerve supply of the connective tissues of some peripheral nervous system component. Acta Anat 1963; 55: 343–51.

Hugon J. Histologie du nerf périphérique. In: Bouche P, Vallat JM, editors. Neuropathies périphériques. Polyneuropathies et mononeuropathies multiples. Paris: Doin; 1992.

Kahle W, Leonhardt H, Platzer W. Anatomie. 2: Viscères. Paris: Flammarion; 1979a.

Kahle W, Leonhardt H, Platzer W. Anatomie. 3: Système nerveux et organes des sens. Paris: Flammarion; 1979b.

Kamina P. Anatomie gynécologique et obstétricale. Paris: Maloine; 1984.

Kamina P, Santini JJ. Anatomie. Introduction à la clinique. Fasc. 6: Nerfs des membres. Paris: Maloine; 1997.

Kristenson K, Olsson Y. Diffusion pathways and retrograde axonal transport of protein tracers in peripheral nerves. In: Kerkut GA, Phillis JW, editors. Progress in Neurobiology, vol. 1, part 2. Oxford: New York: Pergamon Press; 1973. p. 85–109.

Labat JJ, Riant T, Robert R, et al. Critères diagnostiques d'une névralgie pudendale (critères de Nantes). Pelv Perineol 2007; 2: 65–70.

Labat JJ, Robert R, Delavierre D, Sibert J, Rigaud J. Anatomophysiologie des douleurs pelvipérinéales chroniques. Prog Urol 2010a; 20: 843–52.
Labat JJ, Delavierre D, Sibert L, Rigaud J. Approche symptomatique des douleurs pudendales chroniques. Prog Urol 2010b; 20: 922–9.
Laborit H. Physiologie humaine, cellulaire et organique. Paris: Masson; 1961.
Lazorthes G. Le système nerveux périphérique. Description, systématisation, exploration. 3e ed. Paris: Masson; 1981.
Lebreton E. Vascularisation nerveuse. Vasa nervorum. In: Bonnel F, Mansat M, editors. Nerfs périphériques. Anatomie et pathologie chirurgicale. 1: Membre supérieur. Paris: Masson; 1989. p. 11–7.
Leeson TS, Leeson CR. Histologie. Paris: Masson; 1971.
Lloyd DPC, Chang HT. Afferent fibers in muscles nerves. J Neurophysiol 1950; 11: 199–208.
Lundborg G. Ischemic nerve injury. Experimental studies on intraneural microvascular pathophysiology and nerve function in a limb subjected to temporary circulatory arrest. Scand J Plast Reconstr Surg 1970; (Suppl. 6).
Lundborg G. Structure and function of the intraneural microvessels as related to trauma, œdema formation and nerve function. J Bone Joint Surg 1975; 57-A: 938–48.
Lundborg G. Étude de la structure microvasculaire et de la fonction des nerfs périphériques en relation avec les traumatismes nerveux et l'ischémie des membres. In: Tubiana R, editor. Traité de chirurgie de la main. Paris: Masson; 1980. p. 634–48.
Lundborg G, Brånemark PI. Microvascular structure and function of peripheral nerves. Vital microscopic studies of tibial nerve in the rabbit. Adv in Microcirc 1968; 1: 66–8.
Lundborg G, Nordborg C, Rydevik B, Olsson Y. The effect of ischemia on the permeability of the perineurium to protein tracers in rabbit tibial nerve. Acta Neurol Scand 1973; 49: 287–94.
Lundborg G, Rydevik B. Effects of stretching the tibial nerve of the rabbit. A preliminary study of the intraneural circulation and the barrier function of the perineurium. J Bone Joint Surg 1973; 55-B: 390–401.
Martin KH. Untersuchungen über die perineurale Diffusionsbarriere an gefriertrockneten Nerven. Zeitschr F Zellforsch U Mikr Anat 1964; 64: 404–28.
Massion J. Cervelet: un séquenceur à mémoire. Science & Vie 1998; HS 204: 80–7.
Méi N. La sensibilité viscérale. Paris: Éditions Médicales Internationales-Tec & Doc; 1998.
Mestdag H, Ghestem PH, Drizenko A. Conséquences des mouvements de l'épaule sur le nerf supra-scapulaire. In: Les syndromes canalaires. Paris: Expansion Scientifique Française; 1982. p. 36–40.
Miyamoto Y, Higaki T, Sugita T, Ikuta Y, Tsuge K. Morphological reaction of cellular element and the endoneurium following nerve section. Peripheral Nerve Repair and Regeneration 1986; 3: 7–18.
Moore KL, Dalley AF. Anatomie médicale. Aspects fondamentaux et applications cliniques. Bruxelles: De Boeck; 2007.
Olsson Y. Studies on vascular permeability in peripheral nerves. In: Proceedings of the fifth European conference on Microcirculation; Göteborg Bibl Anat, vol. 10; 1968. p. 316–30.
Olsson Y, Kristensson K. The perineurium as a diffusion barrer to protein tracers following trauma to nerves. Acta Neuropathol (Berl) 1973; 23: 105–11.
Oschman JL. Bioelectromagnetic communication. BEMI Currents: the Newsletter of Bio-Electro-Magnetics Institute 1990; 2: 11–4.
Oschman JL. Energy medecine. The scientific basis. London: Churchill Livingstone; 2000.
Patten BM. Foundations of embryology. 2nd ed. New York: McGraw-Hill; 1964.
Paturet G. Traité d'anatomie humaine. Paris: Masson; 1951.
Perlemuter L, Waligora J. Petit bassin II. Cahiers d'Anatomie. Paris: Masson; 1975.
Pritchard TC, Alloway KD. Neurosciences médicales. Les bases neuroanatomiques et neurophysiologiques. Paris: De Boeck Université; 2002.
Quenu J, Lejars F. Étude anatomique sur les vaisseaux sanguins des nerfs. Arch Neurol 1892; 23: 1.
Quenu J, Lejars F. Étude anatomique sur le système nerveux: les vaisseaux des nerfs. Paris; 1894.
Rabischong P. Anatomie fonctionnelle du rachis et de la moelle. In: Manelfe C, editor. Imagerie du rachis et de la moelle. Paris: Vigot; 1989. p. 109–34.
Ramage D. The blood supply to the peripheral nerves of the superior extremity. J Anat 1927; 61: 198.
Rigal R. Motricité humaine, fondements et applications pédagogiques. 1: Neurophysiologie perceptivomotrice. 3e ed. Sainte Foy: Presses de l'Université du Québec; 2002.
Robert R, Prat-Pradal D, Labat JJ, et al. Anatomic basis of chronic perineal pain: role of the pudendal nerve. Surg Radiol Anat 1998; 20: 93–8.
Robert R, Labat JJ, Riant T, Louppe JM, Hamel O. Le nerf pudendal: morphogenèse, anatomie, physiopathologie, clinique et thérapeutique. Neurochirurgie 2009; 55: 463–9.
Rohen JW, Yokochi CH. Anatomie humaine. Atlas photographique de l'anatomie systématique et topographique, vol. 1. Paris: Vigot; 1985a.
Rohen JW, Yokochi CH. Anatomie humaine. Atlas photographique de l'Anatomie systématique et topographique, vol. 2. Paris: Vigot; 1985b.
Roll JP, Roll R. Le sixième sens. Science & Vie 1996. HS 195: À quoi sert le cerveau?; 70–9.
Sappey MC. Recherches sur les nerfs du névrilème ou nervi nervorum. C R Acad Sci 1867; 65: 761–2.
Seddon H. Surgical disorders of the peripheral nerves. Edinburg-London: Churchill Livingstone; 1972.
Sedel L. Le Nerf périphérique. Pathologie et traitement chirurgical. Paris: Masson; 1989.

Serratrice G, Gastaud JJ. Le diagnostic clinique des neuropathies périphériques. Marseille: DGDL; 1984.

Shafik A, El Sherif L, Youssef A, Olfat E. Surgical anatomy of pudendal nerve and its clinical implications. Clin Anat 1995; 8: 110–5.

Smith JW. Factors influencing nerve repair. 1: Blood supply of peripheral nerves. Arch Surg 1966a; 93: 335–41.

Smith JW. Factors influencing nerve repair. 2: Collateral circulation of peripheral nerves. Arch Surg 1966b; 93: 433–7.

Still AT. Osteopathy, research and practise. Seattle: Eastland Press; 1992.

Sunderland S. Blood supply of the nerves of the upper limb in man. Arch Neurol Psychiatry 1945; 53: 91–115.

Sunderland S. Nerves and nerve injuries. Edinburgh-London: E. and S. Livingstone; 1968.

Testut L. Traité d'anatomie humaine. Paris: Doin; 1896.

Testut L, Jacob O. Anatomie topographique. Paris: Doin; 1935.

Testut L, Latarjet A. Traité d'anatomie humaine. 9e ed. Paris: Doin; 1948.

Thomas PK. The connective tissue of peripheral nerve: an electron microscope study. J Anat 1963; 97: 35–44.

Tonkoff G. Int Mschr Anat Physiol 1898; 15: 353.

Tritsch D, Chesnoy-Marchais D, Feltz A. Physiologie du neurone. Vélizy-Villacoublay: Doin Initiatives Santé; 1998.

Tuchmann-Duplessis H, Haegel P. Embryologie. Travaux pratiques et enseignement dirigé. Fasc. 2: Organogenèse. Paris: Masson; 1979.

Upton AR, McComas AJ. The double crush in nerve entrapment syndrome. Lancet 1973; 2(7825): 359–62.

Weiner HL, Levitt LP. La neurologie en poche. Paris: Doin; 1980.

Register

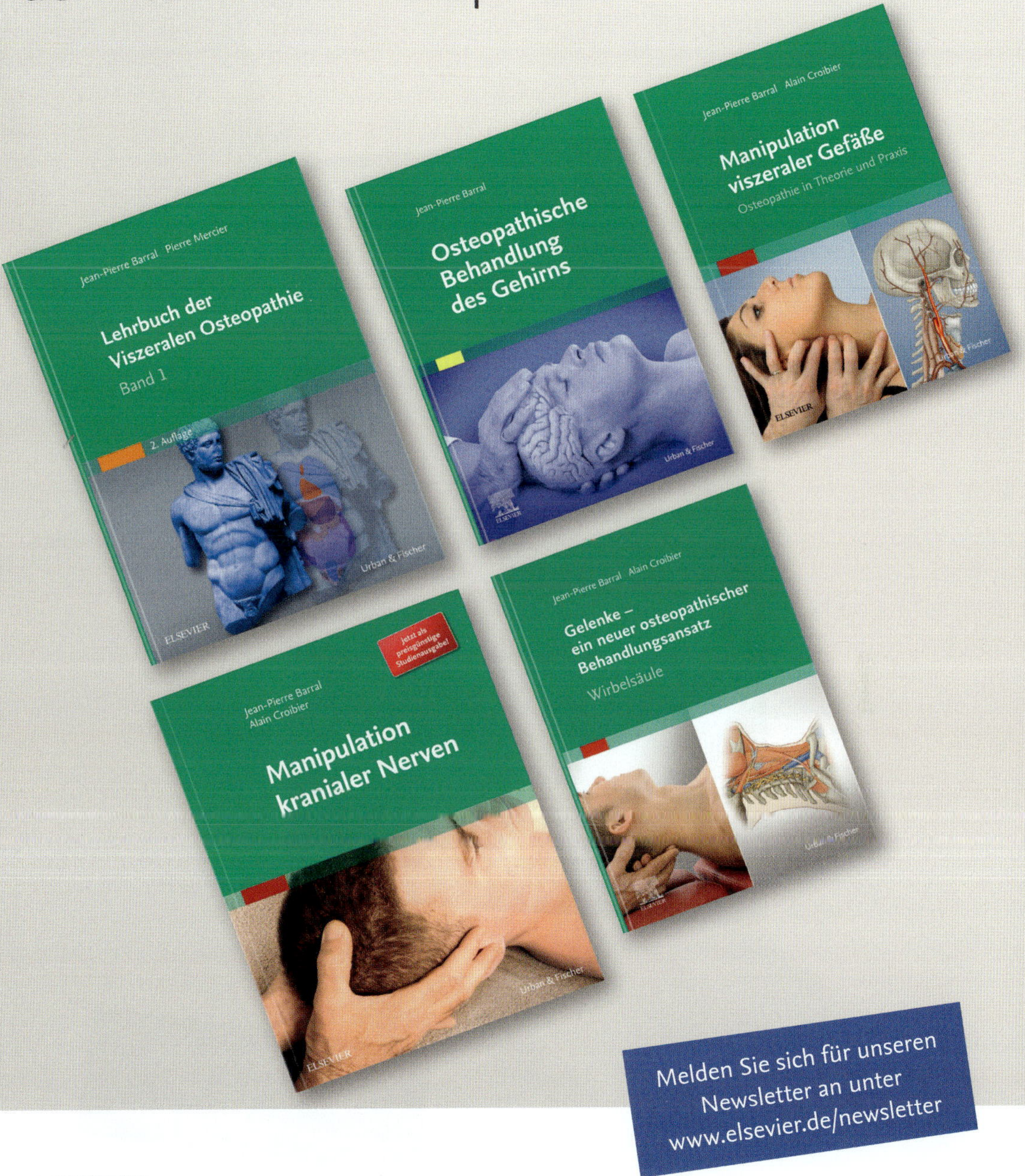